PEDIATRIA

INSTITUTO DA CRIANÇA
E DO ADOLESCENTE
HOSPITAL DAS CLÍNICAS

EDITORES DA COLEÇÃO

BENITA G. SOARES SCHVARTSMAN
PAULO TAUFI MALUF JR.
MAGDA CARNEIRO-SAMPAIO

Cardiologia pediátrica

Marcelo Biscegli Jatene
Jaqueline Wagenführ
Gustavo Foronda

2ª EDIÇÃO
revisada e atualizada

EDITORES DA COLEÇÃO

BENITA G. SOARES SCHVARTSMAN
Doutora em Pediatria pela FMUSP. Nefrologista Pediatra da Clínica de Especialidades Pediátricas do Hospital Israelita Albert Einstein.

PAULO TAUFI MALUF JR.
Professor Livre-docente em Pediatria pela FMUSP. Médico Assistente da Unidade de Onco-Hematologia do Instituto da Criança e do Adolescente do HCFMUSP. Responsável pelo Serviço de Pediatria do Hospital Nove de Julho, São Paulo, SP.

MAGDA CARNEIRO-SAMPAIO
Professora Titular do Departamento de Pediatria da FMUSP. Vice-presidente do Conselho Diretor do Instituto da Criança e do Adolescente do HCFMUSP. Membro da Academia Brasileira de Pediatria.

Cardiologia Pediátrica

COORDENADORES

Marcelo Biscegli Jatene
Professor Associado e Livre-docente da FMUSP. Diretor da Unidade de Cirurgia Cardíaca Pediátrica do InCor-HCFMUSP.

Jaqueline Wagenführ
Responsável pela Unidade de Cardiologia Pediátrica do ICr-HCFMUSP. Ecocardiografista Pediátrica do Hospital e Maternidade Santa Joana e do Hospital Alemão Oswaldo Cruz.

Gustavo Foronda
Coordenador Clínico do Serviço de Hemodinâmica Estrutural Pediátrico do InCor-HCFMUSP. Médico Assistente da Unidade de Cardiologia Pediátrica e Cardiopatias Congênitas do Adulto do InCor-HCFMUSP. Secretário do Departamento de Cardiologia Pediátrica da Sociedade Paulista de Pediatria. Chefe do Centro de Cuidado Integrado para Cardiologia Pediátrica e Cardiopatias Congênitas do Adulto do HIAE.

2ª EDIÇÃO
revisada e atualizada

MANOLE

Este livro contempla as regras do Acordo Ortográfico da Língua Portuguesa de 1990, que entrou em vigor no Brasil.

Editora: Patricia Alves Santana
Capa: Hélio de Almeida
Projeto gráfico: Departamento de Arte da Editora Manole
Editoração eletrônica: Hidesign Estúdio
Ilustrações: Hidesign Estúdio e Lira Editorial
Fotos do miolo: gentilmente cedidas pelos autores

CIP-BRASIL. CATALOGAÇÃO NA PUBLICAÇÃO
SINDICATO NACIONAL DOS EDITORES DE LIVROS, RJ

C258
2. ed.

Cardiologia pediátrica / editores Marcelo Biscegli Jatene, Jaqueline Wagenführ, Gustavo Foronda ; colaboração Alessandra Costa Barreto ... [et al.]. - 2. ed. - Santana de Parnaíba [SP] : Manole, 2021.
(Instituto da criança e do adolescente : Hospital das Clínicas)

Inclui bibliografia e índice
ISBN 9786555763119

1. Cardiologia pediátrica. I. Jatene, Marcelo Biscegli. II. Wagenführ, Jaqueline. III. Foronda, Gustavo. IV. Barreto, Alessandra Costa. V. Série.

21-68749 CDD: 618.9212
CDU: 616.12-053.2

Leandra Felix da Cruz Candido - Bibliotecária - CRB-7/6135

1ª edição – 2011
2ª edição – 2021

Editora Manole Ltda.
Alameda América, 876
Tamboré – Santana de Parnaíba – SP – Brasil
CEP: 06543-315
Fone: (11) 4196-6000
www.manole.com.br | https://atendimento.manole.com.br/

Impresso no Brasil | *Printed in Brazil*

Autores

Alessandra Costa Barreto

Médica Assistente da Unidade de Cardiologia Pediátrica e Cardiopatias Congênitas no Adulto do Instituto do Coração do Hospital das Clínicas da Faculdade de Medicina da Universidade de São Paulo (InCor-HCFMUSP). Doutora em Ciências – área Cardiologia – pela FMUSP.

Alessandro Cavalcanti Lianza

Médico Ecocardiografista Pediátrico e Fetal do Hospital Israelita Albert Einstein (HIAE), do Instituto da Criança e do Adolescente (ICr) do HCFMUSP e do Hospital do Coração (HCor). Doutor em Ciências pelo HCFMUSP. Pós-doutorando pelo ICr-HCFMUSP.

Ana Cristina Sayuri Tanaka

Médica Assistente da Unidade de Cardiologia Pediátrica e Cardiopatias Congênitas no Adulto do InCor-HCFMUSP.

Ana Maria Thomaz

Doutora em Ciências (Cardiologia) pela FMUSP. Membro do Núcleo de Estudos e Pesquisa em Hipertensão Pulmonar Pediátrica e Associada às Cardiopatias Congênitas do InCor-HCFMUSP. Médica Assistente da Unidade Clínica de Cardiologia Pediátrica e Cardiopatias Congênitas do Adulto do InCor-HCFMUSP.

Ana Paula Andrade Telles

Especialista em Pediatria pela SBP. Médica Neonatologista pela FMUSP. Médica Assistente do Centro de Tratamento Intensivo Neonatal 2 do ICr-HCFMUSP.

Antonio Augusto Barbosa Lopes

Médico Assistente e Pesquisador da Unidade Clínica de Cardiologia Pediátrica e Cardiopatias Congênitas do Adulto do InCor-HCFMUSP. Professor de Medicina (Cardiologia) e Bioestatística do InCor-HCFMUSP. Coordenador do Núcleo de Estudos e Pesquisas em Hipertensão Pulmonar Pediátrica e Associada a Cardiopatias Congênitas do InCor-HCFMUSP. Professor Livre-docente pela FMUSP.

Camila Lúcia Dedivitis Tiossi Wild

Médica Cardiologista do ICr-HCFMUSP. Chefe do Serviço de Cardiopediatria do Hospital Infantil Darcy Vargas. Mestre em Pediatria pela Faculdade de Ciências Médicas da Santa Casa de São Paulo (FCMSCSP). Perita Médica Judicial do Instituto de Medicina Social e de Criminologia de São Paulo (IMESC). Bacharel em Direito pela USP.

Carolina Vieira de Campos

Médica e Pediatra pela FMUSP. Cardiologista Pediátrica com Especialização em Insuficiência Cardíaca e Transplante Cardíaco Infantil pelo InCor-HCFMUSP. Especialização em Cuidados Paliativos pelo Instituto de Ensino e Pesquisa do Hospital Sírio-Libanês. Médica Assistente da Unidade de Pronto-Socorro de Cardiologia Pediátrica e Cardiopatia Congênita do Adulto do InCor-HCFMUSP.

Deipara Monteiro Abellan

Doutora em Medicina pela FMUSP. Médica Assistente da Cardiologia Pediátrica do ICr-HCFMUSP.

Durval Damiani

Professor Livre-docente. Chefe da Unidade de Endocrinologia Pediátrica do ICr-HCFMUSP.

Edmar Atik

Professor Livre-docente de Cardiologia da FMUSP. Médico Ex-Diretor da Unidade Clínica de Cardiologia Pediátrica e das Cardiopatias Congênitas do Adulto do ICr-HCFMUSP. Médico do Centro de Cardiologia do Hospital Sírio-Libanês.

Erika Arai Furusawa

Médica Assistente da Unidade de Nefrologia Pediátrica do ICr-HCFMUSP. Doutora em Ciências pela FMUSP.

Estela Azeka

Professora Livre-docente da FMUSP. Médica Assistente da Unidade de Cardiologia Pediátrica e Cardiopatias Congênitas do InCor-HCFMUSP.

Gabriela Nunes Leal

Mestre, Doutora e Pós-doutoranda pelo Departamento de Pediatria da FMUSP. Professora Orientadora do Programa de Pós-graduação do Departamento de Pediatria da FMUSP. Coordenadora do Serviço de Ecocardiografia do ICr-HCFMUSP. Ecocardiografista Pediátrica e Fetal do Hospital Sírio-Libanês, do HCor e do Hospital e Maternidade São Luiz Itaim.

Germana Cerqueira Coimbra

Chefe da Cardiologia Intervencionista em Cardiopatias Congênitas do Hospital Regional de Sorocaba Domingo Adib Jatene. Médica Cardiologista Intervencionista em Cardiopatias Congênitas.

Gustavo Foronda

Coordenador Clínico do Serviço de Hemodinâmica Estrutural Pediátrico do InCor-HCFMUSP. Médico Assistente da Unidade de Cardiologia Pediátrica e Cardiopatias Congênitas do Adulto do InCor-HCFMUSP. Secretário do Departamento de Cardiologia Pediátrica da Sociedade Paulista de Pediatria. Chefe do Centro de Cuidado Integrado para Cardiologia Pediátrica e Cardiopatias Congênitas do Adulto do HIAE.

Jaqueline Wagenführ

Responsável pela Unidade de Cardiologia Pediátrica do ICr-HCFMUSP. Ecocardiografista Pediátrica do Hospital e Maternidade Santa Joana e do Hospital Alemão Oswaldo Cruz.

José Fernando Cavalini

Médico Assistente da Unidade Clínica de Cardiologia Pediátrica e Cardiopatias Congênitas do Adulto do InCor-HCFMUSP. Doutor em Cardiologia pela FMUSP.

Juliana Zoboli Del Bigio

Mestranda em Ciências pela FMUSP. Neonatologista, Médica Assistente do Centro Neonatal 2 do ICr-HCFMUSP.

Karen Saori Shiraishi Sawamura

Título em Pediatria pela Sociedade Brasileira de Pediatria (SBP). Título em Cardiologia Pediátrica e em Ecocardiografia Pediátrica e Fetal pela Sociedade Brasileira de Cardiologia (SBC). Médica Ecocardiografista do ICr-HCFMUSP, do HCor e do HIAE.

Liane Hülle Catani

Especialização em Cardiologia Pediátrica e Medicina do Exercício e Esporte pela Associação Médica Brasileira (AMB), SBC e Sociedade Brasileira de Medicina do Exercício e do Esporte (SBMEE). Médica do Ambulatório de Medicina Esportiva em Crianças e Adolescentes da Escola Paulista de Medicina da Universidade Federal de São Paulo (EPM-Unifesp). Programa de Atividades Físicas e Esportes em Crianças e Adolescentes com Cardiopatias Congênitas do Hospital Infantil Sabará. Mestre e Doutora pela FCMSCSP.

Louise Cominato

Coordenadora do Ambulatório de Obesidade do ICr-HCFMUSP. Presidente do Departamento de Endocrinologia da Sociedade de Pediatria de São Paulo (SPSP).

Luiz Fernando Caneo

Professor Colaborador do Departamento de Cardiopneumologia da FMUSP. Médico Assistente do Serviço de Cardiologia Infantil do InCor-HCFMUSP. ECMO Center Director – Centro ELSO 276.

Luísa Pigatto Kalil

Médica Pediatra pela Universidade Federal de Ciências da Saúde de Porto Alegre (UFCSPA). Cardiologista Pediátrica pela FMUSP. Especialista em Arritmias Cardíacas pelo Instituto Dante Pazzanese de Cardiologia.

Marcela Santana Devido

Residência em Clínica Médica pelo HCFMUSP e em Cardiologia pelo InCor-HCFMUSP. Especialização em Cardiopatias Congênitas do Adulto pelo InCor-HCFMUSP. Médica Assistente da Divisão de Cardiopediatria e Cardiopatias Congênitas do Adulto do InCor-HCFMUSP.

Marcelo Biscegli Jatene

Professor Associado e Livre-docente da FMUSP. Diretor da Unidade de Cirurgia Cardíaca Pediátrica do InCor-HCFMUSP.

Maria Angélica Binotto

Médica Assistente da Unidade Clínica de Cardiologia Pediátrica e Cardiopatia Congênita no Adulto do InCor-HCFMUSP. Doutora em Cardiologia.

Maria de Fátima Rodrigues Diniz

Médica Ecocardiografista do Serviço de Ecocardiografia Neonatal e Pediátrica do InCor-HCFMUSP e dos Laboratórios do Grupo Dasa. Doutora pelo Departamento de Pediatria da FMUSP.

Mauricio Ibrahim Scanavacca

Diretor da Unidade Clínica de Arritmias do InCor-HCFMUSP. Professor Livre-docente pela FMUSP.

Mônica Satsuki Shimoda

Coordenadora da UTI Cardiopediátrica do Hospital Municipal de Clínicas de São Bernardo do Campo. Cardiologista Pediátrica do Hospital e Maternidade Santa Joana. Título de Especialista em Pediatria e em Terapia Intensiva Pediátrica.

Nana Miura

Diretora da Unidade Clínica de Cardiologia Pediátrica e Cardiopatias Congênitas do Adulto do InCor-HCFMUSP. Doutora em Cardiologia pela FMUSP.

Paula Vieira de Vincenzi Gaiolla

Pediatra pela EPM-Unifesp. Cardiologista e Ecocardiografista Pediátrica pelo InCor-HCFMUSP. Especialização em Cuidados Paliativos pelo Instituto Pallium Latinoamérica. Coordenadora do

Grupo de Cuidados Paliativos da Criança Cardiopata do InCor-HCFMUSP. Médica Assistente da Unidade de Cardiologia Pediátrica e Cardiopatia Congênita do Adulto do InCor-HCFMUSP.

Rilvani Cavalcante Gonçalves

Médica Assistente da Unidade de Cardiopatias Congênitas da Criança e Adulto do InCor-HCFMUSP. Doutora em Ciências – Área Cardiologia.

Rinaldo Focaccia Siciliano

Médico Infectologista da Unidade de Controle de Infecção Hospitalar do InCor e do Departamento de Moléstias Infecciosas e Parasitárias da FMUSP. Pós-doutorado pela FMUSP.

Samia Medeiros Barbar

Médica Diarista do Pronto-Socorro Pediátrico do InCor-HCFMUSP. Médico Assistente da Unidade de Cardiologia Pediátrica e Cardiopatias Congênitas do Adulto do InCor-HCFMUSP. Cardiologista Pediátrica do HIAE.

Santiago Raul Arrieta

Chefe da Cardiologia Intervencionista em Cardiopatias Congênitas do InCor-HCFMUSP. Doutor em Medicina pela FMUSP.

Sissy Lara de Melo

Médica Assistente do Grupo de Arritmia do InCor-HCFMUSP. Doutora em Cardiologia pela FMUSP.

Solange Coppola Gimenez

Doutora em Ciências pela FMUSP. Médica Supervisora da UTI Neonatal e Pediátrica do HCor--ABS.

Tânia Mara Varejão Strabelli

Diretora da Unidade de Controle de Infecção Hospitalar (UCIH) do InCor-HCFMUSP. Professora Livre-docente do Departamento de Cardiopneumologia da FMUSP.

Valéria de Melo Moreira

Cardiologista Pediátrica pelo InCor-HCFMUSP. Especialização em Ressonância Magnética e Tomografia Computadorizada Cardiovascular pelo InCor-HCFMUSP. Médica Assistente do Setor de Ressonância Magnética e Tomografia Cardiovascular do HCor. Médica Assistente do Setor de Ressonância Magnética e Tomografia Cardiovascular do InCor-HCFMUSP.

Walther Yoshiharu Ishikawa

Médico Assistente do Setor de TC e RM Cardiovascular do InCor-HCFMUSP. Médico Radiologista da Equipe de Imagem Cardiotorácica do HIAE.

A Medicina é uma área do conhecimento em constante evolução. Os protocolos de segurança devem ser seguidos, porém novas pesquisas e testes clínicos podem merecer análises e revisões, inclusive de regulação, normas técnicas e regras do órgão de classe, como códigos de ética, aplicáveis à matéria. Alterações em tratamentos medicamentosos ou decorrentes de procedimentos tornam-se necessárias e adequadas. Os leitores, profissionais da saúde que se sirvam desta obra como apoio ao conhecimento, são aconselhados a conferir as informações fornecidas pelo fabricante de cada medicamento a ser administrado, verificando as condições clínicas e de saúde do paciente, dose recomendada, o modo e a duração da administração, bem como as contraindicações e os efeitos adversos. Da mesma forma, são aconselhados a verificar também as informações fornecidas sobre a utilização de equipamentos médicos e/ou a interpretação de seus resultados em respectivos manuais do fabricante. É responsabilidade do médico, com base na sua experiência e na avaliação clínica do paciente e de suas condições de saúde e de eventuais comorbidades, determinar as dosagens e o melhor tratamento aplicável a cada situação. As linhas de pesquisa ou de argumentação do autor, assim como suas opiniões, não são necessariamente as da Editora.

Esta obra serve apenas de apoio complementar a estudantes e à prática médica, mas não substitui a avaliação clínica e de saúde de pacientes, sendo do leitor – estudante ou profissional da saúde – a responsabilidade pelo uso da obra como instrumento complementar à sua experiência e ao seu conhecimento próprio e individual.

Editora Manole

Sumário

Seção III – Diagnóstico em cardiopatias congênitas

Seção IV – Emergências clínicas nas cardiopatias

Seção V – Outros temas em Cardiologia Pediátrica

Prefácio da 1ª edição

O novo livro da coleção Pediatria do Instituto da Criança do HC-FMUSP, *Cardiologia Pediátrica*, que tem como coordenador o Prof. Dr. Antonio Augusto Lopes, do Instituto do Coração (InCor), soma-se favoravelmente às publicações editoriais sobre o assunto.

O acervo crescente de livros didáticos sobre cardiologia pediátrica salienta a importância atual dessa especialidade e o crescente interesse por ela, decorrente de avanços inegáveis entre os aspectos diagnósticos e terapêuticos, tanto clínicos quanto cirúrgicos.

Desde 1983, ano de lançamento do marco editorial da especialidade em nosso país, também chamado *Cardiologia Pediátrica*, pertencente ao Departamento de Cardiologia Pediátrica da Sociedade Brasileira de Cardiologia e editado por Radi Macruz e Rachel Snitcowsky, pela editora Sarvier, identificamos outras publicações que visam à procura do entendimento e da compreensão mais amplos dos aspectos necessários para o aprimoramento do ensino e da prática mais adequada.

Este livro reforça essa busca, cuja importância recai sobre os temas abordados, bem como pela escolha esmerada dos autores, protagonizada pelo corpo clínico da Cardiologia Pediátrica do InCor, complementada também pelos médicos do ICr, cuja dimensão de conhecimentos práticos e teóricos se tornou inegável desde os primórdios da especialidade, com Radi Macruz e Munir Ebaid, liderados por Luis Venère Décourt, nossos verdadeiros precursores.

Os temas escolhidos, bem desenvolvidos e ilustrados, têm fácil compreensão e são úteis para dirimir dúvidas, servindo de guia no dia a dia, em vista da maneira prática e objetiva com que foram abordados. Nos capítulos, escritos com singeleza, percebem-se a utilidade, a concisão e a aplicabilidade. São verdadeiros estímulos aos leitores, intensos na medida certa, a fim de melhorar cada vez mais o atendimento à criança portadora de cardiopatia.

Por essa razão, orgulho-me da geração atual de cardiologistas pediátricos que, mesmo em meio à tecnologia avançada, facilitadora da dinâmica diagnóstica e terapêutica, conserva a base clínica fundamental, alicerçada adequadamente na patogênese e na fisiopatologia das doenças.

Reforço, assim, o meu respeito aos idealizadores e autores deste livro, que certamente enriquecerá o acervo científico da Cardiologia Pediátrica. Congratulo também a Editora Manole, que sempre atenta à diagramação, enriquecida de detalhes, enaltece esta obra.

Prof. Dr. Edmar Atik
Professor Livre-Docente de Cardiologia da USP.
Diretor da Unidade Clínica de Cardiologia Pediátrica e Cardiopatias Congênitas do Adulto do Instituto do Coração do HC-FMUSP.

Prefácio à 2ª edição

O novo livro *Cardiologia Pediátrica 2ª edição* do Instituto da Criança e do Adolescente (ICr), coordenado por Marcelo Biscegli Jatene, Jaqueline Wagenführ e Gustavo Foronda, da Editora Manole, soma-se favoravelmente às publicações editoriais anteriores da Coleção Pediatria do ICr do Hospital das Clínicas da Faculdade de Medicina da Universidade de São Paulo (HCFMUSP).

O sucesso da primeira edição, sob a coordenação do Dr. Antonio Augusto Lopes, deu lugar à nova edição, que agrega cardiologistas do Instituto do Coração (InCor) e pediatras do ICr-HCFMUSP, com atualização e ampliação dos temas úteis à melhor conduta na especialidade.

Como já havia sido salientado na primeira edição desta coleção, o acervo crescente de livros didáticos sobre a Cardiologia Pediátrica desde 1983 expressa a importância atual da especialidade e o seu crescente interesse, decorrente de avanços inegáveis dos aspectos diagnósticos e terapêuticos, tanto clínicos, quanto intervencionistas e cirúrgicos. Dessa maneira, a procura do conhecimento e compreensão mais abrangentes, principalmente dos aspectos necessários ao aprimoramento do ensino e da conduta prática, mostra-se atualmente mais adequada.

Nesse período evolutivo, a Cardiologia Pediátrica sofreu verdadeira revolução, tanto no diagnóstico como na conduta. Houve bem-vinda intromissão dos métodos diagnósticos, principalmente entre as imagens da ecocardiografia, ressonância magnética e tomografia computadorizada. Ademais, houve também interferência dos métodos invasivos na devida conduta geral, tanto pela evolução favorável do cateterismo intervencionista, como pelo advento de outras técnicas cirúrgicas corretivas. Daí, o aumento de outras possibilidades do tratamento conjunto do cateterismo intervencionista com a cirurgia cardíaca. Assim, as fronteiras sofreram mudanças, os marcos se acresceram e a introdução dos métodos entre si agrupou-os de tal maneira que a prática da especialidade se tornou mais facilitada e até reconfortante, com melhores resultados. Desse confronto clínico, hemodinâmico e cirúrgico resultaram diminuição de riscos, aumento da sobrevida e evolução mais favorável.

Esse progresso continuado da Cardiologia Pediátrica foi contemplado neste novo esforço conjunto da Cardiologia e da Pediatria, na ênfase científica das duas instituições de reconhecido valor.

Esta nova edição reforça essa busca nos temas abordados, na escolha adequada dos mesmos, bem ilustrados e desenvolvidos, dado o esmero científico cuidadoso dos autores em cada um dos 27 capítulos, o que torna sua leitura um novo guia objetivo que melhor fundamenta a prática mais adequada da especialidade.

Os temas desenvolvidos envolveram aspectos diagnósticos, terapêuticos, invasivos e cirúrgicos das diferentes cardiopatias congênitas e adquiridas. As abordagens dessas cardiopatias, de modo rotineiro e também em emergências, consolidaram-se em síndromes e em tipos de exteriorização clínica, representadas pela insuficiência cardíaca, hipoxemia, hipertensão arterial sistêmica e pulmonar. Acrescem-se ainda aspectos interligados a atividade física e profiláticos da ateromatose vascular encontrada em adultos, no tocante à dislipidemia e síndrome metabólica.

Essa difusão científica ampliada serve até de incentivo para a continuidade de mais realizações, visando sempre ao melhor cuidado à criança que sofre com cardiopatia e também na espera de outras descobertas que visem à cura de mais anomalias cardíacas, no exemplo da técnica de Jatene para a correção da transposição das grandes artérias, realizada em 1975.

Nesta contribuição à melhor assistência à criança cardiopata, o agradecimento aos responsáveis por esta nova realização editorial da esmerada Editora Manole, ao Dr. Marcelo Biscegli Jatene, como cirurgião envolvido na procura de soluções e na sua força de realizador, à Dra Jaqueline Wagenführ na guia em temas pediátricos conjuntos e ao Dr. Gustavo Foronda, intensivista que corrige e regula os desequilíbrios orgânicos, ao lado de todos os 37 autores, preocupados com a melhor difusão científica.

Daí, com esforço, persistência e curiosidade, todos se envolveram para melhorar o cuidado exigido pela criança e adolescente com cardiopatia, que a distância sofrem à espera de soluções pertinentes.

Prof. Dr. Edmar Atik

Médico ex-Diretor da Unidade da Cardiologia Pediátrica e das Cardiopatias Congênitas do Adulto do InCor-HCFMUSP

Professor Livre-docente de Cardiologia da FMUSP

Apresentação

A Cardiologia Pediátrica vem apresentando importante evolução e desenvolvimento nas últimas décadas. Pioneiros oriundos do Hospital das Clínicas da FMUSP, como os Profs. Radi Macruz, Munir Ebaid e Raquel Snitcowsky, puderam ensinar a seus discípulos a importância do raciocínio clínico, da história bem trabalhada e da ausculta apurada, em uma época em que os maiores recursos tecnológicos e de imagem eram o eletrocardiograma, o vetocardiograma e a radiografia de tórax, além do estetoscópio. A incorporação de novas tecnologias diagnósticas de imagem, aliada ao grande acúmulo de informações científicas e desenvolvimento de novos tratamentos, medicamentosos ou mais invasivos, impulsiona o profissional da área de cardiologia pediátrica a buscar constante atualização e incorporação de novas condutas e diretrizes.

Nos últimos anos, a grande maioria dos cardiopediatras tem sua origem acadêmica com formação em pediatria, que, com muita frequência, são os primeiros profissionais (os pediatras) a terem contato com uma criança cardiopata. Em situações nas quais já existe diagnóstico suspeito de cardiopatia intraútero, a atuação do cardiopediatra já é iniciada logo após o nascimento. A possibilidade de fornecer informação consistente aos pediatras, para que possam utilizar conhecimentos de propedêutica e fisiopatologia cardiovascular das principais cardiopatias congênitas, orientar o início do tratamento e aplicar exames subsidiários direcionados para cada caso, é o principal objetivo deste livro.

Em sua segunda edição, após um excelente trabalho realizado pelos autores da primeira edição, coordenada pela batuta competente do Prof. Antonio Augusto Barbosa Lopes, procuramos envolver profissionais da área de cardiopediatria, pediatria, cirurgia cardíaca pediátrica e de métodos de imagem, tanto do Instituto do

Coração (InCor), quanto do Instituto da Criança e do Adolescente (ICr), buscando oferecer uma obra que congregue as necessidades dos pediatras e cardiopediatras, em todas as fases de formação, bem como de todas as especialidades paralelas.

A coordenação e revisão do livro foi dividida com a Dra. Jaqueline Wagenführ e Dr. Gustavo Foronda, respectivamente do ICr e do InCor, e todo o conteúdo do livro foi dividido em 27 capítulos, divididos em 5 seções, incluindo inclusive capítulo com as informações existentes até este momento sobre a COVID-19 e seu impacto em crianças portadoras de cardiopatias congênitas. Desejamos uma ótima leitura e que o trabalho esteja à altura das expectativas.

Prof. Dr. Marcelo Biscegli Jatene

Coleção Pediatria do Instituto da Criança e do Adolescente do HCFMUSP

1. Hematologia Pediátrica – 2ª edição
2. Doenças Reumáticas na Criança e no Adolescente – 3ª edição
3. Doenças Respiratórias – 3ª edição
4. Endocrinologia na Prática Pediátrica – 3ª edição
5. Alergia e Imunologia para o Pediatra – 3ª edição
6. A Promoção da Saúde na Infância – 2ª edição
7. Pronto-Socorro – 3ª edição
8. Otorrinolaringologia na Infância – 2ª edição
9. Dermatologia Pediátrica – 2ª edição
10. Fisioterapia – 2ª edição
11. Terapia Intensiva – 2ª edição
12. Nutrologia – 2ª edição
13. Doenças Cirúrgicas da Criança e do Adolescente – 2ª edição
14. Genética na Prática Pediátrica – 2ª edição
15. Urologia – 2ª edição
16. Neonatologia – 2ª edição
17. Gastroenterologia e Hepatologia
18. Infectologia – 2ª edição
19. Cardiologia Pediátrica – 2ª edição
20. Psiquiatria da Infância e Adolescência
21. Diagnóstico por Imagem
22. Doenças Neoplásicas da Criança e do Adolescente
23. Neurologia
24. Oftalmologia
25. Medicina de Adolescentes

Seção I

Cardiopatias congênitas

1 Cardiopatias congênitas com hiperfluxo pulmonar

Rilvani Cavalcante Gonçalves
Nana Miura
Alessandra Costa Barreto

APÓS LER ESTE CAPÍTULO, VOCÊ ESTARÁ APTO A:
• Reconhecer as principais cardiopatias congênitas com hiperfluxo pulmonar.
• Avaliar a repercussão, as manifestações clínicas e o tratamento adequado.

INTRODUÇÃO

A circulação pulmonar na vida fetal tem semelhança com artérias da circulação sistêmica e o padrão de alta resistência, ocasionando baixo fluxo pulmonar, cerca de 7 a 10% do débito cardíaco total. Ao nascimento, a reatividade dos vasos pulmonares com início dos movimentos respiratórios, aumento da tensão de oxigênio e liberação de bradicinina promove vasodilatação pulmonar e queda da resistência vascular com adelgaçamento da parede e aumento luminal. Esse processo é dinâmico e contínuo, durando em média oito semanas após o nascimento.

Cardiopatias congênitas associadas à congestão pulmonar têm hipervolemia pulmonar que gera hiperfluxo e possibilidade de hipertensão pulmonar. As modificações ocorrem pelo desvio de fluxo sanguíneo (*shunt*) esquerda-direita entre câmaras cardíacas e/ou vasos arteriais e obstrução ao fluxo sanguíneo do retorno venoso pulmonar, causando insuficiência cardíaca pela sobrecarga volumétrica das câmaras cardíacas. A cianose pode estar presente dependendo da malformação cardíaca e/ou situação funcional do leito vascular pulmonar.

As cardiopatias congênitas com hipervolemia e hiperfluxo pulmonar (HFP) acianogênicas compreendem os seguintes defeitos: comunicação interatrial (CIA), comunicação interventricular (CIV), defeito do septo atrioventricular (DSAV) e persistência do canal arterial (Tabela 1.1). Este capítulo abordará os defeitos acianogênicos com *shunt* da esquerda para a direita.

Nas cardiopatias cianogênicas com congestão pulmonar, podem-se citar a transposição das grandes artérias com comunicação interventricular, o tronco arterioso comum, a dupla via de saída de ventrículo direito sem estenose pulmonar e a drenagem anômala total de veias pulmonares.

COMUNICAÇÃO INTERATRIAL

A comunicação interatrial (CIA) é uma cardiopatia congênita acianogênica frequente e corresponde a 7% das malformações cardíacas congênitas[1], com prevalência em torno de 17 em 10 mil nascidos vivos. É caracterizada por defeito no septo que separa os átrios, permitindo *shunt* da esquerda para a direita, causando sobrecarga de volume do ventrículo direito e HFP. O defeito atrial pode ser isolado ou associado; tem discreto predomínio no sexo feminino. Embora a maioria dos casos seja esporádica, tem sido reportada associação a síndromes genéticas como Holt-Oram, na qual foi identificada a mutação no fator de transcrição do gene *TBX5*. Na síndrome de Down, a CIA tipo *ostium secundum* está presente em 10% dos casos, assim como em outras síndromes, como Alagille, Ellis van Creveld e Noonan[2].

TABELA 1.1 Cardiopatias de hiperfluxo pulmonar

Quanto à cianose	Grupo	Cardiopatia	Volemia	Qp/Qs	Pressão pulmonar	ICC-HP
Acianogências E-D	Tipo CIA	*Ostium secundum*	↑	↑	Normal	±
		Seio venoso	↑	↑	Normal	±
		DSAVP (OP)	↑	↑	Normal ou ↑	+
		DAPVP	↑	↑	Normal ou ↑	+
	Tipo CIV	CIV	↑↑	↑↑	↑↑	++
		DSAVT (OP)	↑↑	↑↑	↑↑	++
		PCA	↑↑	↑↑	↑↑	++
		Janela Ao-P	↑↑↑	↑↑↑	↑↑↑	+++
Cianogências D-E	Tronco-cone	TGA+CIV/PCA	↑↑	↑↑	↑↑	++
		TAC	↑↑↑	↑↑↑	↑↑↑	+++
		DVSVD	↑↑	↑↑	↑↑	++
	Venoso	DATVP	↑↑	↑↑	↑↑	++

Ao: aorta; CIA: comunicação interatrial; CIV: comunicação interventricular; D: direita; DATVP: drenagem anômala total de veias pulmonares; DSAVP: defeito do septo atrioventricular parcial; DVSVD: dupla via de saída do ventrículo direito; E: esquerda; HP: hipertensão pulmonar; ICC: insuficiência cardíaca congestiva; OP: *ostium primum*; P: pulmonar; PCA: persistência do canal arterial; TAC: tronco arterial comum; TGA: transposição das grandes artérias.

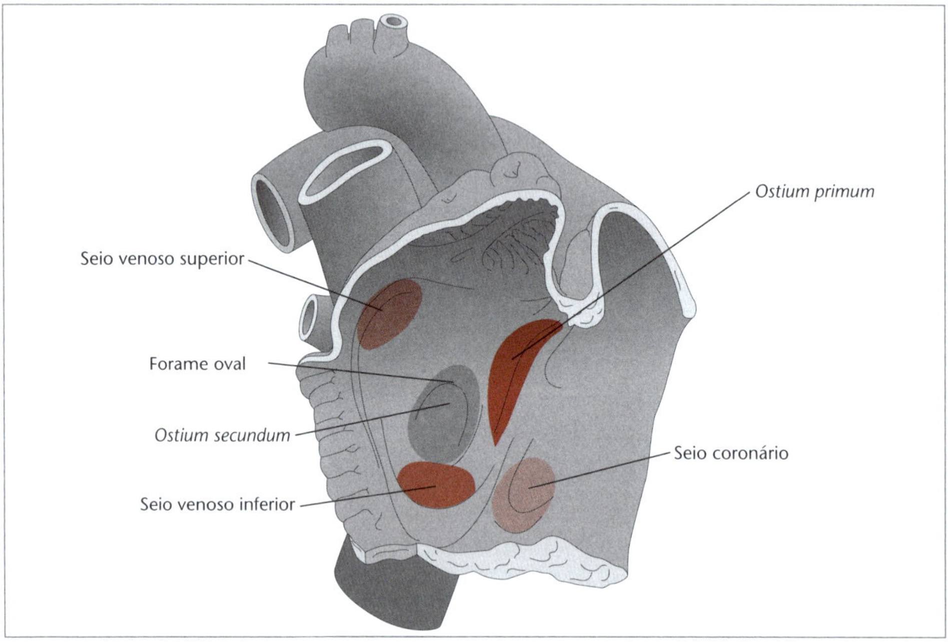

FIGURA 1.1 Representação esquemática dos tipos de comunicação interatrial.

Do ponto de vista anatômico, as CIAs são divididas em quatro tipos (Figura 1.1):

- Fossa oval ou *ostium secundum*: tipo mais frequente (cerca de 70% dos casos), localizado na região da fossa oval, caracterizado por ausência ou orifício na lâmina da fossa oval.
- *Ostium primum*: corresponde a 20% dos casos, localizado entre a margem anteroinferior da fossa oval e as valvas atrioventriculares associadas ao defeito do septo atrioventricular (DSAV).
- Tipo seio venoso superior: fica próximo à veia cava superior (VCS) e permite o fluxo entre a comunicação e uma ou mais veias pulmonares direitas. Mais raramente pode ser tipo CIA seio venoso inferior, situado logo acima da junção da veia cava inferior com o átrio direito.
- Tipo seio coronário: mais raro, caracterizado por deficiência parcial ou completa do tecido que separa o seio coronário do átrio esquerdo (AE).

Fisiopatologia

O fluxo da esquerda para direita através do defeito atrial determina sobrecarga de volume das cavidades direitas e aumento do fluxo pulmonar. A direção e a magnitude do fluxo através da CIA são determinadas pelo tamanho do defeito e pelas pressões atriais relativas, que, por sua vez, são dependentes da complacência ventricular.

Sem comprometimento cardiovascular fetal ao nascimento, a resistência vascular pulmonar (RVP) é alta e a complacência do ventrículo direito (VD) é baixa; gradualmente a RVP diminui e a complacência do VD aumenta, permitindo maior fluxo da esquerda para a direita, ocasionando sobrecarga do AD e VD. Na evolução do paciente, a complacência do ventrículo esquerdo (VE) diminui, com elevação das pressões diastólica do VE e média do átrio esquerdo (AE), causando sobrecarga de câmaras direitas com aumento na pressão em artéria pulmonar (AP); na maioria dos casos, é raro o desenvolvimento da doença vascular pulmonar. Uma CIA entre 3 e 6 milímetros é considerada pequena, entre 6 e 8, moderada e acima de 8, grande.

Manifestações Clínicas

A maioria permanece assintomática na infância e adolescência. Raramente lactentes com CIA isolada apresentam sinais e sintomas de insuficiência cardíaca e necessitam de intervenção na infância. O fechamento espontâneo de CIA *ostium secundum* pequenos pode ocorrer em geral até o segundo ano de vida, em alguns casos mais tardios aos cinco anos de idade[3]. Muitos pacientes com CIA moderada não apresentam sintomas durante muitos anos.

A presença de sintomas correlaciona-se com o aumento progressivo do *shunt* de sangue da esquerda para a direita. Na idade adulta, a maioria com CIA grande apresenta sintomas como dispneia, cansaço aos esforços, palpitações e eventualmente manifestações de tromboembolismo, desenvolvendo IC. O aumento discreto da pressão arterial pulmonar é comum em pacientes jovens com CIA grande. Alguns pacientes podem desenvolver gradualmente HP e sinais de IC direita; nessa condição, a gestação pode ser de alto risco, mas na maioria dos casos é bem tolerada.

Exame físico vai depender da repercussão da CIA; se grande, observam-se à inspeção do tórax impulsões sistólicas e abaulamento precordial, ausculta cardíaca com desdobramento amplo e constante da segunda bulha, em virtude de atraso do fechamento da valva pulmonar, sopro sistólico cardíaco na área pulmonar decorrente do aumento do fluxo pela valva e dilatação do tronco da AP; sopro diastólico com ruflar em área tricúspide decorre do fluxo aumentado pela CIA e caracteriza estenose relativa da valva tricúspide. À medida que a RVP aumenta, ocorre hiperfonese da segunda bulha e redução da intensidade do sopro em área pulmonar e até mesmo surgimento de sopro diastólico neste foco.

Diagnóstico e Exames Complementares

Eletrocardiograma na maioria com ritmo sinusal, mas no adulto pode haver fibrilação atrial ou *flutter*. O intervalo PR pode estar prolongado com bloqueio atrioventricular de primeiro grau e onda P apiculada por aumento do átrio direito; a presença do desvio de eixo para a esquerda com bloqueio divisional anterossuperior (BDAS) está presente na CIA *ostium primum* e, no defeito tipo seio venoso superior, o ritmo pode ser ectópico atrial baixo. O QRS em V1 apresenta padrão bloqueio incompleto do ramo direito secundário à sobrecarga do ventrículo direito. Radiografia de tórax pode revelar cardiomegalia por aumento das câmaras direitas, dilatação da artéria pulmonar e aumento da trama vascular pulmonar (Figura 1.2).

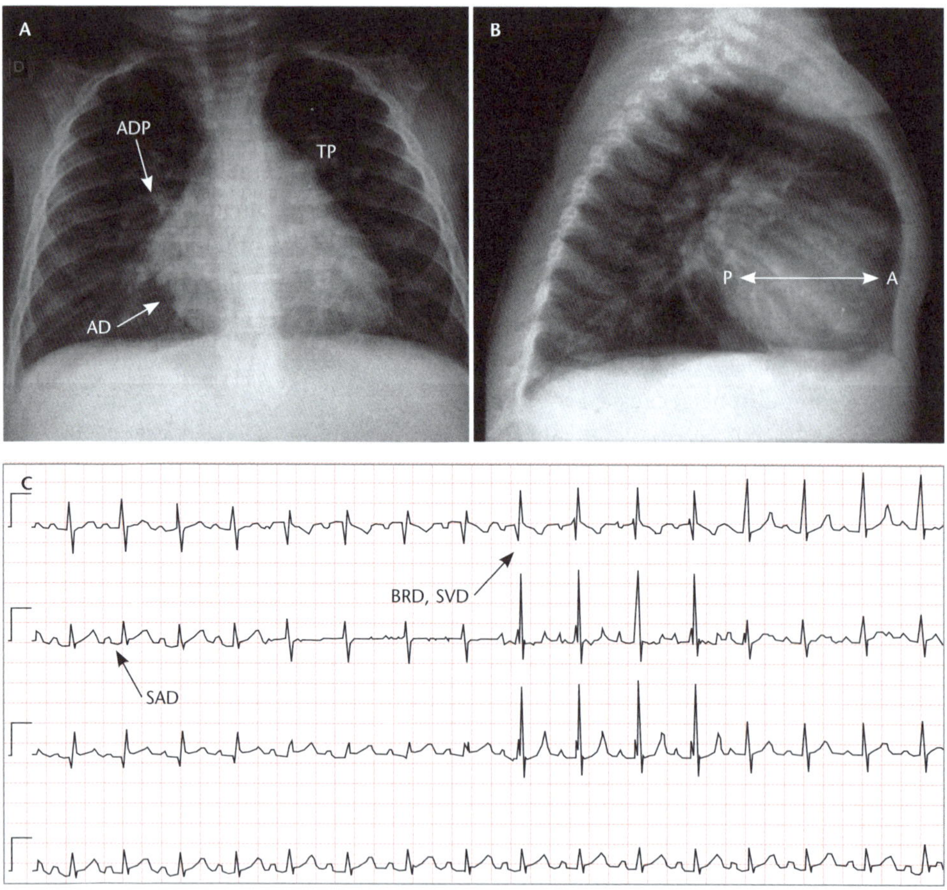

FIGURA 1.2 Em A e B: imagem radiológica de lactente portador de comunicação interatrial ressalta (seta) silhueta atrial direita (AD), hilar de artéria pulmonar direita (APD), tronco pulmonar (TP) e acentuado volume cardíaco pelo aumento do diâmetro anteroposterior (A-P). Em C: eletrocardiograma no destaque (seta), sobrecarga atrial direita (SAD), bloqueio de ramo direito (BRD) e sobrecarga do ventrículo direito (SVD).

Ecocardiograma com Doppler colorido transtorácico é o exame padrão-ouro para o diagnóstico da CIA em crianças. O método permite a definição do tamanho, localização e repercussão do defeito, e as velocidades dos jatos de insuficiência tricúspide e pulmonar permitem medir a pressão sistólica do VD e a pressão média da artéria pulmonar (Figura 1.3). Ecocardiograma transesofágico tem indicação principalmente em adultos, quando a janela acústica transtorácica é limitada: define bem o tamanho, a localização do defeito, as conexões das veias pulmonares e a avaliação das bordas para fechamento percutâneo da CIA.

Cateterismo cardíaco é realizado para a investigação de HP e coronariana em adultos; em geral, a indicação é para fechamento percutâneo do defeito.

Tratamento

O fechamento da CIA é indicado quando há repercussão com sobrecarga de volume de câmaras direitas e relação entre o fluxo pulmonar (Qp) e o fluxo sistêmico (Qs) $\geq$ 1,5, mesmo em assintomáticos (Classe I, nível de evidência B-NR não randomizado). Na presença de HP, o fechamento é possível quando a resistência vascular pulmonar (RVP) for < 1/3 da sistêmica, com pressão sistólica da artéria pulmonar < 50% da sistêmica e *shunt* com uma relação Qp/Qs $\geq$ 1,5 (classe I, nível de evidência B-NR não randomizado); quando a RVP for > 8 unidades Wood ou houver *shunt* direita para esquerda, seu fechamento está contraindicado. CIA tipos seio venoso e *ostium primum* são tratadas por via cirúrgica.

Fechamento percutâneo da CIA tipo *ostium secundum* é o tratamento de escolha em muitos serviços em pacientes acima de 3 a 4 anos de idade analisando o tamanho (diâmetro estirado < 38 mm) e presença de bordas no mínimo de 5 mm exceto em direção à aorta. As complicações graves foram observadas em menos de 1% dos procedi-

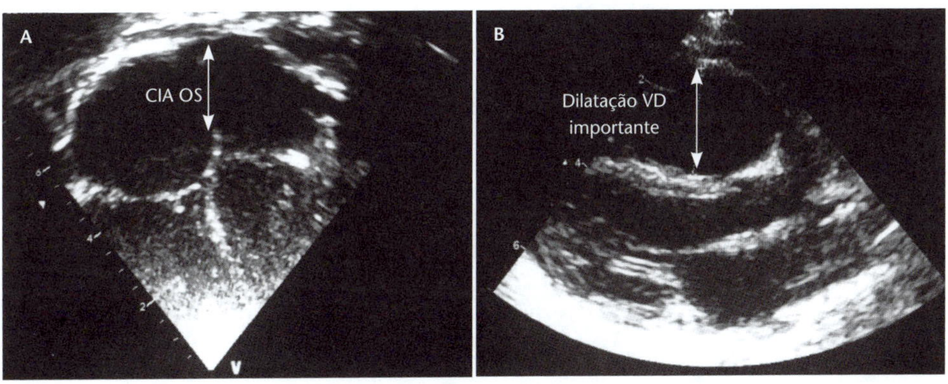

FIGURA 1.3 A: imagem de ecocardiograma, corte apical de quatro câmaras no destaque (seta) e comunicação interatrial *ostium secundum* (CIA OS); B: corte longitudinal demonstra importante dilatação do ventrículo direito (VD).

mentos e incluem embolização da prótese, tamponamento cardíaco e erosão da parede atrial ou da aorta no seguimento tardio. Fechamento percutâneo não deve ser realizado em pacientes com CIA tipo *ostium primum*, seio venoso, coronariano ou em crianças com defeito amplo em insuficiência cardíaca congestiva.

COMUNICAÇÃO INTERVENTRICULAR

A comunicação interventricular (CIV) é uma cardiopatia congênita definida pela descontinuidade do septo que separa VD e VE em um coração sem outras anomalias. Pode ocorrer isolada ou como múltiplos orifícios comunicantes de tamanho e forma variáveis. São quatro as formas de apresentação, de acordo com sua localização no septo interventricular: perimembranosa, subarterial ou duplamente relacionada, muscular e de via de entrada (Figura 1.4). Uma forma rara, denominada Gerbode, é a comunicação entre o AD e VE. A repercussão clínica varia desde assintomático com resolução espontânea a acentuada insuficiência cardíaca (IC) com complicações sistêmicas, principalmente sobre o pulmão. O diagnóstico deve ser precoce, porque na maioria das vezes necessitará de tratamento clínico ou cirúrgico nos primeiros meses de vida.

É um defeito frequente e, como lesão isolada, a prevalência é de 53/10.000 nascidos vivos e pode estar associada a outros defeitos cardiovasculares em até 22% das vezes[4]. Predomina no sexo feminino (56%). A causa é desconhecida e a grande maioria dos pacientes não apresenta anomalia genética, mas a recorrência de cardiopatia congênita para um futuro irmão pode chegar a 10%. A CIV é encontrada nas trissomias dos cromossomos 21, 18 e 13[4].

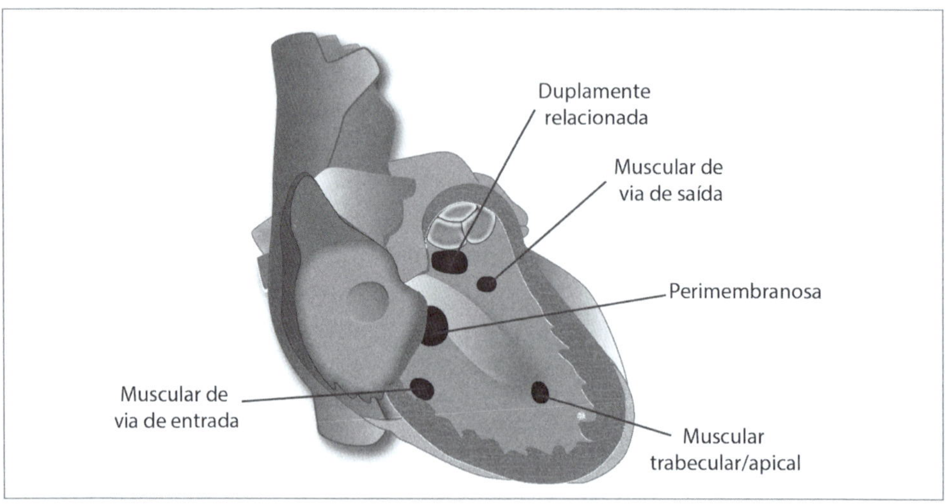

FIGURA 1.4

Fisiopatologia

A CIV possibilita um *shunt* sanguíneo entre a circulação sistêmica e pulmonar, HFP e não há insaturação aórtica, constituindo uma condição acianogênica. A intensidade do *shunt* depende do tamanho da comunicação e da relação entre a RVP e a resistência sistêmica (RVS). O HFP eleva a pressão pulmonar à custa de hipervolemia pulmonar. Há aumento do RVP e sobrecarga de volume das câmaras esquerdas, gerando IC com fração de ejeção preservada[5]. Em uma CIV não restritiva, a relação Qp/Qs é > 2,5, na moderada o Qp/Qs está entre 1,5 e 2,5 e na discreta é menor ou igual a 1,5. A manutenção do HFP leva a alterações morfofuncionais nas artérias e arteríolas do pulmão, progressivamente, culminando com doença vascular pulmonar, hiper-reatividade e hiper-resistência vascular e consequente HP. A elevação da pressão pulmonar em nível igual ou superior à sistêmica inverte o *shunt* ocasionando cianose[4]. A Figura 1.5 esquematiza a fisiopatologia e a repercussão da CIV.

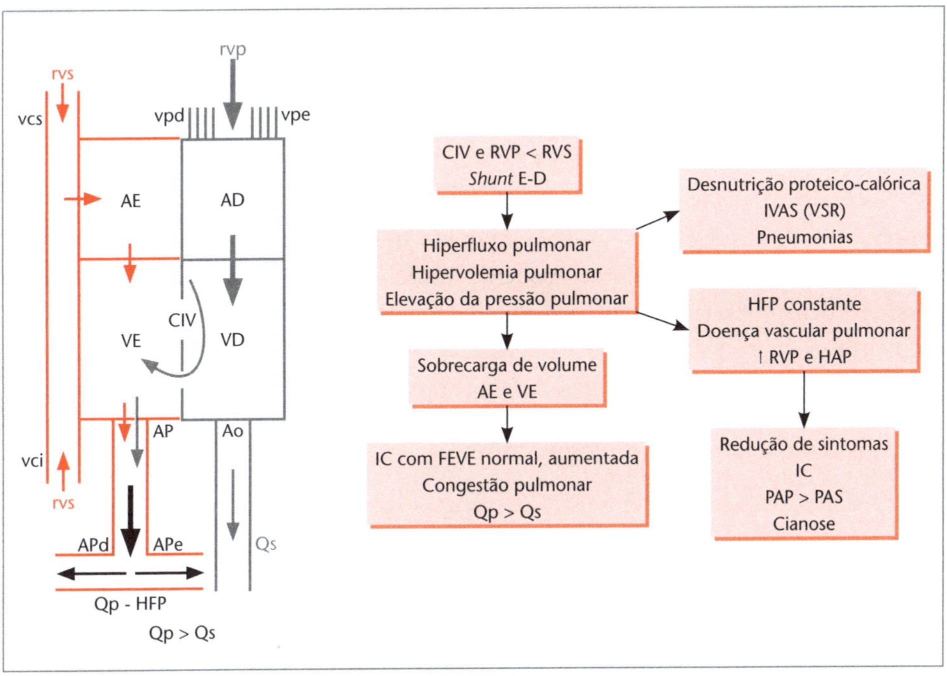

FIGURA 1.5 Representação esquemática, fisiopatologia e complicações da comunicação interventricular.

AD: átrio direito; AE: átrio esquerdo; Ao: aorta; AP: artéria pulmonar; APd: artéria pulmonar direita; APe: artéria pulmonar esquerda; CIV: comunicação interventricular; D: direita; E: esquerda; FEVE: fração de ejeção do ventrículo esquerdo; HAP: hipertensão arterial pulmonar; HFP: hiperfluxo pulmonar; IC: insuficiência cardíaca; IVAS: infecção das vias aéreas superiores; PAP: pressão arterial pulmonar; PAS: pressão arterial sistêmica; Qp: fluxo pulmonar; Qs: fluxo sistêmico; rvp: retorno venoso pulmonar; RVP: resistência vascular pulmonar; rvs: retorno venoso sistêmico; RVS: resistência vascular sistêmica; vci: veia cava inferior; vcs: veia cava superior; vpd: veias pulmonares direitas; vpe: veias pulmonares esquerdas; VD: ventrículo direito; VE: ventrículo esquerdo; VSR: vírus sincicial respiratório.

Manifestações Clínicas

Os sinais e sintomas dependem da dimensão da CIV, se única ou múltipla, e do impacto na alteração hemodinâmica, que por sua vez, influencia o manuseio clínico-cirúrgico. Quando presentes, os sintomas são taquicardia, taquipneia, dificuldade para mamar, baixo ganho ponderal, irritabilidade, alterações do sono, sudorese excessiva, extremidades frias e complicações respiratórias (Quadro 1.1).

QUADRO 1.1 Manifestações clínicas na comunicação interventricular de repercussão

Principais sinais e sintomas de insuficiência cardíaca em lactentes
Taquicardia – frequência cardíaca elevada (FC > 160 bpm)
Taquipneia – desconforto respiratório (FR > 50 ipm)
Cardiomegalia (clínica e radiológica)
Hepatomegalia (real – avaliar lobo esquerdo, diferenciar de rebaixamento, considerar idade)
Ritmo de galope (B3 no contexto)
Estertores pulmonares ou sibilos
Cor pálido-acinzentada (em geral, perioral)
Pulsos simétricos, amplos (hipercinética)
Oligúria
Edemas periféricos – ascite (muito incomum)
Recusa alimentar (dispneia) e baixo ganho ponderal
Irritabilidade
Sudorese excessiva – extremidades frias
Distúrbios do sono

Ao exame físico, encontram-se precórdio dinâmico com aumento do diâmetro anteroposterior do tórax e retração intercostal; um frêmito geralmente acompanha sopro sistólico evidente na borda esternal esquerda médio-baixa. Nos casos mais acentuados, é possível auscultar um ruflar diastólico e/ou regurgitação em área mitral. A segunda bulha se intensifica na proporção da HP. Os pulsos são simétricos e, na maioria das vezes, amplos. Pode haver hepatomegalia, mas o edema é incomum, exceto em fase descompensada.

Diagnóstico e Exames Complementares

O eletrocardiograma demonstra sobrecarga das câmaras esquerdas nos casos de sobrecarga de volume com IC e hipertrofia ventricular direita se HP. Na radiografia de tórax, há reforço da vasculatura pulmonar e cardiomegalia com predomínio das câmaras esquerdas; se a vasculatura pulmonar não é expressiva com silhueta direita proeminente, considerar HP (Figura 1.6). O ecocardiograma detalha a anatomia, o número, a localização e a relação dos defeitos com outras estruturas. Além da anatomia, quantifica fluxos permitindo o cálculo de pressão pulmonar (Figura 1.7). Em casos selecionados, a angiotomografia ou ressonância magnética do coração complementam informações quanto à relação com os grandes vasos, volume dos ventrículos e Qp/Qs. Quando indicado, o cateterismo cardíaco ainda é padrão-ouro para a aferição das pressões e resistências sistêmico-pulmonar, além de uma opção de tratamento em casos selecionados[6].

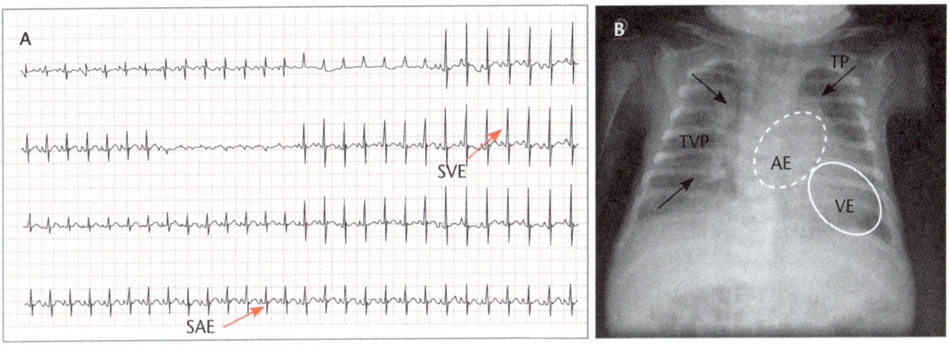

FIGURA 1.6 A: eletrocardiograma de lactente de dois meses com comunicação interventricular; nas setas, destaque para sobrecargas de átrio esquerdo (SAE) e ventrículo esquerdo (SVE). B: imagem radiológica posteroanterior destaca imagem de átrio esquerdo (AE) por duplo contorno e dilatação de ventrículo esquerdo (VE); as setas destacam aumento do tronco pulmonar (TP) e da trama vascular periférica (TVP).

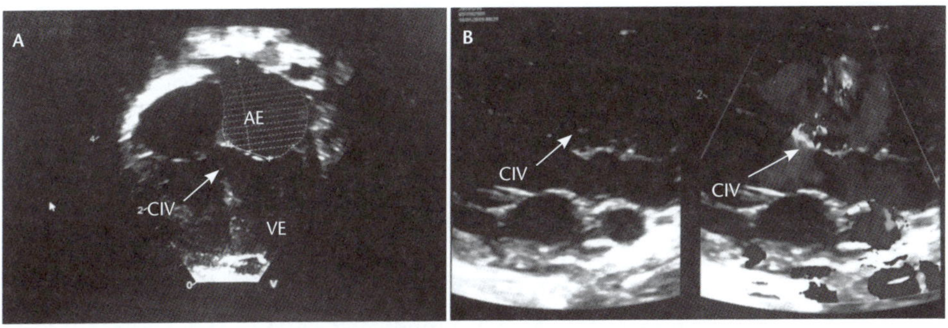

FIGURA 1.7 Ecocardiograma bidimensional com Doppler de comunicação interventricular (CIV) em lactente de dois meses de idade. A: aumento das câmaras esquerdas, em especial átrio e ventrículo esquerdos (AE/VE); B (setas): CIV e fluxo através do defeito, por mapeamento de fluxo em cores. (Veja imagem colorida no encarte.)

Tratamento

Nos casos sintomáticos, o tratamento clínico medicamentoso palia sintomas e evita complicações até a intervenção cirúrgica. O tratamento clínico da IC é, na maioria dos casos, feito por diuréticos associados aos inibidores da enzima de conversão de angiotensina. Especial atenção deve ser dada à condição nutricional e ao calendário de vacinas, incluindo a prevenção da infecção pelo vírus sincicial respiratório. Casos selecionados de CIV muscular podem ser encaminhados ao tratamento percutâneo. A cirurgia corretiva é o objetivo e em raras condições, como exceção, pode estar indicada a bandagem da artéria pulmonar. O tratamento clínico com prescrição de vasodilatador pulmonar antecedendo, ou mesmo após a abordagem cirúrgica, pode ser aplicado em casos selecionados. Uma acurada investigação quer por metodologia não invasiva ou invasiva da reatividade vascular pulmonar em pacientes suspeitos de HP, deve ser considerada junto ao especialista[6].

PERSISTÊNCIA DO CANAL ARTERIAL

O ducto arterial (DA) é uma conexão vascular entre a artéria pulmonar e a aorta, presente na vida intrauterina. Após o nascimento, o DA sofre constrição ativa e eventual oclusão. A persistência do ducto ocorre pela falha da oclusão do DA e, desse modo, teremos persistência do canal arterial (PCA), que, após a intensa e aguda queda da RVP pós-natal, permite o desvio de fluxo sanguíneo do território sistêmico para o pulmonar, em uma fisiologia de desvio (*shunt*) da esquerda para a direita. Pode ocorrer como cardiopatia isolada; contudo, é comum que a PCA se associe a outras cardiopatias. No grupo de cardiopatias com hipofluxo pulmonar e no espectro da hipoplasia do coração esquerdo, a manutenção da PCA é necessária e benéfica, sendo responsável pela manutenção da vida nos primeiros dias da criança. Quando isolado ou associado às cardiopatias de *shunt* esquerda-direita, determina sobrecarga de volume para as câmaras cardíacas esquerdas, e o impacto hemodinâmico é variável e dependente do tamanho da PCA.

O DA origina-se do sexto par de arcos aórticos. À esquerda, a parte proximal do sexto arco forma a parte proximal da artéria pulmonar esquerda (APE); a porção distal vai da APE para a aorta distal, ligando-os pelo DA. A porção proximal do sexto par direito origina a artéria pulmonar direita (APD) e a porção distal degenera. Se o arco aórtico se situar à direita, o DA pode acompanhá-lo e unir a APD à aorta distal, após a emergência da artéria subclávia direita. Em casos raros pode ocorrer bilateralmente. A não oclusão do DA gera PCA, que é uma cardiopatia do grupo acianogênico com potencial para hiperfluxo pulmonar (HFP) e IC. Corresponde a 12% das cardiopatias congênitas e predomina no sexo feminino na proporção de 2:1. A incidência em prematuros ocorre de modo inverso ao peso e à idade gestacional; nos prematuros com peso de nascimento inferior a 1.000 g, a incidência está entre 70 e 80%[7].

Fisiopatologia

Na vida intrauterina, a baixa pressão arterial sistêmica de oxigênio (PaO_2) fetal e os elevados níveis de prostaglandinas circulantes, além das prostaglandinas produzidas na parede do DA, desempenham importante papel na manutenção do lúmen do DA, e a permeabilidade intrauterina dessa estrutura exerce papel fundamental na circulação e sobrevivência do feto. Após o nascimento de um feto a termo, o DA fecha dentro de 24 a 48 horas. Essa oclusão do DA ocorre nas primeiras horas que se seguem ao nascimento. Inicialmente a elevação da PaO_2 arterial e a redução das prostaglandinas circulantes permitem que a camada média do músculo liso do DA se contraia; posteriormente, como resultado da constrição, a parede muscular interna do DA desenvolve hipóxia isquêmica profunda, que desencadeia a formação de fator de crescimento beta e outros mediadores inflamatórios e fatores de crescimento que transformam o canal vascular em um ligamento não contrátil. Em prematuros, entretanto, o DA muitas vezes não se contrai nos dias após o nascimento, e mesmo nos que atingem a constrição, o DA frequentemente não consegue desenvolver o nível de isquemia hipóxica profunda necessária para causar o remodelamento da artéria. Como consequência, o ducto fechado pode reabrir e a persistência desse canal arterial gera hiperfluxo pulmonar pelo desvio aortopulmonar, além dos sintomas e complicações relacionados à PCA. Diversos vasodilatadores endógenos produzidos dentro da parede do DA, as prostaglandinas e o óxido nítrico (ON), são conhecidos por inibirem o fechamento do DA. A prostaglandina E2 (PgE_2) parece ser a mais importante na manutenção da persistência do canal. A redução da síntese de prostaglandinas pela inibição da cicloxigenase (COX) produz a constrição do DA. O ON é produzido pelo DA e a sintase do ON é encontrada nas células endoteliais que revestem o lúmen e na *vasa vasorum* que está na camada adventícia. O DA do prematuro é mais sensível aos efeitos dessas substâncias, sendo a prematuridade um fator predisponente para a ocorrência de PCA e um grupo com complicações clínicas relevantes[8].

Manifestações Clínicas

São dependentes da idade (se criança prematura ou nascida a termo), da dimensão da conexão arterial e da magnitude do *shunt* aortopulmonar, bem como da capacidade em iniciar os mecanismos de compensação. Muitas vezes o paciente pode ser assintomático. A sintomatologia relaciona-se ao grau de HFP, à sobrecarga de volume e à insuficiência do VE. A PCA determina morbidade e os sinais e sintomas estão relacionados a uma IC de alto débito cardíaco (DC). Apesar do aumento desse DC, a redistribuição no fluxo sanguíneo resulta em aumento do fluxo para os pulmões e diminuição do fluxo para os órgãos passivos de pressão, como músculos, pele, rins e intestinos. Essa redistribuição pode gerar acidose metabólica e suas complicações. Os prematuros são mais sensíveis a essas modificações e desenvolvem complicações graves, como hemorragia pulmonar, hemorragia nos ventrículos cerebrais e enterocolite necrotizante. Nos lactentes jovens, as infecções virais e a possibilidade de desenvolver remodelamento da vasculatura pulmonar e HP precocemente são complicadores da evolução. As manifestações clínicas da PCA estão resumidas na Tabela 1.2.

Diagnóstico e Exames Complementares

O eletrocardiograma em geral demonstra ritmo sinusal e sinais de sobrecarga atrial e ventricular esquerdas; presença de sobrecarga ventricular direita sugere HP e denota maior gravidade. O exame radiológico demonstra cardiomegalia à custa da silhueta atrial e ventricular esquerdas e dilatação do tronco da artéria pulmonar, além de reforço

TABELA 1.2 **Manifestações clínicas na persistência do canal arterial**

	PCA assintomática ou discreta	PCA moderada	PCA acentuada
Sintomas	Assintomática	Baixo ganho ponderal, irritabilidade, cansaço fácil Risco para endocardite infecciosa	Sinais de DPE, dificuldade para alimentação, cansaço fácil com dificuldade de sucção, palidez, sudorese profusa, extremidades frias, infecções respiratórias recidivantes Risco para endocardite infecciosa
Exame físico	Sem alteração do desenvolvimento ponderoestatural; atividade precordial normal; pulsos cheios não amplos	Taquipneia, taquicardia. Pulsos periféricos cheios e amplos, diferencial da pressão arterial divergente	Taquipneia, taquicardia, esforço respiratório, possibilidade de estertores (edema pulmonar). Pulsos periféricos amplos, pressão de pulso larga, na IC desadaptada redução de pulsos por disfunção de VE, precórdio hiperdinâmico, deformidade torácica com impulso apical associado à impulsão paraesternal se há aumento de VD, frêmito facilmente palpável
Ausculta cardíaca	B1 e B2 normais. SS curto e transitório no 2º EIES. Sopro se intensifica com paciente reclinado ou na inspiração	B1 e B2 podem estar encobertas de difícil ausculta, B3 pode estar presente. Sopro alto contínuo SS-SD, de fácil ausculta no dorso do tórax, áspero e pode adquirir característica "em maquinaria" por grande turbulência	Acentuação da B1 e hiperfonese de B2 em foco pulmonar e B3 regular em ápice. Além de sopro contínuo, pode ser auscultado ruflar mesodiastólico mitral pelo fluxo aumentado através da valva mitral

B1: primeira bulha; B2: segunda bulha; DPE: desnutrição proteico-energética; EIES: espaço intercostal esquerdo superior; PCA: persistência do canal arterial; SD: sopro diastólico;SS: sopro sistólico; IC: insuficiência cardíaca; VD: ventrículo direito; VE: ventrículo esquerdo.

hilar e da vasculatura periférica (Figura 1.8). O ecocardiograma demonstra a característica morfológica do canal arterial, a velocidade e direção de fluxo através do mesmo durante o ciclo cardíaco e também a repercussão hemodinâmica do defeito, como a relação Qp/Qs, e estima a pressão média em artéria pulmonar (Figura 1.9).

Tratamento

Para a PCA de moderada a acentuada repercussão, o tratamento clínico é de caráter sintomático para alívio de sintomas até a possibilidade de oclusão percutânea ou cirúrgica. Deve ser dada especial atenção à prevenção de infecções, em especial prevenção do vírus sincicial respiratório. O estado nutricional deve ser preservado e restaurado o quanto possível, por vezes com complementação por terapia de nutrição enteral. Em prematuros, os inibidores da síntese de prostaglandinas (indometacina, ibuprofeno) são utilizados como intervenção inicial na oclusão da PCA e, conforme evolução, a ligadura por cirurgia é considerada uma opção segura, em especial para neonatos e lactentes de

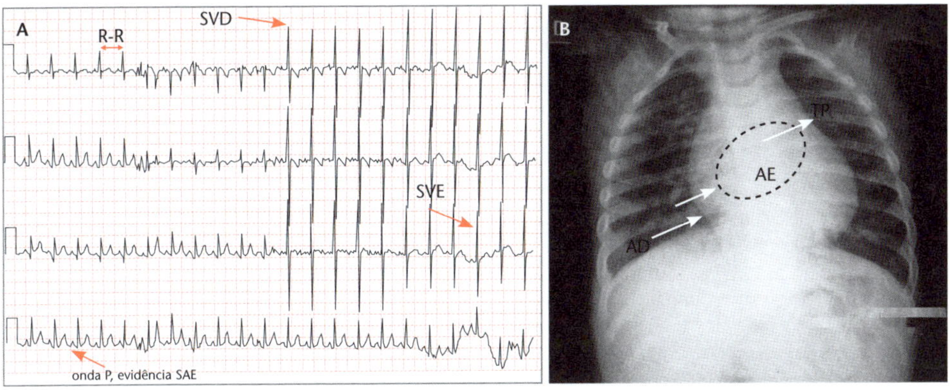

FIGURA 1.8. Persistência do canal arterial em criança de três anos. A: ritmo sinusal taquicárdico ressaltado pela seta no intervalo R-R encurtado; onda P apiculada por sobrecarga do átrio esquerdo (SAE) e sobrecargas de ventrículos direito e esquerdo (SVD+SVE), denotando possibilidade de hipertensão pulmonar. B: imagem radiológica posteroanterior com destaque das setas duplas, duplo contorno pelas silhuetas do átrio direito (AD) e esquerdo (AE), bem como do tronco da artéria pulmonar (TP).

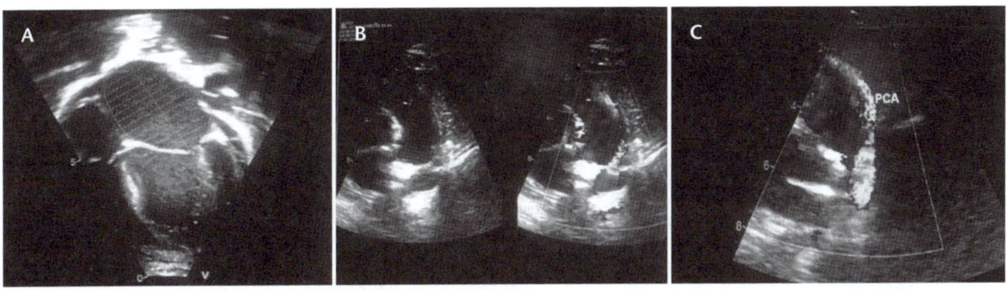

FIGURA 1.9 Ecocardiograma bidimensional e Doppler – persistência de canal arterial (PCA) em criança de três anos de idade. A: corte apical de quatro câmaras destaca importante dilatação do átrio e ventrículo esquerdos. B: imagem bidimensional da PCA; C: destaque para mapeamento de fluxo em cores através da PCA. (Veja imagem colorida no encarte.)

baixo peso (abaixo de < 6,0 kg). A oclusão da PCA, percutânea ou cirúrgica, é tratamento resolutivo e está recomendada para pacientes com sintomatologia moderada a grave (IC/HFP/HP). A PCA pequena, com sopro, porém sem repercussão clínica, pode ser beneficiada pela oclusão eletiva como prevenção de complicações em longo prazo, como a ocorrência de endocardite infecciosa (EI). O tratamento também está indicado para indivíduos acometidos por EI em PCA, a despeito da idade ou da ausência de sintomas pregressos. A PCA pequena e silente é de tratamento controverso, que deve ser individualizado após a discussão sobre riscos e benefícios dos procedimentos. O tratamento pode ser realizado por cateterismo intervencionista percutâneo (*coils* e outros dispositivos), ligadura cirúrgica por toracoscopia videoassistida ou secção e sutura por cirurgia cardíaca convencional[9]. A Tabela 1.3 resume o grau de indicação e o nível de evidência no tratamento da PCA.

TABELA 1.3 Tratamento da persistência do canal arterial

Condição Clínica	Indicação
PCA moderado-grande com IC, HFP, HAP	Oclusão: Grau 1B Ligadura cirúrgica se prematuro ou peso inferior a 6,0 kg; oclusão percutânea preferível à ligadura cirúrgica se peso superior a 6,0 kg: Grau 2B
PCA pequeno com sopro, oligossintomático	Oclusão: Grau 2C Justificado por prevenção de complicação (EI) em longo prazo
PCA assintomático, oligosintomático ou sintomático que evolua com EI, em qualquer idade	Oclusão indicada: Grau 1C
PCA silente	Individualizar
PCA com HAP grave ou irreversível (risco para síndrome de Eisenmenger)	Acompanhamento: Grau 2C Individualizar, considerar vasodilatador pulmonar previamente, tratamento clínico preferencial
Adolescentes	Grau: 1B Tratamento percutâneo preferencial ao cirúrgico

PCA- persistência do canal arterial; IC- insuficiência cardíaca; HFP- hiperfluxo pulmonar; HAP: hipertensão arterial pulmonar; EI: endocardite infecciosa.

DEFEITO DO SEPTO ATRIOVENTRICULAR

Malformações cardíacas congênitas que envolvem o septo atrioventricular e as valvas atrioventriculares recebem o termo "defeitos do septo atrioventricular" (DSAV). Estima-se que representem cerca de 4 a 5% de todas as malformações cardíacas congênitas, com incidência entre 0,3 e 0,4 por 1.000 nascidos vivos. Indivíduos com síndrome de Down têm de 40 a 50% mais risco de apresentar a doença[1].

Apesar das variadas formas de apresentação, a junção atrioventricular comum é a principal característica morfológica do DSAV. A valva atrioventricular (VAV) comum é composta por cinco folhetos, dois deles (folhetos ponte superior e inferior) ocupando ambos os ventrículos. A classificação do DSAV baseia-se em suas alterações anatômicas: forma total, com a VAV única, uma comunicação interatrial (CIA) do tipo *ostium primum* (na porção mais inferior do septo) e uma grande comunicação interventricular (CIV) do tipo via de entrada; forma parcial, com grande CIA e uma fenda no folheto anterior da VAV esquerda; forma intermediária, semelhante à forma total, com a presença de uma lingueta que divide o anel da VAV em dois orifícios; e forma transicional, com CIA e uma pequena CIV. A forma total também pode ser classificada, de acordo com as características do folheto, em ponte anterior tipos A, B e C de Rastelli. Outra classificação se baseia no tamanho dos ventrículos, sendo balanceada quando ambos os ventrículos têm tamanhos adequados e desbalanceada quando há dominância de um ventrículo sobre o outro.

Fisiopatologia

De forma semelhante à CIA, o *shunt* da esquerda para a direita no DSAVP gera aumento no fluxo pulmonar, com consequente sobrecarga de câmaras direitas. A repercussão hemodinâmica dependerá do tamanho do defeito e da complacência ventricular direita, com possibilidades de início dos sintomas na infância ou apenas na vida adulta. A presença de insuficiência da VAV esquerda aumenta a quantidade de sangue desviado para a direita, podendo levar a sintomas de insuficiência cardíaca mais precocemente. Com o aumento importante do átrio direito, o paciente pode evoluir com arritmias atriais, por exemplo, fibrilação atrial e flutter.

Nos pacientes com a forma total, o *shunt* da esquerda para a direita ocorre em níveis atrial e ventricular, podendo levar a importante sobrecarga das câmaras direitas e insuficiência cardíaca ainda nos primeiros meses de vida, principalmente se houver insuficiência da VAV única.

Manifestações Clínicas

O aparecimento de sintomas em pacientes com DSAV vai depender da forma de apresentação da doença e da RVP. Pacientes com CIA *ostium primum* ou com CIV pequena cursam com evolução semelhante à da CIA grande, geralmente assintomáticos na infância, com sintomas surgindo por volta da terceira ou quarta décadas. O exame físico na forma parcial pode mostrar impulsões na borda esternal esquerda, desdobramento fixo da segunda bulha e sopro sistólico tipo ejeção em área pulmonar, além de sopro holossistólico audível na área mitral, secundário à insuficiência da valva atrioventricular esquerda. Um sopro mesodiastólico na borda esternal esquerda baixa reflete o aumento do fluxo sanguíneo pela valva tricúspide. A intensidade do componente pulmonar da segunda bulha aumenta na medida em que a pressão arterial pulmonar se eleva. Nos casos de portadores de DSAV total com grande componente interventricular, os sintomas de insuficiência cardíaca congestiva surgem após as primeiras semanas de vida, concomitantemente à queda da RVP. Taquipneia, cansaço às mamadas, dificuldade no ganho de peso e sudorese fria são os sintomas mais comuns na criança com insuficiência cardíaca.

Diagnóstico e Exames Complementares

O eletrocardiograma apresenta bloqueio atrioventricular de primeiro grau e BDAS (Figura 1.10). O BRD reflete sobrecarga do ventrículo direito. Pode haver sinais de sobrecarga de câmaras esquerdas em virtude de insuficiência importante da valva atrioventricular esquerda. As voltagens nas derivações precordiais podem refletir dominância de um ventrículo em relação ao outro.

Na radiografia do tórax pode ocorrer cardiomegalia à custa do aumento das câmaras direitas e do VE, além de aumento da trama vascular pulmonar. A dilatação do AD predomina em relação ao AE, pois o jato da insuficiência da VAV esquerda é mais direcionado ao AD (Figura 1.10).

O ecocardiograma permite a identificação das características anatômicas do DSAV, permitindo o diagnóstico acurado do defeito e das lesões associadas. O grau da insuficiência valvar, a direção do fluxo sanguíneo e a estimativa da pressão sistólica da artéria pulmonar são informações funcionais relevantes para a decisão cirúrgica. O ecocardiograma tridimensional fornece informações sobre a morfologia da VAV (Figura 1.11) e o mecanismo da insuficiência valvar. No período intraoperatório, o ecocardiograma transesofágico é utilizado para avaliar o grau de insuficiência valvar e lesões residuais e, dessa forma, reduzir a necessidade de reintervenções.

A ressonância magnética cardíaca é o método de escolha para definição das dimensões do componente ventricular do defeito e da cavidade ventricular em ventrículos com tamanho limítrofe ou com hipoplasia.

Tratamento

Recomenda-se o tratamento cirúrgico dos pacientes com a forma parcial da doença, mesmo nos assintomáticos, pois há o risco de desenvolver arritmias atriais e IC em uma fase mais tardia. Lactentes com DSAV e insuficiência cardíaca congestiva têm indicação de correção cirúrgica antes dos 6 meses de vida, para evitar o desenvolvimento de

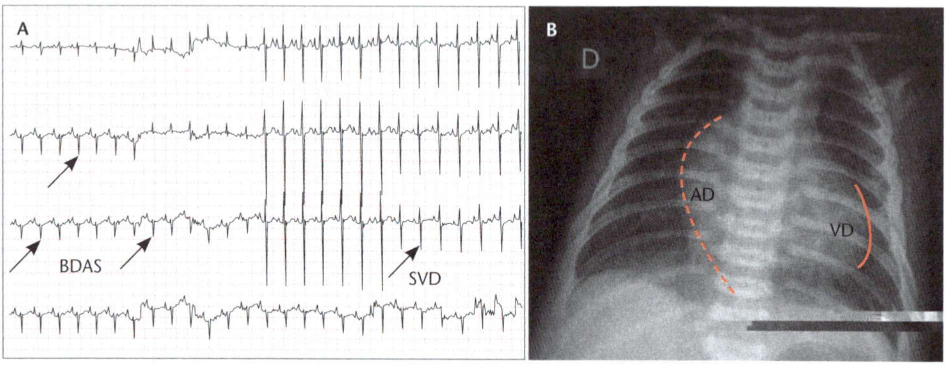

FIGURA 1.10 A: eletrocardiograma de lactente de três meses de idade portadora de defeito do septo atrioventricular forma total; as setas ressaltam as derivações D2, D3 avF negativas demonstrando o bloqueio divisional anterossuperior (BDAS) e o predomínio da sobrecarga ventricular direita (SVD). B: imagem radiológica posteroanterior ressalta em tracejado a silhueta proeminente de átrio direito (AD) e, em linha contínua, a "ponta" do ventrículo direito (VD). Todas as alterações sugerem quadro mais grave com possibilidade de hipertensão arterial pulmonar.

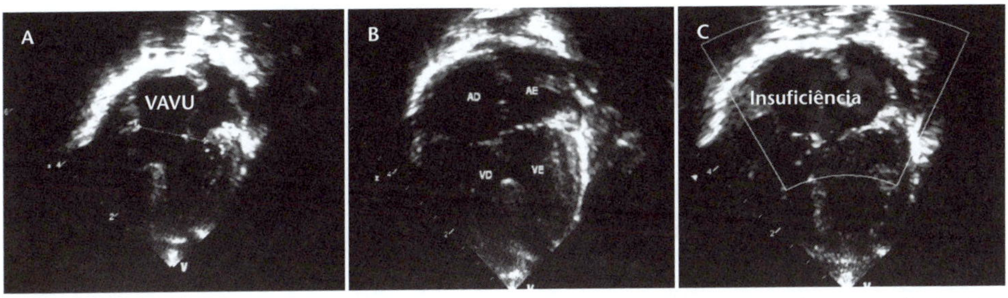

FIGURA 1.11 Imagens ecocardiográficas de defeito de septo atrioventricular forma total e balanceada. Lactente de três meses com insuficiência cardíaca e hipertensão pulmonar. A: destaque da valva atrioventricular única (VAVU) em diástole e em sístole (B). C: mapeamento de fluxo em cores demonstra o jato de regurgitação por insuficiência da VAVU. (Veja imagem colorida no encarte.)

HP. O tratamento medicamentoso visa à melhora dos sintomas de insuficiência cardíaca até o momento da cirurgia corretiva. Pacientes com suspeita de HP por sinais clínicos e exames complementares devem ser avaliados por estudo hemodinâmico, incluindo teste de reatividade pulmonar com vasodilatador pulmonar[6].

REFERÊNCIAS BIBLIOGRÁFICAS

1. Hoffman JIE, Kaplan, S. The incidence of congenital heart disease. J Am Coll Cardiol. 2002:39:1890-900.
2. Gioli-Pereira I, Pereira AC, Mesquita SM, Xavier, NJ, Lopes, AA, Krieger JE. NKX2.5 mutations in patients with non-syndromic congenital heart disease. Int J Cardiol. 2010;138(3):261-5.
3. Hanslik A, Pospisil U, Salzer-Muhar U, Greber-Platzer S, Male C. Predictors of spontaneous closure of isolated secundum atrial septal defect. In children: a longitudinal study. Pediatrics. 2006:118:1550.
4. Guidelines for the management of congenital heart diseases in childhood and adolescence. Cardiol Young. 2017;27(Suppl.3):S1-S105.
5. McDaniel NL, Gutgesell HP. Ventricular septal defects. In: Allen HD, Clark EB, Gutgesell HP, Driscoll DJ. Moss and Adams Heart disease in infants, children and adolescents including the fetus and young adult. Cap 32, Vol. 2. Baltimore: Lippincott Williams & Wilkins; 2008.
6. Backer LC, Eltayeb O, Mongé CM, Mazwy LM, Costello JM. Shunt lesions part i: patent ductus arteriosus, atrial septal defect, ventricular septal defect, and atrioventricular septal defect. Pediatr Crit Care Med. 2016;17(8 Suppl 1):S302-9.
7. Hermes-DeSantis ER, Clyman RI. Patent ductus arteriosus: pathophysiology and management. J Perinatol. 2006;26:S14-S18.
8. UpToDate: www.uptodate.com/management-of-ductus-arteriosus in term, infants, children and adolescents and adults. 2019.
9. Hoffman JI, Kaplan S. The incidence of congenital heart disease. J Am Coll Cardiol. 2002;19;39:1890-1900.
10. Reller MD, Strickland MJ, Riehle-Colarusso T, Mahle WT, Correa A. Prevalence of congenital heart defects in metropolitan Atlanta, 1998-2005. J Pediatr. 2008;153(6):807-13.
11. Korenberg JR, Bradley C, Disteche CM. Down syndrome: molecular mapping of the congenital heart disease and duodenal stenosis. Am J Hum Genet. 1992;50(2):294-302.

2 Cardiopatias de hipofluxo pulmonar

Maria Angélica Binotto
Rilvani Gonçalves Cavalcante
Nana Miura

APÓS LER ESTE CAPÍTULO, VOCÊ ESTARÁ APTO A:

- Reconhecer as principais cardiopatias congênitas com hipofluxo pulmonar.
- Solicitar exames complementares.
- Orientar o manuseio clínico e o tratamento cirúrgico, quando necessário.

INTRODUÇÃO

As cardiopatias com hipofluxo pulmonar podem apresentar cianose, pois o sangue do retorno venoso sistêmico do coração direito passa ao esquerdo sem atravessar a circulação pulmonar através de comunicação entre átrios, ventrículos ou grandes artérias, resultando em insaturação de sangue arterial sistêmico e cianose central. O *shunt* direita-esquerda pode ocorrer por obstrução ao fluxo pulmonar com septo interventricular íntegro na atresia pulmonar, associado à comunicação interventricular como na tetralogia de Fallot, por circulação paralela sistêmica e pulmonar como na transposição de grandes artérias ou pela mistura dos retornos venosos pulmonar e sistêmico da drenagem anômala total das veias pulmonares.

ATRESIA PULMONAR COM SEPTO INTERVENTRICULAR ÍNTEGRO

A atresia pulmonar com septo interventricular íntegro (APSI) é uma cardiopatia congênita cianogênica caracterizada pela obstrução completa do fluxo de sangue entre o ventrículo direito (VD) e o tronco da artéria pulmonar (TP). A oclusão pode ser secundária a uma membrana fibrosa (nível valvar) ou por tecido muscular (nível infundibular). A primeira condição ocorre em cerca de três quartos dos indivíduos portadores dessa doença e a segunda ocorre nos demais. As artérias pulmonares (AP) estão preservadas ou apresentam algum grau de hipoplasia. A valva tricúspide (VT) é hipoplásica, porém pérvia, podendo ser insuficiente (IT) e displásica (anomalia de Ebstein). O VD é pequeno e hipertrófico, mais ou menos funcional, a depender do desenvolvimento ventricular, que varia desde completo, com via de entrada, porção trabecular e via de saída identificáveis, até uma câmara virtual. A apresentação morfológica da APSI é heterogênea quanto ao desenvolvimento do VD e VT, com escore Z variável (> –2,5 a < –5). Quanto menor a VT, maior a pressão no interior do VD, podendo gerar modificações anatômicas nas coronárias e o desenvolvimento de sinusoides (remanescentes de poros vasculares do miocárdio fetal)[1]. A conexão entre sinusoides e coronárias é um aspecto importante relacionado ao prognóstico na APSI. Os aspectos morfológicos modulam a evolução clínica desde a vida intrauterina, bem como a proposta terapêutica ao longo da vida[1]. É uma cardiopatia grave que pertence ao grupo chamado canal arterial (CA) dependente para a manutenção do fluxo sanguíneo pulmonar (Qp). O CA é necessário para a sobrevivência, contudo nem sempre suficiente. Uma comunicação interatrial (CIA) não restritiva também é importante para um bom fluxo sanguíneo do lado direito para o esquerdo e adequação do débito do ventrículo esquerdo (VE), a câmara principal, em um modelo de fisiologia univentricular (Figura 2.1).

Epidemiologia e Etiologia

A APSI é rara e corresponde a cerca de 3% de todas as cardiopatias congênitas (4 a 8 em 100 mil vivos) e a terceira mais frequente dentre as cianogênicas. É mais comum no gênero masculino, na proporção de 1,5 para 1,0 em relação ao gênero feminino[1]. A etiologia da APSI não está claramente definida. Em contraste com a atresia pulmonar com comunicação interventricular, parece ocorrer mais tardiamente na embriogênese do coração, após a formação do septo interventricular, e pode estar relacionada a infecção e/ou inflamação[2].

Fisiopatologia

Na APSI, o Qp depende da permeabilidade do CA. Há regurgitação de fluxo variável através da VT. Uma CIA não restritiva permite a mistura do retorno venoso sistêmi-

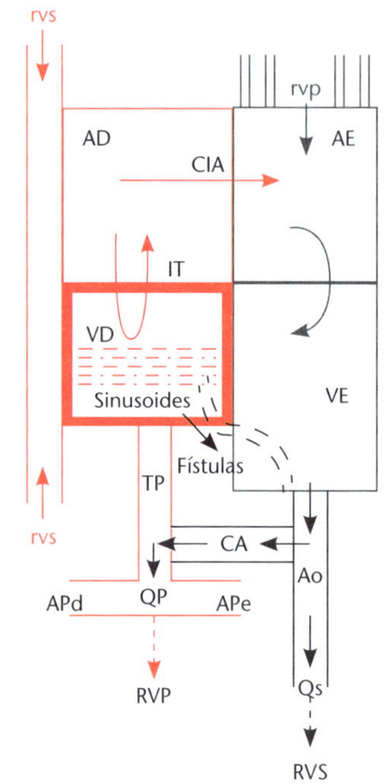

FIGURA 2.1 Representação esquemática da atresia pulmonar com septo ventricular íntegro.
Ao: aorta; AD: átrio direito; AE: átrio esquerdo; APd: artéria pulmonar direita; APe: artéria pulmonar esquerda; CA: canal arterial; CIA: comunicação interatrial; IT: insuficiência tricúspide; Qp: fluxo pulmonar; Qs: fluxo sistêmico; rvp: retorno venoso pulmonar; rvs: retorno venoso sistêmico; TP: tronco pulmonar; VD: ventrículo direito; VE: ventrículo esquerdo.

co (rvs) com o retorno venoso pulmonar (rvp) e consequente cianose. A fisiologia é do tipo univentricular e a distribuição do Qp e do fluxo sanguíneo sistêmico (Qs) depende da relação entre as resistências vascular pulmonar e sistêmica (RVP/RVS). Em um subgrupo em que a pressão do VD é elevada, com sinusoides, fístulas VD-coronária (fluxo reverso) e/ou algum grau de obstrução ostial coronário, a perfusão miocárdica está sob o risco de isquemia, especialmente se há uma descompressão inadvertida do VD. Os principais aspectos da fisiopatologia estão esquematizados na Figura 2.2.

Manifestações Clínicas

São principalmente decorrentes do grau de hipoxemia, tamanho do VD, grau de regurgitação pela VT e instabilidade de perfusão do miocárdio. A cianose é precoce, intermitente ou evolutiva, com taquipneia compensatória. Fadiga, dificuldade para mamar e hepatomegalia podem coexistir com sinais de baixo débito cardíaco, como palidez cutânea, sudorese, má perfusão periférica, extremidades frias, pulsos finos, hipotensão, oligúria e edema. Ao exame físico, a palpação da impulsão de VD dependerá

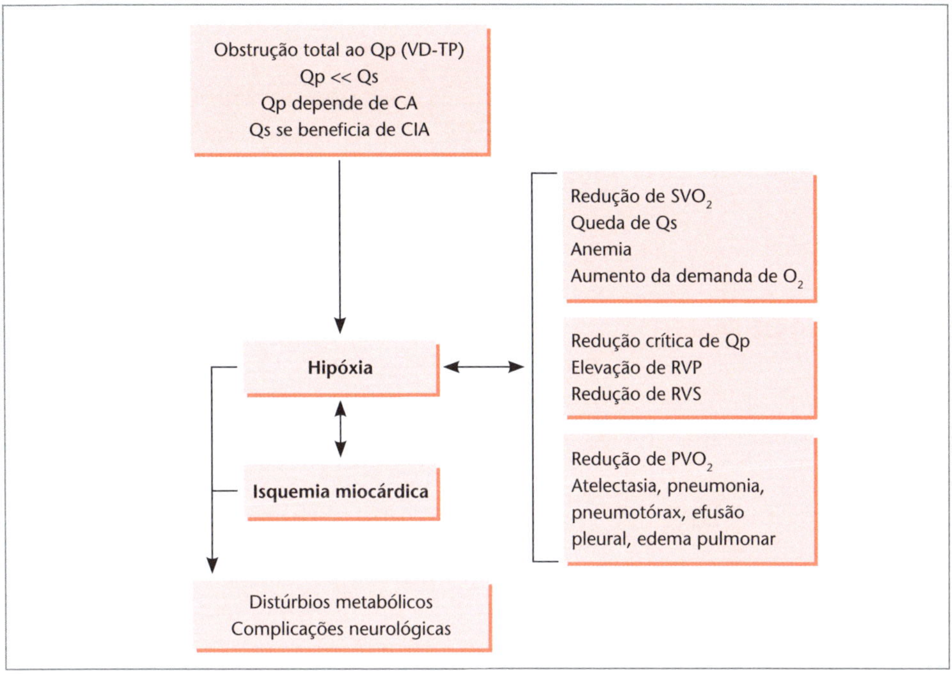

FIGURA 2.2 Principais aspectos da fisiopatologia da atresia pulmonar com septo ventricular íntegro.

Qp: fluxo pulmonar; Qs: fluxo sistêmico; rvp: retorno venoso pulmonar; rvs: retorno venoso sistêmico; PVO_2: pressão parcial de O_2 do sangue venoso; SVO_2: saturação venosa mista de oxigênio; TP: tronco pulmonar; VD: ventrículo direito; VE: ventrículo esquerdo.

de seu tamanho. Na ausculta cardíaca, chama a atenção uma segunda bulha única e pode não haver sopro cardíaco. Entretanto, se há regurgitação significativa da VT, pode haver sopro na borda esternal esquerda baixa. Se há fístula coronário-cavitária significativa, um sopro contínuo pode ser audível em precórdio. O CA pode soprar de modo intermitente (espasmo/efeito de tratamento com prostaglandina E_1) com característica também variável, sistólico ou contínuo. São indivíduos suscetíveis às arritmias cardíacas e convulsão. São comuns acidose metabólica, distúrbios eletrolíticos e da glicemia.

Exames Complementares

Os achados de eletrocardiograma e radiografia de tórax variam com a morfologia da APSI. O ecocardiograma é fundamental e define o diagnóstico já na vida intrauterina. A tomografia cardíaca complementa informações, em especial relacionadas à anatomia dos grandes vasos, das coronárias, fístulas e sinusoides. O cateterismo cardíaco, além do aspecto diagnóstico, constitui papel fundamental na compreensão da fisiologia e na terapêutica (atriosseptostomia, *stent* no CA, conexão VD-TP, quando indicado).

Tratamento

O tratamento abrange múltiplas ações: clínica, intervenção percutânea através de cateterismo e cirúrgica. Como é uma doença grave e passível de diagnóstico na vida intrauterina, o suporte interdisciplinar e multiprofissional é de fundamental importância, desde o planejamento do local do parto e unidade especializada para a recepção precoce do recém-nascido, até atenção psicológica aos familiares. O tratamento está resumido na Figura 2.3.

TETRALOGIA DE FALLOT

A tetralogia de Fallot é constituída basicamente de quatro defeitos: estenose pulmonar e subpulmonar, comunicação interventricular (CIV) grande, dextroposição ou

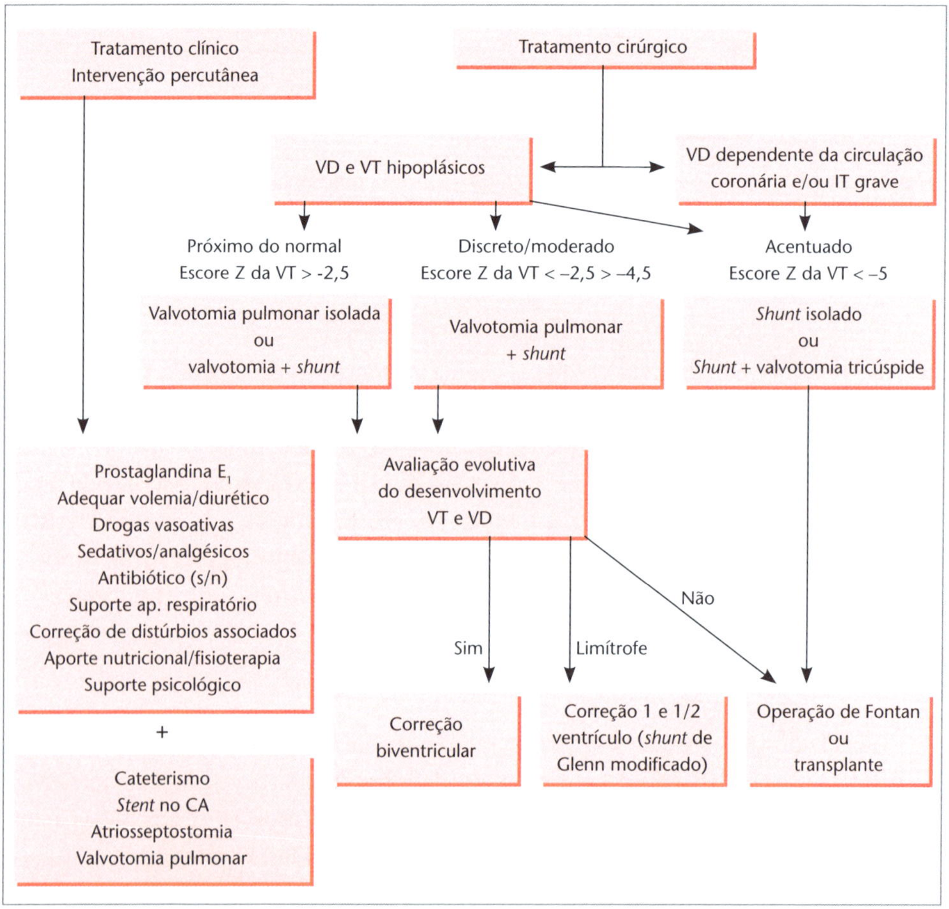

FIGURA 2.3 Possibilidades de tratamento na atresia pulmonar com septo ventricular íntegro.

cavalgamento da aorta e hipertrofia do VD. A marca anatômica dessa anomalia é o desvio anteriossuperior do septo infundibular (ou septo de via de saída) em relação ao septo interventricular, resultando no estreitamento da via de saída do ventrículo direito, na CIV por mau alinhamento e na dextroposição da aorta (Figura 2.4). Pode associar-se a graus variados de hipoplasia do tronco e ramos pulmonares. Abrange um largo espectro de apresentações anatômicas, desde casos com obstrução leve na via de saída do ventrículo direito e discreto cavalgamento da aorta até casos com atresia pulmonar e CIV. Pode também se associar a lesões adicionais, como uma junção atrioventricular comum; inclui também dupla via de saída do VD quando o cavalgamento da aorta é maior que 50% e casos com agenesia da valva pulmonar[3].

Epidemiologia e Etiologia

A tetralogia de Fallot é a cardiopatia cianótica mais frequente, afetando cerca de 3 em 10 mil nascidos vivos. Cerca de 25% dos pacientes tem anomalias cromossômicas, sendo as mais frequentes a trissomia do 21 e as microdeleções do 22q11.2[4]. Vários genes têm sido implicados na etiopatogênese da tetralogia de Fallot, incluindo *GATA4*, *NKX2.5*, *JAG1*, *FOXC2*, *TBX5* e *TBX1*[5]. O risco de recorrência em uma família é de aproximadamente 3%[4].

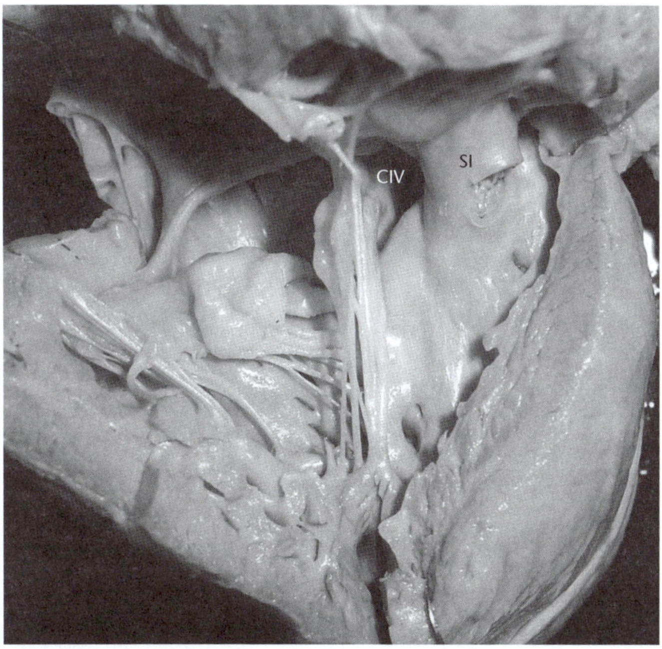

FIGURA 2.4 Espécime anatômico mostrando a comunicação interventricular (CIV) subaórtica e o septo infundibular (SI). (Veja imagem colorida no encarte.)

Fisiopatologia

A CIV é, na maioria dos casos, grande. A direção do fluxo depende da magnitude da obstrução na via de saída do VD. Se a obstrução for importante ou houver atresia da valva pulmonar, existe um grande *shunt* da direita para a esquerda, com hipofluxo pulmonar e hipoxemia severa. Frequentemente, o fluxo pulmonar é adequado ao nascimento, ocorrendo progressão da obstrução no decorrer das primeiras semanas ou meses de vida e, consequentemente, aumento progressivo da cianose.

Manifestações Clínicas

O quadro clínico depende do grau de obstrução ao fluxo pulmonar. O espectro inclui desde recém-nascidos com a circulação pulmonar dependente do canal arterial até crianças acianóticas ao nascer, que desenvolvem obstrução progressiva na via de saída do VD. Na infância, pacientes podem apresentar crises hipoxêmicas, com piora súbita da cianose, taquipneia e, em alguns casos, perda da consciência, convulsões e até mesmo óbito. Essas crises não ocorrem em adolescentes e adultos. Pacientes não operados podem desenvolver policitemia secundária à hipoxemia crônica, resultando em hiperviscosidade que, por sua vez, pode favorecer a ocorrência de episódios isquêmicos e abscesso cerebral. Pode haver hemoptise em pacientes gravemente hipoxêmicos, secundária à ruptura de vasos colaterais sistêmico-pulmonares.

Exames Complementares

A silhueta cardíaca tem um aspecto característico, lembrando um taco de golfe. A área cardíaca é normal, o arco médio, escavado, pela hipoplasia da artéria pulmonar, e a vascularidade pulmonar é reduzida (Figura 2.5). O ECG mostra sobrecarga ventricular direita, com ondas R dominantes em V4R e V1 e onda S dominante em V6. A ecocardiograma permite, na maioria das vezes, uma completa definição da anatomia intracardíaca. O cateterismo cardíaco raramente é utilizado hoje para fins diagnósticos. Pode ser indicado eventualmente para a avaliação complementar da anatomia de artérias coronárias e de estenoses pulmonares periféricas, avaliação de colaterais sistêmico-pulmonares e ainda para intervenções como a oclusão de colaterais sistêmico-pulmonares e o implante de *stents* para alívio da obstrução na via de saída ventricular ou na artéria pulmonar.

A ressonância magnética cardíaca é o padrão-ouro para a avaliação quantitativa das dimensões das cavidades e da função ventricular. Está indicada para a complementação diagnóstica nos casos em que as informações necessárias para a decisão terapêutica não puderam ser obtidas por meio da ecocardiograma. Tem sido utilizada para o seguimento tardio pós-operatório. Permite a avaliação quantitativa dos volumes, massa

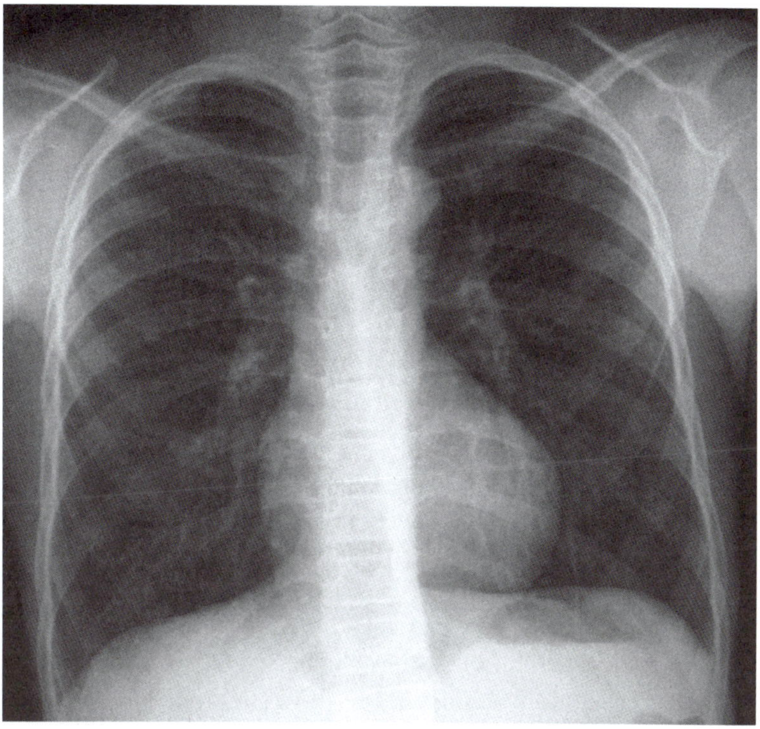

FIGURA 2.5 Radiografia do tórax de uma criança portadora de tetralogia de Fallot mostrando a silhueta cardíaca com formato característico, com aumento do VD e arco médio escavado.

e fração de ejeção dos ventrículos direito e esquerdo; quantificação da regurgitação pulmonar e tricúspide; avaliação anatômica da via de saída do ventrículo direito, artéria pulmonar, aorta e colaterais sistêmico-pulmonares[4].

Tratamento

A tetralogia de Fallot é geralmente diagnosticada e corrigida na infância, antes de 12 meses de idade. Na prática, somente uma minoria de pacientes necessita de tratamento cirúrgico no período neonatal imediato. Técnicas contemporâneas que preservam a função da valva pulmonar são mais confiáveis além de 2 a 6 meses de vida, comparado ao período neonatal[6].

Algumas instituições realizam a correção cirúrgica eletiva logo após o diagnóstico, nas primeiras semanas de vida. Quando as artérias pulmonares são hipoplásicas, pode ser necessária a realização de um *shunt* sistêmico-pulmonar (operação de Blalock-Taussig) para aumentar o fluxo pulmonar ou, ainda, implante de um *stent* na via de saída do VD, permitindo o crescimento das artérias, adiando-se a cirurgia corretiva.

A cirurgia corretiva inclui a ressecção de bandas musculares da região infundibular e a comissurotomia da valva pulmonar. Em muitos casos, é necessário também ampliar a via de saída do VD e a valva pulmonar, incluindo o implante de uma monocúspide para compor a valva, ou de um homoenxerto valvar. A comunicação interventricular é fechada com retalho de tecido biológico ou sintético.

Todos os pacientes devem ser acompanhados regularmente em centros especializados. Praticamente todos os pacientes apresentam bloqueio de ramo direito. Complicações a longo prazo incluem: insuficiência pulmonar residual, obstrução residual, disfunção ventricular direita, aneurisma na via de saída do ventrículo direito, disfunção ventricular esquerda, insuficiência valvar aórtica, associada ou não à dilatação da raiz aórtica, endocardite, arritmias atriais e ventriculares, bloqueios cardíacos e morte súbita.

A insuficiência pulmonar secundária à ampliação do anel valvar não costuma causar sintomas durante anos. Ocorrem dilatação progressiva do VD, insuficiência tricúspide secundária, dilatação atrial direita e arritmias atriais. A dilatação do VD com o tempo leva ao comprometimento do desempenho sistólico e a alterações elétricas com prolongamento da condução intraventricular e circuitos de reentrada, favorecendo a ocorrência de taquicardia ventricular e morte súbita. Sintomas ocorrem quando há disfunção sistólica estabelecida, podendo ser irreversível nesta fase. Pacientes assintomáticos com insuficiência pulmonar isolada severa devem ser acompanhados com testes de esforço seriados e avaliação das dimensões do ventrículo direito por meio da ressonância magnética, com o objetivo de detectar a presença de deterioração subclínica.

ANOMALIA DE EBSTEIN

A anomalia de Ebstein é uma malformação congênita da valva tricúspide associada a alterações na estrutura e função do VD. A marca anatômica é o deslocamento dos pontos de aposição dos folhetos septal e mural da valva tricúspide no VD, distante da junção atrioventricular, havendo uma falha da delaminação dos folhetos da parede do VD durante o desenvolvimento cardíaco. Dessa forma, os folhetos ficam parcialmente aderidos à parede, levando ao deslocamento do anel e seu orifício funcional. O folheto anterior é anormal e redundante. A coaptação dos folhetos raramente é adequada e a maioria dos pacientes apresenta insuficiência tricúspide pelo menos moderada. Assim, a parte proximal do ventrículo torna-se atrializada e a parte distal é pequena, com paredes finas e anormais. A maioria dos pacientes apresenta comunicação interatrial ou forame oval patente. Outros defeitos associados são: estenose ou atresia da valva pulmonar, transposição corrigida das grandes artérias, comunicação interventricular, persistência do canal arterial. Cerca de um quarto dos pacientes apresenta vias de condução acessórias[7].

Epidemiologia e Etiologia

A anomalia de Ebstein corresponde a menos de 1% das cardiopatias congênitas. A base genética da doença pode estar relacionada a mutações dos genes *MYH7* e *NKX2.5*, entre outros[8].

Fisiopatologia

A fisiopatologia e apresentação clínica variam dependendo da gravidade das alterações anatômicas do defeito. Por um lado, em casos extremos, ocorre um deslocamento muito importante da valva tricúspide, levando a insuficiência valvar severa e um VD pequeno e com grande comprometimento funcional. Nestes casos, há cardiomegalia importante e cianose por *shunt* direita-esquerda pelo forame oval no período neonatal. A elevação da resistência vascular pulmonar logo após o nascimento impede um fluxo anterógrado efetivo. O fluxo pulmonar é dependente do canal arterial patente (atresia pulmonar funcional). Quando a doença é menos grave, com a queda da resistência vascular pulmonar ocorre aumento do fluxo anterógrado pulmonar e melhora dos sintomas. Também Pode haver associação com obstrução anatômica da via de saída do VD (atresia pulmonar anatômica). Recém-nascidos com insuficiência tricúspide severa e importante cardiomegalia têm mortalidade em torno de 45% dentro do primeiro ano de vida se não houver nenhuma intervenção[8]. Disfunção ventricular esquerda pode ocorrer em pacientes com anomalia de Ebstein por deslocamento do septo interventricular em direção ao VE comprometendo a sístole ventricular esquerda e por alterações da contração regional das paredes anterior e septal[9].

Manifestações Clínicas

Pacientes com formas graves da doença apresentam-se no período neonatal com cardiomegalia importante secundária à insuficiência tricúspide severa resultando em *shunt* D-E e cianose grave. A mortalidade desse grupo é elevada, a maioria evoluindo para óbito sem intervenção cirúrgica. Aqueles que sobrevivem à infância apresentam sobrevida melhor. Sintomas tardios incluem intolerância ao esforço e arritmias.

Pacientes com alterações relativamente discretas são geralmente assintomáticos e, por vezes, o diagnóstico é feito incidentalmente na adolescência ou na idade adulta. Alguns pacientes podem apresentar dispneia aos esforços, insuficiência cardíaca direita, palpitações ou síncope. Pode também ocorrer embolia paradoxal. Em alguns casos, arritmias recorrentes representam o quadro clínico dominante.

Exames Complementares

O ECG mostra aumento do átrio direito e bloqueio de ramo direito, com baixas voltagens do QRS nas derivações direitas. Pré-excitação pode ou não estar evidente. A radiografia é um bom exame para avaliar a repercussão do defeito e, nos casos graves, mostra uma cardiomegalia massiva com redução da vascularidade pulmonar. O ecocardiograma possibilita uma excelente definição anatômica e funcional do defeito, além de demonstrar outros defeitos associados (Figura 2.6).

Tratamento

Tratamento clínico no período neonatal

Neonatos razoavelmente estáveis do ponto de vista hemodinâmico são tratados com infusão de prostaglandina e oxigênio suplementar e monitorados clinicamente em relação a oxigenação e débito cardíaco adequados. Pacientes instáveis podem necessitar de suporte ventilatório, sedação profunda e paralisia, além da infusão da prostaglandina. Deve-se ter por meta a redução da resistência vascular pulmonar, tanto por estratégias ventilatórias quanto pela administração de óxido nítrico inalatório. Pode ser necessária a infusão de inotrópicos. O desmame da prostaglandina deve ser orientado à medida em que há queda da RVP e melhora do fluxo anterógrado pela artéria pulmonar[9] (Figura 2.7). Recém-nascidos que não toleram o desmame da prostaglandina e a

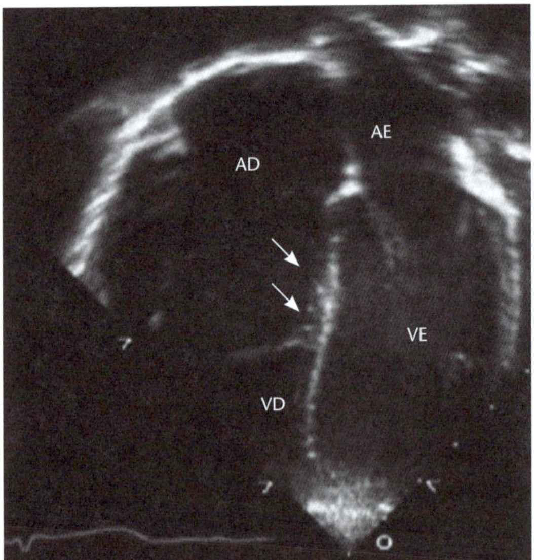

FIGURA 2.6 Imagem ecocardiográfica (corte apical de 4 câmaras) mostrando o acolamento do folheto septal da valva tricúspide (flechas).

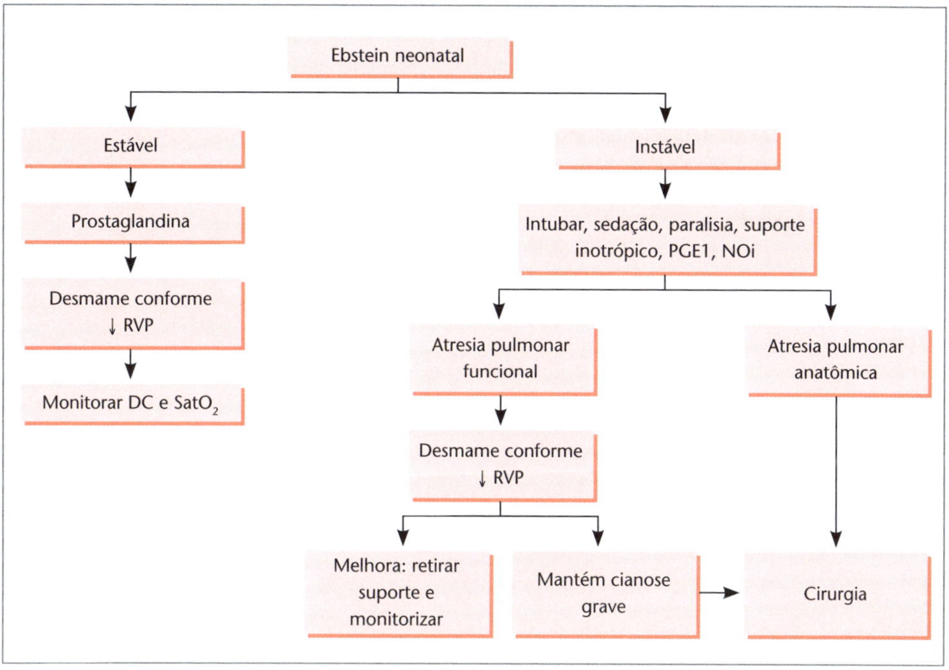

FIGURA 2.7 Algoritmo para o manejo clínico inicial de recém-nascidos com anomalia de Ebstein. DC: débito cardíaco; NOi: óxido nítrico inalatório; PGE1: prostaglandina E1; RVP: retorno venoso pulmonar; $SatO_2$: saturação de oxigênio.

retirada do suporte hemodinâmico e ventilatório necessitam de tratamento cirúrgico. Pode-se realizar um *shunt* entre a artéria subclávia e a artéria pulmonar (operação de Blalock-Taussig); outras opções nessa faixa etária são a operação de Starnes e a correção biventricular com a interposição de um conduto entre o VD e a artéria pulmonar[9].

As principais indicações de tratamento cirúrgico fora do período neonatal são: sintomas de insuficiência cardíaca, piora da capacidade ao exercício, disfunção progressiva do VD, cianose em repouso ou após o esforço; arritmias atriais e embolia paradoxal[10]. Sempre que possível, a plastia valvar deve ser realizada. Pacientes com taquiarritmias secundárias a vias anômalas têm indicação de ablação por cateter. O tratamento da arritmia pode ser concomitante à cirurgia.

REFERÊNCIAS BIBLIOGRÁFICAS

1. Chikkabyrappa SM, Loomba RS, Tretter JT. Pulmonary atresia with an intact ventricular septum: preoperative physiology, imaging and management. Semin Cardiothorac Vasc Anesth. 2018;22(3):245-55.
2. Gleich S, Latham GJ, Joffe D, Ross FJ. Perioperative and anesthetic considerations in pulmonary atresia with intact ventricular septum. Semin Cardiothorac Vasc Anesth. 2018;22(3):256-64.

3. Bedair R, Iriart X. Educational series in congenital heart disease: tetralogy of Fallot: diagnosis to long-term follow-up. Echo Res Pract. 2019;6(1):R9-R23.
4. Villafane J, Feinstein JA, Jenkind KJ, Vincent RN, Walsh EP, Dubin AM, et al. Hot topics in tetralogy of Fallot. J Am Coll Cardiol. 2013;62:2155-66.
5. Morgenthau A, Frishman WH. Genetics origins of tetralogy of Fallot. Cardiol Rev. 2018;26:86-92.
6. Karl TR, Stocker C. Tetralogy of Fallot and its variants. Pediatr Crit Care Med. 2016;17:S330-S336.
7. Qureshi MY, O'Leary PW, Conolly HM. Cardiac imaging in Ebstein anomaly. Trends Cardiovasc Med. 2018;28(6):403-9.
8. Yuan SM. Ebsteins's anomaly: genetics, clinical manifestations and management. Pediatr Neonatol. 2017 Jun;58(3):211-5.
9. Kumar TKS, Boston US, Knott-Craig CJ. Neonatal Ebstein anomaly. Semin Thorac Cardiovasc Surg. 2017;29(3):331-7.
10. Stout KK, Daniels CJ, Aboulhosn JA, Bozkurt B, Broberg CS, Colman JM, et al. 2018 AHA/ACC Guideline for the Management of Adults with Congenital Heart Disease: Executive Summary: A Report of the American College of Cardiology/American Heart Association Task Force on Clinical Practice Guidelines. Circulation. 2019 Apr 2;139(14):e637-e697.

3 Cardiopatias obstrutivas

José Fernando Cavalini

APÓS LER ESTE CAPÍTULO, VOCÊ ESTARÁ APTO A:

- Identificar a possibilidade da existência de cardiopatia congênita do tipo obstrutiva.
- Reconhecer se a obstrução é do coração direito ou do coração esquerdo.
- Solicitar os exames necessários para a devida elucidação diagnóstica.
- Solicitar avaliação especializada para a definição da conduta a ser tomada.

INTRODUÇÃO

As lesões obstrutivas congênitas do coração caracterizam-se pela presença de obstáculo ao fluxo de sangue em um ou mais locais ao longo do trajeto intra-atrial e intraventricular, podendo, portanto, ocorrer na junção venoatrial, dentro do átrio, na via de entrada do ventrículo, na via de saída ventricular ou ainda nas grandes artérias. Podem ocorrer de modo isolado ou associado a outros tipos de defeito cardíaco congênito. Este capítulo trata apenas das lesões obstrutivas isoladas do coração.

ANOMALIAS CONGÊNITAS OBSTRUTIVAS DO CORAÇÃO DIREITO

Classificação

- Obstrução na via de saída ventricular direita:
  - Estenose pulmonar: valvar, subvalvar e supravalvar.
- Obstrução na artéria pulmonar:
  - Estenose de artéria pulmonar.
  - Estenose periférica múltipla.

Estenose pulmonar valvar

Corresponde a aproximadamente 8 a 10% das cardiopatias congênitas. Os fatores causadores da estenose pulmonar durante a embriogênese não são muito bem definidos, mas causas genéticas e infecciosas podem estar envolvidas, ocorrendo com frequência em portadores de rubéola congênita e síndrome de Noonan, entre outras[1,2].

Geralmente o anel valvar é bem desenvolvido, a valva é trivalvular e espessada, com variado grau de fusão comissural, com abertura em domo, restringindo a passagem do fluxo sanguíneo. Pode ainda apresentar grau variado de displasia, com abertura excêntrica. Não é incomum a presença de tecido embrionário na valva pulmonar, causando obstruções leves ao nascimento, e que costumam involuir ao longo do primeiro ano de vida de alguns lactentes.

Quadro clínico

A maioria dos pacientes com estenose pulmonar valvar (EPV) é assintomática durante a infância, e o diagnóstico pode ser estabelecido ao exame físico pela presença dos achados característicos: presença do estalido de abertura da valva pulmonar (estalido protossistólico); presença de sopro sistólico em ejeção protomesossistólico em área pulmonar; e desdobramento da segunda bulha (pela ejeção prolongada do ventrículo direito). É interessante ressaltar que, nas estenoses leves e moderadas, o estalido de abertura valvar é tanto mais proeminente quanto menor é o gradiente transvalvar, e o sopro sistólico se prolonga ao longo da ejeção ventricular à medida que o gradiente é maior, e consequentemente o componente pulmonar da segunda bulha se torna hipofonético com a progressão da gravidade da obstrução.

Quadros mais graves podem se apresentar com grau de disfunção ventricular direita, já com a presença de insuficiência tricúspide, levando à estase venosa sistêmica e ao aparecimento de cianose (tanto mais proeminente se houver *shunt* pelo forame oval pelo aumento da pressão intra-atrial direita).

Exames complementares

- Eletrocardiograma: os achados dependem do gradiente transvalvar, e vão desde alterações inexpressivas nas estenoses leves a graus variados de sobrecarga ventricular direita (SVD), do tipo sistólica, nas estenoses mais importantes. Aqui cabe ressaltar a correspondência verificada nas alterações eletrocardiográficas entre as estenoses moderadas e as graves, nas quais o grau de SVD é tanto maior quanto maior for a pressão intraventricular direita (Figura 3.1).
- Radiografia de tórax: a área cardíaca, assim como a trama vascular pulmonar, é normal, sendo o achado mais comum a dilatação do tronco pulmonar (Figura 3.2 A).
- Ecocardiograma: permite a avaliação da função valvar pulmonar pelo Doppler, quantificando o gradiente transvalvar, bem como especificando as características morfológicas da valva pulmonar.

Tratamento

O tratamento de eleição nos casos de EPV isolada é a valvoplastia percutânea por cateter-balão (Figura 3.2 B-D), e está indicada nos casos com gradiente sistólico de pico

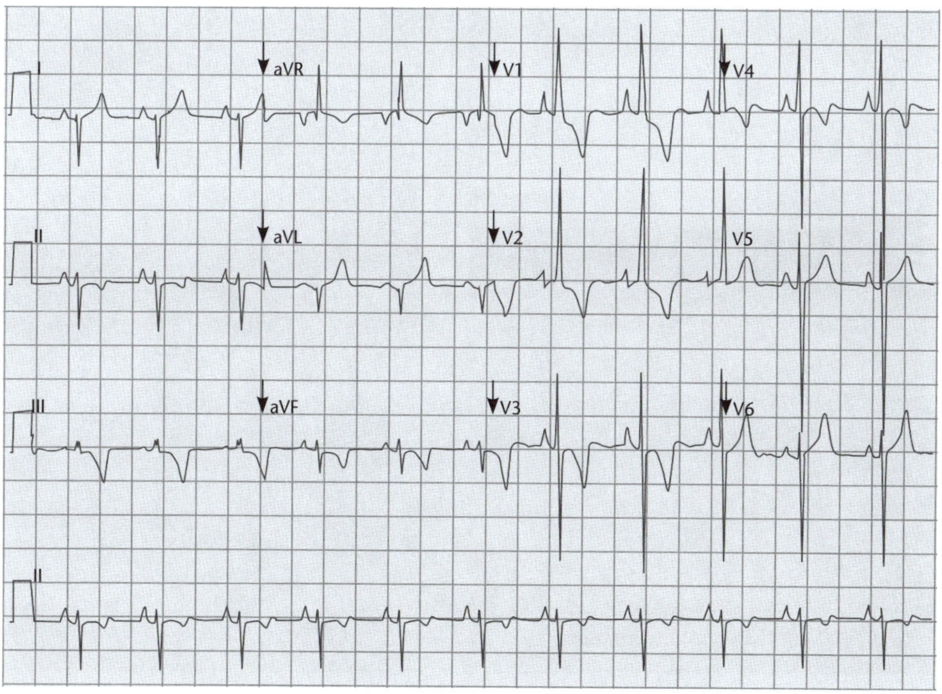

FIGURA 3.1 Eletrocardiograma de paciente de 16 anos portador de EPV com gradiente transvalvar pulmonar de 150 mmHg. Nota-se desvio do eixo QRS para a direita (além de +180°); sobrecarga ventricular direita "suprassistêmica" (infradesnivelamento do segmento ST de V1 a V3 e onda T invertida até V4 e em derivações diafragmáticas. Sobrecarga atrial direita.

EPV: estenose pulmonar valvar.

acima de 64 mmHg[3,4]. A medida do anel valvar pelo ecocardiograma orienta o tamanho do balão a ser utilizado na valvoplastia percutânea.

Estenose pulmonar subvalvar

Caracterizada pela presença de banda muscular anômala dividindo a cavidade ventricular direita em duas câmaras, causando obstrução intraventricular direita, na sua via de saída. Em casos nos quais está associado à presença de comunicação interventricular, seu fechamento espontâneo está frequentemente relacionado ao incremento

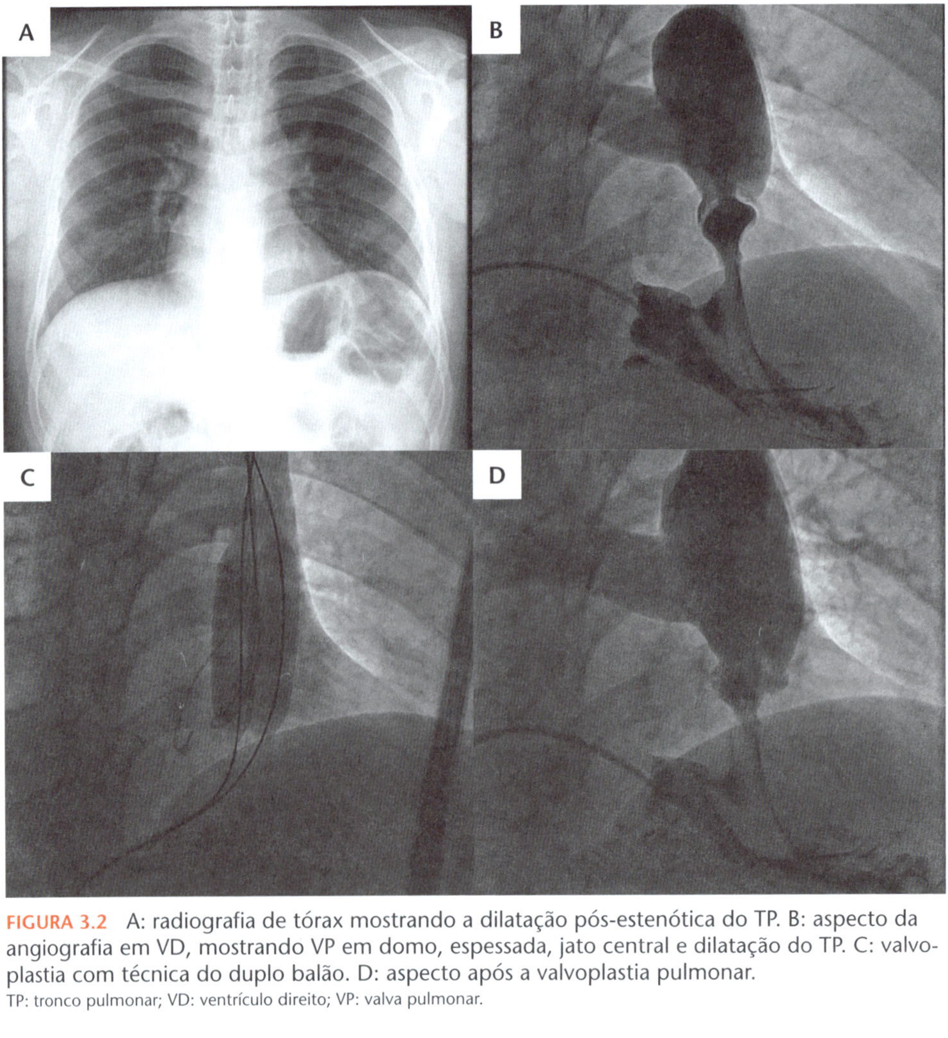

FIGURA 3.2 A: radiografia de tórax mostrando a dilatação pós-estenótica do TP. B: aspecto da angiografia em VD, mostrando VP em domo, espessada, jato central e dilatação do TP. C: valvoplastia com técnica do duplo balão. D: aspecto após a valvoplastia pulmonar.
TP: tronco pulmonar; VD: ventrículo direito; VP: valva pulmonar.

da obstrução intraventricular direita pela banda muscular[5-7]. O tratamento é cirúrgico quando causa obstrução ventricular direita significativa.

Estenose pulmonar supravalvar: estenose de artéria pulmonar

Estenose de artéria pulmonar, isolada ou em associação com outras malformações cardíacas, é comum. O local de acometimento pode ser único, envolvendo o tronco da artéria pulmonar ou um de seus ramos, ou ser múltiplo, envolvendo o tronco pulmonar e os ramos periféricos[8,9]. A repercussão hemodinâmica (grau de SVD) depende da intensidade da obstrução.

Estenose periférica múltipla

Frequentemente está associada a outros defeitos cardíacos (em torno de dois terços dos casos). Estenose pulmonar valvar e comunicação interventricular são os mais frequentes[10]. Persistência do canal arterial e comunicação interatrial estão mais relacionadas com a síndrome da rubéola congênita[11,12]. Também é frequente a associação com a tetralogia de Fallot e rara com a transposição das grandes artérias e a atresia mitral[13]. É comum sua associação com estenose aórtica supravalvar, retardo mental e fácies peculiar na síndrome de Williams[14]. Também ocorre em associação com as síndromes de Noonan[15], de Alagille[16], cútis laxa[17] e de Ehlers-Danlos[18].

Em muitos dos casos, em razão da dificuldade de abordagem cirúrgica, o tratamento é conservador, restringindo-se aos casos em que haja possibilidade de intervenção percutânea pela angioplastia com implante de *stents* nos locais de estenose localizada.

ANOMALIAS CONGÊNITAS OBSTRUTIVAS DO CORAÇÃO ESQUERDO

Classificação

- Obstrução na junção venoatrial esquerda:
  - Estenose de veia pulmonar.
- Obstrução intra-atrial esquerda:
  - *Cor triatriatum sinistrum*.
- Obstrução na via de entrada ventricular esquerda:
  - Estenose mitral: supravalvar, valvar e subvalvar.
- Obstrução na via de saída ventricular esquerda:
  - Estenose aórtica: subvalvar, valvar e supravalvar.
- Obstrução na aorta:
  - Coarctação da aorta.

A repercussão e a apresentação clínica dependerão do grau de obstrução e da idade do paciente, além da presença ou não de lesões associadas. Serão apresentados os principais achados apenas nos casos de lesões isoladas, em cada um dos tipos obstrutivos.

Estenose de veia pulmonar

Neste raro tipo de lesão obstrutiva do coração esquerdo, ocorre estenose na junção de uma ou mais veias pulmonares ao átrio esquerdo. Atribui-se como fator causal a incorporação anormal da veia pulmonar comum ao átrio esquerdo durante a formação do órgão. Foi descrita pela primeira vez em 1951 por Reye[19].

Quadro clínico

Taquipneia persistente, com infecção pulmonar recorrente, atraso de desenvolvimento ponderal e hemoptise. Cianose pode estar presente. Ao exame físico, sinais de hipertensão pulmonar como hiperfonese do componente pulmonar da segunda bulha e presença de impulsão sistólica (sobrecarga de ventrículo direito) em borda esternal esquerda.

Exame complementar

O estudo do fluxo venoso pulmonar intra-atrial esquerdo por ecocardiograma com Doppler em cores é altamente sugestivo.

Tratamento

A abordagem cirúrgica é difícil, pois muitas vezes ocorre comprometimento da veia pulmonar intraparenquimatosa. Dilatação com cateter-balão e colocação de *stent* também não têm apresentado bons resultados[20]. Mais recentemente têm sido relatados alguns resultados com o tratamento clínico com vasodilatador pulmonar[21].

Cor *triatriatum sinistrum*

Presença de uma “membrana” intra-atrial que divide o átrio esquerdo em duas cavidades. Embriologicamente, a veia pulmonar comum, ao se juntar com o átrio esquerdo, apresenta alguma estenose no local da junção, formando uma cavidade acima da membrana[22].

Quadro clínico

A repercussão dependerá do grau da estenose ou do tamanho da comunicação da cavidade comum com o átrio esquerdo e da presença ou não de comunicações dessa cavidade comum com o átrio direito (*shunt* esquerda-direita). O exame físico se assemelha ao da estenose valvar mitral congênita. Nos casos em que a comunicação com o átrio esquerdo é muito restritiva ou até inexistente, o quadro clínico é semelhante ao da drenagem anômala total de veias pulmonares em veia cava superior ou em átrio direito diretamente, com o débito sistêmico sendo dependente do forame oval. De um modo geral, são crianças com taquipneia ou taquidispneia, infecções respiratórias de repetição, e muitas vezes são tidas como portadoras de doença pulmonar primária.

Exames complementares

- Eletrocardiograma: evidencia-se uma acentuação dos padrões de SVD, normalmente presentes na faixa etária pediátrica, com maior desvio do eixo elétrico para a direita. Sobrecarga atrial direita pode estar manifesta nos casos de maior repercussão.
- Radiografia de tórax: sinais de congestão venosa pulmonar estão presentes, além de aumento da câmara ventricular direita.
- Ecocardiograma: possibilita o diagnóstico da membrana, avalia a presença e o tamanho das comunicações com a cavidade atrial abaixo da membrana e com o átrio direito, se presente. Estima o grau de hipertensão pulmonar.

Tratamento

Cirúrgico, nos casos com repercussão, em que a ressecção da membrana promove alívio dos sintomas.

Estenose mitral

A estenose mitral (EM) ocorre por: encurtamento ou espessamento das cordas tendíneas; fibrose dos espaços intercordais; inserção anômala de cordas; hipoplasia de músculo papilar; grau de fusão entre os músculos interpapilares[23].

Em uma classificação baseada na simetria ou na assimetria da inserção das cordas tendíneas nos músculos papilares, existem: EM por simetria, EM por assimetria, malformações concomitantes, EM por fusão comissural, EM por excesso de tecido valvular ou das cordas tendíneas, duplo orifício mitral, valva mitral em arcada, valva mitral em paraquedas.

EM por simetria

Ocorrem variação do anel e hipoplasia dos folhetos, fusão e encurtamento das cordas com distribuição normal das cordas de cada folheto para com cada um dos grupos de músculos papilares relativamente pequenos. O orifício valvar é centrado e menor que o orifício anular (obstrução moderada a grave)[24].

EM por assimetria

Menos frequente. As cordas são desbalanceadas e se inserem predominantemente no músculo posteromedial ou menos comumente no músculo papilar anterolateral, com aparência de valva mitral em paraquedas (*like*); o orifício valvar é excêntrico e "obstruído", mas geralmente de intensidade menor que no tipo simétrico. Considerado por alguns como variante da valva em paraquedas[25].

Malformações concomitantes

Coarctação de aorta e estenose aórtica. É frequente a presença de esclerose endocárdica, mas com tamanho de ventrículo esquerdo (VE) normal ou pouco reduzido.

EM por fusão comissural

Ocorre pouca definição das comissuras. As cordas tendíneas são hipodesenvolvidas ou totalmente ausentes, há movimentação reduzida dos folhetos e diminuição acentuada do orifício valvar. Isoladamente é rara, estando presente em outras formas de estenose mitral congênita e valva mitral em paraquedas[26].

EM por excesso de tecido valvular ou das cordas tendíneas

Causa obliteração dos espaços intercordais por excesso de tecido valvular ou presença de cordas redundantes na via de saída de VE (vários graus de obstrução). Há presença de folheto valvar anômalo, com inserção de cordas no septo interventricular que podem causar obstrução[27]. Histopatologicamente, esses tecidos anômalos são constituídos por fibrose tecidual e displasia mixoide. Lesões congênitas associadas incluem o defeito septal atrioventricular em sua forma parcial.

Duplo orifício mitral

Uma parte acessória ou limbo de tecido pode dividir parcial ou completamente a via de entrada mitral em dois orifícios que se abrem no VE. Pode ser um achado ecocardiográfico em pacientes assintomáticos, ou pode estar associado à estenose ou à insuficiência mitral em 50% dos casos[28].

Os orifícios medial e lateral são balanceados em tamanho, com uma subdivisão fibrosa central em apenas 15% dos casos. Mais comumente são desiguais, com o menor orifício direcionado para a comissura anterolateral em 41% ou para a comissura posteromedial em 44%. Neste último, é comum o defeito de septo atrioventricular (90%), e a insuficiência mitral está frequentemente presente. Quando o septo atrioventricular está intacto, a estenose funcional é mais comum[28]. Coarctação de aorta é outro defeito comumente associado.

Nos defeitos excêntricos, pequenos duplos orifícios mitrais, o tecido entre os orifícios geralmente é tecido valvar normal (se retirados cirurgicamente, podem acarretar insuficiência valvar mitral iatrogênica)[29].

Valva mitral em arcada

Malformação rara, em que os folhetos das valvas são espessados, com cordas curtas ou ausentes, e com inserção direta dos folhetos nos músculos papilares. Há limitação da excursão dos folhetos, portanto resultando em estenose e insuficiência[23,24,30]. Uma banda anormal de tecido fibroso se estende da borda livre de um ou dois folhetos até o músculo papilar.

Valva mitral em paraquedas

Forma relativamente comum de estenose mitral, caracterizada pela inserção de todas as cordas tendíneas em um único grupo de músculos papilares[23-25,31]. Geralmente as cordas são curtas e espessadas. Há uma alta variação da anatomia dos músculos papilares. Quando o músculo papilar é único, temos a "verdadeira" valva mitral em paraquedas.

Quadro clínico

Congestão venosa pulmonar com taquidispneia e eventualmente estertoração pulmonar. Presença de sopro diastólico em ruflar na área mitral, com hiperfonese do componente pulmonar da segunda bulha. Não há hepatomegalia pelo fato de a congestão ser em território pulmonar, exceto nos casos mais graves, em que a hipertensão pulmonar leva à descompensação do ventrículo direito, com agravo da insuficiência tricúspide e consequente congestão venosa hepática.

Exames complementares

- Eletrocardiograma: presença de sobrecarga atrial esquerda e de SVD nos casos mais graves, pela hipertensão pulmonar secundária.
- Radiografia de tórax: mostra aumento de átrio esquerdo e de ventrículo direito, além de congestão venosa pulmonar.
- Ecocardiograma: fornece o diagnóstico, bem como o tipo de malformação da valva mitral, além de quantificar o gradiente transvalvar e estimar a pressão pulmonar.

Tratamento

Cirúrgico nos casos mais importantes, nos quais a terapêutica clínica com diurético e drogas cronotrópicas negativas (aumentam o tempo da diástole com frequências cardíacas menores, facilitando o enchimento ventricular) não conseguem estabilizar o paciente. Sabendo da dificuldade em realizar plastia em valvas cada vez mais displásicas e malformadas, bem como do problema do manuseio da criança pequena portadora de prótese valvar, tenta-se postergar ao máximo possível a indicação cirúrgica, ou mesmo procurar manter a valva nativa no momento da operação.

Complexo de Shone

Valva mitral em paraquedas, associada a outras lesões obstrutivas do lado esquerdo, como a presença de anel supravalvar mitral, estenose aórtica subvalvar ou valvar e coarctação da aorta[32].

Anomalias frequentemente associadas à estenose mitral

Coarctação da aorta[33,34], discordância ventrículo-arterial (d-TGA)[35], dupla via de saída do ventrículo direito (VD) com comunicação interventricular (CIV) subaórtica (em 28%)[36], *overriding* (cavalgamento do anel valvar sobre o septo interventricular) e *straddling* (anomalia de inserção das cordas tendíneas, seja no topo do septo interventricular, seja no septo, mas do outro lado, ou na parede livre do ventrículo contralateral) da valva atrioventricular esquerda (com CIV de via de entrada)[37], comunicação interatrial tipo *ostium secundum* e tipo *ostium primum*.

Estenose aórtica

A obstrução da via de saída do ventrículo esquerdo (VE) constitui um grupo importante e frequente de malformações cardíacas, comumente localizadas em nível valvar (70%) e menos frequentemente em níveis subvalvar (14%) e supravalvar (8%)[38].

A estenose aórtica valvar congênita ocorre em cerca de 3 a 6% das malformações do coração, mais no sexo masculino, em uma proporção de 4:1[39]. O tipo valvar, quanto ao número de válvulas, pode ser monovalvular, bivalvular e trivalvular, tendo ou não o anel hipoplásico. Na maioria dos casos, a valva aórtica é bivalvular.

Essas valvas alteradas podem ter um caráter evolutivo durante a vida, por mudanças estruturais ocasionadas pela turbulência do sangue e pela possibilidade de calcificação que aparece mais frequentemente a partir da segunda década de vida. Em 20% dos casos, associa-se a outras cardiopatias congênitas, como persistência do canal arterial, coarctação da aorta e CIV.

A estenose subvalvar pode ser do tipo membrana, anel fibroso, túnel fibromuscular ou constituída por inserção anômala de cordas da cúspide anterior da valva mitral.

Nessas situações e, principalmente, nas obstruções mais próximas da valva aórtica (membrana e anel fibroso), esta pode se alterar pelo traumatismo produzido pelo fluxo sanguíneo que a atinge com velocidade aumentada.

A estenose supravalvar distribui-se em forma de membrana, de aspecto em ampulheta e hipoplásica, envolvendo a aorta ascendente até o tronco braquiocefálico. Sua ocorrência é bastante conhecida na síndrome de Williams, na qual vem acompanhada de estenoses pulmonares periféricas, além de outras anormalidades como retardo mental e fácies élfica, sendo demonstrada em alguns casos a presença de hipercalcemia por aumento da atividade de vitamina D. Outra situação, a estenose supravalvar aórtica familial, é decorrente de herança autossômica dominante, e já foi possível identificar uma região cromossômica contendo o gene da elastina como possível responsável pela doença[40].

Tem sido considerada estenose leve aquela que cursa com gradiente sistólico de pico de até 35 mmHg, moderada de 36 a 64 e acentuada quando o gradiente é maior que 64 mmHg[3,4]. Somente as obstruções mais graves produzem sintomas na infância, podendo a criança passar os primeiros dias ou mesmo semanas relativamente bem até o aparecimento súbito de insuficiência cardíaca (IC), edema pulmonar e, às vezes, colapso vascular periférico.

Quadro clínico

A repercussão clínica está relacionada à diminuição do débito cardíaco. Nas lesões discretas e na maioria das lesões ditas discretas a moderadas, são assintomáticos. Os sintomas mais frequentes são fadiga muscular, tonturas, lipotimias ou síncopes, principalmente relacionadas aos esforços, sendo idênticos aos descritos na insuficiência coronariana obstrutiva. Palpitações podem ocorrer simultaneamente com manifestações de isquemia miocárdica, traduzindo aumentos da frequência cardíaca e arritmias como extrassístoles ventriculares.

Em estenoses mais importantes pode haver, então, certa intolerância aos esforços, palpitações aos esforços e angina em esforços extremos. Com estenoses graves a dispneia estará sempre presente. As palpitações e a angina aos esforços e em repouso e síncope passam a ser comuns.

Nos casos em que a doença está em fase mais avançada, podem-se encontrar os sintomas decorrentes da hipertensão venocapilar pulmonar (dispneia e taquicardia).

A morte súbita não é um evento infrequente, podendo ocorrer mesmo em pacientes assintomáticos, o que confere grande importância ao diagnóstico precoce desta disfunção valvar.

Exame físico

No exame físico, o pulso carotídeo apresenta-se com amplitude diminuída e tempo de ascenso da onda de pulso lento. Estes achados tornam-se mais marcantes à medida que aumenta o grau de obstrução valvar (pulso *parvus* e *tardus*). O *ictus cordis* é do VE, tipo muscular, sem muita cardiomegalia.

A contração arterial esquerda pode ser palpável como impulsão pré-sistólica. Um frêmito sistólico de intensidade e duração variável é sentido na área aórtica com irradiação para a fúrcula esternal e região de ambas as carótidas.

Na ausculta cardíaca, o achado de um estalido protossistólico nas áreas aórtica e mitral é tanto mais frequente quanto maior o grau de estenose.

A segunda bulha apresenta-se hipofonética, chegando mesmo a desaparecer o componente aórtico. O desdobramento paradoxal pode ocorrer na presença de grave comprometimento da função ventricular esquerda. Em estenose aórtica grave, o sopro sistólico em ejeção pode ter acentuação sistólica tardia e uma quarta bulha pode ser audível.

O sopro da estenose valvar é sistólico em ejeção, ainda, caracteristicamente mais audível na área aórtica, irradiando-se para a área aórtica acessória, a área mitral e para o pescoço. Quanto maior a obstrução, mais rude e holossistólico será o sopro.

Porém, fatores como falência miocárdica e hipertensão arterial sistêmica que reduzem a velocidade do fluxo transvalvar podem tornar praticamente silenciosas estenoses aórticas de grande magnitude. Os recém-nascidos com estenose aórtica crítica e IC podem não ter sopro bem audível.

Aspectos interessantes da ausculta cardíaca permitem distinguir a estenose subvalvar da valvar pela presença do estalido de ejeção aórtico nesta última. Além disso, pode-se observar ruflar diastólico mitral, este decorrente da posição anormal da cúspide anterior da valva mitral, que com frequência acompanha as alterações anatômicas da estenose subaórtica.

No exame físico, pode-se suspeitar do diagnóstico de síndrome de Williams pelas características fenotípicas. Do ponto de vista cardiovascular, a presença de estenose supravalvar leva à existência frequente de fluxo sanguíneo preferencial para o tronco braquiocefálico em relação aos outros ramos da aorta, fazendo com que a pressão arterial seja mais elevada no braço direito do que no esquerdo (superior a 10 mmHg). No registro do pulso carotídeo externo, encontra-se uma nítida diferença, com o direito apresentando com o ramo anacrótico rápido, quase sem entalhes ou retardo, e o esquerdo com múltiplos entalhes no ramo anacrótico e com ascensão mais lenta. Essa diferença foi atribuída ao efeito Coanda, isto é, à tendência do jato de sangue aderir à parede do vaso e haver um fluxo preferencial para a artéria inominada (artéria braquiocefálica). A segunda bulha no foco aórtico é frequentemente hiperfonética, em razão do regime de hipertensão existente logo acima da valva, não havendo estalido de ejeção.

Exames complementares

- Eletrocardiograma: as anormalidades observadas devem-se à hipertrofia ventricular esquerda, o que ocasiona o registro de ondas R altas em V5 e V6 e ondas S profundas em V1 e V2. Alterações da repolarização ventricular características de sobrecarga sistólica do VE são frequentes nas estenoses mais acentuadas.
- Radiografia de tórax: a área cardíaca é normal nas estenoses discretas; a circulação pulmonar é normal ou evidencia sinais discretos de hipertensão venocapilar pulmo-

nar. Quando se observam cardiomegalia acentuada e congestão venosa pulmonar, a estenose aórtica é grave e encontrada nos casos graves dos recém-nascidos e lactentes com IC. O átrio esquerdo é geralmente hipertrófico e não se apresenta dilatado. Na presença de átrio esquerdo grande, deve ser aventada a hipótese de disfunção mitral associada. O VE apresenta caracteristicamente contornos bem nítidos, de tamanho normal ou pouco aumentado. A dilatação aórtica pós-estenótica logo acima do arco atrial direito é frequentemente observada. Podem ser observados depósitos de cálcio ao nível da valva aórtica, bastante sugestivas no diagnóstico dessa disfunção valvar.

- Ecocardiograma: o estudo ecocardiográfico avalia se a localização do defeito é em nível valvar, subvalvar ou supravalvar, bem como a presença ou não de defeitos associados. Os sinais ecocardiográficos mais importantes são presença de espessamento dos folhetos valvares, rigidez de movimentação dos folhetos, calcificação das valvas, medidas da espessura da parede do VE e do septo interventricular, da cavidade ventricular, da função ventricular e do gradiente transvalvar. Esta são dados importantes para avaliação do grau da estenose[41].
- Ressonância magnética: fornece dados da função ventricular esquerda, massa ventricular, gradiente pressórico, área valvar, anatomia da valva, aorta ascendente e origem das coronárias. Seus achados têm boa correlação com os do estudo ecocardiográfico.
- Teste de esforço: usado para avaliação da capacidade ao exercício, da resposta da pressão arterial e da presença ou não de sinais de isquemia para seguimento clínico e quando há dúvida em relação ao momento do tratamento cirúrgico.
- Cateterismo cardíaco: na prática, não é mais usado como método diagnóstico e sim como terapêutico nos casos em que houver indicação de valvoplastia percutânea por cateter-balão.

Tratamento

Na faixa etária pediátrica, a maioria é assintomática, sem indicação cirúrgica. Deve ser seguido regularmente para avaliar a evolução do defeito. Ressalta-se aqui a importância da profilaxia para endocardite bacteriana.

O tratamento cirúrgico está indicado para todos os pacientes sintomáticos e os portadores de estenose aórtica grave.

Desde 1956, quando Lillehei[42] descreveu pela primeira vez a técnica com circulação extracorpórea, a correção cirúrgica foi a única opção de tratamento para a estenose aórtica valvar durante três décadas, com alta mortalidade inicial. Em 1983, Lababidi[43] introduziu a valvoplastia aórtica por cateter-balão, que rapidamente se tornou o tratamento de escolha em muitos centros, tido como o método mais seguro e menos invasivo, como alternativa ao tratamento cirúrgico. Houve avanços em sua técnica, incluindo o local de acesso vascular, possibilitando a redução das complicações pertinentes ao procedimento percutâneo. A valvoplastia com balão tem resultados semelhantes quando comparada com a cirurgia.

Entretanto, nas últimas duas décadas, com os avanços das técnicas cirúrgicas e a consequente queda na mortalidade, voltou-se a considerar a correção cirúrgica como escolha de tratamento inicial[44]. Aqui, como em todo tipo de abordagem, cada um tende a dar preferência para sua área de atuação, levando-se em conta a experiência de cada serviço. Mas, em nossa opinião, a possibilidade da plastia e maior conservação da anatomia valvar sem dúvida só é possível pela abordagem direta da valva por meio da cirurgia. Assim, permite-se um maior tempo de seguimento do paciente, livre de reabordagem.

Quando o comprometimento se dá em nível subvalvar ou supravalvar, o tratamento cirúrgico se impõe, quando indicado, ficando a eventualidade do tratamento percutâneo restrito a situações praticamente de exceção.

Estenose aórtica crítica no recém-nascido e lactente

Os recém-nascidos com estenose aórtica grave e IC podem não ter sopro bem audível, apresentando ao radiograma de tórax uma cardiomegalia acentuada com congestão venosa pulmonar.

Os neonatos e lactentes jovens com estenose aórtica crítica apresentam-se com choque cardiogênico e necessitam de tratamento agressivo com infusão de prostaglandina E1 e suporte inotrópico, cujo objetivo é manter o canal arterial pérvio e a perfusão sistêmica até abordagem cirúrgica ou cateterismo intervencionista. A taxa de mortalidade cirúrgica em lactentes apresentando estenose crítica é relativamente alta[45], podendo ser decorrente de insuficiência cardíaca e da fibroelastose endocárdica associada. Em mãos experientes, a valvoplastia por balão percutâneo é o procedimento indicado nessas situações, oferecendo alívio em uma boa porcentagem de pacientes, permitindo a recuperação da função ventricular esquerda.

O primeiro relato de dilatação por cateter-balão como forma de intervenção terapêutica deu-se em crianças em 1984[43,46] e em neonatos em 1986[47], por Lababidi et al. A valvoplastia retrógrada por balão percutâneo pode ser realizada tão logo o diagnóstico de estenose aórtica valvar crítica seja estabelecido. A melhora dos resultados, bem como a diminuição dos riscos do procedimento, passaram pela evolução das vias de acesso vascular, desde a via femoral, passando pela umbilical até o acesso carotídeo[48]. A abordagem percutânea em neonatos pequenos pode ter complicações significativas, como dano da valva mitral pelo fio-guia, levando à rápida deterioração hemodinâmica do paciente crítico[49]. Se não houver sucesso com a dilatação percutânea, seja por dificuldades técnicas, seja por instabilidade hemodinâmica, a intervenção cirúrgica se faz necessária, apesar do alto risco de morte, situação em que o suporte circulatório (ECMO) poderá ser imprescindível.

O procedimento cirúrgico mais comum é a valvotomia (valvoplastia) com circulação extracorpórea (CEC)[45,50,51]. A dilatação por cateter-balão por via intraoperatória após esternotomia mediana usando o ápice do VE (anterógrada) ou a aorta ascendente (transaórtica) com ou sem CEC[52] já foi relatada na literatura. O primeiro relato do uso do cateter-balão transventricular foi feito por Brown et al. em 1985[53]. Tal abordagem sem o uso de CEC necessita do auxílio da ecocardiograma transesofágica.

Os estudos de McCrindle et al.[54], comparando valvotomias cirúrgica e com cateter-balão, mostraram não haver diferença estatística significativa entre mortalidade e risco de reintervenção nos dois métodos.

A troca da valva aórtica em neonatos e lactentes jovens tem a limitação decorrente do fato de o anel aórtico e a via de saída do VE serem pequenos, podendo-se utilizar homoenxerto pulmonar[55]. Outras opções incluem o uso de reparo valvar aórtico de pericárdio bovino[56]. Alguns casos com estruturas do lado esquerdo pequenas ou hipoplásicas podem ser mais bem tratados com paliação univentricular tipo Norwood[57].

A cirurgia de Ross é opção terapêutica quando há a necessidade de trocar a valva aórtica, utilizando a valva pulmonar do próprio paciente e substituindo por enxerto homólogo a via de saída do VD. Os procedimentos de Ross e Ross-Kono (ampliação da via de saída do VE) têm se tornado as escolhas primárias para troca valvar aórtica em crianças e adultos jovens[58], por causa do potencial de crescimento, ótimo desempenho hemodinâmico e falta de necessidade de anticoagulação[59]. Seguimento pós-operatório de longo prazo se torna necessário para avaliação da disfunção valvar neoaórtica e de estenose pulmonar decorrente da degeneração do enxerto após troca da raiz de enxerto pulmonar em crianças.

Nas demais crianças, a cirurgia está indicada sempre que houver sinais indiscutíveis da gravidade da estenose aórtica, como gradiente de pico sistólico superior a 64 mmHg[3,4], área valvar menor que 0,5 cm^2/m^2 de superfície corpórea, sinais de hipertrofia ventricular esquerda no eletrocardiograma de repouso e/ou sintomas na presença de gradiente > 50 mmHg. Com gradientes entre 25 e 50 mmHg, a criança deve ser avaliada por teste ergométrico, necessitando de adequação de sua atividade física. Com gradientes inferiores a 25 mmHg, deve ser realizado seguimento clínico e a atividade física poderá ser liberada.

Coarctação da aorta

A coarctação da aorta (CoAo) é uma cardiopatia congênita que pode ser definida como um estreitamento localizado na região descendente da aorta torácica, abaixo da artéria subclávia esquerda e na zona de inserção do canal arterial.

Estima-se que a incidência da CoAo corresponda a 5 a 8% do total de pacientes portadores de malformações cardíacas[60].

A patogênese da CoAo ainda é discutida, sem que haja unanimidade quanto a esse aspecto. Presume-se, no entanto, que seja devida ao desenvolvimento anormal dos arcos branquiais ou do segmento da aorta entre eles. A alteração vascular presente se deve a um defeito nas camadas média e interna da artéria aorta, que origina uma "crista" posterior proeminente e, em alguns casos, abrange toda a circunferência da aorta. A crista aórtica pode ser atrésica, mas se a aorta proximal e distal apresentar contiguidade através de um cordão fibroso, define-se a coarctação extrema, distinguindo-a da interrupção do arco aórtico, na qual há ausência do segmento aórtico. A extensão da lesão na CoAo pode ser do tipo segmentar ou tortuoso. Durante sua evolução, há degeneração na região proximal da zona estreitada, chegando a haver, em raros casos não tratados, ruptura da aorta por aneurisma.

A herança é multifatorial. Há relatos de casos de ocorrência familial sugestivos de herança autossômica dominante. Também pode estar associada a outras anomalias congênitas dentro de quadros sindrômicos, como a síndrome de Turner[61], ou ainda ser decorrente de alterações cromossômicas[62].

Esta aparente simplicidade, entretanto, esconde uma anomalia mais complexa, com anatomia multiforme, associação de outras lesões congênitas, apresentação clínica, tratamento e prognósticos variáveis[60].

Quadro clínico

Existem diferentes formas de apresentação clínica da CoAo, desde assintomática até situações com IC grave, sobretudo em recém-nascidos ou lactentes jovens em decorrência do fechamento funcional do canal arterial e/ou em associação com outras malformações intracardíacas. A CoAo crítica do recém-nascido evolui com quadro de IC e choque ao final da primeira semana de vida, correspondendo ao fechamento do canal arterial. Em lactentes jovens, não é incomum a evolução com disfunção de VE, apresentando quadro semelhante a uma miocardiopatia dilatada (Figura 3.3). Nas crianças maiores e em adolescentes, os sintomas estão relacionados especialmente com a hipertensão arterial sistêmica (cefaleia, escotomas luminosos, tonturas) e ao baixo débito de membros inferiores (dores musculares, câibras e hipotrofia dos membros).

Exame físico

A palpação dos pulsos arteriais é sem dúvida a parte mais importante do exame físico. Deve-se criar uma rotina na qual sempre se palpem os pulsos radiais ou braquiais e femorais ou pediosos. Na CoAo, os pulsos dos membros inferiores geralmente não são palpáveis ou podem apresentar-se débeis ou de difícil palpação. Quando os pulsos de membros inferiores são normopalpáveis, apresentam-se menos intensos em amplitude e com impulsividade diminuída. As artérias intercostais podem ser palpadas em crianças maiores e nos adultos.

A aferição da pressão arterial nos quatro membros é, por conseguinte, mandatória em todos os pacientes examinados. A simples detecção de hipertensão arterial em crianças e adultos jovens faz levantar a suspeita diagnóstica de CoAo. Significado maior é dado à medida da pressão sistólica, pois a pressão diastólica nem sempre apresenta modificações notáveis.

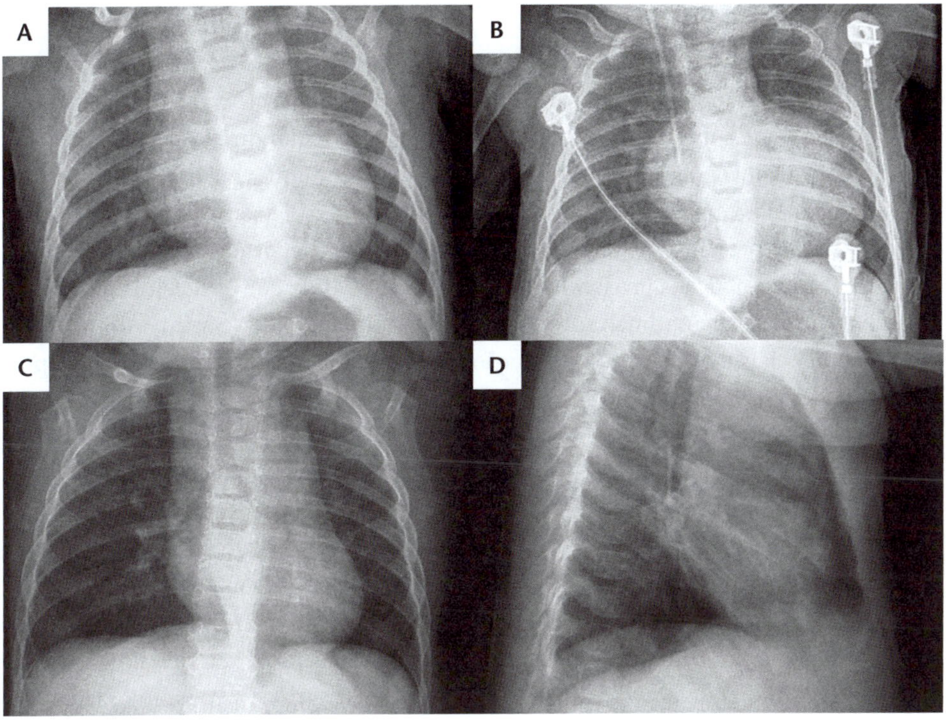

FIGURA 3.3 Disfunção ventricular esquerda secundária à coarctação da aorta (em lactente de dois meses e meio). A: pré-operatório, aumento de câmaras esquerdas. B: imediatamente após a correção cirúrgica. C e D: meses após a correção cirúrgica, nota-se a regressão da cardiomegalia.

Em 3 a 4% dos casos, há anomalia de artéria subclávia direita, que se origina após o local da CoAo. Desse modo, a pressão arterial do membro superior direito é igual à dos membros inferiores (quando o arco aórtico for à esquerda).

Ainda no exame cardiovascular, observamos o choque da ponta ou *ictus cordis* normal ou do tipo muscular, a depender do grau de obstrução da aorta.

Na ausculta cardíaca, a primeira bulha é hiperfonética em área mitral decorrente da hipertensão existente no VE. A segunda bulha pode estar hiperfonética pela acentuada hipertensão arterial sistêmica e um estalido protossistólico aórtico pode ser audível, decorrente da dilatação da aorta ascendente.

Sopro sistólico em ejeção é audível na via de saída do VE e em dorso. A valva aórtica bivalvular é uma associação relativamente frequente nos casos de CoAo e, nessa situação, pode-se constatar a presença de sopro sistólico em ejeção na área aórtica, com irradiação para a região cervical. Sopro diastólico acompanha a insuficiência aórtica.

Exames complementares

- Eletrocardiograma: o ritmo cardíaco é geralmente sinusal. O padrão observado até cerca de três meses de vida é de sobrecarga ventricular direita com alteração da repolarização ventricular. Em crianças maiores, é comum o encontro de sobrecarga ventricular esquerda. Se a obstrução for discreta, o eletrocardiograma pode ser normal. Na presença de defeitos associados, como a persistência do canal arterial e a CIV, há potenciais predominantes do VD. À medida que os defeitos diminuem e passam a ser hemodinamicamente menos significativos, ocorre predominância dos potenciais do VE. Especial atenção deve ser dada às alterações da onda T, pois sua negativação em precordiais esquerdas é indicativa de sofrimento miocárdico e importante sobrecarga ventricular esquerda.
- Radiografia de tórax: a área cardíaca pode estar aumentada globalmente em recém-nascidos sintomáticos e pouco alterada ou normal em crianças maiores e assintomáticas. Dilatação do VE e ocasionalmente do átrio esquerdo (AE) são encontros usuais. A circulação pulmonar encontra-se normal na ausência de defeitos associados ou de insuficiência cardíaca. Podem ocorrer observação de aorta dilatada na porção ascendente e croça. A própria coarctação pode ser visível como uma imagem simulando o algarismo três ("3") no esofagograma e constitui o chamado sinal do "três invertido" ou do "E", correspondendo às regiões de dilatação pré e pós-estenótica na projeção posteroanterior. Sinais de corrosão nas bordas inferiores das costelas (sinal de Röesler) podem aparecer após os dez anos de idade e indicam grande desenvolvimento das artérias intercostais. O arco aórtico perde seu contorno circular e apresenta-se deformado, alongado cranialmente, em decorrência da artéria subclávia esquerda muito dilatada e que se salienta encobrindo o botão aórtico. Essa dilatação da artéria subclávia advém de sua participação na circulação colateral.
- Ecocardiograma: confirma o diagnóstico clínico e fornece informações a respeito da valva aórtica, da morfologia das câmaras cardíacas esquerdas e da função ventricular, além de verificar a existência de lesões associadas. Possibilita a mensuração do gradiente através da área coarctada, bem como pode apresentar sinais de maior gravidade da lesão obstrutiva.
- Angiotomografia: exame considerado não invasivo, importante no diagnóstico, principalmente nos casos em que a aorta é tortuosa, evidenciando imagens muito nítidas do defeito, do arco aórtico e da circulação arterial colateral, quando presente[63].
- Cateterismo cardíaco: atualmente pouco utilizado como método diagnóstico, é mais requerido como método terapêutico – aortoplastia por cateter-balão[64] e colocação de *stents*[65,66]. Pode ser necessário para a avaliação de malformações cardíacas associadas e planejamento cirúrgico.

Defeitos associados

Muitos são os defeitos associados com a CoAo, como:

- CIV: apresenta quadro de insuficiência cardíaca precoce.
- Persistência do canal arterial.
- Valva aórtica bivalvular.
- Fibroelastose endocárdica.
- Anomalias da valva mitral.
- Outras cardiopatias, como a transposição das grandes artérias e a dupla via de saída do VD.
- Entre outras anomalias não cardíacas, encontram-se aneurismas no círculo de Willis (10% dos casos).

Tratamento

O tratamento cirúrgico indicado em crianças no primeiro ano de vida é a ressecção da área coarctada com anastomose término-terminal estendida, com baixa incidência de recoarctação[67,68].

No pós-operatório imediato, é frequente observar-se uma acentuação da hipertensão arterial sistólica nas primeiras 24 horas e acentuação da hipertensão diastólica nos dois ou três dias subsequentes. A resposta da pressão diastólica é transitória, no entanto, a pressão sistólica poderá permanecer por níveis elevados por muito tempo ou retornar ao normal após curto prazo.

Na evolução tardia dos pacientes operados, mesmo naqueles em que houve normalização das pressões, vem sendo demonstrada alta incidência de resposta hipertensiva durante teste de esforço. Essa resposta é indicação para terapêutica medicamentosa, com betabloqueadores, visando a prevenir doença hipertensiva.

Os mecanismos envolvidos nessa hipertensão seriam o aumento da secreção de catecolaminas, estimulação dos barorreceptores carotídeos e aumento da produção de renina.

Outra complicação pós-operatória, atualmente não tão frequente, é a arterite mesentérica, que poderia ser explicada pela exacerbação do sistema renina-angiotensina e do sistema nervoso simpático, com maior descarga de adrenalina.

Outra opção terapêutica consiste na dilatação percutânea da CoAo com colocação ou não de *stent* (dependendo da idade da criança), que apresenta bons resultados[60,69]. Demonstraram-se sua eficácia, tanto imediata como tardia, em pacientes com coarctação nativa e com reestenose após intervenção cirúrgica, mas com variável incidência de complicações, entre as quais formação de aneurismas e dissecções, o que se tem conseguido contornar com a utilização de *stents* recobertos. Atualmente é o tratamento de escolha em adolescentes e adultos.

CONCLUSÕES

As cardiopatias obstrutivas constituem um grupo de malformações congênitas com potencial para o desenvolvimento de insuficiência cardíaca e comprometimento do bem-estar do paciente pediátrico. Tal comprometimento tem maior potencial quando as lesões obstrutivas se localizam do lado esquerdo do coração. Por isso, deve-se procurar estabelecer o diagnóstico precoce para que a conduta apropriada seja instituída o mais brevemente possível.

Não é incomum, mesmo nos dias de hoje, o estabelecimento do diagnóstico apenas quando da avaliação de outro processo mórbido concomitante, o que pode agravar o quadro clínico. Assim, deve-se ter sempre em mente a possibilidade da existência de malformação cardíaca associada. Espera-se que este capítulo contribua para o raciocínio clínico e o estabelecimento do diagnóstico diferencial nas formas de apresentação das cardiopatias obstrutivas.

REFERÊNCIAS BIBLIOGRÁFICAS

1. Rocchini AP, Emmanouilides GC. Pulmonary stenosis. In: Emmanouilides GC, Riemenschneider TA, Allen HD, Gutgesell HP, editors. Moss and Adams heart disease in infants, children and adolescents. 5th. ed. Baltimore: Williams & Wilkins; 1995.
2. Campbell M. Factors in the etiology of pulmonary stenosis. Br Heart J. 1962;24(5):625.
3. Baumgartner H, Bonhoeffer P, Groot NMS, de Hann F, Deanfield JE, Galie N, et al. ESC Guidelines for the management of grown-up congenital heart disease. Eur Heart J. 2010;4.8:20-2.
4. Stout KK, Daniels CJ, Aboulhosn JÁ, Boskurt B, Broberg CS, Colman JM, et al. 2018 AHA/ACC Guidelines for the Management of Adults With Congenital Heart Disease: Executive Summary: A Report of the American College of Cardiology/American Heart Association Task Force on Clinical Practice Guidelines. Circulation. 2019;139:e637-e697.
5. Hindle WV, Engle MA, Hagstrom JWC. Anomalous right ventricular muscles: a clinicopathologic study. Am J Cardiol. 1968;21:487.
6. Moran BJ, Ferrans VJ, White RJ. Unusual evolution of acquired infundibular stenosis in patients with ventricular septal defect: clinical and morphologic observations. Circulation. 1973;48:1092.
7. Warden HE, Lucas RV, Varco RL. Right ventricular obstruction resulting from anomalous muscle bundles. J Thorac Cardiovasc Surg. 1966;41:53.
8. Mudd CM, Walter KF, Wilman VL. Pulmonary artery stenosis: diagnostic and therapeutic consideration. Am J Med Sci. 1965;249:125.
9. Fouron JC, Favreau-Ethier M, Marion P, Davignon A. Les sténoses pulmonaires périphériques congénitales: présentation de 16 observations et revue de la littérature. Can Med Assoc J. 1967;96:1084.
10. Arvidsson H, Carlsson E, Hartmann A Jr, Tsifutis A, Crawford C. Supravalvular stenoses of the pulmonary arteries: report of eleven cases. Acta Radiol. 1961;56:466-78.
11. Rowe RD. Cardiovascular disease in the rubella syndrome. Cardiol Clin. 1973;4:5.
12. Hastreiter AR, Joorabchi B, Pujatti G, Van der Horst RL, Patersil G, Sever JL. Cardiovascular lesions associated with congenital rubella. J Pediatr. 1967;71:59.
13. McCue CM, Robertson LW, Lester RG, Mauck HP Jr. Pulmonary artery coarctations: a report of 20 cases with review of 319 cases from the literature. J Pediatr. 1965;67:222-40.

14. Beuren AJ, Schulze C, Eberle P, Harmjanz D, Apitz J. The syndrome of supravalvular aortic stenosis, peripheral pulmonary stenosis, mental retardation and similar facial appearance. Am J Cardiol. 1964;13:471-88.
15. Noonan JA. Hypertension with Turner phenotype: a new syndrome with associated congenital heart disease. Am J Dis Chil. 1968;116:373-80.
16. Alagille D, Odievre M, Gautier M, Dommergues JP. Hepatic ductular hypoplasia associated with characteristic facies, vertebral malformations, retarded physical, mental and sexual development, and cardiac murmur. J Pediatr. 1975;86:63-71.
17. Hayden JG, Taler NS, Klaus SM. Cutis laxa associated with pulmonary artery stenosis. J Pediatr. 1968;72:506.
18. Keith JD, Rowe RD, Vlad P. Heart disease in infancy and childhood. 3rd ed. New York: Macmillan; 1978.
19. Reye RDK. Congenital stenosis of the pulmonary veins in their extrapulmonary course. Med J Aust. 1951;1:801-2.
20. Mendelsohn AM, Bove EL, Lupinetti FM, Crowley DC, Lloyd TR, Fedderly RT, Beekman RH 3rd. Intraoperative and percutaneous stenting of congenital pulmonary artery and vein stenosis. Circulation. 1993;88:210-7.
21. Montani D, O'Callaghan DS, Savale L, Jaïs X, Yaïci A, Maitre S, et al. Pulmonary veno-occlusive disease: recent progress and current challenges. Resp Med. 2010 Jul;104 suppl 1:523-32.
22. Niwayama G. Cor triatriatum. Am Heart J. 1960;59:291-317.
23. Davachi R, Moller JH, Edwards JE. Diseases of the mitral valve in infancy: anatomic analysis of 55 cases. Circulation. 1971;43:565-79.
24. Ruckman RN, Van Praagh R. Anatomic types of congenital mitral stenosis: report of 49 autopsy cases with consideration of diagnosis and surgical implications. Am J Cardiol. 1978;42:592-601.
25. Oosthoek PW, Wenink AC, Macedo AJ. The parachute-like asymmetric mitral valve and its two papillary muscles. J Thorac Cardiovasc Surg. 1997;114:9-15.
26. Carpentier A, Branchini B, Cour JC, Asfaou E, Villani M, Deloche A, et al. Congenital malformations of the mitral valve in children. J Thorac Cardiovasc Surg. 1976;72:854-66.
27. Khalil KG, Shapiro I, Kilman JW. Congenital mitral stenosis. J Thorac Cardiovasc Surg. 1975;70:40-5.
28. Banejee A, Kohl T, Silverman NH. Echocardiographic evaluation of congenital mitral valve anomalies in children. Am J Cardio.l 1995;76:1284-91.
29. Bano-Rodrigo A, Van Praagh S, Trowitzsch E, Van Praagh R. Double-orifice mitral valve: a study of 27 postmortem cases with developmental, diagnostic and surgical considerations. Am J Cardiol. 1988;61:152-60.
30. Matsushima A, Park J, Szulc M, Poon E, Bierman FZ, Cooper RS, Ursell PC. Anomalous atrioventricular valve arcade. Am Heart J. 1991;121:1824-6.
31. Glancy DL, Chang MY, Dorney ER, Roberts WC. Parachute mitral valve: further observations and associated lesions. Am J Cardiol. 1971;27:309-17.
32. Shone JDj , Sellers RD, Anderson RC, Adams P Jr, Lillehei CW, Edwards JE. The developmental complex of "parachute mitral valve", supravalvular ring of left atrium, subaortic stenosis and coarctation of the aorta. Am J Cardiol. 1963;11:714-25.
33. Rosenquist GC. Congenital mitral valve disease associated with coarctation of the aorta. Circulation. 1974;49:985-93.
34. Celano V, Pieroni DR, Morera JA, Roland JM, Gingell RL. Two-dimensional echocardiographic examination of mitral valve abnormalities associated with coarctation of the aorta. Circulation. 1984;69:924-32.
35. Wernovsky G, Jonas R, Colan S, Sanders SP, Wessel DL, Castanñeda AR, Mayer JE Jr. Results of the arterial switch operation in patients with transposition of the great arteries and abnormalities of the mitral valve or left ventricular outflow tract. J Am Coll Cardiol. 1990;16:1446-54.

36. Sondheimer HG, Freedom RM, Olley PM. Double outlet right ventricle: clinical spectrum and prognosis. Am J Cardiol. 1977;39:709-14.
37. Lieberthson RR, Paul HM, Muster AJ, Arcilla RA, Eckner FA, Lev M. Straddling and displaced atrioventricular orifices and valves with primitive ventricles. Circulation. 1971;43:213-26.
38. Latson L. Aortic stenosis: valvular, supravalvular, and fibromuscular subvalvular. In: Garson A, Bricker JT, McNamara DG, editors. The science and practice of pediatric cardiology. Philadelphia, PA: Lea & Febiger; 1990. p.1334-52.
39. Freed M. Aortic stenosis. In: Allen HD, Clark EB, Gitgesell HP, Driscoll DJ. Moss and Adams heart disease in infants, children, and adolescents, 6th ed. Philadelphia, PA: Lippincott Williams & Wilkins; 2001. p.970.
40. Mitchell MB, Goldberg SP. Supravalvar aortic stenosis in infancy. Semin Thorac Cardiovasc Surg Pediatr Card Surg Annu. 2011;14(1):85-91.
41. Vlahos AP, Marx GR, McElhinney D, Oneill S, Goudevenos I, Colan SD. Clinical utility of Doppler echocardiography in assessing aortic stenosis severity and predicting need for intervention in children. Pediatr Cardiol. 2008;29(3):507-14.
42. Lillehei CW, Dewall RA, Gott VL, Varco RL. The direct vision correction of calcific aortic stenosis by means of a pump-oxygenator and retrograde coronary sinus perfusion. Chest. 1956;30(2):123-32.
43. Lababidi Z. Aortic balloon valvuloplasty. Am Heart J. 1983;106(4 pt 1):751-2.
44. Donald JS, Konstantinov IE. Surgical aortic valvuloplasty versus balloon aortic valve dilatation in children. World J Ped Congenit Heart Surg. 2016;7(5):583-91.
45. Karl TR, Sano S, Brawn WJ, Mee RB. Critical aortic stenosis in the first month of life: surgical results in 26 infants. Ann Thorac Surg. 1990;50:105-9.
46. Lababidi Z, Wu JR, Walls JT. Percutaneous balloon aortic valvuloplasty: results in 23 patients. Am J Cardiol. 1984;53:194-7.
47. Lababidi Z, Weinhaus L. Successful balloon valvuloplasty for neonatal critical aortic stenosis. Am Heart J. 1986;112:913-6.
48. Weber HS, Mart CR, Kupferschmid J, Myers JL, Cyran SE. Transcarotid balloon valvuloplasty with continuous transesophageal echocardiographic guidance for neonatal critical aortic valve stenosis: an alternative to surgical palliation. Pediatr Cardiol. 1998;19:212-7.
49. Brierley JJ, Reddy TD, Rigby ML, Thaopoulous V, Redington AN. Traumatic damage to the mitral valve during percutaneous balloon valvotomy for critical aortic stenosis. Heart. 1998;79:200-2.
50. Messmer BJ, Hofstetter R, von Bernuth G. Surgery for critical congenital aortic stenosis during the first three months of life. Eur J Cardiothorac Surg. 1991;5:378-82.
51. Gildein HP, Kleinert S, Weintraub RG, Wilkinson JL, Karl TR, Mee RB. Surgical commissurotomy of the aortic valve: outcome of open valvotomy in neonates with critical aortic stenosis. Am Heart J. 1996;131:754-9.
52. Nogi S, Teraguchi M, Ikemoto Y, Otani H, Imamura H, Kobayashi Y. Direct transaortic balloon valvuloplasty under cardiopulmonary bypass for neonatal critical aortic stenosis. Cardiovasc Intervent Radiol. 1996;19:374-6.
53. Brown JW, Robison RJ, Waller BF. Transventricular balloon catheter aortic valvotomy in neonates. Ann Thorac Surg. 1985;39:376-8.
54. McCrindle BW, Blackstone EH, Williams WG, Sittiwangkul R, Spray IL, Azail A, Jonas RA. Are outcomes of surgical versus transcatheter balloon valvotomy equivalent in neonatal critical aortic stenosis? Circulation. 2001;104 (12):suppl I:I 152-I 158.
55. Südow G, Solymar L, Berggren H, Eriksson B, Holmgren D, Gilljam T. Aortic valve replacement with a pulmonary autograft in infants with critical aortic stenosis. J Thorac Cardiovasc Surg. 1996;112:433-6.
56. Tolan MJ, Daubeney PE, Slavik Z, Keeton BR, Salmon AP, Monro JL. Aortic valve repair of congenital stenosis with bovine pericardium. Ann Thorac Surg. 1997;63:465-9.

57. Lofland GK, McCrindle BW, Williams WG, Blackstone EH, Tchervenkov CI, Sittwangkul R, et al. Critical aortic stenosis in the neonate: A multi-institutional study of management, outcomes, and risk factors. J Thorac Cardiovasc Surg. 2001;121:10-27.
58. Al-Haleer Z, Pieters F, Qadoura F, Shahid M, Al-Amri M, Al-Fadley F. The Ross procedure is the procedure of choice for congenital aortic valve disease. J Thorac Cardiovasc Surg. 2002;123(3):437-41.
59. Laudito A, Brook MM, Suleman S, Bleiweis MS, Thompson LD, Hanley FL, Reddy VM. The Ross procedure in children and young adults: a word of caution. J Thorac Cardiovasc Surg. 2001;122(1):147-53.
60. Peres A, Martins JDF, Paramés F, Gil R, Matias C, Franco J, et al. Coarctação isolada da aorta: experiência em 100 doentes consecutivos. Rev Port Cardiol. 2010;29(1):23-35.
61. Lemire EG. Noonan syndrome or new autosomal dominant condition with coarctation of the aorta, hypertrophic cardiomyopathy, and minor anomalies – clinical report. Am J Med Gen. 2002;113:286-90.
62. Palano GM, Licata F, Carpinato C, Sottile F, Sciuto R, Mattina T, Distefano G. Coarctation of the aorta with aortic arch hypoplasia in newborn with partial trisomy 11q associated to 4q interstitial deletion. Minerva Pediatr. 2010;62(6):591-8.
63. Gopal A, Loewinger, Budoff MJ. Aortic coarctation by cardiovascular CT angiography – case report. Catheter Cardiovasc Interv. 2010;76:551-2.
64. Prada F, Carretero J, Mortera C, Velasco D. Balloon angioplasty in a 1200-gram premature infant with critical aortic coarctation. Rev Esp Cardiol. 2010;63(6):740-50.
65. Sánchez Andrés A, Carrasco Moreno JI, Insa Albert B. Tratamiento percutáneo simultáneo de coartación aórtica y ductus. An Pediatr (Barc). 2010;73(3):144-5.
66. Patnaik AN, Srinivas B, Rao DS. Endovascular stenting for native coarctation in older children and adolescents using adult self-expanding (Nitinol) iliac stents. Indian Heart J. 2009;61(4):353-7.
67. Liubomudrov VG, Lazarev SM, Andrievskiĭ AN, Kungurtsev VL, Bolsunovskiĭ VA, Tsytko AL. Surgical correction of isolated coarctation of the aorta in infants of the first year of life. Vestn Khir Im I I Grek. 2009;168(4):61-3.
68. McGuinness JG, Elhassan Y, Lee SY, Nolke L, Oslizlok P, Walsh K, et al. Do high-risk infants have a poorer outcome from primary repair of coarctation? Analysis of 192 infants over 20 years. Ann Thorac Surg. 2010;90:2023-7.
69. Holzer R, Qureshi S, Ghasemi A, Vincent J, Sievert H, Gruenstein D, et al. Stenting of aortic coarctation: acute, intermediate, and long-term results of a prospective multi-institutional registry--Congenital Cardiovascular Interventional Study Consortium (CCISC). Catheter Cardiovasc Interv. 2010;76:553-63.

Seção II

Cardiopatias adquiridas

4 Febre reumática e cardiopatia reumática crônica

Ana Cristina Sayuri Tanaka

APÓS LER ESTE CAPÍTULO, VOCÊ ESTARÁ APTO A:
• Realizar o diagnóstico de comprometimento valvar agudo ou crônico no paciente portador de febre reumática.
• Orientar o tratamento das fases aguda e crônica do paciente portador de febre reumática e suas profilaxias primária e secundária.
• Encaminhar o paciente portador de cardiopatia reumática crônica ao especialista.

INTRODUÇÃO

Conhecida desde os tempos de Hipócrates, a febre reumática (FR) é definida hoje como uma doença autoimune, multissistêmica, decorrente de reação imunitária anormal contra antígenos do estreptococo. Surge após infecção da orofaringe desencadeada por cepas reumatogênicas do estreptococo beta-hemolítico do grupo A de Lancefield, em indivíduos geneticamente predispostos.

A FR caracteriza-se pelo envolvimento frequente das articulações, do coração e, mais raramente, do sistema nervoso central (SNC), da pele e do tecido subcutâneo. A cardiopatia reumática crônica (CRC), sequela da FR, é responsável por aproximadamente 90% das cirurgias valvares na faixa etária pediátrica no Brasil. Na atualidade, a CRC ainda permanece como um grande problema de saúde pública nos países em desenvolvimento e é responsável por mais de 275 mil mortes/ano, segundo dados da Global Burden of Disease[1]. Segundo o Sistema de Informações Hospitalares do Brasil, as taxas de mortalidade por FR e CRC de 1998 a 2016 aumentaram em 215 e 42,5%, respectivamente. O custo estimado para procedimentos relacionados a esses diagnósticos, intervenções como a cirurgia valvar e as hospitalizações por complicações da cardiopatia reumática (acidente vascular cerebral e endocardite) foram de aproximadamente US$ 27 milhões em 2019[2].

EPIDEMIOLOGIA

O primeiro surto de FR aguda ocorre com maior frequência entre os cinco e os 15 anos de idade. As recorrências podem aparecer em qualquer faixa etária, sobretudo nos indivíduos com cardiopatia reumática prévia, diminuindo com a progressão da idade e quando os intervalos entre surtos são maiores[3].

Os dados de incidência e prevalência da FR são conhecidos por estudos realizados em populações fechadas. A incidência varia de 0,3% na população em períodos endêmicos de infecção estreptocócica a 3% em fases epidêmicas. Em países em desenvolvimento, a prevalência ainda é elevada: acima de 24/1.000 indivíduos[4]. Sua incidência é maior nas estações mais frias e não há grande diferença quanto à distribuição por sexo, exceto para os casos de coreia, em que há maior incidência no sexo feminino[5]. No decorrer dos anos, notou-se diminuição do número de casos e de sua gravidade em razão da melhoria das condições socioeconômicas, do estado nutricional e das condições de higiene, além do uso da penicilina no tratamento das infecções de vias aéreas superiores e prevenção das recorrências aliada à detecção precoce dos sinais de FR.

No Brasil, embora a incidência de FR aguda tenha diminuído em pelo menos 75% nos últimos dez anos, ela ainda permanece elevada, atingindo cinco mil novos casos/ano (dados do Ministério da Saúde).

ETIOPATOGENIA

O estreptococo beta-hemolítico do grupo A ou *Streptococcus pyogenes* é o agente desencadeador da FR. Suas funções biológicas e as relações com seu hospedeiro, o ser humano, têm sido amplamente estudadas.

O estreptococo do grupo A contém, na camada externa da parede celular, as proteínas M, T e R e o ácido lipoteicoico e, nas camadas média e interna, açúcares. A proteína M apresenta propriedade com proteínas fibrilares do tecido humano, como miosina cardíaca, tropomiosina, queratina, lamina e vimentina, em razão de semelhanças tanto na sequência de aminoácidos quanto em sua conformação espacial. Entende-se que essa homologia possa desencadear a resposta imune celular e humoral cruzada com as proteínas humanas, particularmente do tecido cardíaco, levando à doença em indivíduos suscetíveis[6,7].

Atualmente, existem mais de 150 cepas de estreptococos do grupo A descritas por sorotipagem/genotipagem da proteína M. Algumas dessas cepas são mais relacionadas com os episódios da FR aguda, sendo, por isso, denominadas reumatogênicas.

Diversos genes estão envolvidos na patogênese da FR[8]. Dentre esses, destacam-se os antígenos de histocompatibilidade (HLA) de classe II (HLA-DR e DQ), expressos na superfície de células que apresentam antígenos, como macrófagos, células dendríticas e linfócitos B. Essas células são responsáveis pela apresentação do antígeno ao linfócito T, e, assim, influenciam o processo do reconhecimento imunológico e posterior desencadeamento da resposta imune, com a ativação de células T e B. As moléculas HLA-DR são altamente polimórficas[5] e, dentre seus alelos, o HLA-DR7, o mais frequentemente associado com FR/cardiopatia reumática, parece estar relacionado ao desenvolvimento de lesões valvulares múltiplas.

Outros marcadores genéticos associados ao desenvolvimento da FR e relacionados à resposta inflamatória foram recentemente identificados por metodologias de biologia molecular, como alelos que codificam para a produção de proteínas pró-inflamatórias, por exemplo, fator de necrose tumoral alfa (TNF-alfa)[9] e o alelo responsável pela deficiência na produção da lecitina ligadora da manose (MBL), que tem a função de eliminar a bactéria pela ativação do complemento na fase inicial da infecção[10].

Estudos realizados no Brasil[11,12] permitiram delinear segmentos da proteína M do estreptococo beta-hemolítico com capacidade de desencadear reações cruzadas com o tecido cardíaco, bem como identificar segmentos com provável papel protetor. Considerando que adultos normais apresentam memória imunológica a antígenos estreptocócicos por infecções anteriores, com produção de anticorpos, este achado parece associar o reconhecimento desses epítopos a um papel protetor. Desse modo, é possível imaginar que os indivíduos normais, ao desenvolver uma infecção estreptocócica de orofaringe, desencadeiam resposta imune normal com ativação de linfócitos T e B, sem, no entanto, reconhecer proteínas do tecido cardíaco, não desenvolvendo, portanto, a cardiopatia reumática.

Embora vários anticorpos de reação cruzada tenham sido descritos na literatura, seu papel no desenvolvimento da cardiopatia reumática apenas agora foi melhor esclarecido[13]. Estudos descrevem anticorpos de reação cruzada capazes de se ligar à superfície endotelial, levando à inflamação, à infiltração celular e ao espessamento valvar[14]. O processo inflamatório assim desencadeado é responsável pelo recrutamento de neutrófilos, monócitos e linfócitos no tecido cardíaco, por mediadores como quimocinas, integrinas e selectinas[15,16]. Descreveu-se, também, que clones de células T intralesionais capazes de reconhecer peptídeos M estreptocócicos e proteínas derivadas de tecido cardíaco apontadas pelo mecanismo de mimetismo molecular levam às lesões reumáticas valvulares[9]. O fato de alguns pacientes também apresentarem reatividade de célula T na periferia contra peptídeos M estreptocócicos e proteínas derivadas de tecido cardíaco dá suporte à ideia de que células T sensibilizadas pelos estreptococos migram da periferia para o coração, desencadeando a agressão e o dano valvular. Essas células T foram capazes de reconhecer diversos epítopos de miosina cardíaca e proteínas valvares[14,17]. A inflamação local e progressiva leva à lesão tecidual e desorganização da matriz celular que culmina na disfunção valvar. Recentemente, foram descritos um padrão de desorganização da vimentina e expressão reduzida da proteína do colágeno VI[18].

Assim, considera-se que a cardiopatia reumática seja mediada principalmente pelos linfócitos T, os quais participam de uma reação tipo hipersensibilidade tardia, levando à inflamação cardíaca. Embora células mononucleares inflamatórias intersticiais possam estar presentes, a lesão à célula miocárdica não é uma característica marcante na doença cardíaca reumática. Entretanto, há forte evidência de que a natureza das células inflamatórias infiltrantes miocárdicas seja diferente da presente nas lesões valvares. As células mononucleares das lesões cardíacas secretam predominantemente interferon gama (IFN-gama), TNF-alfa e citocinas tipo Th1, tanto na FR aguda quanto na cardiopatia reumática crônica. Estudos sugerem que baixos números de células produtoras de interleucina-4 (IL-4) no tecido valvular possam contribuir para a progressão de lesões valvulares da cardiopatia reumática[7,11,17-19]. Em contrapartida, observou-se a produção de interleucina-10 (IL-10) por células infiltrantes tanto do tecido valvular quanto do miocárdio. Esses dados mostram que a produção de citocinas reguladoras (IL-4 e IL-10) no miocárdio leva à cura da miocardite e que o baixo número de células produtoras de IL-4 no tecido valvular induz dano valvar progressivo e permanente.

MANIFESTAÇÕES CLÍNICAS

As manifestações clínicas mais frequentes de FR no Brasil são a poliartrite, a cardite e a coreia[5]. Outros achados, como os nódulos subcutâneos e o eritema marginado, são de ocorrência rara.

O período de latência entre a infecção estreptocócica e o aparecimento das manifestações clínicas é variável, em média de 1 a 5 semanas para poliartrite, de 2 a 3 semanas para a cardite, e de até 6 meses para a coreia. O início pode ser insidioso, com febre, mal-estar e anorexia, seguindo-se os sintomas característicos do surto agudo da FR. As manifestações da FR regridem sem deixar sequelas, exceto a inflamação cardíaca. A agressão cardíaca pode ser discreta, passar clinicamente despercebida e ser detectada tardiamente pelo achado da cicatriz valvar. Por outro lado, a cardite reumática pode ser tão grave a ponto de levar à insuficiência cardíaca e ao óbito durante o surto agudo. De cada três pacientes em surto agudo de FR, um evolui para a sequela valvar[11].

Poliartrite

A poliartrite é uma manifestação presente em 60 a 80% dos pacientes[3,20,21]. Classicamente descrita como migratória e assimétrica, acomete as grandes articulações, como joelho, tornozelo, cotovelo e punho. Raramente há envolvimento da coluna e das pequenas articulações das mãos e dos pés.

As articulações comprometidas apresentam sinais inflamatórios definidos pela presença de edema, dor, eritema, calor local e limitação de movimentos. Geralmente muito dolorosa, resolve-se espontaneamente de 1 a 3 semanas. A permanência da artrite é de 1 a 5 dias em cada articulação afetada, e o comprometimento articular total raramente ultrapassa 4 semanas. Apresenta excelente resposta ao uso de anti-inflamatórios, sobretudo de salicilatos.

Existem descrições[22-24] de envolvimento articular "atípico", sendo considerado uma entidade separada, isto é, uma artrite reativa pós-estreptocócica. Parece razoável incluí-la como parte do espectro da FR e recomendar a profilaxia secundária nessas situações.

Cardite

A cardite aguda, a mais grave manifestação da doença, ocorre em algumas semanas após a infecção de orofaringe pelo *S. pyogenes* em 30 a 45% dos pacientes com FR, apresentando-se como uma pancardite[25]. Pode se manifestar de forma leve ou assintomática, sendo a única manifestação que pode evoluir com sequelas. Em crianças menores, a cardite geralmente tem início insidioso e costuma apresentar maior gravidade.

A gravidade da doença dos pacientes mais jovens está relacionada às recorrências da FR aguda ou a um primeiro surto de FR particularmente grave[26]. A cirurgia após um único surto de FR está relacionada ao dano valvar muito intenso, com rotura das cordas da valva mitral decorrente da valvulite aguda[27].

A cardite pode ser classificada em vários graus de gravidade[29]:

1. Cardite subclínica: exames cardiovasculares, radiológicos e eletrocardiográficos dentro dos limites da normalidade, com exceção do intervalo PR; ecocardiograma-Doppler com regurgitação mitral e/ou aórtica leve, diferenciadas das regurgitações fisiológicas (Tabela 4.1).
2. Cardite leve: taquicardia desproporcional ao quadro febril, abafamento da primeira bulha, sopros discretos em área mitral, aumento do intervalo PR no eletrocardiograma (ECG), área cardíaca normal ao radiograma de tórax.
3. Cardite moderada: os sinais anteriores e os sinais de pericardite. O paciente costuma se queixar de dor precordial e o achado de ausculta é o de atrito pericárdico em foco da base e borda esternal esquerda. Os sopros são mais exuberantes em área mitral e ocasionalmente em área aórtica, aumento do intervalo QT, complexos QRS de voltagem mais baixa ou aparecimento de sobrecargas atrial e/ou ventricular no ECG, além de aumento moderado da área cardíaca ao radiograma, que indica comprometimento do miocárdio ou pericardite associada.

TABELA 4.1 Critérios de ecocardiograma-Doppler para o diagnóstico de valvulite subclínica[29]

Tipo	Critério
Regurgitação mitral*	Jato regurgitante holossistólico para o átrio esquerdo com velocidade de pico > 2,5 mm/s e com extensão > 1 cm, padrão em mosaico e identificado no mínimo em dois planos
Regurgitação aórtica*	Jato regurgitante holossistólico para o ventrículo esquerdo com velocidade de pico > 2,5 mm/s e identificado no mínimo em dois planos

* Espessamento dos folhetos valvares aumenta a especificidade dos achados.

4. Cardite grave: os sinais anteriores, além de insuficiência cardíaca, que é a apresentação mais grave da cardite, sendo incomum no primeiro surto. É mais frequente nas recorrências. A sintomatologia é variável; em crianças predominam sinais e sintomas inespecíficos, como anorexia, astenia e palidez, além de hepatomegalia dolorosa, taquipneia, edema, estase jugular, ritmo de galope e sopros cardíacos. No ECG, observam-se sobrecargas atriais e ventriculares importantes e, por vezes, arritmias; no radiograma de tórax, observam-se grande aumento de área cardíaca e congestão venosa pulmonar.

Os sopros de área mitral são os mais característicos, sendo a disfunção mais frequente o sopro holossistólico, de alta frequência, irradiado para a axila e às vezes para a base do coração ou para o dorso, típico de insuficiência mitral. O sopro mesodiastólico apical ou de Carey-Coombs, mais raro, de timbre grave, reforça o diagnóstico de valvulite mitral. Deve ser diferenciado do ruflar diastólico da estenose mitral pela ausência de estalido de abertura, reforço pré-sistólico ou hiperfonese de primeira bulha.

O sopro diastólico basal de regurgitação aórtica é de alta frequência, mais bem auscultado na região paraesternal esquerda alta ou foco aórtico.

As lesões valvares na FR frequentemente resultam em dano residual. Em geral, em formas moderadas de cardite reumática, os pacientes não se recuperam da valvulite sem sequela[4]. No primeiro surto, as lesões são predominantemente de insuficiência, em decorrência da dilatação do anel, do edema das cúspides, da rotura de cordas ou da disfunção de músculo papilar. Na fase crônica, as lesões obstrutivas são mais frequentes. Quando se abordam disfunções valvares reumáticas, verifica-se que a insuficiência valvar mitral é a mais incidente, vindo a insuficiência aórtica a seguir. A estenose mitral é uma disfunção pouco encontrada, enquanto a estenose aórtica é uma disfunção excepcional, quase sempre de etiologia congênita.

Coreia

A coreia de Sydenham, geralmente uma manifestação tardia, permite o diagnóstico de FR isoladamente. Pode vir em associação a outras manifestações de FR, sobretudo no primeiro surto[30].

Seu início é insidioso e progressivo, com distúrbios de conduta e irritabilidade. Posteriormente advêm os sintomas decorrentes da incoordenação motora: tropeções, queda de objetos, piora da escrita, dificuldade na fala, baixo rendimento escolar. Seguem-se movimentos involuntários amplos, rápidos e incoordenados, sobretudo no segmento cefálico e nos membros superiores. Esses movimentos pioram com tensões emocionais e cessam com o sono. Às vezes, eles predominam em um lado do corpo (hemicoreia). Observam-se contrações assincrônicas dos músculos linguais em movimentos serpiginosos. Associa-se a esses movimentos uma hipotonia muscular variável.

Em geral, as crianças exibem concomitantemente alteração na esfera psíquica, especialmente transtornos obsessivo-compulsivos, aumento da labilidade emocional, hiperatividade, irritabilidade e regressão da idade mental[31].

Os reflexos profundos estão diminuídos ou ausentes. Não existe envolvimento dos pares cranianos ou do sistema piramidal e as modalidades sensoriais estão preservadas.

A duração do surto de coreia varia de poucas semanas a vários meses, com média de 3 meses[21]. Há relato de persistência dos sintomas por até 2 anos. Entretanto, uma taxa de recorrência acima de 32% tem sido descrita[32], a despeito do uso regular da profilaxia com a penicilina G benzatina.

Nódulos Subcutâneos

Os nódulos subcutâneos têm incidência variável nos diferentes países. São achados infrequentes e, quando presentes, estão associados à cardite grave.

Consistem em formações arredondadas, indolores, firmes, móveis, com diâmetro variando de poucos milímetros até 2 centímetros. Localizam-se comumente sobre tendões extensores e eminências ósseas, como cotovelos, joelhos, tornozelos, punhos, occipício e vértebras torácicas e lombares.

Aparecem após a terceira semana do início do surto e permanecem por 1 a 2 semanas[33].

Eritema Marginado

Consiste em lesão macular, rósea, não pruriginosa, não descamativa, de tamanho variável, que progride deixando um centro claro com margem bem delimitada. Quando em maior quantidade, pode coalescer formando padrões serpiginosos ou circinados, elevados ou planos. Desaparece com a digitopressão e é desencadeado pela aplicação de calor local. Tem a característica de ser evanescente e de curta duração. Predomina no tronco na porção proximal dos membros, poupando a face. Geralmente acompanha a cardite[32].

DIAGNÓSTICO E EXAMES COMPLEMENTARES

Na fase aguda da moléstia são utilizados, na rotina clínica, exames que venham a definir infecção estreptocócica recente e presença de quadro inflamatório.

São evidências de infecção estreptocócica recente:

- Cultura de material de orofaringe: apenas 25% das culturas demonstram a presença de estreptococo do grupo A de Lancefield[34]. A positividade pode ocorrer em faringites não complicadas e em portadores sãos.
- Estudos imunológicos: consistem na dosagem dos anticorpos antiestreptocócicos. Desses, a mais utilizada é a da antiestreptolisina O (AEO ou ASLO), que registra títulos elevados em 85% dos pacientes com estreptococcia prévia. O título da AEO começa a se elevar em 1 a 2 semanas para então diminuir lentamente. Na FR, há tendência a títulos mais elevados com maior tempo para retorno à normalidade. Em pacientes que já tiveram contato com a bactéria, esses valores podem ser mais elevados, sendo recomendável, nesses casos, a repetição do exame após 1 a 2 semanas. O teste apresenta especificidade de 93% com títulos de AEO acima de 960 UI/mL. Nos pacientes com coreia isolada, a dosagem da antidesoxirribonuclease B (anti-DNAse B) pode ser útil na identificação da infecção estreptocócica, por ser um anticorpo de eliminação muito lenta e manter-se presente por tempo prolongado[35-37].
- Testes de detecção rápida de antígeno estreptocócico: apresentam uma sensibilidade variando de 77 a 97% e uma sensibilidade de 54 a 100% na literatura[34].

São evidências de quadro inflamatório:

- Hemograma: discreta leucocitose com predomínio de polimorfonucleares, além de anemia normocrômica e normocítica, leve a moderada e não responsiva à terapêutica com ferro.
- Velocidade de hemossedimentação (VHS): elevada na fase inicial do surto, normaliza-se entre a 2ª e a 3ª semana. O uso de anti-inflamatórios influencia essa prova. Deve-se lembrar que qualquer quadro infeccioso pode alterar seus valores, bem como alguns períodos de atividade fisiológica (fase pós-prandial e ciclo menstrual)[5].
- Proteína C reativa: altera-se no início do processo inflamatório e normaliza-se mais rapidamente que a VHS.
- Mucoproteínas: começam a se elevar no final da segunda semana e acompanham todo o processo inflamatório, não se alterando com o uso de anti-inflamatórios. Alteram-se apenas na vigência de insuficiência renal e injeções intramusculares[38].
- Eletroforese de proteínas: a fração alfa-2-globulina eleva-se na fase ativa e tem o mesmo significado da mucoproteína. Também há aumento da fração gamaglobulina.

- Alfa-1 glicoproteína ácida: outro componente mucoproteico que se eleva em qualquer processo inflamatório agudo.

Não há testes laboratoriais ou clínicos específicos que estabeleçam o diagnóstico de FR. O diagnóstico é baseado nos critérios de Jones revisados (Tabela 4.2)[32]. Poliartrite, cardite, coreia e, menos frequentemente, nódulos subcutâneos e eritema marginado são manifestações maiores de FR. Se suportada pela evidência de infecção estreptocócica prévia, a presença de duas manifestações maiores ou uma maior e duas menores indica uma alta probabilidade de FR aguda. As duas exceções são a coreia de Sydenham e a cardite indolente. Outras manifestações incluem artralgia, serosite e envolvimento de rins e pulmões[21].

TABELA 4.2 Critérios de Jones modificados (1992)[29] para o diagnóstico de primeiro surto, recorrência e cardiopatia reumática crônica

Manifestações maiores	Manifestações menores
Cardite	Febre
Poliartrite	Artralgia
Coreia de Sydenham	Aumento dos exames de fase aguda
Eritema marginado	Aumento do intervalo PR no ECG
Nódulos subcutâneos	

Nota: mais evidência de infecção estreptocócica do grupo A prévia.
ECG: eletrocardiograma.

Os critérios de Jones modificados pela American Heart Association (AHA) em 1992 devem ser utilizados para o diagnóstico do primeiro surto da doença, enquanto os critérios de Jones revistos pela OMS e publicados em 2004[31] também se destinam ao diagnóstico das recorrências da FR em pacientes com cardiopatia reumática crônica (CRC) estabelecida (Tabela 4.3).

TABELA 4.3 Critérios da Organização Mundial da Saúde (2004) para o diagnóstico de primeiro surto, recorrência e cardiopatia reumática crônica (baseados nos critérios de Jones modificados)[31]

Categorias diagnósticas	Critérios
Primeiro episódio de FR*	Dois critérios maiores ou um maior e dois menores mais a evidência de infecção estreptocócica anterior
Recorrência de FR em paciente sem CRC estabelecida**	Dois critérios maiores ou um maior e dois menores mais a evidência de infecção estreptocócica anterior
Recorrência de FR em paciente com CRC estabelecida	Dois critérios menores mais a evidência de infecção estreptocócica anterior***

(continua)

TABELA 4.3 Critérios da Organização Mundial da Saúde (2004) para o diagnóstico de primeiro surto, recorrência e cardiopatia reumática crônica (baseados nos critérios de Jones modificados)[31] *(continuação)*

Categorias diagnósticas	Critérios
Lesões valvares crônicas da CRC: diagnóstico inicial de estenose mitral pura ou dupla lesão de mitral e/ou doença na valva aórtica, com característica de envolvimento reumático****	Não há necessidade de critérios adicionais para o diagnóstico de CRC

* Pacientes podem apresentar apenas poliartrite ou monoartrite, mais três ou mais sinais menores, mais evidência de infecção estreptocócica prévia. Nesses casos, considera-se "febre reumática provável", devendo ser orientada a realização de profilaxia secundária, com avaliações cardiológicas periódicas; ** Endocardite infecciosa deve ser excluída; *** Alguns pacientes com recidivas não preenchem esses critérios; **** Cardiopatia congênita deve ser excluída.
CRC: cardiopatia reumática crônica; FR: febre reumática.

Eletrocardiograma

A alteração mais comum é o aumento do intervalo PR, que ocorre em 25 a 40% dos pacientes com FR[5]. Não tem correlação com quadro inflamatório cardíaco, nem significado prognóstico.

Os bloqueios atrioventriculares (BAV) de primeiro e segundo graus e extrassístoles supraventriculares podem ser achados eletrocardiográficos de fase aguda, e a fibrilação atrial, de fase crônica.

Em presença de miocardite, observa-se achatamento ou inversão das ondas T, bem como aumento do intervalo QT.

Na presença de pericardite, há supradesnivelamento do segmento ST, seguido posteriormente de alteração na onda T. Existindo derrame pericárdico, há diminuição na amplitude do QRS.

As sobrecargas atriais e/ou ventriculares, com ou sem alteração de repolarização ventricular, são encontradas geralmente nos pacientes com cardiopatia crônica (Figura 4.1).

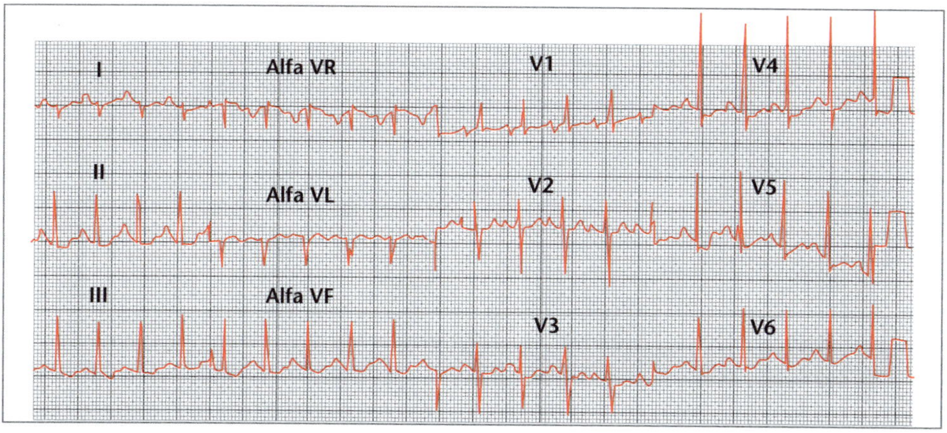

FIGURA 4.1 Eletrocardiograma de paciente com estenose mitral crônica. Observam-se ritmo sinusal, sobrecargas biatriais e sobrecarga ventricular direita.

Radiograma de Tórax

É solicitado para avaliação da área cardíaca e da circulação pulmonar. O aumento de área cardíaca traduz presença de derrame pericárdico e/ou miocardite correlacionando-se com sua gravidade. Também é útil na avaliação do grau de congestão pulmonar decorrente da insuficiência cardíaca ou da lesão valvar (Figura 4.2).

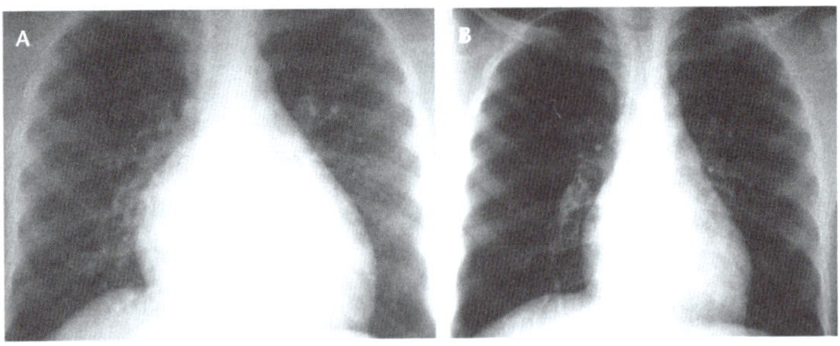

FIGURA 4.2 Radiogramas de tórax do mesmo paciente. A: na fase aguda de cardite grave, observam-se cardiomegalia e aumento de trama vascular pulmonar. B: após tratamento com corticosteroide e insuficiência cardíaca congestiva.

Radiografias das articulações acometidas evidenciam apenas aumento de partes moles por edema, mas, quando isso não acontece, lesões ósseas e articulares podem ser demonstradas, auxiliando no diagnóstico diferencial.

Ecocardiograma com Doppler

Evidencia disfunções valvares, aumento de câmaras cardíacas, alteração de função ventricular, vegetações, espessamento e derrame pericárdico no surto agudo e na cardiopatia crônica (Figura 4.3). O papel do ecocardiograma para diagnosticar valvulite sem achados auscultatórios tem sido aceito atualmente[39,40].

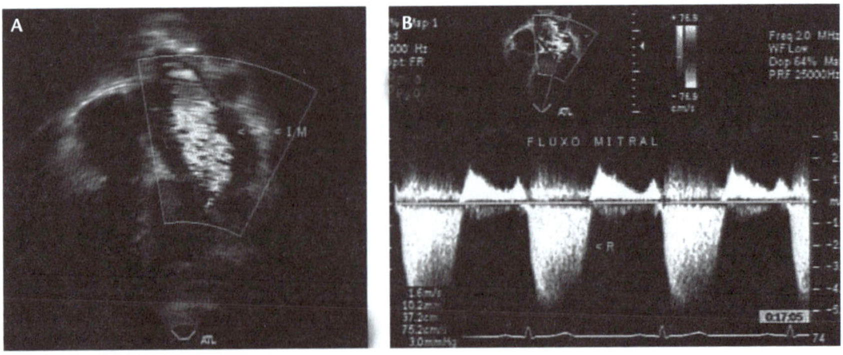

FIGURA 4.3 Ecocardiograma com Doppler de paciente com insuficiência mitral. A: observa-se o jato colorido da regurgitação mitral. B: a letra R representa a regurgitação mitral ao Doppler.

Mapeamento Cardíaco – Cintilografia com Gálio-67

Tem se mostrado um método realizável para identificar processo inflamatório miocárdico, com boa correlação clínica e laboratorial nos quadros com cardite. Pode ser útil na distinção da fase aguda da crônica, na doença cardíaca reumática inativa e no seguimento da cardite ativa[41] (Figura 4.4).

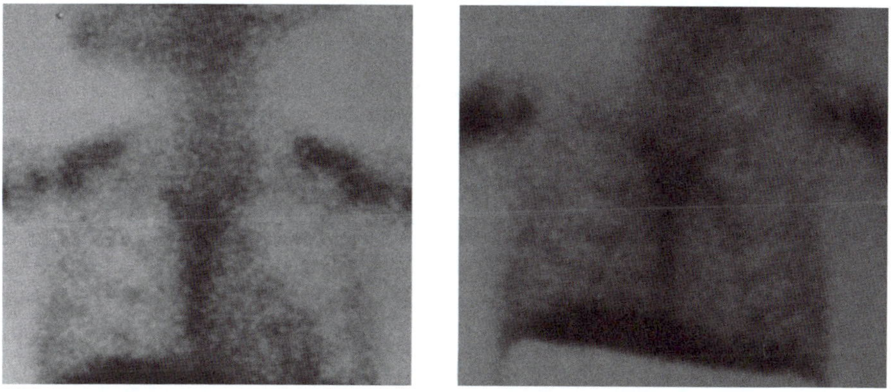

FIGURA 4.4 Cintilografia com gálio-67 do mesmo paciente. A: positividade do exame demonstrada pela captação em área de proteção cardíaca. B: negatividade após tratamento da cardite com corticosteroide.

TRATAMENTO

O tratamento da FR visa a erradicar a bactéria (profilaxia primária), tratar o surto agudo, evitar novos surtos infecciosos em indivíduos sabidamente predispostos (profilaxia secundária) e tratar a insuficiência cardíaca e sequelas valvares (profilaxia terciária)[42].

Febre Reumática Aguda

O tratamento da fase aguda da FR tem como objetivo a erradicação do foco infeccioso estreptocócico, como dito anteriormente, repouso visando ao controle das manifestações reumáticas e do comprometimento inflamatório e ao uso de drogas específicas.

Profilaxia Primária

A profilaxia primária tem o objetivo de erradicar o estreptococo da orofaringe antes que desencadeie as reações imunitárias responsáveis pelo quadro clínico da FR. Todos devem estar atentos para as amigdalites agudas, caracterizadas por febre, dor mais ou menos intensa e hiperemia intensa da orofaringe com presença de pontos purulentos e gânglios satélites. O antibiótico de eleição é a penicilina G benzatina (dose única de 600 mil ou 1,2 milhão de UI, via intramuscular profunda), por seu baixo custo e grande eficácia, embora outros antibióticos possam ser usados (Tabela 4.4).

TABELA 4.4 **Profilaxia primária**[23]

Antibiótico	Posologia
Penicilina G benzatina	Peso < 20 kg: 600 mil UI, IM, dose única Peso > 20 kg: 1,2 milhão UI, IM, dose única
Penicilina V	25 a 50 mil U/kg/dia, VO, a cada 8 ou 12 h, por 10 dias Adultos: 500 mil UI, VO, a cada 8 h, por 10 dias
Amoxicilina	30 a 50 mg/kg/dia, VO, a cada 8 ou 12 h, por 10 dias Adulto: 500 mg, VO, a cada 8 h, por 10 dias
Ampicilina	100 mg/kg/dia, VO, a cada 8 h, por 10 dias
Estearato de eritromicina*	40 mg/kg/dia, VO, a cada 8 ou 12 h, máximo de 1 g/dia, por 10 dias
Clindamicina*	15 a 25 mg/kg/dia, VO, a cada 8 horas, máximo de 1,8 g/dia, por 10 dias
Azitromicina*	20 mg/kg/dia, VO, 1 vez ao dia, máximo de 500 mg/dia, por 3 dias

* Em caso de alergia à penicilina.
IM: intramuscular; VO: via oral.

Repouso

O repouso deve ser realizado até que os sinais de coreia e poliartrite estejam controlados. Segue-se o retorno progressivo das atividades. Na presença de cardite, o tempo de repouso será regulado pelo quadro clínico: nas cardites leves, 2 a 4 semanas; nas mais graves, com insuficiência cardíaca, a suspensão do repouso será regulada por seu controle.

A escolha da droga anti-inflamatória é feita observando-se a presença ou não de comprometimento cardíaco.

Artrite

Quando a manifestação é apenas articular, recomenda-se o uso do ácido acetilsalicílico na dose de 100 a 120 mg/kg/dia, na dose máxima de 4 a 6 g/dia divididos em 4 a 6 doses, por 3 a 4 semanas. Outras drogas anti-inflamatórias não hormonais podem ser usadas[23].

Cardite

Havendo comprometimento cardíaco, impõe-se o uso de corticosteroide (prednisona: 1 a 2 g/kg/dia na dose máxima de 80 mg/dia)[21,43]. A dose inicial deverá ser mantida por 10 a 15 dias, seguindo-se de sua retirada gradual, com diminuição de 20 a 25%

da dose prévia a cada semana. Essa retirada deverá durar de 6 a 12 semanas, duração teórica do ciclo da FR. Alguns advogam o uso concomitante de salicilatos para evitar o rebote. Trabalhos vêm sugerindo o uso da metilprednisolona em doses endovenosas (30 mg/kg/dia) nas agressões mais graves (pulsoterapia)[44] em ciclos semanais intercalados; pode ser utilizada como terapia anti-inflamatória em casos de cardite reumática grave, refratária ao tratamento inicial, ou nos pacientes que necessitam de cirurgia cardíaca em caráter emergencial. Albert et al.[45] realizaram uma metanálise na literatura sobre o tratamento da cardite, comparando os corticosteroides e os salicilatos na prevenção de dano valvar. Parece claro que os corticosteroides são superiores aos salicilatos na resolução rápida das manifestações agudas, mas a prevenção de valvopatia em um ano após tratamento não é estatisticamente significativa. A imunoglobulina intravenosa parece não alterar a extensão e a gravidade da cardite, nem a morbidade crônica.

A insuficiência cardíaca usualmente responde a esteroides. O repouso no leito é sempre recomendado e deve ser planejado individualmente. Os diuréticos e os vasodilatadores podem ser usados em pacientes com descompensação hemodinâmica mais grave. A digoxina deve ser usada com cautela pelo risco de toxicidade na presença de miocardite ativa. Nos casos mais rebeldes, preconiza-se o uso de drogas vasodilatadoras e simpaticomiméticas. Em raros casos apresentam rotura de cordas tendíneas, com grave insuficiência mitral ou desabamento de folheto aórtico com grave insuficiência aórtica. Nesses casos, a insuficiência cardíaca é controlada com a cirurgia corretora dos defeitos causadores do distúrbio hemodinâmico. O tratamento cirúrgico na fase aguda deve ser considerado quando a terapia clínica é inefetiva para o controle da insuficiência cardíaca. A reconstrução valvar, embora tecnicamente mais difícil, é a primeira escolha em pacientes mais jovens[46-48].

Coreia

Vários são os esquemas medicamentosos propostos para o tratamento da coreia. O mais classicamente usado é o haloperidol. A dose inicial é de 0,5 a 1 mg/dia, na dependência dos movimentos coreicos, com aumento de 0,5 mg/dia a cada três dias, até controle dos movimentos involuntários ou dose máxima de 5 mg/dia. Doses maiores, de 6 a 7 mg/dia, podem levar à apresentação de efeitos colaterais. Ao obter-se resposta terapêutica adequada, a retirada da droga é feita lentamente. O ácido valproico (10 mg/kg/dia, aumentando 10 mg/kg a cada semana até a dose máxima de 30 mg/kg/dia) também é uma droga que pode ser utilizada na diminuição da gravidade dos movimentos involuntários, mas pode não melhorar os sintomas comportamentais. A carbamazepina também tem sido sugerida como um tratamento de primeira linha para a coreia de Sydenham, na dose de 7 a 20 mg/kg/dia. Alternativamente, o corticosteroide também pode ser usado. O tratamento é, em geral, mantido por 8 a 12 semanas[49].

Profilaxia Secundária

A eficácia da profilaxia com antibiótico para prevenir as recorrências de FR é conhecida há mais de 50 anos. A antibioticoprofilaxia contínua tem se mostrado bastante eficaz para a prevenção de novos surtos. Wood et al.[50] mencionaram taxa de recorrência de 5% de pacientes/ano com o uso de penicilina oral, de 1,9% com o uso da sulfadiazina e de 0,3% com a utilização de penicilina G benzatina. A profilaxia secundária baseia-se no uso continuado de drogas bactericidas ou bacteriostáticas. A droga de escolha é a penicilina G benzatina, em doses de 600 mil (abaixo de 20 kg de peso corpóreo) e 1,2 milhão (acima de 20 kg), administradas a cada 21 dias até a suspensão da profilaxia. Com menor eficácia, em pacientes alérgicos à penicilina ou em certas situações especiais, ela poderá ser substituída pela sulfadiazina (0,5 g para pacientes com menos de 30 kg e 1 g para os outros, administrado uma vez ao dia ou em dose fracionada a cada 12 horas). Nos casos comprovados de alergia à sulfadiazina e à penicilina, a eritromicina deve ser empregada.

Os critérios de suspensão da profilaxia são:

A. Pacientes sem história de comprometimento cardíaco: a profilaxia será suspensa aos 21 anos quanto o surto for durante a faixa etária pré-escolar ou escolar. Em surtos mais tardios, deve ser suspensa por 5 anos após o último surto.
B. Pacientes com história de cardite prévia ou insuficiência mitral leve residual ou com resolução de lesão valvar: a profilaxia será mantida até 25 anos ou 10 anos após o último surto, valendo o que cobrir o maior período.
C. Pacientes com envolvimento cardíaco (lesão valvar residual moderada a grave): a profilaxia deverá se estender por toda a vida ou ser a mais prolongada possível, podendo ser suspensa após a terceira década de vida.
D. Pacientes submetidos à cirurgia valvar: a profilaxia deverá se estender por toda a vida.
E. A profilaxia será prolongada em pacientes que, após a suspensão da profilaxia, tiverem sucessivos surtos ou naqueles que se encontram em contato permanente com focos infecciosos, como médicos e enfermeiros[23].

Embora existam relatos regulares de reações à administração de penicilina injetável, reações anafiláticas verdadeiras à penicilina são raras. O Ministério da Saúde, por meio da Portaria n. 156, de 19 de janeiro de 2006, normatizou o uso da penicilina G benzatina em toda a rede de saúde, incluindo as unidades básicas, determinando que todo paciente permaneça em observação por 30 minutos após a aplicação da injeção na unidade de saúde[51].

As sequelas valvares são o estigma da FR em adultos jovens, constituindo-se em um grave problema médico-social e econômico. Em recente levantamento, cerca de 30%

dos pacientes submetidos à cirurgia cardíaca no Brasil eram valvopatas. Considerando-se a experiência mundial de diminuição da incidência da doença e atentando-se para o tratamento precoce da amigdalite estreptocócica e o resultado da profilaxia secundária bem conduzida, é dever do médico conduzir com propriedade todos os casos suspeitos de FR, visando à erradicação da doença e à diminuição de suas sequelas.

Em maio de 2018, a 71ª Assembleia Mundial da Saúde adotou uma resolução sobre cardiopatias reumáticas reconhecendo-as como um importante problema de saúde pública e citando a necessidade de uma ampla abordagem para a prevenção e o controle da FR em países endêmicos. Foram consideradas como atividades prioritárias: acelerar o esforço conjunto e multissetorial para redução da pobreza, determinante essencial para a prevenção da FR; estimar sua prevalência em países endêmicos; melhorar o acesso aos cuidados primários de saúde aperfeiçoando a capacidade de detecção precoce da faringite estreptocócica do grupo A, da FR e CRC; garantir o acesso às tecnologias e aos medicamentos para seu diagnóstico e tratamento; e, finalmente, fortalecer a cooperação nacional e internacional para o tratamento das doenças cardíacas reumáticas[52].

A infecção pelo estreptococo do grupo A de Lancefield pode causar várias doenças como faringite, escarlatina e impetigo, bem como outras mais graves, como a fasceíte necrotizante e o choque tóxico, além de complicações como a glomerulonefrite e a febre reumática e a cardiopatia reumática crônica. A fim de minimizar e evitar a gravidade dessas infecções, além de prevenir os pacientes das sequelas da estreptococcia, alguns grupos ao redor do mundo têm estudado e tentado desenvolver uma vacina contra essa bactéria. Tal vacina será importante na prevenção das infecções graves, sobretudo nas crianças, evitando as recidivas e a progressão das lesões nos pacientes com febre reumática crônica e com cardiopatia reumática crônica[53].

Valvopatias

A história natural das valvopatias ocorre em períodos variáveis, podendo inclusive levar décadas entre o estabelecimento do diagnóstico e a necessidade de intervenção corretiva sobre a valvopatia. Até o momento, todas as modalidades terapêuticas, sejam com medicamentos, sejam com a devida associação de intervenção sobre a anatomia valvar, são paliativas[23]. Não há um substitutivo valvar ideal, e mesmo as tentativas corretivas por meio de plástica valvar não são sempre efetivas e/ou duradouras. Portanto, no momento da indicação terapêutica deve-se levar em consideração a necessidade do alívio de sintomas ou da prevenção de complicações cardíacas ou extracardíacas.

A decisão terapêutica fundamenta-se na análise criteriosa do estado funcional do paciente e das complicações evolutivas da doença, apoiada nas informações dos exames complementares e nas peculiaridades técnicas de cada método proposto, incluindo a experiência do serviço com o método.

Por outro lado, a indicação de intervenção corretiva em indivíduos assintomáticos ou oligossintomáticos pode ocorrer na presença de fatores que determinam sinal de pior prognóstico da doença, como fenômeno tromboembólico, fibrilação atrial e insuficiência ventricular direita acompanhada de tricuspidização. Situações patológicas associadas (anemia, infecção, hipertireoidismo ou arritmias) que determinaram piora da classe funcional durante evolução da história natural podem significar faixa muito estreita de reserva funcional[42]. A eventualidade de uma substituição valvar no curso de história natural da doença, pressuposta pela presença de calcificação ou insuficiência valvar, pode retardar a decisão e intervenção operatória, principalmente em indivíduos jovens com alta probabilidade de degeneração e calcificação de prótese valvar[54]. Para indivíduos em classe funcional I/II (NYHA), que não apresentam marcadores de pior prognóstico, há a necessidade de medidas higienodietéticas e de profilaxia para doença reumática e para endocardite infecciosa quando o paciente for submetido a procedimentos de risco. O acompanhamento clínico é menos rigoroso, podendo ocorrer a cada 6 a 12 meses. O uso de medicações cardioativas tem espaço limitado nessa fase da evolução da história natural. Pacientes valvopatas apresentam risco elevado de desenvolver endocardite infecciosa decorrente de procedimentos capazes de desenvolver bacteremia, com elevadas morbidade e mortalidade, necessitando de profilaxia nos procedimentos ou nas operações na cavidade bucal, no trato geniturinário, no trato gastrointestinal e inclusive após cirurgia cardíaca[55].

CONCLUSÕES

No Brasil, a prevalência e a incidência de febre reumática ainda permanecem elevadas, levando indivíduos jovens e ativos à condição de inatividade social e econômica. A cardiopatia reumática crônica é passível de prevenção, devendo-se fazê-la precocemente com o tratamento da estreptococcia de orofaringe. A imunização ativa, por meio de vacina, atualmente encontra-se em fase de desenvolvimento, fazendo-se mister, ainda, manter a profilaxia das recidivas com o uso da penicilina G benzatina.

REFERÊNCIAS BIBLIOGRÁFICAS

1. Watkins DA, Johnson CO, Colquhoun SM, Karthikeyan G, Beaton A, Bukhman G, et al. Global, regional, and national burden of rheumatic heart disease, 1990-2015. N Engl J Med. 2017;377(8):713-22.
2. Figueiredo ET, Azevedo L, Rezende ML, Alves LG. Febre reumática: uma doença sem cor. Arq Bras Cardiol. 2019;113(3):345-54.
3. Bisno AL. Acute pharyngitis. N Engl J Med. 2001;344(3):205-11.
4. Stollerman GH. Rheumatic fever. Lancet. 1997;349(9056):935-42.
5. Décourt LV. Doença reumática. São Paulo: Sarvier; 1972. p. 63-80, 87.
6. Stollerman, GH. Rheumatogenic streptococci and autoimmunity. Clin Immunol Immunopathol. 1991;61(2Pt 1):113-42.

7. Guilherme L, Kalil J. Rheumatic fever and rheumatic heart disease: cellular mechanisms leading autoimune reactivity and disease. J Clin Immunol. 2010;30(1):17-23.
8. Muhamed B, Parks T, Sliwa K. Genetics of rheumatic fever and rheumatic heart disease. Nat Rev Cardiol. 2019;17(3):1-10.
9. Guilherme L, Kalil J. Rheumatic fever: from innate to acquired imune response. Ann N Y Acad Sci. 2007;1107:426-33.
10. Guilherme L, Ramasawmy R, Kalil J. Rheumatic fever and rheumatic heart disease: genetics and pathogenesis. Scand J Immunol. 2007;66(2-3):199-207.
11. Sampaio RO, Faé KC, Demarchi LMF, Pomerantzeff PM, Aiello VD, Spina GS, et al. Rheumatic heart disease: 15 years of clinical and immunological follow-up. Vasc Health Manag. 2007;3(6):1007-17.
12. Pomerantzeff PMA, Brandão CMA, Aiello VD, Demarchi LM, Sampaio RO, Spina G, et al. Rheumatic heart disease: 30 years of valve surgery clarifying the autoimune process. J Surg Res. 2019;2(4):198-204.
13. Cunningham MW. Pathogenesis of group A streptococcal infections. Clin Microbiol Rev. 2000;13(6):470-511.
14. Cunningham MW. Molecular mimicry, autoimmunity and infection: the cross-reactive antigens of group A Streptococci and their sequelae. Microbiol Spectr. 2019;7(4). doi: 10.1128.
15. Faé KC, Palacios AS, Nogueira LG, Oshiro SE, Demarchi LMF, Bilate AMB, et al. CXCL9/Mig mediates T cells recruitment to valvular tissue lesions of chronic rheumatic heart disease patients. Inflammation. 2013;36:800-11.
16. Tandon R, Sharma M, Chandrashekhar Y, Kotb M, Yacoub MH, Narula J. Revisiting the pathogenesis of rheumatic fever and carditis. Nat Rev Cardiol. 2013;10:171-7.
17. Guilherme L, Faé KC, Oshiro SE, Kalil J. Molecular pathogenesis of rheumatic fever and rheumatic heart disease. Exp Rev Mol Immunol. 2005;7:1-15.
18. Guilherme L, Cury P, Demarchi LM, Coelho V, Abel L, Lopez AP, et al. Rheumatic heart disease: proinflammatory cytokines play a role in the progression and maintenance of valvular lesions. Am J Pathol. 2004;165(5):1583-91.
19. Guilherme L, Köeler KL, Kalil J. Rheumatic heart disease: mediation by complex immune events. Adv Clin Chem. 2011;53:31-50.
20. Carapetis JR, Steer AC, Mulholland EK, Weber M. The global burden of group A streptococcal diseases. Lancet Infect Dis. 2005;5(11):685-94.
21. Da Silva NA, Pereira BA. Acute rheumatic fever. Still a challenge. Rheum Dis Clin North Am. 1997;23(3):545-68.
22. Pileggi GC, Ferriani VP. Atypical arthritis in children with rheumatic fever. J Pediatr. 2000;76(1):49-54.
23. Brazilian guidelines for the diagnosis, treatment and prevention of rheumatic fever. Sociedade Brasileira de Cardiologia. Arq Bras Cardiol. 2009;93(3 suppl 4):3-18.
24. Jaggi P. Rheumatic fever and postgroup – a streptococcal arthritis. Pediatr Infect Dis J. 2011;30(5):424-5.
25. Tanaka ACS. Febre reumática. In: Ramires JAF, Ebaid M, eds. Cardiologia em Pediatria – Temas fundamentais. São Paulo: Roca; 2000. p. 359.
26. Tarasoutchi F, Spina GS. Profilaxia da febre reumática. In: Nobre F, Serrano Jr CV, eds. Tratado de Cardiologia SOCESP. Barueri: Manole; 2005. p. 914.
27. Hillmann ND, Tani LY, Veasy LG, Lambert LL, Di Russo GB, Doty DB, et al. Current status of surgery for rheumatic carditis in children. Ann Thorac Surg. 2004;78(4):1403-8.
28. Snitcowsky R, Camargo PR, Tanaka ACS, Guilherme L. Febre reumática. SOCESP Cardiologia – Atualização e reciclagem. São Paulo: Atheneu; 1994. p. 432-3.
29. Guidelines for the diagnosis of rheumatic fever. Jones Criteria, 1992 update. Special Writing Group of Committee on Rheumatic Fever, Endocarditis and Kawasaki Disease of the Council on Cardiovascular Disease in the Young of the American Heart Associaton. JAMA. 1992;268(15):2069-73.

30. Terrini MT, Roja SC, Len CA, Faustino PC, Roberto AM, Hilário MO. Sydenham's chorea – clinical and evolutive characteristics. São Paulo Med J. 2002;120(1):16-9.
31. Mercadante MT, Busatto GF, Lombrosos PJ, Prado L, Rosário-Campos MC, do Valle R, et al. The psychiatric symptoms of rheumatic fever. Am J Psychiatry. 2000;157(12):2036-8.
32. Kulkarni ML, Aness S. Sydenham's chorea. Indian Pediatr. 1996;33(2):112-5.
33. Behera M. Subcutaneous nodules in acute rheumatic fever – na analysis of age old dictums. Indian Heart J. 1993;45(6):463-7.
34. Kaplan EL. The rapid identification to group A beta-hemolytic streptococci in the upper respiratory tract. Pediatr Clin North Am. 1988;35(3):532-42.
35. Wannamaker LW, Ayoub EM. Antibody titers in acute rheumatic fever. Circulation. 1960;21:598-614.
36. Ayoub EM, Wannamaker LW. Evaluation of the streptooccal desoxyribonuclease B and diphosphopyridine nucleotidade antibody tests in acute rheumatic fever and acute glomerulonephritis. Pediatrics. 1962;29:527-38.
37. Gerber MA, Wright LL, Randolph MF. Streptozyme test for antibodies to group A streptococcal antigens. Pediatr Infect Dis J. 1987;6(1):36-40.
38. Décourt LV, Papaleo Neto M, Giannini SD, Ferri RG, Spilborghs G, Tutiya T. Serological tests in diagnosis of rheumatic activity. I. Determination of mucoprotein. Arq Bras Cardiol. 1955;8(4):361-78.
39. Stollerman GH. Rheumatic fever in the 21st century. Clin Infect Dis. 2001;33(6):806-14.
40. Davies C, Sahn D. Detection and significance of subclinical mitral regurgitation by colour Doppler techniques. Heart. 2001;85(4):369-70.
41. Soares Jr, J, Snitcowsky R, Assis RV, Izaki M, Giorgi MCP, Meneghetti JC, et al. Carditis in rheumatic fever – importance of scintigraphic diagnosis. J Nucl Med. 1992;33:995.
42. Snitcowsky R. Medical treatment of acute episodes of rheumatic fever. Cardiol Young. 1992;11(2):240-3.
43. Alsaeid K, Majeed HA. Acute rheumatic fever: diagnosis and treatment. Pediatr Ann. 1998;27(5):295-300.
44. Herdy GV, Pinto CA, Olivaes MC, Carvalho EA, Tchou H, Cosendey R, et al. Rheumatic carditis treated with high does of pulsetherapy methylprednisolone. Results in 70 children over 12 years. Arq Bras Cardiol. 1999;72(5):601-6.
45. Albert DA, Harel L, Karrison T. The treatment of rheumatic carditis: a review and meta-analysis. Medicine (Baltimore). 1995;74(1):1-12.
46. Pomerantzeff PM, Brandão CM, Leite Filho OA, Guedes MA, Silva MF, Grinberg M, et al. Mitral valve repair in rheumatic patients with mitral insuficiency: twenty years of techniques and results. Rev Bras Cir Cardiovasc. 2009;24(4):485-9.
47. Rocha e Silva A, Herdy GV, Vieira AA, Simões LC. Surgical mitral valve repair in children with rheumatic fever. Arq Bras Cardiol. 2009;92(6):433-8.
48. Almeida RM. Reconstructive surgery of the mitral valve, post-rheumatic fever, in children. Arq Bras Cardiol. 2010;94(4):568.
49. Paz JA, Silva CA, Marques-Dias MJ. Randomized double-blind study with prednisone in Sydenham's chorea. Pediatr Neurol. 2006;34(4):264-9.
50. Wood HF, Simpson R, Feinstein AR, Taranta A, Tursky E, Stollerman G. Rheumatic fever in children and adolescentes. A long-term epidemiologic study of subsequente prophylaxis, streptococcal infections, and clinical sequelae. I. Description of the investigative techniques and of the population studied. Ann Intern Med. 1964;60(suppl 5):6-17.
51. Ministério da Saúde. Portaria n. 156, de 20 de janeiro de 2006. Dispõe sobre o uso da penicilina na atenção básica à saúde e nas demais unidades do Sistema Único de Saúde (SUS). Diário Oficial da União. 2006;15(1): 4.
52. 71st World Health Assembly adopts resolution calling for greater action on rheumatic heart disease [Internet]. Disponível em: https://www.who.int/ncds/ncds/management/rheumatic-heart-diseaseresolution

53. Postol E, Alencar R, Higa FT, Barros SF, Demarchi LMF, Kalil J, Guilherme L. StreptInCor: a candidate vaccine epitope against S. pyogenes infections induces protection in outbred mice. PLoS One. 2013 Apr 8;8(4):e60969. doi: 10.1371/journal.pone.0060969. Print 2013.
54. Alsoufi B, Manlhiot C, McCrindle BW, Canver CC, Sallehuddin A, Al-Oufi S, et al. Aortic and mitral valve replacement in children is there any role for bioprosthetic substitutes? Eur J Cardiothorac Surg. 2009;36(1):84=90.
55. Nishimura RA, Carabello BA, Faxon DP, Freed MD, Lytle BW, O'Gara PT, et al. ACC/AHA 2008 guideline update on valvular heart disease: focused update on infective endocarditis: a report of the American College of Cardiology/American Heart Association Task Force on Practice Guidelines endorsed by the Society of Cardiovascular Anesthesiologists, Society for Cardiovascular Angiography and Interventions, and Society of Thoracic Surgeons. Catheter Cardiovasc Interv. 2008;72(3):E1-12.

5 Miocardites

Camila Lúcia Dedivitis Tiossi Wild

APÓS LER ESTE CAPÍTULO, VOCÊ ESTARÁ APTO A:
• Reconhecer e diagnosticar miocardite.
• Avaliar os exames subsidiários necessários.
• Fornecer terapêutica específica.

INTRODUÇÃO

Miocardite é a inflamação do miocárdio comprometendo parênquima e interstício, de forma aguda ou crônica, associada à necrose miocelular. É a causa mais frequente de miocardiopatia dilatada na infância.

Covisat, em 1812, foi o primeiro a descrever a doença, sendo até hoje a doença cardíaca menos conhecida.

ETIOLOGIA

Diversas são as causas das miocardites, sendo as mais comuns as infecciosas de origem viral, em especial os vírus cardiotróficos.

- Infecciosas: vírus (adenovírus, enterovírus: Coxsackie e Echovírus, parvovírus B19, herpes simples, vírus da hepatite C, citomegalovírus e Epstein-Barr), bactérias, Rickettsia ou outros parasitas (entre eles o *Trypanosoma cruzi*).
- Vírus da imunodeficiência humana (HIV-aids): pode levar à miocardite em cerca de 50% dos casos.
- Reação a drogas: hipersensibilidade, hipereosinofilia ou agressão tóxica direta no miocárdio são as formas de os fármacos levarem à miocardite. As principais medicações são: antracíclicos, ciclofosfamida, fenitoína, anfetaminas e zidovudina.
- Doenças autoimunes e colagenoses.
- Doença de Kawasaki.
- Distúrbios nutricionais.

Crianças são mais suscetíveis à associação de enteroviroses e miocardite.

PATOGÊNESE

A miocardite apresenta três fases: aguda, subaguda e crônica. Torna-se de vital importância a caracterização da fase da miocardite para definição diagnóstica e opção terapêutica.

A fase aguda dura em média 7 dias e há efeito citopático direto do vírus no miócito, levando a necrose e morte miocelular e ativação do sistema imune (infiltrado inflamatório, citocinas e necrose tumoral). Nessa fase temos a replicação viral ou viremia.

A fase subaguda é caracterizada por infiltrado polimorfonuclear (PMN) atingindo seu pico de maior dano celular miocárdico entre o 7º e o 14º dia após inoculação viral. Há infiltração de linfócitos B que aumentam gradativamente no decorrer do 1º ao 3º mês. Esta fase tem repercussão direta na lesão e disfunção miocárdica, podendo se perpetuar e aumentar as lesões no miocárdio.

A fase crônica inicia-se a partir do 15º dia da inoculação viral e costuma continuar até o 90º dia. Nesta fase há depósitos de colágeno no interstício levando à fibrose do músculo cardíaco e as sequelas finais: dilatação com disfunção cardíaca e insuficiência cardíaca (Figura 5.1).

A miocardite induzida por drogas pode ter resposta variada da descrita anteriormente, que dependerá da sensibilidade do paciente. Nesses casos, pode-se ter um processo inflamatório de horas a meses após a medicação.

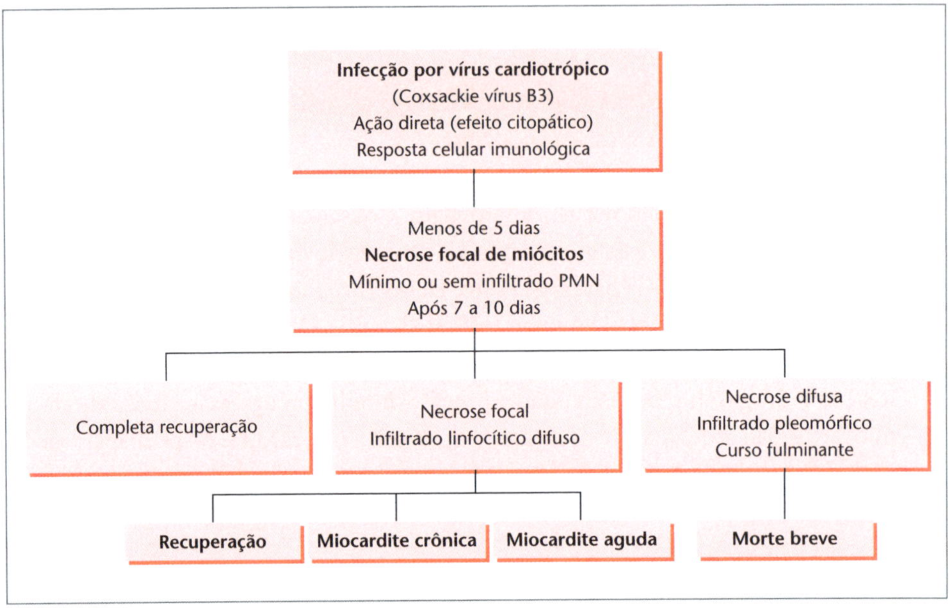

FIGURA 5.1 Esquema da patogenia da miocardite.

HISTÓRIA

Geralmente acomete crianças em idade pré-escolar e lactentes com história prévia de infecção das vias aéreas superiores ou gastroenterite que evoluem com piora do estado geral e sintomas de insuficiência cardíaca congestiva (ICC).

Deve-se suspeitar de miocardite em qualquer paciente com ICC recente e sem doença prévia.

O diagnóstico diferencial deve ser feito com quadros infecciosos respiratórios ou gastrointestinais seguidos de baixo débito cardíaco, como na sepse. Nos lactentes abaixo de 1 ano de idade, deve-se afastar cardiopatia congênita, entre elas a origem anômala de coronária esquerda.

QUADRO CLÍNICO

Os sinais e sintomas são semelhantes aos da ICC: taquicardia, dispneia, dores generalizadas, fadiga, arritmias, alteração da perfusão, distensão jugular e hepatoesplenomegalia. Podem surgir de formas variáveis; nas formas subclínicas (dilatação e disfunção ventricular assintomática), só são diagnosticadas após meses e quando o paciente apresenta outra doença que descompensa a disfunção ventricular assintomática, levando à ICC, quando já há uma cardiomiopatia dilata (CMD) (p. ex., uma infecção das vias aéreas superiores que evoluiu com sinais de ICC). Também pode se manifestar como choque cardiogênico, sendo frequente na miocardite fulminante.

Apesar de a principal causa de miocardite ser decorrente de infecção por vírus cardiotrófico, somente em 30% dos casos há suspeita da doença em sua forma aguda.

EXAMES SUBSIDIÁRIOS

Eletrocardiograma de 12 Derivações (Figura 5.2)

- Alteração difusa da repolarização (segmento ST achatado, onda T achatada ou inversa), geralmente nas fases subagudas e crônicas.
- Arritmias cardíacas (extrassístoles, bloqueios atrioventriculares), sinais de isquemia coronariana (infra ou supradesnível de ST, podendo ter onda Q – pior prognóstico), geralmente na fase aguda.

Radiografia de Tórax (RX) (Figura 5.3)

- Aumento da área cardíaca.
- Aumento da trama pulmonar (infiltrado intersticial difuso, linhas de Barley, cisurite).

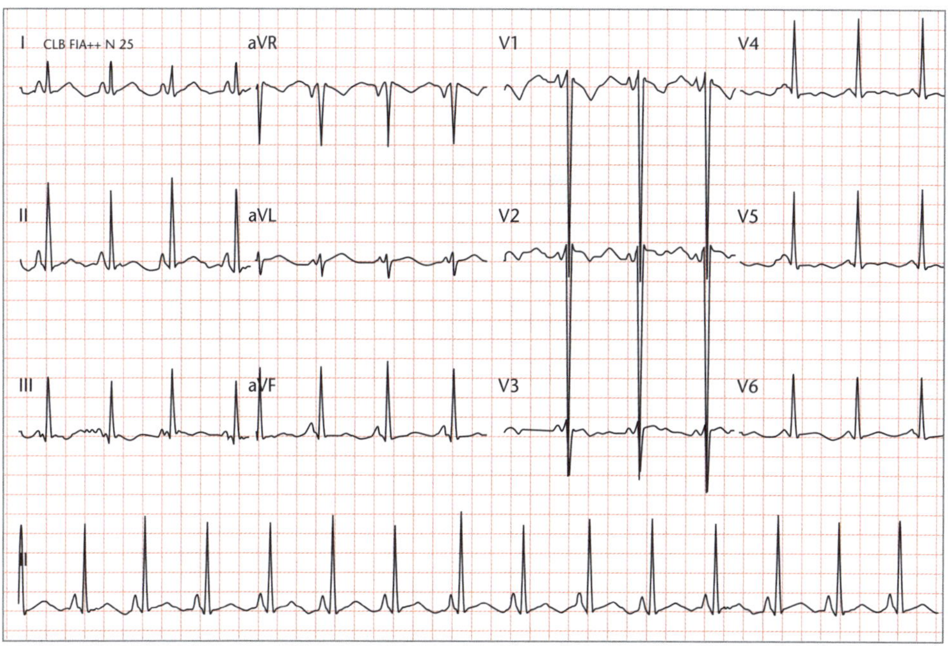

FIGURA 5.2 Eletrocardiograma de criança de 1 ano e 8 meses evidenciando ondas T negativas em V5 e V6 e segmento ST achatado.

Ecocardiograma (Figura 5.4)

- Ótimo para avaliar o grau de disfunção ventricular esquerda e a anatomia cardíaca.
- Descartar outras causas de miocardiopatia dilatada: origem anômala de coronária esquerda, obstruções do VE.

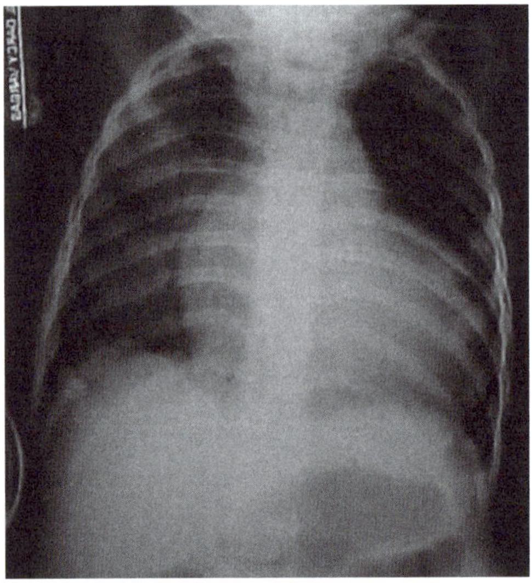

FIGURA 5.3 Radiografia de tórax mostrando aumento da área cardíaca e infiltrado intersticial difuso.

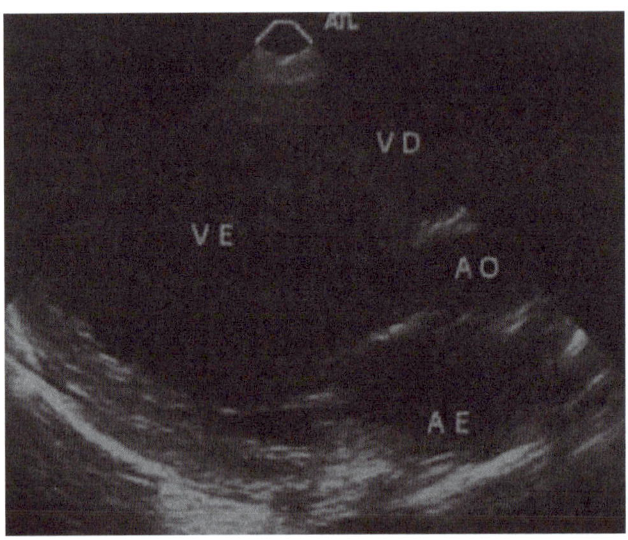

FIGURA 5.4 Ecocardiograma bidimensional mostrando dilatação importante do ventrículo esquerdo – miocardiopatia dilatada.

AE: átrio esquerdo; AO: aorta; VD: ventrículo direito; VE: ventrículo esquerdo.

Marcadores Laboratoriais de Agressão Inflamatória

- Inespecíficos: velocidade de hemossedimentação (VHS), proteína C reativa e leucometria podem estar elevadas ou inalteradas.
- Enzimas cardíacas: elevação de troponinas I ou T ocorrem habitualmente e tendem a se manter elevadas por maior tempo (diferente das síndromes coronarianas nas quais há uma curva de elevação e depois queda). Valores elevados de troponinas tendem a ter pior prognóstico. O CK-MB não apresenta elevação tão significativa como as troponinas.

Isolamento Viral

- 3 dias após inoculação. Após 2 semanas não é mais detectado (anticorpos neutralizantes).
- 60% têm autoanticorpos circulantes.

Radionucleoisótopos

- Gálio 67: detecta processo inflamatório crônico. Pouco específico e bem sensível. Utilizado de rotina para avaliação da presença de inflamação cardíaca com sensibilidade de 50%, tendo melhores resultados nos primeiros 3 meses. Também é utilizado para acompanhamento da atividade inflamatória e resposta terapêutica (Figura 5.5).
- Indium 111: anticorpo antimiosina cardíaca. Alta sensibilidade para necrose miocárdica, pouco específico (falso positivo).

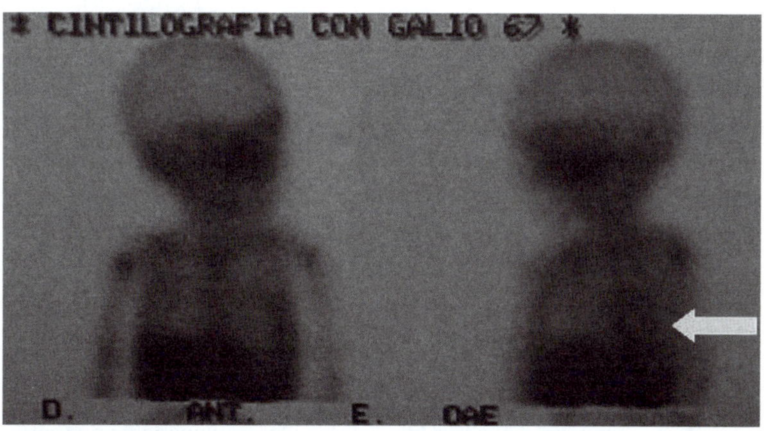

FIGURA 5.5 Cintilografia com Gálio: seta mostra acúmulo de radioisótopo indicando processo inflamatório agudo.

Ressonância Magnética Cardíaca (RMC)

- Exame que permite avaliar a lesão inflamatória miocárdica das fases aguda e subagudas, bem como as lesões cicatriciais da fase crônica. Geralmente a técnica utilizada são as sequências ponderadas em T2 (*T2 imaging*) com realce miocárdico global precoce e a técnica do realce tardio. O realce tardio possibilita avaliar as regiões de necrose e fibrose nas miocardites crônicas, tendo padrão bem diferenciado dos observados nos casos de doença coronariana obstrutiva (infarto agudo do miocárdio). A ausência de realce tardio está correlacionada com baixo risco de morte súbita.
- Está indicada na avaliação diagnóstica dos pacientes com suspeita de miocardite aguda e crônica, devendo ser repetida após 4 e 12 semanas do episódio agudo para avaliar a evolução do processo inflamatório e função de remodelagem.

Angiotomografia Computadorizada (TCC)

- Apesar de ser um exame mais acessível e rápido que a RMC, tem a desvantagem de utilizar contraste iodado e radiação ionizante. Pode ser utilizada no diagnóstico diferencial com a síndrome coronariana aguda. Não é utilizada de rotina.

Biópsia Endomiocárdica

- Critério de Dallas – a miocardite é caracterizada por infiltrado inflamatório com necrose ou degeneração dos miócitos (não típico de doença isquêmica).
- Exame padrão-ouro, porém não é realizado de rotina pelo fato de ser invasivo (via cateterismo cardíaco).
- Atualmente tem-se criticado o clássico critério de Dallas pela falta de correlação com a evolução clínica, presença de vírus e variabilidade entre os patologistas. Tem-se proposto o diagnóstico histológico de inflamação por meio da contagem de linfócitos, HLA-DR, macrófagos e técnica imuno-histoquímica.

Biologia Molecular

- Técnica de PCR (*polymerase chain reaction*): é possível detectar o agente. Também realizada via cateterismo cardíaco, não sendo rotina.

DIAGNÓSTICO

A suspeita inicial dá-se pela história clínica de insuficiência cardíaca aguda. A confirmação diagnóstica ainda só é possível pela biópsia endomiocárdica do ventrículo direito que determina os critérios de Dallas. Pelo fato de ser um procedimento extremamente invasivo, não é utilizada rotineiramente. Assim, na prática clínica, utilizam-se os critérios de suspeição diagnóstica (Tabela 5.1 e Figura 5.6).

TABELA 5.1 **Principais exames laboratoriais e de imagem**

Exame	Achado	Observação
Marcadores de agressão inflamatória inespecíficos: VHS, proteína C reativa, leucometria	Elevados ou inalterados	A detecção depende da fase evolutiva e da extensão da agressão inflamatória
Marcadores inflamatórios específicos: troponinas (I ou T) e CK-MB	Geralmente elevados	Podem se manter elevados por um tempo maior (platô) Níveis elevados de troponina indicam pior prognóstico
Sorologias virais	Baixas sensibilidade e especificidade Positiva em menos de 50% dos casos nas 2 primeiras semanas	Não utilizada de forma rotineira para investigação diagnóstica
ECG	Várias alterações: ondas T achatadas, arritmias, presença de ondas Q patológicas	Apesar de pouco sensível para o diagnóstico (menos 50%), é fundamental para avaliação cardiológica
Ecocardiograma	Parâmetros das cavidades cardíacas, função ventricular, presença de trombos	Avaliação inicial da gravidade e afastar outras causas de miocardiopatia dilatada (p. ex., origem anômala de coronária esquerda)
RNM cardíaca	Avaliação do miocárdio (áreas de necrose e edema) e estruturas cardíacas	Indicada para investigação diagnóstica de miocardite aguda-crônica e/ou suspeita de miocardite prévia
Medicina nuclear – cintilografia com gálio 67	Avaliação da presença de processo inflamatório ativo	Sensibilidade de 50% Orienta a terapêutica
Biópsia endomiocárdica	Método padrão-ouro para o diagnóstico da miocardite: pesquisa etiológica	Ainda pouco utilizada em crianças por ser um exame invasivo

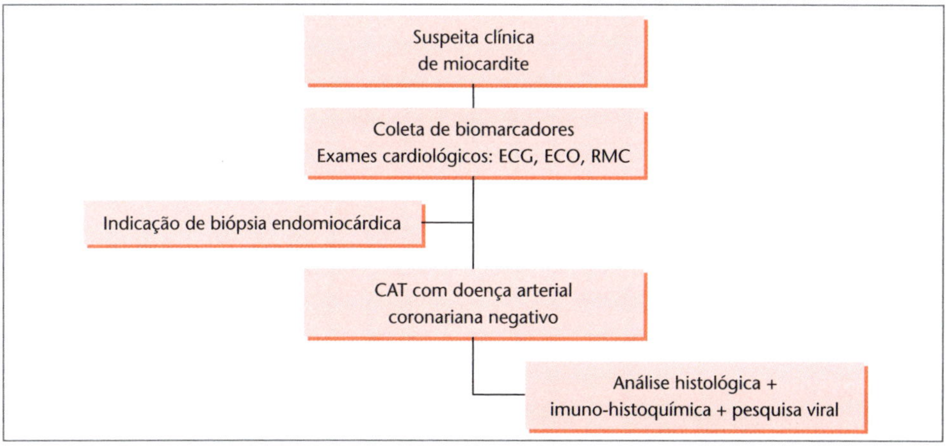

FIGURA 5.6 Esquema diagnóstico.
CAT: cateterismo cardíaco. RMC: ressonância magnética cardíaca.
Fonte: adaptada da I Diretriz Brasileira de Miocardites e Pericardites, 2013.

CURSO E PROGNÓSTICO

A maioria dos casos é oligossintomática.

- Presença de *giant cells*: pior prognóstico, evolução para transplante em 50% e associada a doenças autoimunes.
- Miocardite fulminante: principal causa é a miocardite linfocítica difusa, com boa resposta ao tratamento imunossupressor.

TRATAMENTO

Medidas Gerais

A. Suporte e controle da ICC: restrição hídrica e salina.
B. Evitar exercícios físicos na fase aguda da doença, bem como anti-inflamatórios não hormonais.
C. Vacinas: devem ser administradas para que a miocardite secundária (caxumba, sarampo, rubéola, poliomielite e gripe) seja prevenida. Estudos animais demonstraram que a vacina da gripe previne o dano miocárdico.

Medidas Específicas

ICC

- Digitálicos: cuidado com a intoxicação, pois na miocardite há menos miócitos viáveis (utilizar menor dosagem na fase aguda, em torno de 50% da dose habitual).

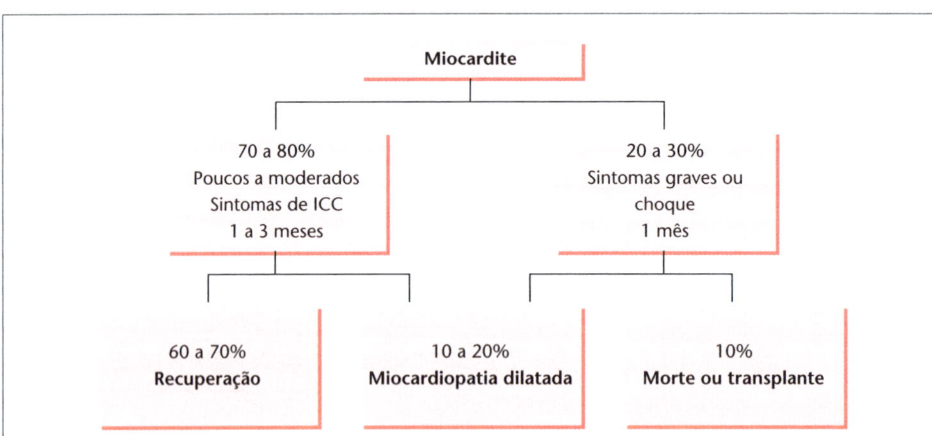

FIGURA 5.7 Diagrama da evolução da miocardite.

- Diuréticos: o uso de diuréticos de alça está indicado para controle da ICC.
- Vasodilatadores: os inibidores da enzima de conversão (p. ex., captopril) são as medicações de escolha, pois reduzem a necrose miocárdica (↓ radicais livres de O_2) e modulam o sistema renina-angiotensina-aldosterona atenuando a progressão da disfunção ventricular, diminuindo a progressão da doença (inflamação-necrose). Podem-se utilizar os bloqueadores do receptor de angiotensina (BRA), mas não são a primeira opção na prática pediátrica.
- Betabloqueadores: reduzir a atividade simpática e níveis de aminas cardíacas (noradrenalina) promove uma redução na progressão da disfunção cardíaca. Assim, o uso de betabloqueadores, entre eles o carvedilol, é um consenso na prática clínica. Geralmente são mantidos por longo prazo e com doses progressivas, sendo utilizados por um ano após a normalização da função ventricular.

Específico para o processo inflamatório – imunossupressão

- Depende do estágio da doença: fase aguda, subaguda e crônica.
- É necessária a confirmação da doença - miocardite com atividade inflamatória - por biópsia endomiocárdica associada à pesquisa viral negativa.
- Como a biópsia endomiocárdica é altamente invasiva, tal procedimento não é utilizado de rotina na faixa etária pediátrica. Consideramos o quadro de suspeita de miocardite com história clínica compatível, elevação de troponinas cardíacas, exames de imagem e cintilografia cardíaca com gálio positivos como indicativos para o tratamento com imunossupressão.

Fase aguda (primeiros 30 dias)

- Antiviral até 2 semanas.
- Interferon-alfa.
- Hiperimunoglobulina.
- Ganciclovir.

Observação: nunca fazer imunossupressão nesta fase.

a) Uso de antivirais

Na fase aguda da replicação viral (presumida em até 30 dias do início da infecção), há indicação de terapia antiviral com interferon-beta (IFN-beta) ou imunoglobulina (IG-IV). O objetivo é promover a eliminação viral, bem como sua replicação.

A infusão subcutânea de IFN-beta em pacientes com cardiomiopatia dilatada (CMD) e persistência viral (adenovírus e enterovírus) demonstrou eliminação viral com melhora clínica da capacidade funcional e função ventricular. Não há uma rotina para seu uso em pediatria, sendo indicada nos casos de miocardite confirmada.

A IG-IV apresenta atuações anti-inflamatórias, redução da resposta imune e antiviral. Tem uma ação antiviral por reduzir sua replicação e favorecer a eliminação viral.

O uso de terapêutica antiviral foi avaliado em estudos com confirmação de miocardite, ou seja, aqueles nos quais se realizaram biópsia endomiocárdica de ventrículo direito. Em crianças, o uso de IG-IV em miocardite presumida não deve ser prática rotineira. A dose utilizada é de 2 g/kg nas 24 horas.

Fase subaguda (30 dias a 3 meses)

b) Imunossupressão

Apesar de não haver um consenso sobre sua indicação pela dificuldade de amostra e heterogeneidade dos trabalhos, boa parte dos estudos em crianças observa uma melhora da função cardíaca e regressão do tamanho das cavidades cardíacas com seu uso. Não há evidências que comprovem melhora na mortalidade.

Após a fase de replicação viral, o uso de imunossupressão está indicado aos pacientes que apresentem processo inflamatório ativo (cintilografia com gálio positiva), sendo uma rotina no Instituto da Criança e do Adolescente (ICr).

O esquema utilizado consiste na associação de prednisona 1 mg/kg/dia com azatioprina 2 mg/kg/dia via oral por 24 semanas. A redução do corticosteroide tem de ser gradual durante os 6 meses de terapêutica.

Casos selecionados:

- Pacientes com cintilografia cardíaca com gálio positiva após 30 dias do início da doença.
- Miocardites agudas + doenças conectivas.
- Miocardites por tuberculose.
- Evolução ruim.

Esquemas:

- Prednisona 1 mg/kg/dia por 3 a 6 meses.
- Prednisona 1 mg/kg/dia + azatioprina 1 mg/kg/dia por 6 meses com regressão da dose de prednisona após o 3º mês (esquema de escolha).

Nos casos confirmados de miocardite apresentando inflamação positiva sem persistência viral, já está indicada a imunossupressão (Figura 5.8).

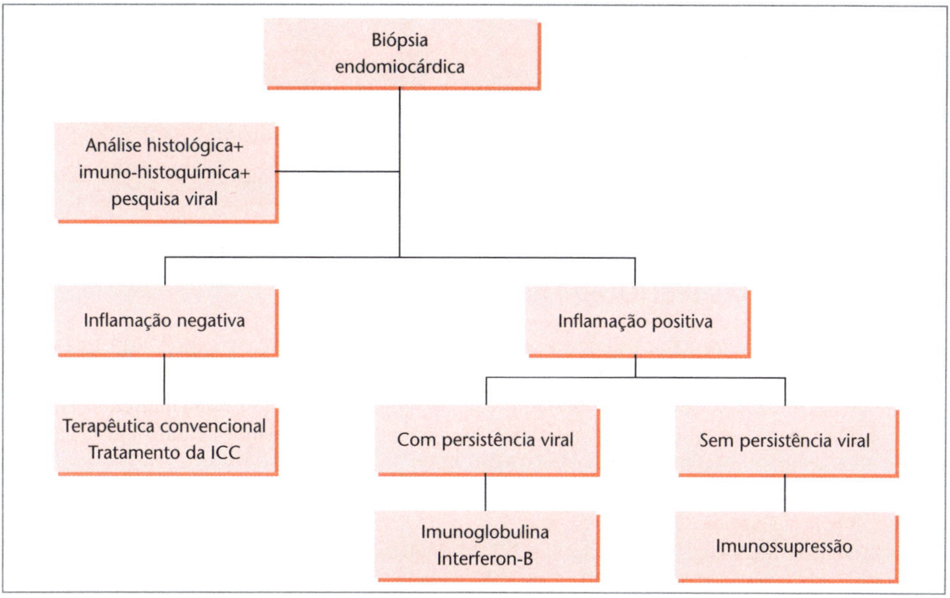

FIGURA 5.8
Fonte: reproduzida da I Diretriz Brasileira de Miocardites e Pericardites, 2013.

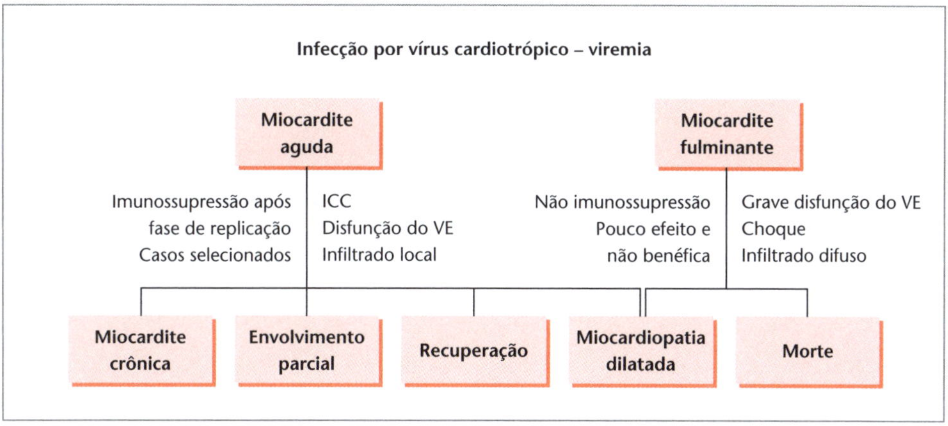

FIGURA 5.9 Esquema terapêutico específico da miocardite.

Miocardite fulminante

Nos casos de miocardite fulminante, o transplante cardíaco tem sido indicado. Para a manutenção do paciente nessa condição, pode-se dispor de suporte de membrana de oxigenação (CMO) ou dispositivos de assistência ventricular (VAD).

CONCLUSÕES

A miocardite é uma doença que atinge uma pequena parcela da população pediátrica e deve ser pensada toda vez que uma criança apresentar sintomas de ICC após uma a duas semanas de história de um quadro viral. A suspeita diagnóstica possibilita um tratamento precoce e melhor prognóstico.

REFERÊNCIAS BIBLIOGRÁFICAS

1. I Diretriz Brasileira de Miocardites e Pericardites. SBC 2013. Arq Bras Cardiol. 2013;100(4 Supl 1):1-36.
2. Allan CK, Fulton DR. Clinical manifestations and diagnosis of myocarditis in children. UpToDate 2018. Disponível em: https://www.uptodate.com/contents/clinical-manifestations-and-diagnosis-of-myocarditis-in-children [Acesso em: 22 jan. 2020].
3. Caldeira D, Lopes LR, Vaz-Carneiro A, Costa J. Cochrane corner: corticosteroids for viral myocarditis. Rev Port Cardiol. 2015;34(1):65-7.
4. Feldman AM, McNamara D. Myocarditis. NEJM. 2000;(9):1388-98.
5. Frustaci A, Chimenti C, Calabrese F, Pieroni M, Thiene G, Maseri A. Immunosuppressive therapy for active lymphocytic myocarditis: virological and immunologic profile of responders versus non-responders. Circulation. 2003;107:857-63.
6. Fung G, Luo H, Qiu Y, Yang D, McManus B. Myocarditis. Circ Res. 2016;118(3):496-514.
7. Mason JW, O'Connell JB, Herskowitz A, Rose NR, McManus BM, Billingham ME, Moon TE. A clinical trial of immunosuppressive therapy for myocarditis. NEJM. 1995;(3)333:194-275.
8. McNamara D, Holubkov R, Starling RC, Dec GW, Loh E, Torre-Amione G, et al. Controlled trial of intravenous immune globulin in recent-onset dilated cardiomyopathy. Circulation. 2001;103:2254-9.
9. Parrillo JE. Inflammatory cardiomyopathy (myocarditis): which patients should be treated with anti-inflammatory therapy? Circulation. 2001;104: 4-6.

6 Pericardites

Camila Lúcia Dedivitis Tiossi Wild

APÓS LER ESTE CAPÍTULO, VOCÊ ESTARÁ APTO A:

- Diagnosticar o paciente com pericardite e avaliar as principais causas.
- Classificar a pericardite em seus vários tipos.
- Indicar os principais métodos subsidiários para avaliação e diagnóstico da doença.
- Realizar terapêutica geral e específica.

CONCEITO

Inflamação do pericárdio acometendo as membranas que envolvem o coração. A incidência estimada é de 3,3 casos/100.000 pessoas por ano e é responsável por cerca de 5% dos pacientes com queixa de dor torácica. Não existem dados epidemiológicos em crianças e adolescentes[1].

ETIOLOGIA

A pericardite em crianças tem uma etiologia variada. As principais causas são: pós-operatório de cirurgia cardíaca, neoplasias, doenças renais, doenças reumatológicas, viral e idiopática (Tabela 6.1)[2,3].

TABELA 6.1 Principais causas de pericardite e sua patogênese

Etiologia	%	Patogênese
Infecciosa ▪ Viral (Coxsackie, Epstein-Barr, citomegalovírus, varicela, rubéola, Echovírus, HIV) ▪ Bacteriana (pneumonia, meningite, *Haemophilus influenzae*, tuberculose) ▪ Fúngica ▪ Parasitária (Entamoeba histolytica, toxoplasmose)	▪ 30-50 ▪ 5-10 ▪ Raro ▪ Raro	Multiplicação e disseminação do agente e produção de substâncias tóxicas – serosite, serofibrinosa ou hemorrágica
Doenças autoimunes ▪ Lúpus eritematoso sistêmico ▪ Artrite reumatoide ▪ Esclerose sistêmica	▪ 30 ▪ 30 ▪ > 50	Manifestação cardíaca da doença de base geralmente pouco sintomática e silenciosa
Processos autoimunes tipo II ▪ Febre reumática ▪ Síndrome pós-cardiotomia ▪ Síndrome pós-infarto	▪ 20-50 ▪ 20 ▪ 1-5	Secundário à doença de base 10 a 14 dias depois da cirurgia
Outras ▪ Miocardite ▪ Pneumonia ▪ Infarto pulmonar ▪ Paraneoplásica ▪ Uremia ▪ Mixedema ▪ Cetoacidose diabética ▪ Pós-traumática ▪ Idiopática	▪ 30 ▪ Raro ▪ Raro ▪ Frequente ▪ Frequente ▪ 30 ▪ Raro ▪ Raro	

CLASSIFICAÇÃO

A pericardite tem várias causas e pode se apresentar de diversas formas. Pode ser uma doença primária ou secundária, geralmente benigna e autolimitada. A principal complicação é o derrame pericárdico, que pode levar à morbidade[2].

Pode ser classificada de acordo com o tipo (Figura 6.1) ou quanto à sua duração (Figura 6.2).

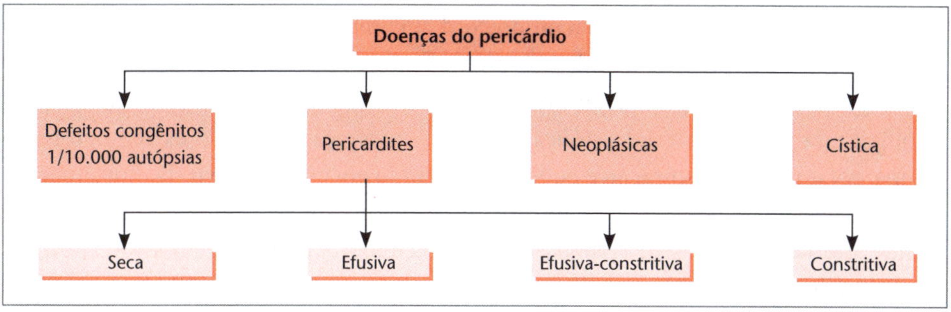

FIGURA 6.1 Classificação da pericardite quanto ao seu tipo.

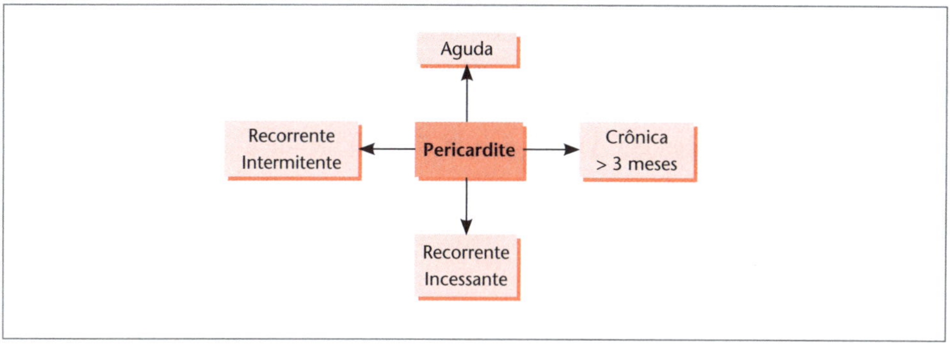

FIGURA 6.2 Classificação da pericardite quanto à sua duração.

HISTÓRIA

A síndrome pericárdica pode se apresentar de distintas formas, devendo fazer parte da investigação nos casos de dor retroesternal, crianças com doenças oncológicas, renais e reumatológicas. Também deve ser investigada nos casos de pós-operatório cardíaco, em especial no pós-operatório de comunicação interatrial. A grande preocupação decorre da evolução com derrame pericárdico, principalmente na pericardite aguda, em que a formação de derrame pode ocorrer rapidamente e levar a tamponamento cardíaco.

QUADRO CLÍNICO

As manifestações da pericardite são variáveis. A pericardite aguda costuma apresentar os sinais e sintomas mais evidentes de pericardite, podendo ter um quadro febril acompanhado de dor retroesternal ou precordial e mialgia. No exame se observam taquicardia e atrito pericárdico. Pode ocorrer abafamento das bulhas cardíacas[2,4].

O pulso paradoxal pode estar presente e consiste em uma exacerbação da redução fisiológica da pressão arterial sistólica durante a inspiração. Quando extremo, o pulso desaparece durante a inspiração e pode ser percebido em qualquer artéria. Em situações menos intensas, o pulso apenas diminui de intensidade e é mais bem observado em uma grande artéria. Nesses casos, a palpação da artéria femoral pode facilitar a percepção do pulso paradoxal. Na presença de hipotensão arterial grave, arritmias cardíacas, respiração rápida e superficial, raramente o pulso paradoxal é verificado.

O pulso paradoxal pode ser quantificado por meio do esfigmomanômetro. Raramente a redução fisiológica da pressão arterial sistólica excede 10 mmHg. Quando esse limite é ultrapassado, o pulso paradoxal está presente. O registro da pressão sistólica deve ser obtido no final da inspiração e expiração.

O pinçamento (estreitamento) da pressão arterial, ou seja, a diferença entre a pressão arterial sistólica e a diastólica, será menor ou igual a 20 mmHg, caracterizando a pressão arterial convergente. Consiste em um sinal clínico de gravidade e de possível tamponamento cardíaco.

EXAMES SUBSIDIÁRIOS

Eletrocardiograma de 12 Derivações (ECG)

O ECG pode estar alterado em 60% dos casos.

- Pericardite com derrame (efusiva):
  - Complexos de baixa voltagem.
  - Alternância elétrica.

- Supradesnivelamento do segmento ST:
  - Geralmente é caracterizado supradesnivelamento difuso do segmento ST = pericardite.
  - No IAM, o desnivelamento respeita paredes e existe imagem em espelho. Raramente o supradesnivelamento na pericardite aguda é > 5 mm e a concavidade geralmente é para cima.
- Estágios da pericardite no ECG:
  - Estágio 1 (primeiras horas a dias): consiste em elevação do segmento ST com concavidade voltada para cima em todas as derivações, exceto aVR e V1, não respeitando a anatomia coronariana. Neste estágio as ondas T podem ser altas e pontiagudas. Em geral, o eixo do ST se situa entre +30 e +60°.

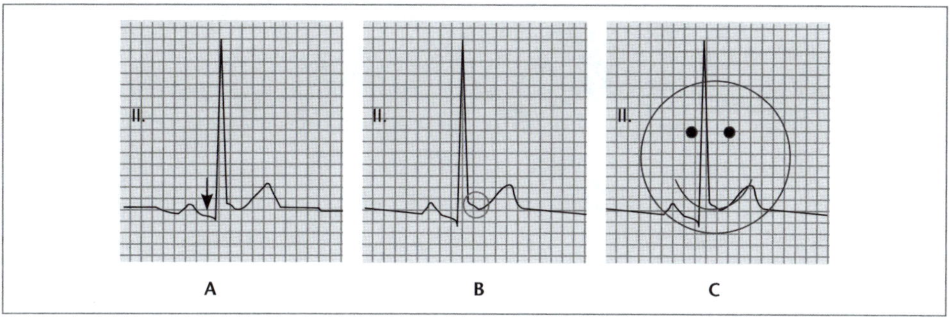

FIGURA 6.3

- Estágio 2 (dias a várias semanas): ocorre retorno do segmento ST à linha de base e a onda T se achata. Neste estágio é possível observar, em alguns casos, a depressão do segmento PR (onda Ta), achado muito sugestivo de pericardite aguda, apesar de ocorrer em outras situações raras, como no infarto atrial.
- Estágio 3 (final da segunda/terceira semana): há inversão da onda T, sem perda da voltagem do QRS.
- Estágio 4 (pode durar até 3 meses): é a volta à normalidade, porém, dependendo da etiologia, a onda T pode ficar invertida por um grande período.

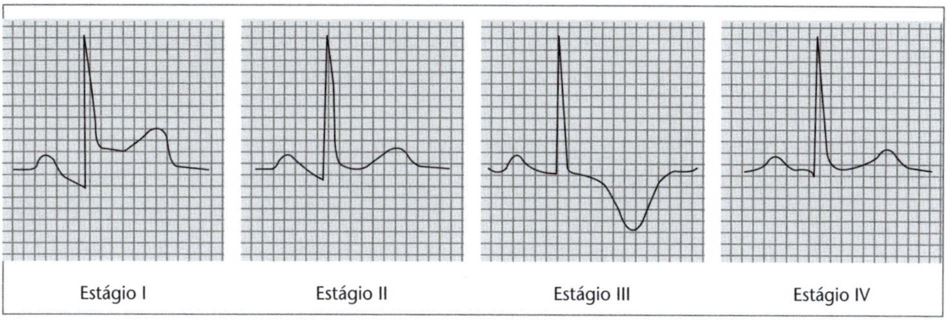

FIGURA 6.4 Estágios da pericardite.

Radiografia de Tórax (RX)

- Aumento da área cardíaca.
- Silhueta cardíaca em forma de garrafão de água (Figura 6.5).

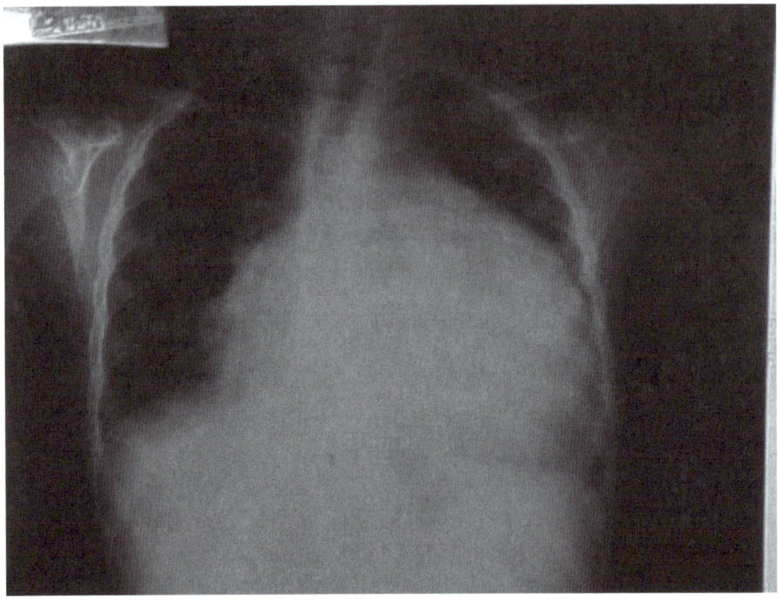

FIGURA 6.5 RX de tórax mostrando aumento da área cardíaca em forma de moringa ou garrafão de água.

Ecocardiograma

- É o método com maior sensibilidade para o diagnóstico de pericardite com derrame pericárdico, sendo de extrema importância para avaliar sinais de tamponamento cardíaco e repercussão hemodinâmica.
- Nos casos de derrame pericárdico, temos a estimativa do tamanho ao modo M:
  - Derrame pequeno: < 10 mm e é visualizado apenas na parte posterior ao ventrículo esquerdo.
  - Derrame moderado: entre 10 e 20 mm e circunda todo o coração.
  - Derrame importante: > 20 mm de espaço livre.
- Atua como método auxiliar para drenagem pericárdica (drenagem guiada pelo ecocardiograma).
- É recomendado e todos os casos de pericardite.
- Na suspeita de pericardite constritiva, a espessura do pericárdio deve ser medida (espessura > 3 mm ao ecocardiograma transesofágico, 95% de sensibilidade e 86% de especificidade para pericárdio espessado).
- Tamponamento cardíaco: há a síndrome clínica de tamponamento com dilatação das cavas com pouca variação respiratória, colapso diastólico da parede livre do ventrículo direito, do átrio direito, do átrio esquerdo e raramente do ventrículo esquerdo.

Marcadores Laboratoriais de Agressão Inflamatória

- Inespecíficos: VHS, proteína C-reativa e leucometria geralmente estão elevados.
- Enzimas cardíacas: elevação de troponinas I ou T ocorrem habitualmente e tendem a se manter elevadas quando ocorre uma miocardite associada à pericardite.

Ressonância Magnética Cardíaca

- Não está indicada de rotina.

Angiotomografia Computadorizada

- Não está indicada de rotina.

Biópsia Pericárdica e Pericardiocentese com Análise do Líquido Pericárdico

- Tem objetivo terapêutico (nos casos de tamponamento cardíaco ou suspeita de hemopericárdio decorrente de trauma) e diagnóstico.
- Análise do líquido pericárdico: análise citológica, cultura, pesquisa de células neoplásicas, pesquisa viral por PCR, dosagem de adenosina deaminase, de acordo com a suspeita etiológica: viral, bacteriana, tuberculosa, fúngica, neoplásica.
- A contraindicação absoluta de pericardiocentese é a dissecção aórtica e as relativas são: coagulopatia, anticoagulação, trombocitemia menor que 50.000/mm^3, derrame pequeno, posterior ou loculado.
- A biópsia pericárdica está indicada na investigação diagnóstica em pacientes com pericardite persistente refratária ao tratamento clínico, sem diagnóstico definitivo estabelecido. A biópsia pode ser coadjuvante na drenagem pericárdica terapêutica para o tamponamento pericárdico recidivante ou em derrames volumosos associados a importantes sintomas clínicos.

TABELA 6.2 Principais exames laboratoriais e de imagem recomendados na pericardite aguda

Exame	Classe	Nível
Marcadores de agressão inflamatória inespecíficos: VHS, proteína C-reativa, leucometria	I	C
Marcadores inflamatórios específicos: troponinas (I ou T) e CK-MB	I	C
ECG	I	C
Ecocardiograma	I	C
RX de tórax	I	C

DIAGNÓSTICO

Os critérios diagnósticos da síndrome pericárdica consistem em dados clínicos, exames laboratoriais e de imagem. A sequência diagnóstica da pericardite aguda necessita dos seguintes passos: ausculta cardíaca, ECG, ecocardiograma, marcadores inflamatórios e de lesão miocárdica, RX de tórax – nível de evidência I. Exames opcionais incluem tomografia computadorizada, ressonância nuclear magnética e biópsia pericárdica[2,4,5].

TABELA 6.3 Definição e critérios diagnósticos de pericardites

Pericardite	Definição e critérios diagnósticos
Aguda	Síndrome inflamatória diagnosticada com pelo menos 2 dos seguintes critérios: ▪ Dor no peito ▪ Atrito pericárdico ▪ Alteração no ECG: elevação do ST ou depressão do PR ▪ Derrame pericárdico (novo ou piorado) Achados adicionais: ▪ Elevação de marcadores inflamatórios: PCR, leucocitose, VHS ▪ Evidência de inflamação pericárdica em exames de imagem: TC, RMC
Incessante	Pericardite após 4 a 6 semanas, mas antes de 3 meses sem remissão
Recorrente	Pericardite recorrente depois de documentado o 1º episódio de pericardite aguda e livre de sintomas em um intervalo de 4 a 6 semanas ou mais
Crônica	Pericardite persistente por mais de 3 meses

TC: tomografia computadorizada; RMC: ressonância magnética cardíaca.
Fonte: adaptada da ESC Guidelines for the diagnosis and management of pericardial diseases, 2015.

CURSO E PROGNÓSTICO

São critérios de pior prognóstico:

- Critérios maiores: febre > 38ºC, início subagudo, derrame pericárdico extenso, tamponamento cardíaco, falha na resposta ao ácido acetilsalicílico ou aos anti-inflamatórios não hormonais depois de 1 semana de terapia.
- Critérios menores: miopericardite, imunossupressão, trauma, terapia com anticoagulantes.

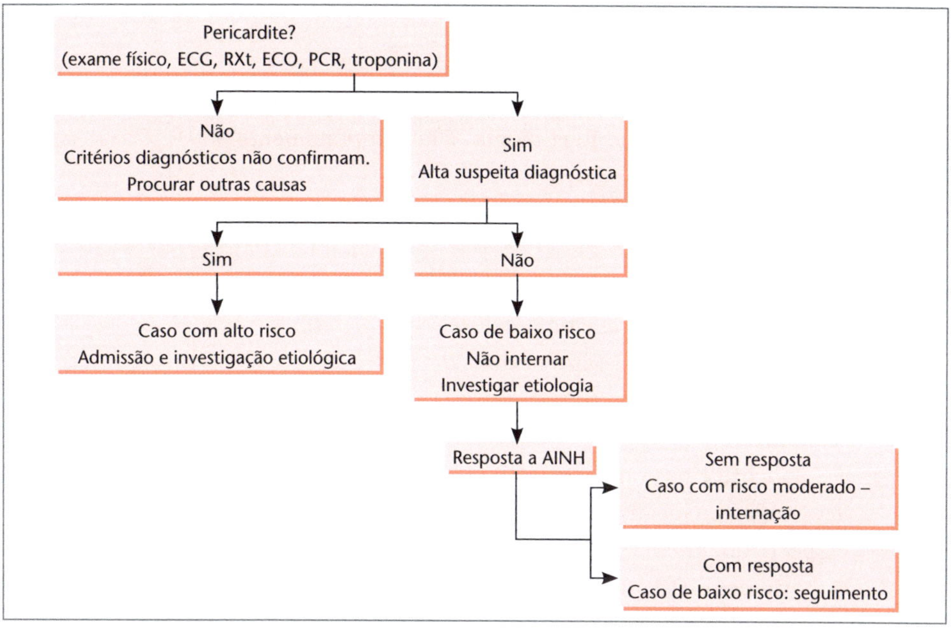

FIGURA 6.6 Esquema de triagem de pericardite.
AINH: anti-inflamatórios não hormonais.
Fonte: adaptada da ESC Guidelines for the diagnosis and management of pericardial diseases, 2015.

TRATAMENTO

Medidas gerais:

- Repouso relativo na dor.
- Drogas anti-inflamatórias:
  - AAS: 80 a 100 mg/kg/dia, 3 a 4 vezes/dia. Dose máxima: 2,5 g/dia ou/(FR).
  - Ibuprofeno: 30 a 40 mg/kg/dia, 3 a 4 vezes/dia. Dose máxima: 2,4 g/dia.
  - Corticosteroides: 0,5 a 1 mg/kg/dia (pós-operatório cardíaco e cardite reumática).
  - Colchicina: apresenta eficácia no tratamento da pericardite em adultos, entretanto, não há trabalhos pediátricos suficientes para seu uso rotineiro.
- Controle: hemograma e PCR semanal.
- Antibioticoterapia por 4 a 6 semanas (pericardite bacteriana).

Medidas específicas:

- Pericardiocentese:
  - Indicada na investigação etiológica e no tamponamento.
  - Líquido pericárdico.
  - Bacterioscopia e culturas (aeróbios, anaeróbios, fungos e bacilo de Koch).
  - Citologia:
    - » Células neoplásicas e leucócitos.
    - » Neutrófilos ↑ viral e tuberculose (fase inicial).
    - » Mononucleares ↑ (fase tardia).
    - » Piócitos – purulenta.
  - Bioquímica:
    - » Glicose ↓ nas infecções.
    - » Adenosinadeaminase ↑ tuberculose.
  - Aspecto do líquido:
    - » Amarelo-citrino: virais e tuberculose.
    - » Purulento: bacterianas inespecíficas.
    - » Hemorrágico: neoplasias.
- Tratamento da pericardite:
  - Derrame discreto/sem derrame: tratamento medicamentoso.
  - Derrame moderado a importante:
    - » Sinais de tamponamento ou infecção-punção ou
    - » Drenagem cirúrgica.
  - Derrame pericárdico moderado sem restrição: tratamento medicamentoso.
  - Derrame pericárdico importante durante menos de 1 mês ou sinais de restrição diastólica ao eco: drenagem pericárdica. Caso contrário: tratamento medicamentoso.

CONCLUSÕES

A pericardite é uma doença que geralmente está associada a doenças orgânicas de base, podendo ser o primeiro sinal de várias doenças. A investigação de sua etiologia, tratamento precoce e seguimento são vitais para o prognóstico.

REFERÊNCIAS BIBLIOGRÁFICAS

1. Shankar B. Pediatric pericarditis. Am Coll Cardiol. 2016;jun 08.
2. I Diretriz Brasileira de Miocardites e Pericardites. SBC 2013. Arq Bras Cardiol. 2013;100(4 Supl 1):1-36.

3. Adler Y, Charron P, Imazio M, Badano L, Barón-Esquivias G, Bogaert J, et al. 2015 ESC Guidelines for the diagnosis and management of pericardial disease. Eur Heart J. 2015;36:2921-64.
4. Roodpeyma S, Sadeghian N. Acute pericarditis in childhood: a 10-year experience. Pediatr Cardiol. 2000;21:363-7.
5. Alabed S, Pérez-Gaxiola G, Burls A. Colchicine for children with pericarditis: systematic review of clinical studies. Arch Dis Child. 2016;101:953-6.

7 Endocardite infecciosa

Ana Cristina Sayuri Tanaka

APÓS LER ESTE CAPÍTULO, VOCÊ ESTARÁ APTO A:
• Realizar o diagnóstico presuntivo de endocardite infecciosa.
• Orientar o tratamento clínico e/ou cirúrgico da endocardite infecciosa.
• Encaminhar o paciente com diagnóstico de endocardite infecciosa, quando necessário, ao especialista.

INTRODUÇÃO

A endocardite infecciosa (EI) é uma enfermidade rara em crianças, que pode cursar com um quadro clínico pouco uniforme e epidemiologia variável. Apresenta-se como uma complicação das cardiopatias congênitas ou adquiridas, sobretudo após os procedimentos invasivos e implante de dispositivos cardiovasculares.

Dada sua baixa incidência, as recomendações atuais de seu manejo baseiam-se mais em estudos, diretrizes e opiniões de especialistas do que em grandes estudos controlados. Atualmente, a taxa de cura nos centros de referências é de 88 a 90% com o tratamento adequado[1,2].

DEFINIÇÃO

Consiste em uma infecção que afeta a superfície endocárdica do coração. A endarterite infecciosa é uma enfermidade clinicamente similar que envolve artérias, incluindo o canal arterial (CA), grandes vasos e aneurismas ou *shunts* arteriovenosos.

A EI envolve mais frequentemente as valvas cardíacas nativas ou protéticas, mas pode ocorrer em malformações cardíacas congênitas ou corações estruturalmente normais, além de comprometer materiais ou dispositivos protéticos.

A apresentação clínica é variável e pode-se classificá-la de acordo com diferentes critérios.

A antiga classificação de aguda e subaguda não é mais utilizada na atualidade. Prefere-se a classificação, segundo o agente etiológico, em:

- Germes de baixa virulência como estreptococo alfa-hemolítico, enterococo, estafilococo coagulase-negativa (ECN), que usualmente têm uma apresentação prolongada subaguda.
- Germes de alta virulência como *Staphylococcus aureus* e *Streptococcus pneumoniae*, que usualmente causam uma enfermidade mais virulenta e aguda.

As diretrizes europeias classificam a EI de acordo com a localização, a presença de material intracardíaco, o modo de aquisição (adquirida na comunidade, relacionada a procedimentos invasivos ou decorrente do uso de drogas ilícitas), ou segundo os achados microbiológicos[3].

EPIDEMIOLOGIA

A verdadeira incidência da EI é desconhecida por não ser de notificação compulsória. Varia entre os diversos países e localidades, sendo, em geral, de 3 a 10 episódios/100.000 pessoas-ano, com uma incidência menor em crianças que em adultos (60% dos casos), predominando no sexo masculino[3].

Em crianças, os dados epidemiológicos disponíveis são provenientes de centros de referência e acredita-se que sua incidência vem aumentando nas últimas décadas. Em uma revisão de vários estudos de 1986 a 1995, encontrou-se uma incidência de 0,3/100.000 crianças por ano, com uma mortalidade de 11,6%. Provavelmente esse aumento da incidência se relacione com a melhora na expectativa de vida dos pacientes cardiopatas e com o aumento do número de cirurgias complexas, procedimentos invasivos e uso de dispositivos cardiovasculares, além do aumento de tratamentos mais agressivos nas unidades de terapia intensiva neonatais e pediátricas[1,4,5].

PATOGÊNESE

As descrições iniciais de endocardite foram feitas em pacientes com cardiopatia estrutural congênita ou adquirida e, posteriormente, em pacientes com outras malformações congênitas, síndromes genéticas, neoplasia ou prematuridade, tratados com procedimentos invasivos ou medicações intravenosas. Também existem raros casos de EI em pacientes com coração estruturalmente normal e sem nenhum dos fatores de risco descritos anteriormente[6,7].

A sequência básica de eventos inicialmente inclui dano ao endotélio. O endotélio intacto é um fraco estimulador de coagulação e um fraco receptor para a adesão bacteriana, enquanto o endotélio danificado tem um elevado efeito trombogênico. O dano endotelial pode ser causado por malformação congênita, induzido por cateteres, acessos venosos ou arteriais utilizados por longo tempo, marca-passos intravasculares ou cirurgia cardíaca paliativa ou corretiva. A trombogênese leva ao acúmulo de plaquetas, fibrina, leucócitos e hemácias, formando a chamada endocardite não bacteriana (ENB). Esta endocardite representa um ambiente apropriado para a aderência de bactérias e sua proliferação, formando uma vegetação. Certas bactérias comumente causadoras de endocardites, como o *Streptococcus* e o *Staphylococcus*, são estimuladores adicionais da adesão de plaquetas.

Os fatores bacterianos importantes envolvidos no desenvolvimento de EI são a bacteremia ou fungemia e a presença de adesinas bacterianas[8] e de componentes da superfície bacteriana que reconhecem as moléculas da matriz adesiva.

A bacteremia pode se seguir a procedimentos e eventos cotidianos comuns com frequência variável. Segundo diferentes estudos, pode-se encontrar bacteremia em até 68% com a escovação dentária e o uso de fio dental, e em 51% com a mastigação de alimentos, fatos que contribuem para o questionamento e a mudança da profilaxia antibiótica.

As condições que se consideram como de alto risco para o desenvolvimento da endocardite infecciosa são:

- Valvas protéticas e próteses vasculares.
- Episódio prévio de endocardite.
- Cardiopatias cianóticas complexas.
- *Shunts* cirúrgicos sistêmico-pulmonares.
- Uso de fármacos intravenosos.
- Cateteres venosos centrais.

As de risco moderado são outras condições cardíacas como canal arterial patente, comunicação interventricular, comunicação interatrial tipo *ostium primum*, seio venoso ou seio coronariano, valva aórtica bicúspide, prolapso mitral com insuficiência e outras enfermidades valvares.

Nas cardiopatias congênitas, quase todas as vegetações ocorrem onde há gradiente de pressão. Nesse local, há formação de um fluxo turbulento que lesiona o endotélio. Assim, as lesões (vegetações) se localizam sobre a superfície de baixa pressão da estrutura afetada, isto é, na face atrial das valvas atrioventriculares, na face ventricular das valvas sigmoides, na região pós-estenótica na coarctação de aorta, ou no extremo pulmonar do canal arterial em direção à artéria pulmonar esquerda.

A patogênese da EI durante os 6 primeiros meses de pós-operatório cardiovascular (precoce) difere da posterior (tardia). A precoce decorre de dano endotelial, suturas expostas e material protético, e está mais relacionada à contaminação, à infecção de ferida cirúrgica, aos cateteres ou aos eletrodos. A tardia ocorre depois da reendotelização, sendo mais parecida na história natural e na etiologia da EI das valvas nativas.

A endocardite pós-implante de marca-passo ou cardiodesfibriladores é rara e, geralmente, ocorre por contaminação no implante ou comprometimento da bolsa do gerador. A infecção de dispositivos de assistência ventricular em crianças possui poucos dados disponíveis.

PATOLOGIA

Os achados macroscópicos típicos são as vegetações de tamanho variável. Podem-se observar destruição ou rotura valvar ou do aparato subvalvar e formação de abscessos. A cicatrização pode levar à calcificação ou à fibrose. Nos achados microscópicos encontram-se fibrina, plaquetas e bactérias, além de neutrófilos e outros leucócitos. O crescimento do agente infeccioso dentro do trombo asséptico atrai mais plaquetas, leucócitos, hemácias e fibrina, formando uma vegetação que pode variar em tamanho e aderir-se firmemente à superfície afetada ou, pelo contrário, ser pediculada e muito móvel, e única ou múltipla e localizar-se em um ou vários sítios[9].

As vegetações, se pediculadas e muito móveis, têm a tendência a se desprender, produzindo embolias distais que afetam as artérias pulmonares se a endocardite é do lado direito, ou as artérias cerebrais, o baço, o território esplâncnico ou os membros inferiores se a endocardite é do lado esquerdo[10,11].

O achado patológico das embolizações consiste em infarto, abscessos ou ambos. Nas crianças, os sítios mais frequentes de embolização são o sistema nervoso central (onde se produzem infartos extensos, hemorragias, múltiplos microabscessos, grandes abscessos ou meningite) e o pulmão (onde se produzem infartos sépticos de extensão variável, abscessos pulmonares, pneumonias ou empiemas)[12]. Os aneurismas micóticos se detectam mais frequentemente no sistema nervoso central e se originam por invasão direta, oclusão embólica ou depósito de complexos imunes dentro da parede[13]. No recém-nascido, sobretudo no prematuro, a EI na válvula tricúspide frequentemente se encontra-se associada com cateteres de longa permanência. No rim, as lesões de glomerulonefrite se caracterizam por depósitos subepiteliais que contêm imunoglobulinas ou complemento.

As vegetações podem ocasionar perfuração ou rotura da estrutura subjacente e, a depender de sua localização, levar a óbito (p. ex., fístula entre a artéria pulmonar e um brônquio).

Outras complicações são as manchas de Roth, lesões de Janeway, nódulos de Osler, petéquias e hematúria decorrentes de fenômenos vasculares secundários à reação inflamatória.

A esplenomegalia é consequência da ativação da cascata inflamatória com hiperplasia do sistema reticuloendotelial.

AGENTES ETIOLÓGICOS (TABELA 7.1)[14]

TABELA 7.1 Agentes etiológicos de endocardite bacteriana em crianças

Organismo	Média (%)
Estreptococos	
Streptococcus viridans	40,0
Enterococos	4,0
Pneumococos	3,3
Beta-hemolíticos	2,7
Outros	1,1
Staphylococcus	
Staphylococcus aureus	23,8
Coagulase-negativa	4,7
Bacilos aeróbicos	4,0
Gram-negativos	
Fungos	1,1
Miscelânea (bactérias)	2,4
Cultura negativa	12,6

Cocos Gram-positivos

Presentes em 90% dos casos nos quais se isola um organismo[15-29], as cepas responsáveis pela endocardite (estreptococos e estafilococos) são estimuladores potentes da agregação plaquetária. Na forma aguda, os agentes etiológicos mais comuns são *Staphylococcus aureus*, *Streptococcus pyogenes* e *Streptococcus pneumoniae*, sendo o *Strep-*

tococcus viridans o agente etiológico mais comum no caso de EI subaguda, seguido por estafilococos e fungos, em pacientes pós-cirúrgicos[30].

Estreptococos

São os agentes etiológicos mais frequentes de EI em crianças[17]. O *Streptococcus bovis* é o agente etiológico mais frequente e responsável por 40% dos casos em crianças[14]. Podem causar enfermidade invasiva rapidamente progressiva.

O *S. viridans* é o patógeno mais comum nos pacientes com cardiopatia subjacente[22] e, em menor porcentagem, nos pacientes pós-cirúrgicos[17]. Fazem parte da flora habitual da cavidade oral e do trato gastrointestinal. Os procedimentos que alteram a integridade dessas mucosas predispõem ao desenvolvimento de bacteremia. A maioria das cepas é sensível à penicilina, apesar do aumento da resistência com a administração prévia de antibióticos.

Algumas variantes do *S. viridans* são reconhecidas como uma das causas de endocardite com cultura negativa em crianças e a falha terapêutica pode ocorrer em 40% dos casos, apesar da suscetibilidade aos antibióticos utilizados[31].

A maioria dos *S. viridans* tem baixa patogenicidade, e o grupo do *S. anginosus* tem predileção pelas complicações supurativas. A taxa de cura é superior a 90%, embora as complicações (embolia, insuficiência cardíaca congestiva) possam ocorrer até em 30% dos casos.

A endocardite por enterococo é pouco frequente em crianças (2% dos casos). É habitualmente causada por *Enterococcus faecalis* (90%) e, mais raramente, por *Enterococcus faecium* e outras espécies. O enterococo normalmente habita os tratos gastrointestinal e geniturinário. Os fatores que sugerem essa etiologia incluem uma cardiopatia preexistente, aquisição da comunidade, uma fonte criptogênica e a ausência de bacteremia por outros agentes microbianos.

A diferenciação entre enterococos e outros estreptococos do grupo D (*S. bovis*) é importante, pois tem elevada tolerância ao uso de antibiótico e sua erradicação requer administração prolongada de combinações bactericidas sinergísticas de inibidores da parede celular e aminoglicosídeos. Esses germes podem ser resistentes a múltiplos fármacos, como aos aminoglicosídeos, aos betalactâmicos e à vancomicina[27].

A endocardite causada por estreptococos beta-hemolíticos na maioria dos casos é causada pelos grupos B e G de Lancefield. A infecção estreptocócica dos grupos A, B ou C pode levar a grandes vegetações e complicações embólicas. Apesar de a bacteremia por estreptococo do grupo B ser um achado frequente nos recém-nascidos, essa etiologia é rara. Por sua vez, o *S. pneumoniae* na atualidade causa menos de 1% dos casos, embora outras séries mostrem acometimento de 3 a 7%. A endocardite pneumocócica[26] pode afetar a valva aórtica ou mitral e seu curso clínico costuma ser fulminante e originar meningite ou pneumonia associada.

Estafilococos

Os estafilococos causam de 20 a 30% dos casos de EI aguda nas crianças, mas sua incidência parece aumentar[16,32,33], e se encontram em 50% das endocardites em usuários de drogas injetáveis. Em algumas séries, o *S. aureus* tem sido mais comum que os estreptococos[34] no acometimento das valvas sadias[27], bem como nas valvas protéticas[18]. O *S. aureus* tende a produzir vegetações grandes e friáveis. Seu curso pode ser fulminante[35] quando as valvas aórtica ou mitral estão comprometidas, sendo comuns as complicações supurativas no coração (pericardite, abscesso do anel da valva) e em outros órgãos[36]. A EI por *S. aureus* meticilino-resistente (SAMR) encontra-se em aumento progressivo[14,38-41].

A EI por estafilococos coagulase-negativa (ECN) também está associada com prolapso da valva mitral e uso de cateteres intravasculares em recém-nascidos prematuros. É o segundo agente etiológico mais comum de EI de valva protética nos 12 primeiros meses pós-cirúrgicos[27]. Muitas das cepas (87%) são resistentes à meticilina[14]. A febre prolongada se associa com certos agentes etiológicos (*S. aureus*, bacilos Gram-negativos, fungos), endocardite com culturas negativas e com complicações como a embolização[37].

A bacteremia por *S. aureus* apresenta alto risco de produzir embolia séptica[38-40], formação de abscessos, sepse clínica e deterioração aguda[28]. Pode se associar com osteomielite com múltiplos focos afetando as grandes articulações[19,41].

EI com Culturas Negativas

Tem-se observado hemoculturas negativas em 10 a 15% dos pacientes com endocardite[14]. As culturas negativas[42] estão presentes: na endocardite do coração direito; com a administração prévia de antibióticos; na endocardite fúngica (especialmente *Aspergillus*); na endocardite causada por *Bartonella* spp., rickettsias, clamídias, microrganismos intracelulares ou vírus; na endocardite mural; com organismos de crescimento lento (*Candida*, *Haemophilus*, *Brucella*, variantes de estreptococos); por germes anaeróbios e na endocardite não bacteriana ou no diagnóstico equivocado de endocardite[14,18]. Há casos em que a ressecção cirúrgica da vegetação ou troca da valva pode demonstrar o agente etiológico no exame histopatológico. Os microrganismos também podem ser isolados de sítios extracardíacos (medula óssea, urina).

Bacilos Gram-negativos

As bactérias Gram-negativas causam de 4 a 5% dos casos de EI nas crianças. Sua suspeita ocorre se existe bacteremia persistente apesar da administração de antibiótico adequado. Alguns pacientes têm maior risco para o desenvolvimento de endocardite por Gram-negativos, como queimados, imunossuprimidos ou portadores de dispositivos intravasculares implantados. O prognóstico é especialmente pobre quando existe comprometimento cardíaco do lado esquerdo[14].

As enterobactérias mais comuns de EI em crianças são *Brucella*, *Escherichia coli*, *Serratia*, *Klebsiella*, *Enterobacter*, *Salmonella* e *Pseudomonas*. Nesses casos, a frequência de complicações é alta e pode requerer cirurgia. São encontrados em pacientes com próteses cardíacas e múltiplas morbidades[43].

Gram-negativos Grupo HACEK

A ocorrência de Gram-negativos do grupo HACEK (*Haemophilus* spp., *Actinobacillus actinomycetemcomitans*, *Cardiobacterium hominis*, *Eikenella corrodens*, *Kingella kingae*) é extremamente rara em crianças[27,44].

Algumas crianças com cardiopatia congênita podem ter maior risco de colonização gengival e desenvolvimento posterior de bacteremia por microrganismos do grupo HACEK.

A *Neisseria gonorrhoeae* pode ser responsável por 10% dos casos. Sua ação consiste em atacar as valvas cardíacas do coração previamente sadio e sua manifestação ocorre de forma aguda. A endocardite anaeróbica em crianças é extremamente rara.

Bacilos Gram-positivos

A EI causada por *Corynebacterium* spp. é um achado raro. Ambas as cepas toxigênicas de *Corynebacterium diphtheriae* causam endocardite em crianças. A endocardite por *Listeria monocytogenes* também é rara e tem elevada mortalidade; e, diferente de outras formas de listeriose, não se associa a hospedeiros imunocomprometidos, nem aos recém-nascidos.

Outros Organismos

Acinetobacter, *Stenotrophomonas*, *Nocardia*, *Actinomyces*, *Streptobacillus*, *Rothia* e micobactérias raras vezes estão associadas com endocardite. A EI causada pela bactéria *Coxiella burnetii*, agente etiológico da febre Q, é extremamente rara, tanto quanto a endocardite por *Mycoplasma*. A *Legionella* tem sido implicada em vários casos de endocardite protética e *Bartonella quintana* e *Bartonella henselae* foram identificadas como causa de endocardite com cultura negativa. O diagnóstico se estabelece por sorologia, reação em cadeia da polimerase ou técnicas de cultivo especiais.

Há outros microrganismos que não podem ser cultivados por métodos padrões, como *Bartonella, Tropheryma whippelii, Coxiella, Mycoplasma, Haemophilus, Abiotrophia, Gemella, Cardiobacterium* e *Streptococcus.*

Fungos

A endocardite fúngica é rara nas crianças e de ocorrência maior nos recém-nascidos tratados em unidade de terapia intensiva[45]. Os fatores predisponentes incluem: presença de um cateter vascular de curta ou longa permanência; uso prolongado de antibióticos; presença de imunodeficiência decorrente de neoplasias, desnutrição, uso de corticosteroides ou fármacos citotóxicos; uso de drogas ilícitas por via intravenosa; e endocardite bacteriana preexistente. Pode afetar a valva tricúspide e ter uma manifestação clínica "silenciosa" e atípica com fungemia persistente, deterioração da função pulmonar, coagulopatia e trombocitopenia. Os abscessos cutâneos e a hepatomegalia são achados comuns.

O agente mais comum é a *Candida albicans*[45], além da *Candida* spp, *C. krusei, C. parapsilosis, C. stellatoidea, C. tropicallis* e *C. guilliermondii.* As manifestações clínicas são inespecíficas. O prognóstico é pobre e relaciona-se com a possibilidade de embolia séptica, por grandes e friáveis vegetações e tendência à invasão no miocárdio. Com frequência as hemoculturas são negativas ou intermitentemente positivas e geralmente requerem intervenção cirúrgica, com ressecção de todo material infectado. Os *Aspergillus* spp são a segunda causa de EI fúngica. Outros fungos mais raros são *Histoplasma capsulatum, Coccidioides immitis, Cryptococcus neoformans, Torulopsis glabrata, Trichosporon beigelii* e *Fusarium* spp.

DIAGNÓSTICO

O quadro clínico é variável, dependendo do agente etiológico e da presença ou ausência de cardiopatia. Pode ter evolução aguda ou crônica. Deve ser suspeitada se existir febre (90% dos pacientes) com sintomas sistêmicos, calafrios, perda de peso e inapetência, aparecimento de novos sopros, eventos embólicos ou sepse de origem desconhecida. Os fenômenos vasculares e imunológicos, como as manchas de Roth, petéquias e glomerulonefrite, são comuns, e os êmbolos pulmonares, no cérebro e no baço, podem ocorrer em até 30% dos casos[46,47].

É importante verificar a existência de fatores de risco associados, como antecedente de cardiopatia de base, cirurgia cardíaca prévia com material protético intracardíaco, marca-passos, cardiodesfibriladores, valva protética, imunodeficiência ou presença de um cateter venoso central[46,47].

Para o diagnóstico, utilizam-se os critérios de Duke modificados[48-50] (Quadros 7.1 e 7.2).

QUADRO 7.1 Definição da terminologia usada no critério de Duke modificado [48-50]

Critérios maiores
Hemoculturas positivas: ▪ Isolamento de um germe típico em pelo menos duas hemoculturas coletadas em tempos diferentes. ▪ Presença de outros microrganismos que se cultivam persistentemente em sangue: – Por pelo menos duas culturas positivas em amostras separadas coletadas em um período de 12 horas ou mais. – Três ou a maioria de quatro ou mais culturas coletadas em tempos diferentes. – Hemocultura única positiva para *Coxiella burnetii* ou valorização de anticorpos IgG antifase I ≥ 1:800.
Evidência de comprometimento do endocárdio: ▪ Estudo ecocardiográfico positivo: – Massa compatível com vegetação localizada em valvas ou estruturas na via do jato regurgitante ou em sítios de materiais protéticos sem explicação anatômica alternativa. – Evidência ecocardiográfica de abscessos. – Deiscência parcial de material protético. ▪ Insuficiência valvar de origem recente (piora ou mudança de sopro preexistente não é suficiente).
Critérios menores
Condição cardíaca predisponente ou uso de fármacos intravenosos.
Febre maior que 38° C.
Fenômenos vasculares (êmbolos arteriais maiores, infartos pulmonares sépticos, aneurismas micóticos, hemorragias intracranianas, hemorragias conjuntivais, lesões de Janeway).
Fenômenos imunológicos (nódulos de Osler, manchas de Roth, fator reumatoide positivo e glomerulonefrite).
Hemoculturas positivas que não reúnem os critérios maiores ou evidência sorológica de infecção ativa com organismos consistentes com EI.

QUADRO 7.2 Critérios de Duke para diagnóstico de EI [48-50]

Endocardite definitiva:
▪ Dois critérios maiores, ou ▪ Um maior e três menores, ou ▪ Cinco menores.
Endocardite possível: ▪ Achados positivos para EI que não se encaixam nem como definitiva, nem como rejeitada.
Endocardite rejeitada: ▪ Diagnóstico alternativo explicando a não evidência de EI, ou ▪ Resolução das manifestações de EI com antibioticoterapia menor ou igual a quatro dias, ou ▪ Sem evidência patológica de EI em cirurgia ou necropsia com antibioticoterapia menor ou igual a 4 dias.

EI: endocardite infecciosa.

Exames de Laboratório

Recomenda-se coletar entre 3 e 5 hemoculturas seriadas em diferentes punções venosas e nas primeiras 24 horas para obtenção de maior positividade. Deve-se evitar a coleta de amostras de cateteres centrais pelo alto risco de contaminação (falso positivo). O isolamento do agente infeccioso é o mais importante para o diagnóstico de endocardite. Alguns casos podem ser mais difíceis pela presença de culturas negativas; porém, com as novas tecnologias existentes nos laboratórios com o uso de meios especializados para a cultura, sorologia para *Bartonella*, *Legionella*, *Coxiella*, *Chlamydia* e reação em cadeia de polimerase, melhores resultados são obtidos na atualidade.

Deve-se solicitar quadro hematológico completo com velocidade de hemossedimentação (VHS) e proteína C reativa (PCR) (Tabela 7.2)[51,52]. Em alguns casos de endocardite por germes de baixa virulência, com quadros crônicos e não habituais, é necessário realizar diagnóstico diferencial (Quadro 7.3) com outras doenças como lúpus eritematoso sistêmico, com avaliação de anticorpos antinucleares, o fator reumatoide e as células LE[51-53]. O exame de sedimento urinário serve para a detecção de hematúria para diagnóstico de possível embolia renal.

TABELA 7.2 Dados de laboratório de endocardite em crianças[51,52]

Achados de laboratório	Média (%)
Hemocultura positiva	87
Velocidade de hemossedimentação	80
Anemia	44
Fator reumatoide positivo	38
Hematúria	35

QUADRO 7.3 Diagnóstico diferencial[51,53]

- Síndrome febril prolongada de causa desconhecida.
- Doenças neoplásicas, especialmente linfomas e leucemias.
- Doenças do colágeno como lúpus eritematoso sistêmico.
- Síndrome pós-pericardiectomia.
- Síndrome pós-perfusão, com hepatomegalia, esplenomegalia e linfocitose, causado por vírus Epstein-Barr ou citomegalovírus.
- Outras enfermidades infecciosas crônicas como a tuberculose.
- Cardite reumática.
- Doença de Kawasaki.

Ecocardiograma

É exame obrigatório em todo paciente com suspeita de endocardite após adequada história clínica e exame físico. Este exame permite a visualização das vegetações (Figuras 7.1 e 7.2), sua localização, a determinação do tamanho e sua mobilidade, as mudanças estruturais produzidas na arquitetura cardíaca, abscessos, pseudoaneurisma e fístulas, perfurações valvulares ou disfunção de valvas protéticas com escapes perivalvares. Fornece dados sobre o tamanho das cavidades cardíacas, a contratilidade ventricular, a função de outras valvas não afetadas e a existência de hipertensão pulmonar associada, além de uma avaliação pós-operatória e o estabelecimento de um prognóstico para o paciente[54,55].

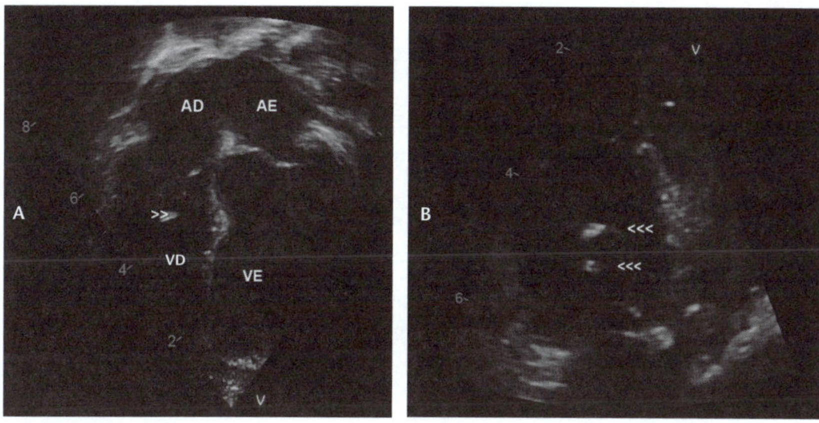

FIGURA 7.1 Ecocardiograma de criança de 1 ano e 6 meses com vegetação fúngica no aparato da valva tricúspide (seta).
AD: átrio direito; AE: átrio esquerdo; VD: ventrículo direito; VE: ventrículo esquerdo.

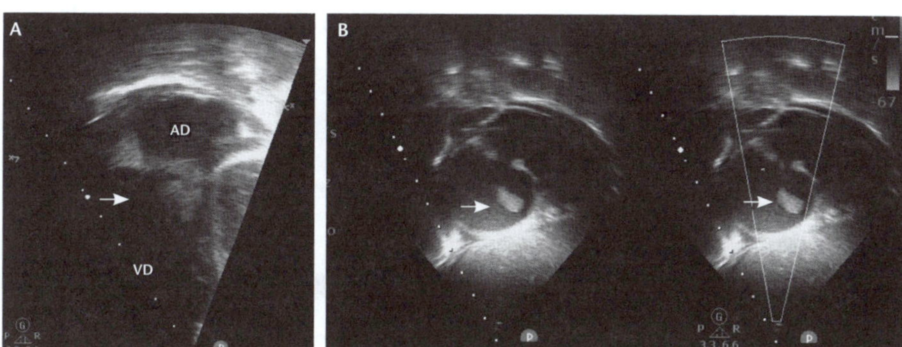

FIGURA 7.2 Ecocardiograma de criança de 1 ano e 2 meses com vegetação fúngica pediculada (seta) em valva tricúspide. (Veja imagem colorida no encarte.)
AD: átrio direito, VD: ventrículo direito.

O ecocardiograma também pode avaliar o risco de embolização, sobretudo nas grandes vegetações e nas pediculadas.

A sensibilidade da ecocardiograma transtorácica é de cerca de 60%, mas na população pediátrica a sensibilidade é maior, por ter uma janela acústica melhor (> 80%).

Em pacientes com próteses valvares, obesos, com doença pulmonar ou alterações da caixa torácica, a janela acústica pode ser inadequada. Nestes casos, a ecocardiograma transesofágica permite menor resolução das imagens, aumentando a sensibilidade na detecção de vegetação até 95 a 100%[50,56,57].

Radiografia de Tórax

É útil para a valorização das alterações hemodinâmicas ou do fluxo pulmonar induzidas pela cardiopatia de base, e muito importante nos casos em que se suspeita de embolia pulmonar.

Eletrocardiograma

É útil na avaliação da repercussão sobre as cavidades cardíacas da cardiopatia subjacente, para determinar o ritmo de base e diagnosticar com maior facilidade as arritmias ou as alterações do segmento ST que podem se apresentar na evolução da endocardite.

Medicina Nuclear

A PET-CT (tomografia computadorizada por emissão de pósitrons) pode ser muito eficiente na detecção de foco de endocardite infecciosa (Figura 7.3), desde que bem realizada. A alta sensibilidade da 18F-FDG-PET/CT para a detecção de infecção asso-

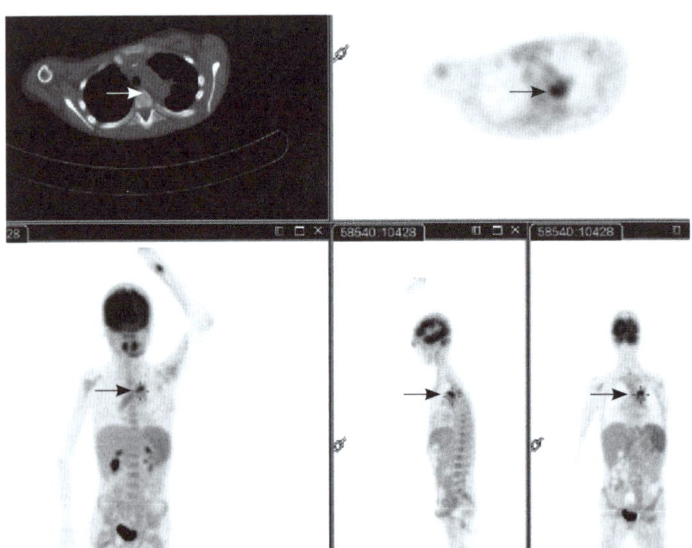

FIGURA 7.3 PET-CT de criança de 8 anos evidenciando sítio de endocardite estafilocócica (tubo de Dacron em arco aórtico – setas).

ciada à definição precisa de dano estrutural proporcionou um aumento significativo na sensibilidade do diagnóstico para a detecção de EI. Este exame provou ser uma ferramenta de diagnóstico útil em pacientes com suspeita de EI. As informações adicionais fornecidas por esta técnica melhoram o desempenho diagnóstico da endocardite protética da valva quando usada em combinação com os critérios de Duke. Os achados obtidos nos estudos PET/CTA foram incluídos como um critério importante no algoritmo de diagnóstico recentemente atualizado nas diretrizes de EI[58].

Tomografia Axial Computadorizada ou Ressonância Nuclear Magnética

A tomografia axial computadorizada e a ressonância nuclear magnética trazem bons resultados na avaliação de anomalias valvares associadas com endocardite infecciosa, especialmente para valorização do comprometimento perivalvar e formação de pseudoaneurismas. Recentes avanços têm permitido detecção de lesões cardíacas e de complicações extracardíacas, como eventos embólicos (Figura 7.4), aneurismas infecciosos, hemorragias e metástases sépticas com alta sensibilidade e especificidade[55,59,60], sobretudo no SNC[61] e nos pulmões.

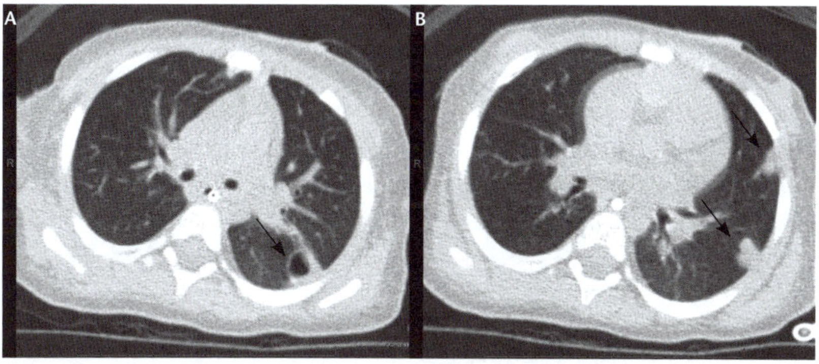

FIGURA 7.4 A: nódulo escavado no subsegmento posterior do lobo superior esquerdo (embolia séptica). B: focos de consolidação sugestivos de processo infeccioso. Caso correspondente à criança de 1 ano e 2 meses da Figura 7.2.

TRATAMENTO CLÍNICO

A EI é uma infecção pouco comum, mas potencialmente letal e com alta morbidade apesar dos avanços no diagnóstico[62] e no tratamento antimicrobiano. O manejo dos pacientes com EI possível ou definida deve estar a cargo de uma equipe interdisciplinar[14,27,29] com especialistas em cardiologia pediátrica, cirurgiões cardiovasculares e infectologistas pediátricos. As recomendações de tratamento[19,27-29,63-66] provêm de consenso de painel de especialistas[27] e seu êxito depende da identificação e da erradicação do agente causal. O tratamento atual baseia-se na suscetibilidade do microrganismo identificado para o tratamento apropriado[67] com antibiótico bactericida por períodos prolongados e cirurgia, se necessário, em alguns casos.

Com os atuais fármacos e métodos diagnósticos[68], espera-se que 80 a 90% das crianças sobrevivam. As taxas de mortalidade são mais altas para infecção estafilocócica aguda[20,23,38,40,69], endocardite fúngica[45] e endocardite de valva protética, ainda que a tendência à intervenção cirúrgica precoce nestas entidades possa melhorar suas taxas de sobrevivência. Em todos os casos de endocardite bacteriana, idealmente deve-se determinar a concentração inibitória mínima (CIM) e a concentração bactericida mínima (CBM) para a seleção dos antibióticos[41].

A administração parenteral de antibióticos bactericidas[17,18] é a recomendada, pois a absorção dos antibióticos orais pode ser errática. O tratamento deve ser prolongado, de 4 a 6 semanas ou mais, pois é necessário esterilizar as vegetações para prevenir as recidivas. As combinações dos antibióticos podem produzir um efeito bactericida rápido por mecanismos de ação sinérgicos[71], com redução da dose de cada fármaco e redução de efeitos adversos[14]. A infecção persistente complica as endocardites tratadas, e a deterioração da função cardíaca é a principal causa de morbidade e mortalidade. Para o seguimento clínico, devem-se usar provas de atividade inflamatória[72,73].

Depois de avaliar um paciente com suspeita de EI, deve-se decidir quando iniciar os antibióticos[27]. A administração de tratamento antimicrobiano deve ser feita após a confirmação do diagnóstico clínico ou laboratorial. Caso exista uma forte suspeita, seu início se dará tão logo se tenham obtido as hemoculturas[14]. O tratamento empírico inicial[27] depende do quadro clínico e do diagnóstico presuntivo e consiste no uso de antibióticos sinérgicos para evitar o desenvolvimento de microrganismos resistentes (Tabelas 7.3 e 7.4).

TABELA 7.3 Antibióticos doses e horários para a EI em crianças[27]

Antibiótico	Dose diária/kg	Intervalo/horas
Penicilina G sódica	3.000.000 U	4/4 ou 6/6
Ampicilina sódica	300 mg	4/4 ou 6/6
Ampicilina-sulbactam	300 mg	4/4 ou 6/6
Cefazolina	100 mg	6/6 ou 8/8
Ceftriaxona	100 mg	12/12
Ciprofloxacina	20 a 30 mg	12/12
Doxiciclina	2 a 4 mg	12/12

(continua)

TABELA 7.3 Antibióticos doses e horários para a EI em crianças *(continuação)*

Antibiótico	Dose diária/kg	Intervalo/horas
Gentamicina	3 mg	8/8 ou 24/24
Imipenem/cilastatina	60 a 100 mg	6/6
Linezolida	30 mg	8/8
Meropenem	60 mg	8/8
Nafcilina sódica	200 mg (máximo 12 g)	4/4 ou 6/6
Oxacilina sódica	200 mg (máximo 12 g)	4/4 ou 6/6
Penicilina G sódica	3.000.000 U	4/4 ou 6/6
Rifampicina	20 mg	8/8 ou 12/12
Vancomicina	40 a 60 mg	6/6 ou 12/12

TABELA 7.4 Resumo do tratamento da EI[27]

Agente etiológico	Antibiótico	Duração (semanas)
Streptococcus bovis *Streptococcus viridans*	▪ Penicilina G sódica (ou cefalosporina de 1ª geração)	4
	▪ Ceftriaxona	4
	▪ Penicilina G sódica + ▪ ceftriaxona (resistência à penicilina G)	4 2
	▪ Ceftriaxona + ▪ gentamicina	2
	▪ Vancomicina (alérgicos a antibióticos betalactâmicos)	4
Enterococcus faecalis	▪ Imipenem-cilastatina + ▪ ampicilina	≥ 8 ≥ 8
	▪ Ceftriaxona + ▪ ampicilina	≥ 8 ≥ 8
Enterococcus faecium	▪ Linezolida	≥ 8
Staphylococcus aureus (sensível à meticilina)	▪ Oxacilina + ▪ gentamicina	6
	▪ Cefazolina + ▪ gentamicina	6 2
Staphylococcus aureus (resistente à meticilina)	▪ Vancomicina	6
HACEK	▪ Ceftriaxona (cefotaxima ou outra cefalosporina de 3ª geração)	4
	▪ Ampicilina-sulbactam ou ▪ ciprofloxacina	4

Se a infecção é subaguda, recomenda-se uma combinação de penicilina G e um aminoglicosídeo por sua atividade contra *S. viridans*, enterococos e a maioria dos organismos Gram-negativos.

Se a suspeita for de endocardite por *S. aureus*, recomenda-se associar a vancomicina e uma penicilina resistente à penicilinase. Os pacientes que recentemente foram submetidos à cirurgia cardíaca, especialmente com a colocação de prótese valvar, têm melhor resposta com um aminoglicosídeo e vancomicina para cobrir infecções causadas por SAMR ou ECN. A associação de penicilina G melhora a atividade contra os estreptococos. Quando se conhecem os dados de cultura e suscetibilidade, o tratamento com antibióticos deve ser ajustado segundo o antibiograma e a necessidade.

A maioria das cepas de *S. viridans*, *S, pyogenes*, estreptococos e não enterocócicos do grupo D são exclusivamente sensíveis à penicilina, porém, 15 a 20% dos *S. viridans* são relativamente resistentes. Algumas cepas (particularmente *S. mutans* e *S. mitis*) podem demonstrar tolerância ao seu uso.

A maioria dos especialistas recomenda que os pacientes com endocardite causada por estreptococos relativamente resistentes sejam tratados com doses altas de penicilina combinada com um aminoglicosídeo como sinergia por 2 a 4 semanas; a gentamicina é a segunda droga preferida para esses casos isolados. Nos pacientes pediátricos, a gentamicina pode ser substituída pela rifampicina por sua menor toxicidade[74].

A vancomicina ou ceftriaxona durante 4 semanas pode ser utilizada em pacientes com *S. viridans* sensíveis à penicilina ou naqueles com alergia à penicilina. Dado que a maioria dos estreptococos com variantes são tolerantes a penicilina, aos pacientes com endocardite decorrente desses organismos recomenda-se um curso de 4 a 6 semanas de penicilina acrescida de um aminoglicosídeo. Nos pacientes com infecção por estreptococos de valvas protéticas ou outros materiais protéticos, recomenda-se um esquema de 6 semanas da penicilina acrescida de um aminoglicosídeo. Nenhum dos regimes discutidos foi avaliado especificamente em crianças com endocardite.

Todos os antibióticos são bacteriostáticos diante de enterococos e não podem ser utilizados isoladamente; porém, a produção de plasmídeos mediada por betalactamase tem sido encontrada em cepas de *E. faecalis*; neles, a associação ampicilina-sulbactam supera a produção de enzimas e pode ser eficaz como tratamento. Ainda que a terapia isolada com penicilina seja ineficaz, a combinação da penicilina com um aminoglicosídeo é sinérgica e produz um efeito bactericida sobre a maioria das cepas de enterococos. Apesar de os enterococos resistentes à vancomicina serem importantes patógenos hospitalares, raramente causam endocardite em crianças. A endocardite por enterococos resistentes à vancomicina tem sido tratada com êxito com linezolida oral.

A maioria dos *S. aureus* é resistente à penicilina, mas as endocardites por *S. aureus* sensíveis à penicilina podem ser tratadas com penicilina semissintética resistente à penicilinase, que é o fármaco de eleição e deve ser administrada por 6 semanas. Nos pacientes alérgicos à penicilina ou naqueles com SAMR, recomenda-se o uso da vancomicina. Em alguns casos é necessária a adição de rifampicina ou de fármacos betalactâmicos. Tem sido utilizada a ciprofloxacina, mas com aparecimento de casos de resistência.

Para o tratamento da endocardite causada por SAMR, recomenda-se a vancomicina durante 6 semanas associada à gentamicina nas primeiras 2 semanas de tratamento. A daptomicina e a linezolida também têm sido utilizadas com êxito para tratar a endocardite causada por SAMR. As infecções nosocomiais com *S. epidermidis* são tratadas com vancomicina pela alta incidência de resistência à meticilina dentre estas cepas. A adição de rifampicina e gentamicina a qualquer nafcilina ou vancomicina pode melhorar a atividade bactericida e é recomendada na endocardite protética secundária a qualquer estafilococo.

O tratamento para a endocardite causada por microrganismos Gram-negativos deve ser individualizado, de acordo com os estudos de suscetibilidade *in vitro*. Um curso de 6 a 8 semanas de tratamento, combinado com dois ou mais fármacos, pode ser necessário, especialmente com endocardite causada por *Klebsiella* ou *Pseudomonas*. A intervenção cirúrgica com frequência é necessária, especialmente para a infecção das valvas mitral ou aórtica. A EI por *Haemophilus* e outros organismos Gram-negativos em geral é sensível a ampicilina, ceftriaxona ou ciprofloxacina isolada, mas a adição de um aminoglicosídeo pode melhorar o resultado. Os bacilos anaeróbicos geralmente são sensíveis à penicilina, mas a infecção causada por *Bacteroides fragilis* resistentes é mais bem tratada com combinações que incluem metronidazol, ticarcilina acrescida de ácido clavulâmico, piperacilina-tazobactam, imipenem ou meropenem.

As taxas de sobrevivência de 10 a 20% em pacientes com endocardite fúngica estão relacionadas com a pouca capacidade que os agentes antifúngicos disponíveis na atualidade têm de esterilizar as vegetações. A maioria dos especialistas sustenta que a intervenção cirúrgica precoce é obrigatória em todos os pacientes com endocardite fúngica.

Os antifúngicos devem ser administrados em combinação com o tratamento cirúrgico. O fármaco de eleição é a anfotericina B ou anfotericina lipossomal. Este antibiótico pode ser fungistático ou fungicida, dependendo do organismo infectante. Os efeitos secundários como febre, calafrios, flebite, anemia, hipocalcemia, acidose tubular renal e trombocitopenia devem ser levados em conta. A dose ótima de anfotericina B é desconhecida, mas comumente é usada a dose total de 20 a 50 mg ou 3 a 5 mg/kg/dia por 2 a 3 meses. A 5-fluorocitosina pode agir sinergicamente com a anfotericina contra muitas cepas de fungos, mas seu papel na endocardite micótica não está estabelecido. O fluconazol é menos eficaz que a anfotericina B; novos agentes antifúngicos, como a caspofungina, têm sido utilizados com êxito para tratar a endocardite por fungos, mas a experiência em crianças é limitada.

O tratamento da endocardite com culturas negativas é complicado. Vários achados ecocardiográficos sugerem uma possível necessidade de intervenção cirúrgica. Estudos recentes têm demonstrado que é possível a preservação da valva nativa da criança com baixa mortalidade operatória, incluindo a cirurgia durante a infecção. As hemoculturas negativas de controle não garantem o êxito do tratamento, mas, se as culturas continuam positivas, em geral requerem modificações no tratamento antibiótico. A evolução clínica do paciente é extremamente importante; a febre cede após poucos dias do início da antibioticoterapia, porém pode persistir durante semanas. Esses pacientes devem ser bem monitorados e podem requerer a observação em unidade de terapia intensiva. O retardo e a terapia antibiótica inapropriada têm um importante efeito deletério no resultado do tratamento[72].

TRATAMENTO CIRÚRGICO

A endocardite bacteriana requer uma adequada avaliação, não apenas para confirmar o diagnóstico e o sítio acometido, mas também para quantificar a extensão da infecção e estabelecer um prognóstico. Alguns fatores preditivos de óbito têm sido identificados e incluem variáveis clínicas, biológicas e ecocardiográficas de risco. Esses pacientes requerem monitoração e seguimento contínuos, além de tratamento mais agressivo e, em alguns casos, intervenção cirúrgica precoce[75,76].

As indicações para o tratamento cirúrgico durante a endocardite ativa são a insuficiência cardíaca congestiva refratária, a infecção não controlada, mais de um episódio embólico grave, endocardite fúngica (Figuras 7.5 e 7.6), casos de endocardite de uma valva protética e as complicações supurativas locais, como abscesso perivalvar ou infarto com anomalias do sistema de condução. A indicação habitual para a intervenção cirúrgica é a insuficiência cardíaca congestiva em lesões do lado esquerdo e a infecção persistente na enfermidade do lado direito.

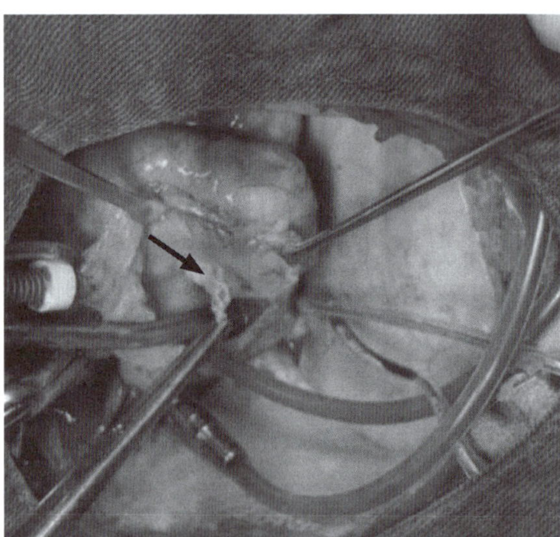

FIGURA 7.5 Vegetação fúngica (seta) referente à evidenciada no ecocardiograma da Figura 7.1. (Veja imagem colorida no encarte.)

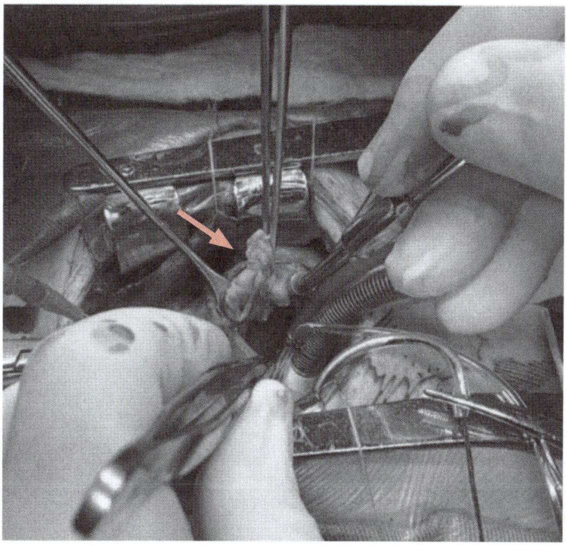

FIGURA 7.6 Vegetação fúngica (seta) referente à evidenciada no ecocardiograma da Figura 7.2. (Veja imagem colorida no encarte.)

As atuais guias de manejo e recomendações cirúrgicas na endocardite infecciosa se apresentam na Tabela 7.5[16].

TABELA 7.5 Indicações cirúrgicas em endocardite infecciosa[16]

Insuficiência cardíaca	Cirurgia	Indicação
EI em VAo ou VM ou endocardite de valva protética com regurgitação grave e aguda, obstrução da valva ou fístula que causa grave edema pulmonar e choque cardiogênico.	Urgente	Classe I Nível de evidência B
EI em VAo ou VM com regurgitação grave e aguda, obstrução da valva com IC persistente ou ecocardiograma com sinais de instabilidade hemodinâmica e HP.	Urgente	Classe I Nível de evidência B
EI em VAo ou VM ou grave deiscência da prótese com regurgitação grave sem IC.	Eletiva	Classe IIa Nível de evidência B
IC direita secundária a grave, regurgitação tricuspídea com pouca resposta à terapia com diuréticos.	Urgente/eletiva	Classe IIa Nível de evidência C
Infecção não controlada		
Abscesso, pseudoaneurisma, fístula, aumento do tamanho da vegetação.	Urgente	Classe I Nível de evidência B
Febre persistente e culturas positivas > 7 a 10 dias não relacionadas a uma causa extracardíaca.	Urgente	Classe I Nível de evidência B

(continua)

TABELA 7.5 Indicações cirúrgicas em endocardite infecciosa

Insuficiência cardíaca	Cirurgia	Indicação
Infecção causada por fungos ou microrganismos multirresistentes.	Eletiva	Classe I Nível de evidência B
EI de valva protética causada por estafilococo ou Gram-negativo.	Urgente/eletiva	Classe IIa Nível de evidência C
Prevenção de embolismo		
EI em VAo ou VM ou valva protética com uma vegetação (> 10 mm) depois de um ou mais episódios embólicos apesar de tratamento antibiótico adequado.	Urgente	Classe I Nível de evidência B
EI em VAo ou VM em valva protética com uma grande vegetação (> 10 mm) e outros preditores de complicações (abscesso, IC, infecção persistente).	Urgente	Classe I Nível de evidência C
EI em VAo ou VM em valva protética, com uma vegetação isolada (> 5 mm).	Urgente	Classe IIb Nível de evidência C
Vegetação persistente em VT > 20 mm depois de embolismo pulmonar recorrente.	Urgente	Classe IIa Nível de evidência C

EI: endocardite infecciosa; IC: insuficiência cardíaca; HP: hipertensão pulmonar; VAo: valva aórtica; VM: valva mitral; VT: valva tricúspide.

PROFILAXIA

A profilaxia é necessária na prevenção do crescimento de bactérias nas lesões endocárdicas. O uso de antibióticos profiláticos foi implementado há muitos anos e alterado recentemente, passando de recomendações e esquemas complexos, para a maioria de pacientes com cardiopatia, a recomendações menos rígidas, e inclusive, em alguns países, ao não uso da profilaxia. A maioria das mudanças, porém, tem sido baseada em recomendações de especialistas, sem alteração importante da incidência da endocardite por S. *viridans* desde sua introdução. A boa higiene e o cuidado oral, dental e da pele, além da correção precoce das cardiopatias, são as recomendações mais importantes para a prevenção da endocardite.

As novas diretrizes da American Heart Association (AHA) eliminaram algumas recomendações prévias: agora se recomendam que se realize a profilaxia nos pacientes de alto risco e para todos os procedimentos dentais que impliquem a manipulação do tecido gengival ou da região periapical dos dentes, na agressão da mucosa oral, nos procedimentos das vias respiratórias ou pele infectada, ou tecido musculoesquelético (Tabelas 7.6 a 7.8). Já não é recomendada para procedimentos do trato gastrointestinal ou geniturinário[14,18,24,27,62,65,72,77-79].

TABELA 7.6 Profilaxia para pacientes com cardiopatias submetidos a procedimentos de risco

Paciente com risco maior de EI	Uso	Indicação
Pacientes com valva protética ou material protético utilizado em reparação da valva cardíaca.	Recomendado	Classe IIa Nível de evidência C
Pacientes com endocardite infecciosa prévia.	Recomendado	Classe IIa Nível de evidência C
Pacientes com cardiopatia congênita: ▪ Cianótica sem cirurgia, ou com defeitos residuais, *shunts* ou condutos protéticos. ▪ Após cirurgia com material protético por tratamento cirúrgico ou percutâneo, até 6 meses após o procedimento. ▪ Defeito residual no sítio de implantação de material protético ou dispositivo por tratamento cirúrgico ou percutâneo.	Recomendado	Classe IIa Nível de evidência C
Receptores de transplante cardíaco com valvopatias cardíacas.	Recomendado	Classe IIa Nível de evidência C
Pacientes com outras formas de cardiopatia valvar ou congênita.	Não recomendado	Classe III Nível de evidência C

* Classe de recomendação: IIa – evidência/opinião a favor da utilidade/eficácia; III – o tratamento não é útil/efetivo e, em alguns casos, pode ser prejudicial.

* Nível de evidência: C – consenso de especialistas e/ou pequenos estudos, prática habitual.

TABELA 7.7 Profilaxia de endocardite infecciosa em pacientes com maior risco segundo o tipo de procedimento

Tipo de procedimento	Recomendações	Classe	Nível de evidência
1. Procedimentos odontológicos	Procedimentos que precisam de manipulação da região gengival ou periapical dos dentes ou perfuração da mucosa oral.	IIIa	C
	Não se recomenda para as injeções de anestesia local em tecido não infectado, eliminação de suturas, radiografia dos dentes, colocação ou ajuste de aparatos ou próteses dentárias ou corretores ortodônticos móveis. Não se recomenda a profilaxia em dentes decíduos ou traumatismo labial e de mucosa oral.	III	C
2. Procedimentos de trato respiratório	Não se recomenda para broncoscopia ou laringoscopia e intubação transnasal ou endotraqueal.	III	C
	Indicada em pacientes submetidos a procedimentos invasivos do trato/mucosa respiratórios que impliquem incisão ou biópsia da mucosa respiratória, como amigdalectomia e adenoidectomia.	IIa	C
3. Procedimentos gastrointestinais ou urogenitais	Não se recomenda em gastroscopia, colonoscopia, cistoscopia ou ecocardiograma transesofágica.	III	C

(continua)

TABELA 7.7 Profilaxia de endocardite infecciosa em pacientes com maior risco segundo o tipo de procedimento

Tipo de procedimento	Recomendações	Classe	Nível de evidência
	Pele e tecidos moles: não é recomendada para nenhum procedimento.	IIa	C

TABELA 7.8 Profilaxia da endocardite em procedimento dentário

Situação	Agente	Dose de 30 a 60 minutos antes do procedimento	
		Adultos	Crianças
Via oral	Amoxicilina	2 g	50 mg/kg
Não é possível a via oral	Ampicilina ou	2 g IM ou IV	50 mg/kg IM ou IV
	cefazolina ou ceftriaxona	1 g IM ou IV	50 mg/kg IM ou IV
Alérgicos à penicilina oral	Cefalexina* ou	2 g	50 mg/kg
	clindamicina ou	600 mg	20 mg/kg
	azitromicina ou claritromicina	500 mg	15 mg/kg
Alérgicos à penicilina e não é possível a via oral	Cefazolina ou ceftriaxona* ou	1 g IM ou IV	50 mg/kg
	clindamicina	600 mg IM ou IV	20 mg/kg

REFERÊNCIAS BIBLIOGRÁFICAS

1. Yoshinaga M, Niwa K, Niwa A, Ishiwada N, Takahashi H, Echigo S, Nakazawa M. Risk factors for in-hospital mortality during infective endocarditis in patients with congenital heart disease. Am J Cardiol. 2008;101(1):114-8.
2. Coward K, Tucker N, Darville T. Infective endocarditis in Arkansan children from 1990 through. 2002. Pediatr Infect Dis J. 2003;22(12):1048-52.
3. Guidelines on the prevention, diagnosis and treatment of infective endocarditis (new version 2009). The task force on the prevention, diagnosis and treatment of infective endocarditis of The European Society of Cardiology (ESC). Endorsed by the European Society of Clinical Microbiology and Infectious Diseases (ESCMID) and by the International Society of Chemotherapy (ISC) for Infection and Cancer. Eur Heart J. 2009;30:2369-413.
4. Fernández HN, Tornos P. Epidemiology of infective endocarditis in Spain in the last 20 years. Rev Esp Cardiol. 2013;32(4):509-11.
5. Rosenthal LB, Feja KN, Levasseur SM, Alba LR, Gersony W, Saiman L. The changing epidemiology of pediatric endocarditis at a children's hospital over seven decades. Pediatr Cardiol. 2010;31(6):813-20.
6. Marom D, Ashkenary S, Samra Z, Birk E. Infective endocarditis in previously healthy children with structurally normal hearts. Pediatr Cardiol. 2013;34(6):1415-21.
7. Elder RW, Baltimore RS. The changing epidemiology of pediatric endocarditis. Infect Dis Clin N Am. 2015;29:513-24.
8. Baltimore RS, Gewitz M, Baddour LM, Beerman LB, Jackson MA, Lockhart PB, Pahl E, et al. Infective endocarditis in childhood: 2015 Update. A Scientific Statement From the American Heart Association. Circulation. 2015;132:1487-515.
9. Johnson CM, Rhodes KH. Pediatric endocarditis. Clin Proc. 1982;57(2):86-94.

10. Johnson DH, Rosenthal A, Nadas AS. A forty year review of bacterial endocarditis in infancy and childhood. Circulation. 1975;51(4):581-8.
11. Norwood SH, Cormier B, McMahon NG, Moss A, Moore V. Prospective study of catheter related infection during prolonged arterial catheterization. Crit Care Med. 1988;16(9):836-9.
12. Anjali J, Tamar BA, Robert SD. Infecciones estafilocócicas en la niñez. Pediatr Rev. 1999;20(8):283-91.
13. Joen B, Duval X. Infective endocarditis. N Engl J Med. 2013;368:1425-33.
14. Bennett J, Dollin R, Blaser MJ. Principles and practice of infectious diseases. Endocarditis and intravascular infections. 2015;8:990-1247.
15. Athan E, Chu V, Tattevin P, Selton-Suty C, Jones P, Naber C, et al. Clinical characteristics and outcome of infective endocarditis involving implantable cardiac devices. JAMA. 2012;307(16):1727-35.
16. Avenue G. Circulation editors´ picks. Most read articles in congenital heart disease and pediatric cardiology. Circulation. 2011;124(22):e561-e571.
17. Back JE, Park SJ, Woo SB, Choi JY, Jung JW, Kim NK. Changes in patient characteristics of infective endocarditis with congenital heart disease: 25 years experience in a single institution. Korean Circ J. 2014;44(1):37-41.
18. Baluta MM. Endocarditis in the 21st century. J Clin Med. 2011;6(4):290-7.
19. Corey GR. Staphylococcus aureus bloodstream infections: definitions and treatment. Clin Infect Dis. 2009;48(Suppl 4):S254-9.
20. Day MD, Gauvreau K, Shulman S, Newburger JW. Characteristics of children hospitalized with infective endocarditis. Circulation. 2009;119(6):865-70.
21. Deheza C, Rocha R. Agentes fastidiosos, como causa de endocarditis infecciosa. Rev Med Cient Luz Vida. 2010;1(1):31-5.
22. Del Pont JM, De Cicco LT, Vartalitis C, Ithurralde M, Gallo JP, Vargas F, et al. Infective endocarditis in children: clinical analyses and evaluation of two diagnostic criteria. Pediatr Infect Dis J. 1995;14(12):1079-86.
23. Del Rio A, Cervera C, Moreno A, Moreillon P, Miró JM. Patients at risk of complications of Staphylococcus aureus bloodstream infection. Clin Infect Dis. 2009;48(Suppl 4):S246-53.
24. Di Filippo S. Prophylaxis of infective endocarditis in patients with congenital heart disease in the context of recent modified guidelines. Arch Cardiovasc Dis. 2012;105(8-9):454-60.
25. Doern CD, Burnham C-AD. It´s not easy being green: the viridans group streptococci, with a focus on pediatric clinical manifestations. J Clin Microbiol. 2010;48(11):3829-35.
26. Givener LB, Mason EO, Tan TQ, Barson WJ, Schutze GE, Wald ER, et al. Pneumococcal endocarditis in children. Clin Infect Dis. 2004;38:1273-8.
27. Espercen F, Frimodt-Moller N. Staphylococcus aureus endocarditis. A review of 119 cases. Arch Intern Med. 1986;146(6):1118-21.
28. Hickey EJ, Jung G, Manlhiot C, Sakopoulos AG, Caldarone CA, Coles JG, et al. Infective endocarditis in children: native valve preservation is frequently possible despite advanced clinical disease. Eur J Cardiothoracic Surg. 2009;35(1):130-5.
29. Hoen B, Duval X. Clinical practice. Infective endocarditis. N Engl J Med. 2013;368(15):1425-33.
30. Simmon KE, Hall L, Woods CW, Marco F, Miro JF, Cabell C, et al. Phylogenetic analysis of Viridans group Streptococci causing endocarditis. J Clin Microbiol. 2008;46(9):3087-90.
31. Garcia-de-la-Mària C, Pericas JM, Del Rio A, Castañeda X, Vila-Farrés X, Armero Y, et al. Early in vitro and in vivo development of high-level daptomycin resistance is common in mitis group Streptococci after exposure do daptomycin. Antimicrob Agents Chemother. 2013;57(5):2319-25.
32. Health C. Infective endocarditis in New Zealand children. J Pediat Child Health. 2014;50(9):742.
33. Yuan S. Right-sided infective endocarditis: recent epidemiologic changes. Int J Clin Exp Med. 2014;7(1):199-218.
34. Wang W, Sun H, Lv T, Tian J. Retrospective studies on pediatric infective endocarditis over 40 years in a mid-west area of China. Cardiology. 2014;128(2):88-91.

35. Chi C-Y, Wang S-M, Lin C-C, Liu C-C. Microbiological characteristics of community-associated Staphylococcus aureus causing uncomplicated bacteremia and infective endocarditis. J Clin Microbiol. 2010;48(1):292-4.
36. Chong YP, Moon SM, Bang K-M, Park HJ, Park SY, Kim MN, et al. Treatment duration for uncomplicated Staphylococcus aureus bacteremia to prevent relapse: analysis of a prospective observational cohort study. Antimicrob Agents Chemother. 2013;57(3):1150-6.
37. Prakash V, Krishnamurthy S, Mahadevan S, Bethou A, Barathi SD. Infective endocarditis and septic pulmonary embolism following scorpion sting envenoming in an 11-year-old child. Paediatr Int Child Health. 2014;34(2):145-7.
38. Valente AM, Jain R, Sheurer M, Fowler VG Jr, Corey GR, Bengur AR, et al. Frequency of infective endocarditis among infants and children with Staphylococcus aureus bacteremia. Pediatrics. 2005;115(1):e15-9.
39. Konstantinides S, Torbicki A, Agnelli G, Galiè N, Pruszczyk P, Bengel F, et al. Guidelines on the diagnosis and management of acute pulmonary embolism: The Task Force for the Diagnosis and Management of Acute Pulmonary Embolism of the European Society of Cardiology (ESC)* Endorsed by the European Respiratory Society (ERS). Eur Heart J. 2008;29(18):2276-315.
40. Rizzi M, Ravasio V, Carobbio A, Mattucci I, Crapis M, Stellini R, et al. Predicting the occurrence of embolic events: an analysis of 1456 episodes of infective endocarditis from the Italian Study on Endocarditis (SEI). BMC Infect Dis. 2014;14(230):1-10.
41. Stauffer WM, Siwek AD, Kamat D, Kempler-Meyer E. Niño de 14 años con fiebre y erupción cutánea. Pediatr Rev. 2003;24:424.
42. Lamas CC, Eykyn SJ. Blood culture negative endocarditis: analysis of 63 cases presenting over 25 years. Heart. 2003;89(3):258-62.
43. Durante-Mangoni E, Andini R, Agrusta F, Iossa D, Mattucci I, Bernardo M, Utili R. Infective endocarditis due to multidrug resistant gram-negative bacilli: single centre experience over 5 years. Eur J Inter Med. 2014;25(7):657-61.
44. Groner A, Kowalsky S, Arnon R, Tosi MF. Endocarditis due to Cardiobacterium hominis in a 4-year-old boy, complicated by right lower lobe pulmonary artery mycotic aneurysm. J Pediatr Infect Dis Soc. 2012;2(3):278-80.
45. Kaufman D, Fairchild KD. Clinical microbiology of bacterial and fungal sepsis in very-low-birth--weight infants. Clin Microbiol Rev. 2004;17(3):638-80.
46. Milazzo AS, Li JS. Bacterial endocarditis in infants and children. Pediatr Infect Dis J. 2001;20:799-802.
47. Durack DT, Lukes AS, Bright DK. New criteria for diagnosis of infective endocarditis: utilization of specific echocardiographic findings. Duke Endocarditis Service. Am J Med.1994;96(3):200-9.
48. Li JS, Sexton DJ, Mick N, Nettles R, Fowler VG Jr, Ryan T, et al. Proposed modifications to the Duke criteria for the diagnosis of infective endocarditis. Clin Infect Dis. 2000;30(4):633-8.
49. Thuny F, Di Salvo G, Belliard O, Avierinos JF, Pergola V, Rosenberg V, et al. Risk of embolism and death infective endocarditis: prognostic value of echocardiography: a prospective multicenter study. Circulation. 2005;112(1):69-75.
50. Yvorchuk KJ, Chan KL. Application of transthoracic and transesophageal echocardiography in the diagnosis and management of infective endocarditis. J Am Soc Ecocardiogr. 1994;7(3):294-308.
51. Wilson W, Taubert KA, Gewitz M, Lockhart PB, Baddour LM, Levison M, et al. Prevention of infective endocarditis: guidelines from the American Heart Association: a guideline from the American Heart Association Rheumatic Fever, Endocarditis, and Kawasaki Disease Committee, Council on Cardiovascular Disease in the Young, and the Council on Clinical Cardiology, Council on Cardiovascular Surgery and Anesthesia and the Quality of Care and Outcome Research Interdisciplinary Working Group. Circulation. 2007;116:1736-54.

52. Wener GS, Schulz R, Fuchs JB, Andreas S, Prange H, Ruschewski W, Kreuzer H. Infective endocarditis in the elderly in the era of transesophageal echocardiography: clinical features and prognosis compared with younger patients. Am J Med. 1996;100(1):90-7.
53. Bayer AS, Bolger AF, Taubert KA, Wilson W, Steckelberg J, Karchmer AW, et al. Diagnosis and management of infective endocarditis and its complications. Circulation. 1998;98(25):2936-48.
54. Humpl T, McCrindle BW, Smallhorn JF. The relative roles of transthoracic compared with transesophageal echocardiography in children with suspected infective endocarditis. J Am Coll Cardiol. 2003;4(41):2068-71.
55. Feuchtner GM, Stolzmann P, Dichtl W, Schertler T, Bonatti J, Scheffel H, et al. Multislice computed tomography in infective endocarditis: comparison with transesophageal echocardiography and intraoperative findings. J Am Coll Cardiol. 2009;53(5):436-44.
56. Reynolds HR, Jagen MA, Tunick PA, Kronzon I. Sensitivity of transthoracic versus transesophageal echocardiography for the detection of native valve vegetations in the modern era. J Am Soc Echocardiogr. 2003;16(1):67-70.
57. Kini V, Logani S, Ky B, Chirinos JA, Ferrari VA, St John Sutton MG, et al. Transthoracic and transesophageal echocardiography for the indication of suspected infective endocarditis: vegetations, blood cultures and imaging. J Am Soc Echocardiogr. 2010:23(4):396-402.
58. Roque A, Pizzi MN, Cuéllar-Calàbria H, Aguadé-Bruix S. 18F-FDG-PET/CT angiography for the diagnosis of infective endocarditis. Curr Cardiol Rep. 2017;19(2):15.
59. Caramella T, Novellas S, Cua E. Images in cardiovascular medicine: cardiac computed tomography of severe aortic endocarditis. Circulation. 2007;116(9):e312-14.
60. Wijesekera H, Seneviratne S, Woolley I. Cardiac computed tomography in endocarditis. Heart. 2010;96:1604.
61. García-Cabrera E, Fernández-Hidalgo N, Almirante B, Ivanova-Georgieva R, Noureddine M, Plata A, et al. Neurological complications of infective endocarditis: risk factors, outcome, and impact of cardiac surgery: a multicenter observational study. Circulation. 2013;127(23):2272-84.
62. Vandersluis YR, Suri S. Infective endocarditis and orthodontic implication in children: a review of the literature. Am J Orthod Dentofacial Orthop. 2020;157(1):19-28.
63. Liu C, Bayer A, Cosgrove SE, Daum RS, Fridkin SK, Gorwitz RJ, et al. Clinical practice guidelines by the Infectious Diseases Society of America for the treatment of methicillin-resistant Staphylococcus aureus infections in adults and children. Clin Infect Dis. 2011;52(3):e18-55.
64. Kaplan EL, Rich H, Gersony W, Manning J. A collaborative study of infective endocarditis in the 1970s. Emphasis on infections in patients who have undergone cardiovascular surgery. Circulation. 1979:59(2):327-35.
65. Leekha S, Terrell CL, Edson RS. General principles of antimicrobial therapy. Mayo Clin Proc. 2011;86(2):156-67.
66. Li C, Lv Z, Shi Z, Zhu Y, Wu Y, Li L, Iheozor-Ejiofor Z. Periodontal therapy for the management of cardiovascular disease in patients with chronic periodontitis (Review). Cochrane. 2014;31(8):CD009197.
67. Villafañe J, Baker GH, Austin EH 3rd, Miller S, Peng L, Beekman R 3rd. Melody pulmonary valve bacterial endocarditis: experience in four pediatric patients and a review of the literature. Catheter Cardiovasc Interv. 2014;84(2):212-8.
68. Mertens L, Seri I, Marek J, Arlettaz R, Barker P, McNamara P, et al. Targeted neonatal echocardiography in the neonatal intensive care unit: practice guidelines and recommendations for training. Eur J Echocardiogr. 2011;12(10):715-36.
69. Welsh KJ, Abbott NA, Lewis EM, Gardiner JM, Kruzel MC, Lewis CT, et al. Clinical characteristics, outcomes, and microbiologic features associated with methicillin-resistant Staphylococcus aureus bacteremia in pediatric patients treated with vancomycin. J Clin Microbiol. 2010;48(3):894-9.
70. Okonta KE, Adamu YB. What size of vegetation in an indication for surgery in endocarditis? Inter Cardiovasc Thor Surg. 2012;15(6):1052-6.

71. Liew WK, Tan TH, Wong KY. Infective endocarditis in childhood: a seven-year experience. Singapore Med J. 2004;45(11):525-9.
72. Brooks N. Prophylactic antibiotic treatment to prevent infective endocarditis: new guidance from the National Institute of Health and Clinical Excellence. Heart. 2009;95(9):774-80.
73. Polewczyk A, Janton M, Podlaski R, Kutarski A. Clinical manifestations of lead-dependent infective endocarditis: analysis of 414 cases. Eur J Clin Microbiol Infect Dis. 2014;33(9):160-8.
74. Lee J, Yoon S, Shin D, Han H, An H, Lee J, et al. Predictive performance of gentamicin dosing nomograms. Drug Des Develop Ther. 2014;8:1097-106.
75. Delaye F, Celard M, Roth O, Gevigney G. Indications and optimal timing for surgery in infective endocarditis. Heart. 2004;90(6):618-20.
76. Prendergast BD, Tornos P. Surgery for infective endocarditis who and when? Circulation. 2010;121(9):1141-52.
77. Nishimura R, Carabello B, Faxon DP, Freed MD, Lytle BW, O'Gara PT, et al. ACC/AHA 2008 guideline update on valvular heart disease: focused update on infective endocarditis: a report of the American College of Cardiology/American Heart Association Task Force on Practice Guidelines: endorsed by the Society of Cardiovascular Anesthesiologists, Society for Cardiovascular Angiography and Interventions, and Society of Thoracic Surgeons. Circulation. 2008;118(8):887-96.
78. Picarzo JP, Marcos DC, Malfaz FC. Guía cínica para la prevención de la endocarditis infecciosa. An Pediatr (Barc). 2014;80(3):187 e1-e5.
79. Di Filippo A. Infective endocarditis: prophylaxis in congenital heart disease. Presse Med. 2017;46:606-11.

Seção III

Diagnóstico em cardiopatias congênitas

8 Suspeita clínica da doença cardíaca na criança

Edmar Atik

APÓS LER ESTE CAPÍTULO, VOCÊ ESTARÁ APTO A:

- Descrever a classificação e divisão atual das cardiopatias congênitas.
- Elaborar um raciocínio clínico diagnóstico da cardiopatia congênita conforme seu período de exteriorização.
- Associar os elementos clínicos com os dos exames usuais (eletrocardiograma e radiografia de tórax) para estabelecer o diagnóstico correto da cardiopatia congênita.

INTRODUÇÃO

Inicialmente é importante salientar a importância do assunto em âmbito conjunto da cardiologia e da pediatria. Essa relevância reside no fato, já bem conhecido, de que a grande incidência das cardiopatias congênitas, que oscila entre 6 e 8 em cada 1.000 recém-nascidos vivos, constitui-se na causa de maior mortalidade neonatal entre todas as malformações.

Essa prevalência certamente pode ser bem maior sabendo-se que, pelos recursos diagnósticos proporcionados pela ecocardiograma, estima-se que a mortalidade fetal por cardiopatia congênita também seja elevada, variando de 15 a 25% dos casos.

Acresce importância o conhecimento de que a perspectiva dessas crianças portadoras de cardiopatias mudou consideravelmente nos últimos anos, em vista dos inegáveis avanços diagnósticos e terapêuticos. Daí que se torna obrigatório o conhecimento mais adequado a seu respeito a fim de melhorar mais ainda a sobrevida e daí atenuar o sofrimento da criança que sofre uma cardiopatia.

IMPORTÂNCIA DO DIAGNÓSTICO CLÍNICO DAS CARDIOPATIAS CONGÊNITAS

O diagnóstico clínico das cardiopatias congênitas, aliado sempre ao eletrocardiograma e à radiografia do tórax, ultimamente vem sendo minimizado em importância, dada a maior efetividade demonstrada por outros métodos de imagem, especialmente da ecocardiograma.

No entanto, não se pode esquecer que os elementos clínicos realizam o diagnóstico funcional da cardiopatia congênita, responsável pela adoção da conduta mais adequada. Dessa forma, os outros avanços se somam à clínica e sem dúvida facilitam e consolidam o diagnóstico, assim como a conduta posterior.

APROXIMAÇÃO DIAGNÓSTICA CLÍNICA

Dada a grande diversidade de apresentação clínica dessas cardiopatias, algumas têm de nenhuma a discreta repercussão ao passo que outras apresentam acentuada complexidade, são altamente limitante e de prognóstico sombrio. De modo geral, as primeiras são representadas pelas cardiopatias acianogênicas e as demais, pelas cianogênicas.

Para a devida aproximação diagnóstica mais apropriada, tornou-se mister hoje se basear mais nos tipos de exteriorização clínica dessas cardiopatias, representadas pelo sopro cardíaco, insuficiência cardíaca e cianose em vez da divisão em cardiopatias acianogênicas e cianogênicas. Dessa maneira, as cardiopatias congênitas se relacionam a aspectos patogênicos e fisiopatológicos, que facilitam a conclusão diagnóstica por meio de grupos de cardiopatias que se exteriorizam de maneira semelhante tanto do ponto de vista clínico como por exames complementares usuais. O diagnóstico clínico assim estabelecido se torna capital para a posterior confirmação por exames de imagem, hoje concludentes, para daí se ultimar a conduta mais adequada.

Divisão das Cardiopatias Conforme o Tipo de Exteriorização Clínica

As cardiopatias congênitas, como anteriormente exposto, também podem ser divididas de acordo com o tipo de exteriorização clínica, representadas por cianose, insuficiência cardíaca e sopro cardíaco. Essa divisão pode ajudar na orientação diagnóstica, dependendo essencialmente da análise adequada de cada um deles.

As cardiopatias que se expressam por cianose acentuada, em geral as com fluxo pulmonar dependentes do canal arterial, já no período neonatal, com desvio de sangue da direita para a esquerda, são representadas por: atresia pulmonar (AP); atresia tricúspide (AT); estenose pulmonar valvar (EPV); tetralogia de Fallot (TF); e outras cardiopatias congênitas que se acompanham de estenose pulmonar, incluindo-se as complexas. A transposição das grandes artérias (TGA) também figura neste grupo, mas com desvio de sangue bidirecional. Passado o primeiro mês, a cianose, geralmente mais discreta, decorre de cardiopatias com fluxo pulmonar um pouco mais acentuado, o que ocorre habitualmente com a tetralogia de Fallot, extensivo às cardiopatias com estenose pulmonar associada e progressivamente mais acentuada. No diagrama representativo da cianose, acrescentando-se aos elementos semiológicos os exames complementares usuais (eletrocardiograma e radiografia de tórax), pode-se verificar que essas anomalias cianogênicas se comportam de maneira semelhante. No entanto, elementos diferenciais orientam ao diagnóstico específico de cada cardiopatia. Assim, nas anomalias que se acompanham de hipoplasia de ventrículo direito, como a atresia tricúspide e a atresia pulmonar com septo ventricular íntegro, a ausência de potenciais elétricos de ventrículo direito no ECG é altamente sugestiva. O segundo ruído cardíaco, quando hipofonético, indica estenose pulmonar e todas as anomalias com normoposição arterial, o contrário do que ocorre com a tetralogia de Fallot e a transposição das grandes artérias, além de outros elementos como forma cardíaca ovalada na TGA e em bota na TF. Salienta-se que, nesse grupo de anomalias, o sopro cardíaco, por ser discreto, se torna o menos significativo como elemento diagnóstico. Assim, o conjunto desses elementos se torna orientador, antes da conclusão pela ecocardiograma (Quadro 8.1).

As cardiopatias que se expressam com insuficiência cardíaca congestiva (ICC) diferenciam-se patogenicamente em três grupos. No primeiro, as cardiopatias dependem da persistência da hipertensão pulmonar neonatal, como na anomalia de Ebstein e na

QUADRO 8.1 Diagrama representativo da cianose (anomalias-clínica-ECG-RX de tórax)

Fluxo pulmonar dependente do canal arterial

Shunt D ⟶ E

AP – EPV – AT – TF – Outras + EP – Ebstein

Fluxo pulmonar dependente da mistura de sangue entre as circulações

Shunt D ⟷ E

TGA

Características:

- **Sopro cardíaco:** discreto ou ausente (inexpressivo), exceto na anomalia de Ebstein
- **Ruídos cardíacos, especialmente o 2º:** hiperfonéticos (TF, TGA), hipofonéticos (AP, EPV, AT, Ebstein)
- **Eletrocardiograma:** SVD (EPV, TF, TGA), SVE (AP, AT)
- **Radiografia de tórax:** área cardíaca próxima do normal, exceto na anomalia de Ebstein

Forma ovalada (TGA), em bota (TF)

agenesia da valva pulmonar, com exteriorização clínica nas primeiras horas de vida. A semiologia cardíaca salienta a ausculta de sopro cardíaco intenso ao lado de sinais de hipóxia, cardiomegalia e sobrecarga elétrica das cavidades cardíacas direitas. No segundo grupo, distinguem-se as cardiopatias cujo fluxo sistêmico depende do canal arterial em cardiopatias obstrutivas do coração esquerdo tipo coartação da aorta (CoAo), interrupção do arco aórtico (IAAo), estenose aórtica (EAo), estenose mitral (EM) e a hipoplasia do coração esquerdo (HCE), com exteriorização clínica na primeira semana de vida. Nessas anomalias, o sopro cardíaco não é expressivo, mas pela palpação adequada dos pulsos periféricos torna-se possível o diagnóstico de CoAo e IAAo na presença de contraste dos pulsos entre os membros superiores (mais intensos) e os inferiores (menos intensos). Na HCE, os pulsos se tornam mais proeminentes em membros inferiores em vista do fluxo reverso da artéria pulmonar para a aorta descendente pelo canal arterial e na EAo todos os pulsos se encontram diminuídos, dado o baixo débito de sangue a partir do ventrículo esquerdo. Em todas essas anomalias há sobrecarga de ventrículo direito no eletrocardiograma em face da hipertensão arterial pulmonar retrógrada e cardiomegalia na radiografia de tórax. No último grupo figuram as cardiopatias que dependem da regressão da hipertensão pulmonar em anomalias com desvios de sangue, representadas pela comunicação interventricular (CIV), persistência do canal arterial (PCA) e defeito do septo atrioventricular (DSAV) entre as acianogênicas e transposição das grandes artérias (TGA), tronco arterial comum (TAC), drenagem anômala total das veias pulmonares (DATVP) e ventrículo único (VU) entre as cianogênicas. Nessas anomalias, o sopro cardíaco torna-se elemento diagnóstico, dada sua intensidade maior. Na CIV, DSAV, TGA com CIV, TAC e VU, salienta-se o sopro holossistólico baixo na borda esternal esquerda. Na DATVP, o sopro se assemelha ao da CIA e o sopro contínuo clássico caracteriza o canal arterial (PCA). A sobrecarga biventricular domina no eletrocardiograma, com exceção da sobrecarga de ventrículo direito na DATVP. Cardiomegalia por sobrecarga de volume e trama vascular pulmonar aumentada completam o quadro radiográfico. Na origem anômala da artéria coronária esquerda, o quadro de miocardiopatia isquêmica se apresenta com cardiomegalia e sobrecarga de ventrículo esquerdo e sem sopros cardíacos e o eletrocardiograma se torna o elemento diagnóstico com sinais de isquemia e de necrose miocárdica de parede anterolateral de ventrículo esquerdo (Quadro 8.2).

No tipo de exteriorização clínica através de sopro cardíaco, destacam-se as cardiopatias acianogênicas de discreta repercussão, tanto as com desvios de sangue da esquerda à direita representadas pelas comunicações interatrial (CIA) e interventricular (CIV), além do canal arterial (PCA), como as com obstrução ao fluxo, como estenoses pulmonar e aórtica e a própria coartação da aorta.

Nesse tipo de exteriorização clínica, a caracterização diagnóstica específica de cada cardiopatia congênita passa a ser até simples, desde que se analise o conjunto dos elementos clínicos partindo-se da anamnese e do exame físico, complementados pelos elementos radiográficos e eletrocardiográficos. Em todas as anomalias, a intensidade do sopro cardíaco é proporcional ao seu tamanho e à sua localização em relação a cada defeito específico. Assim, sopro na área pulmonar indica presença do defeito valvar pulmonar e CIA; na área aórtica indica defeito da valva aórtica e a coarctação da aorta, na borda esternal esquerda baixa à CIV. O segundo ruído constantemente desdobrado se mostra na CIA. A sobrecarga elétrica de ventrículo direito ocorre na CIA do tipo diastólico e na EP do tipo sistólico. A sobrecarga de ventrículo esquerdo indica PCA do tipo diastólico e EAo do tipo sistólico. A sobrecarga biventricular indica CIV. Cardiomegalia com trama vascular pulmonar acompanha as cardiopatias com desvio de sangue da esquerda para a direita. Nas cardiopatias obstrutivas salienta-se a dilatação do tronco pulmonar na EP e da aorta na EAo e na CoAo (Quadro 8.3).

QUADRO 8.2 Diagrama representativo da insuficiência cardíaca congestiva: patogenia e tipos de cardiopatias – clínica, ECG, RX de tórax

Primeiras horas de vida	**Clínica, ECG, RX de tórax**
(QP dependente da continuidade da HP)	Sopro intenso (hipóxia)
Ebstein, agenesia da valva pulmonar	SVD, SAD/cardiomegalia
Exteriorização súbita e grave	Sopro discreto
QS dependente do canal arterial	(Pulsos contrastantes)
CoAo, IAAo, EAo, EM, HCE	SVD/cardiomegalia
Exteriorização gradual 1as semanas	
a. QP dependente da diminuição da HP	Sopro intenso
CIV, DSAV, PCA, TGA, TA, DATVP, VU	SBV, SVD/cardiomegalia
b. Isquemia miocárdica	Sem sopro (miocardiopatia)
Origem anômala da ACE das AP	SVE, alt ST-T/cardiomegalia

QUADRO 8.3 Diagrama representativo do sopro cardíaco (sem outros sinais): tipos de cardiopatia-clínica-ECG-RX de tórax

Sopro discreto: repercussão discreta da cardiopatia × sopro funcional		
Sopro moderado a intenso: maior manifestação (sem descompensação)		
Desvio de sangue E-D	CIA CIV PCA	Cardiomegalia com TVP aumentada
		ECG: SVD-SBV-SVE (respectivamente)
Obstrução ao fluxo	EP EAo CoAo	Área cardíaca normal com aumento do TP e da aorta (respectivamente)
		ECG: SVD-SVE

O diagnóstico funcional obtido serve de base para uma orientação mais adequada em relação à conduta que se deve adotar (a expectante clínica ou a cirúrgica, esta de urgência ou eletiva), entremeada pela melhoria de uma terapêutica efetiva.

No entanto, para a confirmação desse diagnóstico e a subsequente adoção do caminho mais adequado, já traçado brevemente, a ecocardiograma figura hoje como exame indispensável.

DIVISÃO CONFORME A SATURAÇÃO ARTERIAL DE OXIGÊNIO

Nas tabelas seguintes, os mesmos elementos clínicos associados ao ECG e à radiografia de tórax distinguem as várias anomalias entre si, mas em divisão das cardiopatias congênitas acianogênicas obstrutivas (Tabela 8.1), as cardiopatias acianogênicas com desvio de sangue da esquerda para a direita (Tabela 8.2), as cardiopatias congênitas cianogênicas com hipofluxo pulmonar (Tabela 8.3) e as cardiopatias cianogênicas com hiperfluxo pulmonar (Tabela 8.4).

APROXIMAÇÃO DIAGNÓSTICA CLÍNICA DOS GRUPOS DE CARDIOPATIAS CONGÊNITAS CLASSIFICADAS COMO CIANOGÊNICAS E ACIANOGÊNICAS

Cardiopatias Congênitas Acianogênicas Obstrutivas

Neste grupo (Tabela 8.1), figuram como principais cardiopatias as estenoses pulmonar e aórtica e a coarctação da aorta, além da estenose mitral.

Manifestações clínicas

Os sintomas não são evidentes em defeitos discretos, nos moderados e até nos acentuados nos quais ainda se consiga manter o fluxo anterógrado por meio de mecanismos de compensação.

Nesta fase, a exteriorização clínica do defeito se expressa pelo encontro fortuito de um sopro cardíaco, em geral pelo pediatra por ocasião de avaliações de rotina ou mesmo em exames médicos em academias de ginástica, em escolas e em outros locais públicos.

Dentre os pacientes sintomáticos por importantes defeitos obstrutivos, distinguem-se os que se tornaram mais acentuados com progressiva diminuição do débito anterógrado e aqueles com súbita e acentuada manifestação de falência cardíaca. Os primeiros mostram-se com cansaço progressivo a grandes, médios e até a pequenos esforços. Os sintomas têm caráter progressivo e se manifestam em diferentes períodos etários, culminando até com o aparecimento de desvio de sangue da direita para a esquerda através do forame oval.

Por isso, podem ser classificadas como cardiopatias congênitas potencialmente cianogênicas, dependendo do grau do defeito e do estádio evolutivo.

TABELA 8.1 Cardiopatias congênitas acianogênicas obstrutivas principais, com e sem compensação cardíaca, correlacionadas a dados de exteriorização clínica, de eletrocardiograma e de radiografia de tórax

	Manutenção do fluxo anterógrado					
	Sim			Não		
	Clínica	ECG	RX de tórax	Clínica	ECG	RX de tórax
			TVP/AC			TVP/AC
Estenose pulmonar	Sopro	Normal/ SVD	Normal Normal	ICD Cianose	SVD	Diminuída/ Nl-aumentada
Estenose aórtica	Sopro	Normal/ SVE	Normal Normal	ICE	SBV/ SVD-EE	Nl-congestão/ aumentada
Estenose mitral	Sopro	Normal SAE/SVD	Normal Normal	ICC	SVD SAE	Congestão/ normal
Coartação da aorta	Sopro	Normal/ SVE	Normal Normal	ICC	SBV/ SVD	Nl-congestão/ aumentada

AC: área cardíaca; ECG: eletrocardiograma; ICC: insuficiência cardíaca congestiva; ICD: insuficiência cardíaca direita; ICE: insuficiência cardíaca esquerda; Nl: normal; RX: radiografia; SAE: sobrecarga atrial esquerda; SBV: sobrecarga biventricular; SVD: sobrecarga ventricular direita; SVE: sobrecarga ventricular esquerda; TVP: trama vascular pulmonar.

Como há sobrecarga sistólica, a cardiopatia não se exterioriza por cardiomegalia, mas por coração globoso, em face de hipertrofia concêntrica miocárdica. Por isso, o precórdio permanece inalterado, não se deforma e não sofre retrações decorrentes da sobrecarga cardiorrespiratória. O sopro sistólico é característico das obstruções e em geral apresenta timbre rude e intensidade crescente conforme o grau do defeito, cuja localização orienta para o diagnóstico. Na borda esternal esquerda alta, a fúrcula orienta para estenose pulmonar valvar; no mesocárdio e área tricúspide, para estenose pulmonar infundibular e obstrução da via de entrada do ventrículo direito; na área aórtica, fúrcula e com irradiação para os vasos do pescoço, mais à direita, para estenose aórtica valvar; na fúrcula, dorso à esquerda e baixo na borda esternal esquerda, para coarctação da aorta.

O sopro é diastólico em estenoses valvares atrioventriculares, nas áreas mitral e tricúspide, em suas obstruções correspondentes.

As estenoses de veias pulmonares, o *cor triatriatum* e a membrana supravalvar mitral não se acompanham de sopros específicos. São eles sistólico discreto na área mitral e na borda esternal esquerda e se acompanham de ruídos cardíacos hiperfôneticos, principalmente o segundo, em virtude da hipertensão pulmonar retrógrada.

Outro tipo de manifestação clínica deste grupo de cardiopatias obstrutivas à esquerda relaciona-se à súbita e grave exteriorização de insuficiência cardíaca congestiva, ainda no período neonatal, em face do fechamento repentino do canal arterial.

Quando o canal arterial se fecha, ocorrem colapso sistêmico e agravamento da hipertensão arterial pulmonar, surgindo sinais de baixo débito e de insuficiência cardíaca direita.

Incluem-se nesse tipo de exteriorização, além dos defeitos obstrutivos esquerdos (coarctação da aorta, estenoses mitral e aórtica, *cor triatriatum*, estenose de veias pulmonares), a temida síndrome de hipoplasia do coração esquerdo, cujo mecanismo fisiopatológico é semelhante, mas pertence às cardiopatias cianogênicas.

Cardiomegalia, taquipneia, taquicardia, hepatomegalia, sinais cardinais da insuficiência cardíaca neonatal e pulsos finos são evidentes. Os sopros são discretos e os ruídos cardíacos, hiperfonéticos, pela hipertensão arterial pulmonar.

Quando há compensação cardíaca após o devido tratamento clínico, os pulsos se tornam o elemento propedêutico mais importante para o diagnóstico diferencial entre esses defeitos obstrutivos.

Assim, a persistência de pulsos finos orienta para estenose aórtica; os contrastantes, maiores nos membros superiores, para a coactação da aorta e maiores em membros inferiores, para hipoplasia do coração esquerdo.

Na primeira fase, na qual a descompensação é extrema, o diagnóstico diferencial deve ser feito com miocardiopatia dilatada.

Cardiopatias Congênitas Acianogênicas com Desvios de Sangue da Esquerda para a Direita

Neste grupo figuram como principais as comunicações interatrial e interventricular, o canal arterial e o defeito do septo atrioventricular (Tabela 8.2).

Manifestações clínicas

Dependem do grau do fluxo pulmonar aumentado, assim como do tipo da anomalia, favorecendo ou não o aparecimento de hipertensão venocapilar pulmonar. Quando o fluxo pulmonar se mostra discretamente aumentado, independentemente do tipo do defeito, geralmente o paciente revela-se assintomático e o defeito é suspeitado pela ausculta rotineira de um sopro cardíaco que pode, se bem interpretado e analisado, orientar por si só para o correto diagnóstico. Assim, quando o sopro sistólico se caracteriza por ejeção de timbre rude, sendo mais audível na borda esternal esquerda alta e, na maioria das vezes, não acompanhado por frêmito, mas de segundo ruído fixamente desdobrado e hiperfonético, a suspeita diagnóstica recai para a comunicação interatrial.

Sopro sistólico durante toda a sístole (holossistólico), de timbres variáveis, conforme o grau de repercussão do defeito, sendo musical o de menor magnitude e mais rude o de maior repercussão, geralmente acompanhado de frêmito, baixo na borda esternal esquerda e com irradiação para a borda direita, orienta ao diagnóstico de comunicação interventricular.

Sopro contínuo na área pulmonar, com ou sem frêmito, com timbres variáveis, é muito característico do canal arterial. No defeito total do septo atrioventricular, o sopro sistólico de ejeção, baixo na borda esternal esquerda, decorre da passagem discreta de sangue da esquerda para a direita pela comunicação interventricular, em face da presença de hipertensão pulmonar reativa que, por sua vez, limita e restringe o fluxo pulmonar e a repercussão da cardiopatia.

Nessas mesmas cardiopatias, mas com repercussão mais acentuada, o quadro clínico se expressa por sintomas e sinais de insuficiência cardíaca congestiva, caracterizados por dispneia, hepatomegalia, taquicardia e cardiomegalia. A deformação torácica torna-se evidente mesmo nos primeiros meses de vida, com abaulamento precordial, impulsões sistólicas na borda esternal esquerda, *ictus cordis* difuso e desviado da linha hemiclavicular, com depressão intercostal formando sulcos torácicos bilaterais.

Na comunicação interatrial e no defeito total do septo atrioventricular acresce-se o sopro da insuficiência tricúspide, dada a dilatação do ventrículo direito e do anel tricúspide. Caso haja progressão das alterações da árvore arterial pulmonar para caracterizar graus importantes de hipertensão pulmonar, os sopros desaparecem, o segundo ruído se acentua e há o aparecimento de cianose, dada a passagem de sangue da direita para a esquerda.

TABELA 8.2. Cardiopatias congênitas acianogênicas principais, com desvio de sangue da esquerda para a direita, com graus variados de fluxo pulmonar, correlacionadas a dados de exteriorização clínica, de eletrocardiograma e de radiografia de tórax

	Fluxo pulmonar aumentado					
	Discreto			Moderado/acentuado		
	Clínica	ECG	RX de tórax	Clínica	ECG	RX de tórax
			AC			AC
Comunicação interatrial	Sopro	Nl/ SVD	Nl/aumentada Discreta	ICD	SVD	Aumentada
Comunicação interventricular	Sopro	Nl/ SVE	Nl/aumentada Discreta	ICC	SBV/ SVD	Aumentada
Defeito parcial do septo atrioventricular	Sopro	Nl/ SBV	Nl/aumentada Discreta	ICC	SBV	Aumentada
Defeito total do septo atrioventricular	Sopro	SBV	Aumentada	ICC	SBV/ SVD	Aumentada
Canal arterial	Sopro	Nl/ SVE	Nl/aumentada Discreta	ICC	SVE/ SBV	Aumentada

AC: área cardíaca; ICC: insuficiência cardíaca congestiva; ICD: insuficiência cardíaca direita; SBV: sobrecarga biventricular; SVD: sobrecarga ventricular direita; SVE: sobrecarga ventricular esquerda.

Cardiopatias Congênitas Cianogênicas com Hipofluxo Pulmonar

Neste grupo figuram como defeitos principais a tetralogia de Fallot, a atresia pulmonar, com ou sem comunicação interventricular, a atresia tricúspide e a anomalia de Ebstein (Tabela 8.3).

TABELA 8.3. Cardiopatias congênitas cianogênicas principais, com hipofluxo pulmonar, correlacionadas a dados de exteriorização clínica, de eletrocardiograma e de radiografia de tórax

	Anomalia	Clínica	ECG	RX de tórax AC nl
Obstrução	Atresia tricúspide	Cianose	SVE-SAD BDAS	> VE
	Tetralogia de Fallot	Cianose	SVD	> VD
	Atresia pulmonar+ CIV	Cianose	SVD	> VD
	Atresia pulmonar-I	Cianose	SVE	> VE
	Atresia pulmonar-II	Cianose ICD	SVD/SBV	> VD-VE
	Estenose pulmonar	Cianose ICD	SVD	> VD-AD
Regurgitação	Ebstein	Cianose ICD	SVD-BCRD	> AD-VD
	Agenesia pulmonar	Cianose ICD	SVD	> VD > TVP hilar

AC: área cardíaca; AD: átrio direito; BCRD: bloqueio completo do ramo direito; BDAS: bloqueio divisional anterossuperior do ramo esquerdo; CIV: comunicação interventricular; ECG: eletrocardiograma; ICD: insuficiência cardíaca direita; RX: radiografia; SAD: sobrecarga atrial direita; SBV: sobrecarga biventricular; SVD: sobrecarga ventricular direita; SVE: sobrecarga ventricular esquerda; TVP: trama vascular pulmonar; VD: ventrículo direito; VE: ventrículo esquerdo.

Manifestações clínicas

No primeiro subgrupo dessas anomalias cianogênicas com hipofluxo pulmonar e com obstrução, a exteriorização clínica se faz por meio da cianose, cuja intensidade torna-se proporcional ao desvio de sangue da direita para a esquerda, que, por sua vez, depende essencialmente do grau da obstrução. Quanto menor o fluxo pulmonar, maior será o fluxo sistêmico e, consequentemente, mais acentuada a cianose. Em graus mais acentuados de hipóxia surge o cansaço fácil a médios e até a pequenos esforços. Baqueteamento digital por osteogênese e por intumescimento capilar são vistos em crianças maiores, na dependência do grau da hipoxemia.

Como esses pacientes não evoluem para insuficiência cardíaca, habitualmente não se observam neles a cardiomegalia e as deformidades precordiais. Inexistem abaulamento e as impulsões sistólicas na borda esternal esquerda e, se presentes, mostram-se discretas. O *ictus cordis* não sofre desvios.

Dada a presença de estenose pulmonar infundíbulo-valvar na tetralogia de Fallot e na atresia tricúspide, tipo Ib, ausculta-se nessas anomalias sopro sistólico de ejeção, de timbre mais suave na borda esternal baixa (estenose infundibular) e mais rude na borda alta (estenose valvar), de intensidades inversas aos graus dos defeitos.

Dadas a dextroposição e anteriorização da aorta na tetralogia de Fallot, a segunda bulha mostra-se hiperfonética na área pulmonar e aumenta em direção à área tricúspide. Na atresia tricúspide, a segunda bulha é nomofonética e esta anomalia ainda se distingue sobremaneira das demais quanto ao diagnóstico clínico diferencial, quando a primeira bulha se apresenta com fonese maior na área mitral que na área tricúspide.

Na atresia pulmonar com comunicação interventricular, a passagem direta do sangue do ventrículo direito para a aorta, geralmente a dextroposição total desse vaso não permite a ocorrência de turbulências de fluxos, daí a inexistência de sopros intracardíacos.

No entanto, como esses pacientes sobrevivem à custa de vasos colaterais sistêmico-pulmonares que emergem da aorta descendente em direção a diferentes pontos da árvore pulmonar, sopros contínuos suaves, mais audíveis no dorso, aliados à hiperfonese de bulhas e à presença de estalido protossistólico aórtico, caracterizam a anomalia com elementos muito sugestivos.

Na atresia pulmonar com septo ventricular íntegro, de exteriorização geralmente no período neonatal, o sopro contínuo suave e discreto na área pulmonar decorre da passagem de sangue da esquerda para a direita pelo canal arterial que inicialmente pode estar ausente manifestando-se quando se administra prostaglandina E1 para a dilatação deste vaso. Esse sopro é acompanhado de bulhas normofonéticas, especialmente a segunda, em face da normoposição arterial aórtica. No entanto, no tipo II da atresia pulmonar com ventrículo direito de tamanho normal a dilatado, ademais da ausculta citada, se acresce o sopro sistólico, rude e baixo na borda esternal esquerda, decorrente da insuficiência tricúspide.

A estenose pulmonar valvar que causa cianose com desvio de sangue da direita para a esquerda pelo forame oval exterioriza-se por discreto sopro sistólico, rude e sem frêmito, e com segunda bulha hipofonética. Por vezes, dada a dilatação do ventrículo direito por sua falência progressiva, sopro de insuficiência tricúspide pode até caracterizar esta anomalia.

A manifestação clínica do subgrupo de cardiopatias cianogênicas com hipofluxo pulmonar decorrente de regurgitação de sangue nos níveis da valva tricúspide (anomalia de Ebstein) e da valva pulmonar (agenesia valvar pulmonar) é variável na dependência da intensidade dos refluxos.

Exteriorizam-se por insuficiência cardíaca direita e por cianose, dado o desvio de sangue reverso da direita para a esquerda no nível do forame oval e da comunicação interventricular, respectivamente nos dois defeitos, já no período neonatal, agravando a perspectiva evolutiva.

O sopro holossistólico da insuficiência tricúspide se ausculta acompanhado até de frêmito na borda esternal esquerda baixa e com o segundo ruído hipofonético na área pulmonar. No outro defeito, ausculta-se o sopro sistodiastólico característico do "vai e vem" do sangue que passa do ventrículo direito para o tronco pulmonar e artérias pulmonares e vice-versa. O sopro é rude e, por isso, simula um atrito pericárdico ao longo da borda esternal esquerda. Acompanha a segunda bulha hipofonética.

Em defeitos mais discretos, aplicados mais à anomalia de Ebstein, a exteriorização pode ser mais tardia e de forma clínica mais amena, até sem cianose, em razão de a regurgitação tricúspide ser insuficiente para causar aumento de pressão que sobrepuje a do átrio esquerdo. Nestes casos inexistem sinais de insuficiência cardíaca como hepatomegalia e taquicardia, e a cardiomegalia é proporcional à sobrecarga de volume imposta pela regurgitação.

Também se tornou clássica a ausculta de um ritmo em quatro tempos nesta anomalia, em decorrência da exacerbação da fonese da quarta e da terceira bulhas.

Cardiopatias Congênitas Cianogênicas com Hiperfluxo Pulmonar

Figuram como principais neste grupo a transposição das grandes artérias, a hipoplasia do coração esquerdo, a conexão anômala total das veias pulmonares, o tronco arterial comum e o ventrículo único (Tabela 8.4).

TABELA 8.4. Cardiopatias congênitas cianogênicas principais com hiperfluxo pulmonar, correlacionadas a dados de exteriorização clínica, de eletrocardiograma e de radiografia de tórax

Anomalia	Clínica	ECG	RX de tórax TVP aumentada
Transposição das grandes artérias	Cianose ICC	SVD-SBV	Forma oval
Tronco arterial	ICC	SBV	> VD-VE
Drenagem anômala Veias pulmonares	ICC	SVD	> AD-VD-veias sistêmicas Forma em 8
Ventrículo único	ICC	SVD-E-I	> VD-VE
Hipoplasia do coração esquerdo	ICC BD	SVD	> AD-VD
Atresia tricúspide	ICC	SVE	> VE
Atresia mitral	ICC	SVD	> VD

AD: átrio direito; BDAS: bloqueio divisional anterossuperior do ramo esquerdo; ECG: eletrocardiograma; ICC: insuficiência cardíaca congestiva; RX: radiografia; SBV: sobrecarga biventricular; SVD: sobrecarga ventricular direita; SVE: sobrecarga ventricular esquerda; SVI: sobrecarga ventricular indeterminada; TVP: trama vascular pulmonar; VD: ventrículo direito; VE: ventrículo esquerdo.

Manifestações clínicas

Em face da sobrecarga de pressão e de volume impostas ao coração nos diferentes tipos de anomalias que compõem este grupo de cardiopatias cianogênicas, a manifestação clínica principal é a de insuficiência cardíaca, com dispneia, hepatomegalia, taquicardia, cardiomegalia, dificuldade em ganhar peso e processos infecciosos pulmonares repetidos. A cianose, na maioria das vezes, é discreta em razão do aumento do fluxo pulmonar, a não ser que haja grande congestão venocapilar pulmonar associada, como na transposição das grandes artérias com comunicação interventricular e forame oval, na conexão anômala total das veias pulmonares, no ventrículo único com estenose da valva atrioventricular esquerda, dentre outras.

A manifestação clínica em geral se exterioriza no período neonatal após diminuição mais pronunciada da hipertensão pulmonar, na 2ª ou 3ª semana de vida.

Por sua vez, na hipoplasia do coração esquerdo, a exteriorização clínica faz-se muito precoce, nas primeiras horas ou nos primeiros dias de vida, com sinais de baixo débito sanguíneo, com palidez, pulsos finos, hipotensão arterial, irritabilidade e inapetência. Esse quadro decorre da diminuição do tamanho do canal arterial, responsável pela manutenção do débito sistêmico a partir da árvore arterial pulmonar, aliada à diminuição da própria hipertensão pulmonar.

Sopro sistólico, semelhante ao encontrado na comunicação interventricular, é audível na transposição das grandes artérias com a própria comunicação interventricular, no tronco arterial comum, no ventrículo único e na atresia tricúspide.

Sopro sistólico, semelhante ao encontrado na comunicação interatrial com segunda bulha desdobrada, é audível na conexão anômala total das veias pulmonares e na hipoplasia do coração esquerdo. A segunda bulha em todas essas anomalias se mostra hiperfónetica.

CONCLUSÕES

O diagnóstico clínico funcional obtido serve de base para uma orientação mais adequada em relação à conduta que se deve adotar (a expectante clínica ou a cirúrgica, esta de urgência ou eletiva), entremeadas pela melhoria de uma terapêutica efetiva.

No entanto, para a confirmação desse diagnóstico e para que se possa adotar o caminho mais adequado, traçado brevemente neste capítulo, a ecocardiograma figura hoje como exame indispensável.

REFERÊNCIAS BIBLIOGRÁFICAS

1. Allen HD, Phillips JR, Chan DP. History and physical examination. In: Allen HD, Clark EB, Gutgesell HP, Driscoll DJ. Moss and Adams heart disease in infants, children and adolescents. 6. ed. Philadelphia: Lippincott Williams & Wilkins; 2001.

2. Atik E. Cardiopatias congênitas – guia prático de diagnóstico, tratamento e conduta geral. In: Ramires JAF, Kalil Filho R. Série InCor de Cardiologia. São Paulo: Atheneu; 2014.
3. Atik E. Diagnóstico clínico e laboratorial das cardiopatias congênitas. In: Serrano Jr CV, Timerman A, Stefanini E. Tratado de cardiologia Socesp. 2. ed. Barueri: Manole; 2009. p.2105-20.
4. Atik E, Moreira VM. Imagens e correlações em cardiologia pediátrica. São Paulo: Roca; 2011.
5. Attie F. Manifestaciones clínicas. In: Attie F, Zabal C, Buendía AH. Cardiología pediátrica, diagnóstico y tratamiento. México: Panamericana; 1993. p.26-31.
6. Banille E. Cardiointensivismo pediátrico: fisiología y decisiones. Córdoba (Argentina): Recursos Fotográficos Editorial; 2010.
7. Diaz G, Quiñones VMH. Historia clínica en cardiología pediátrica. In: Diaz G, Sandoval N, Vélez JF, Carrillo G. Cardiología pediátrica. 2. ed. Colombia: Distribuna Editorial; 2018. p.315-26.

9 Eletrocardiograma

Luísa Pigatto Kalil

APÓS LER ESTE CAPÍTULO, VOCÊ ESTARÁ APTO A:

- Reconhecer os padrões de variação da normalidade e a evolução esperada do eletrocardiograma (ECG) em um mesmo paciente ao longo da infância.
- Distinguir o ECG normal do patológico na população pediátrica.
- Descrever a importância do ECG no diagnóstico e acompanhamento das cardiopatias congênitas.
- Reconhecer os padrões eletrocardiográficos das principais cardiopatias congênitas.

INTRODUÇÃO

O eletrocardiograma (ECG) de 12 derivações é o exame que permite a avaliação elétrica da atividade cardíaca, ou seja, é o registro, em forma de traçado gráfico, dos batimentos cardíacos. É um exame simples, de baixo custo, indolor e isento de riscos.

Possibilita a avaliação de alterações agudas (p. ex., infarto e arritmias) e crônicas, sejam anatômicas, sejam funcionais.

Apesar de ser um exame bastante antigo, ainda é de grande valia não só no diagnóstico, mas também no seguimento clínico das crianças com cardiopatias congênitas.

O ECG da criança, apesar de realizado da mesma maneira que o do adulto, apresenta padrões específicos, que variam principalmente conforme a idade. Portanto, para não haver equívoco diagnóstico, é essencial a análise prévia dos dados do paciente.

HISTÓRICO

O primeiro registro eletrocardiográfico rudimentar, com eletrômero capilar, foi realizado pelo médico britânico Augustus D. Waller, em 1887.

Em 1902, o fisiologista holandês Willem Einthoven, considerado o "pai da eletrocardiografia", inventou o eletrocardiógrafo, que possibilitou registro bastante fidedigno da atividade elétrica cardíaca, sem necessidade de correção matemática.

De todos os estudiosos desta área, é necessário destacar ainda mais dois: Thomaz Lewis, que dedicou seus estudos à compreensão das arritmias, e Frank N. Wilson, que descobriu as derivações unipolares, possibilitando o sistema de 12 derivações[1].

ELETROCARDIOGRAMA NORMAL NA POPULAÇÃO PEDIÁTRICA

A interpretação do traçado eletrocardiográfico deve seguir uma sistemática, começando sempre pela verificação da idade da criança e, depois, pela análise dos achados eletrocardiográficos: ritmo, frequência cardíaca, duração, amplitude, morfologia e eixo da onda P, do complexo QRS e da onda T. Na população pediátrica, é de extrema importância a aferição dos intervalos QT e QTc[2,3].

Outras informações relevantes para análise e interpretação do ECG são: diagnóstico clínico, medicação em uso, presença de distúrbio hidroeletrolítico e padrão de ECG prévio.

Como o principal determinante na modificação do padrão eletrocardiográfico é a idade, é necessária a consulta em tabelas que relacionam esse fator com as medidas eletrocardiográficas.

Apesar de haver estudos mais recentes sobre valores normais para a população pediátrica[4-6], a tabela mais completa foi elaborada por Davignon et al.[7] (Tabela 9.1). Esta tabela mostra as principais mudanças do ECG no primeiro ano de vida, particularmente no período neonatal, refletindo as alterações anatômicas e fisiológicas que ocorrem após o nascimento.

Embora haja grande variação do padrão normal para cada faixa etária, os principais achados do ECG em crianças saudáveis são: presença de arritmia sinusal fásica, evolução de dominância ventricular direita (Rs em V1-V2) para dominância ventricular esquerda (qRs em V5-V6), modificação do eixo QRS anterior e à direita, em lactentes, para posterior e à esquerda, nos escolares, grandes deflexões do QRS nas derivações precordiais intermediárias e ondas T negativas de V1 a V3 (Figura 9.1).

ELETROCARDIOGRAMA NAS CARDIOPATIAS CONGÊNITAS

Para que se tenha uma suspeita diagnóstica de cardiopatia congênita, é imprescindível que o ECG de repouso seja interpretado junto aos dados de anamnese, exame físico e radiografia de tórax (temas abordados em outros capítulos).

TABELA 9.1 Valores de referência dos parâmetros eletrocardiográficos em crianças de 0 a 16 anos

	0-1 dia		1-3 dias		3-7 dias		7-30 dias		1-3 meses		3-6 meses		6-12 meses		1-3 anos		3-5 anos		5-8 anos		8-12 anos		12-16 anos	
FC (bat/min)	94	155	91	158	90	166	106	182	120	179	105	185	108	169	89	152	73	137	65	133	62	130	60	120
SâQRS	59	189	64	197	76	191	70	160	30	115	7	105	6	98	7	102	6	104	10	139	6	116	9	128
PR DII (ms)	80	120	80	140	70	150	70	140	70	130	70	0	70	160	80	150	80	160	90	160	90	170	90	180
QRS V5 (ms)	20	10	20	70	20	70	20	80	20	80	20	80	30	80	30	80	30	70	30	80	40	90	40	90
P DII (mV)	0,01	0,28	0,03	0,28	0,07	0,29	0,07	0,30	0,07	0,26	0,04	0,27	0,06	0,25	0,07	0,25	0,03	0,25	0,04	0,25	0,03	0,25	0,03	0,25
Duração de P (ms)	64	85	64	85	64	85	64	85	65	98	64	103	63	113	63	113	67	102	73	108	78	117	78	122
SâP	13	99	13	99	13	99	13	99	10	73	-5	70	9	87	-12	19	-13	69	-54	72	-17	76	-24	76
QaVF (mV)	0,01	0,34	0,01	0,33	0,01	0,35	0,01	0,35	0,01	0,34	0,00	0,32	0,00	0,33	0,00	0,32	0,00	0,29	0,00	0,25	0,00	0,27	0,00	0,24
QV1 (mV)	0,00	0,00	0,00	0,00	0,00	0,00	0,00	0,00	0,00	0,00	0,00	0,00	0,00	0,00	0,00	0,00	0,00	0,00	0,00	0,00	0,00	0,00	0,00	0,00
QV6 (mV)	0,00	0,17	0,00	0,22	0,00	0,2	0,00	0,28	0,00	0,26	0,00	0,26	0,00	0,30	0,00	0,28	0,01	0,33	0,01	0,46	0,01	0,28	0,00	0,29
RV1 (mV)	0,50	2,60	0,50	2,70	0,30	2,50	0,30	1,20	0,30	1,90	0,30	2,00	0,20	2,00	0,20	1,80	0,10	1,80	0,10	1,40	0,10	1,20	0,10	1,00
RV6 (mV)	0,00	1,20	0,00	1,20	0,10	1,20	0,30	1,60	0,50	2,10	0,60	2,20	0,60	2,30	0,60	2,30	0,80	2,50	0,80	2,60	0,90	2,50	0,70	2,30
SV1 (mV)	0,10	2,30	0,10	2,00	0,10	1,70	0,00	1,10	0,00	1,30	0,00	1,70	0,10	1,80	0,10	2,10	0,20	2,20	0,30	2,30	0,30	2,50	0,30	2,20
SV6 (mV)	0,00	1,00	0,00	0,90	0,00	1,00	0,00	1,00	0,00	0,70	0,00	1,00	0,00	0,80	0,00	0,70	0,00	0,60	0,00	0,40	0,00	0,40	0,00	0,40
TV1 (mV)	-0,30	0,40	-0,40	0,40	-0,50	0,30	-0,50	-0,10	-0,60	-0,10	-0,60	-0,10	-0,50	-0,20	-0,60	-0,10	-0,60	0,00	-0,50	0,20	-0,40	0,30	-0,40	0,30
TV6 (mV)	-0,05	0,35	0,00	0,35	0,00	0,40	0,10	0,50	0,10	0,50	0,10	0,60	0,10	0,55	0,10	0,60	0,15	0,70	0,20	0,75	0,20	0,70	0,10	0,70
R/S V1	0,10	9,90	0,10	6,00	0,10	9,80	1,00	7,00	0,30	7,40	0,10	6,00	0,10	4,00	0,10	4,30	0,03	2,70	0,02	2,00	0,02	1,90	0,02	1,80
R/S V6	0,10	9,00	0,10	12,00	0,10	10,00	0,10	12,00	0,20	14,00	0,20	18,00	0,20	22,00	0,30	27,00	0,60	30,00	0,90	30,00	1,50	33,00	1,40	39,00
Intervalo QTc (ms)	378	462	378	462	378	462	378	462	381	458	386	453	379	449	381	455	377	448	365	447	365	447	362	449

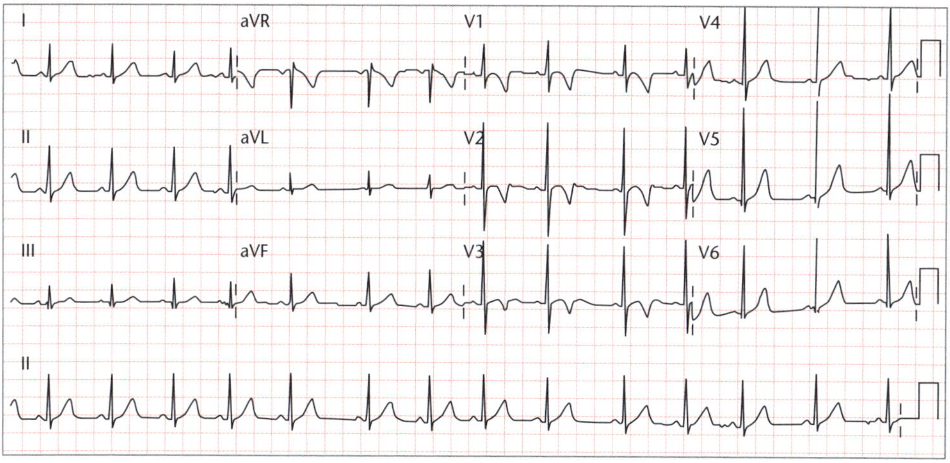

FIGURA 9.1 Eletrocardiograma normal em criança de 3 anos. Observam-se arritmia sinusal fásica, complexos QRS de grande amplitude em derivações precordiais e onda T negativa de V1 a V3.

Alterações eletrocardiográficas estão presentes em todas as cardiopatias com repercussão clínica e hemodinâmica, mas podem também estar presentes em pacientes assintomáticos.

A seguir, serão descritos o padrão eletrocardiográfico das cardiopatias mais frequentes na população pediátrica, na apresentação inicial e no acompanhamento.

Cardiopatias Congênitas Acianogênicas de Hiperfluxo Pulmonar (Sobrecarga de Volume)

Comunicação interatrial

O ECG desta condição se caracteriza por sobrecarga das câmaras direitas.

O aumento atrial, que é um achado tardio, só pode ser diagnosticado no ECG em ritmo sinusal[8]. Sobrecarga atrial direita é caracterizada por onda P apiculada, com amplitude maior que 2,5 mm (0,25 mV) em D2. A alteração mais frequente nesta condição é o distúrbio de condução pelo ramo direito (complexos rsR' em V1-V2, com onda S espessada em V5-V6), caracterizando sobrecarga diastólica, podendo haver desvio do eixo do QRS para a direita (Figura 9.2). Cabe lembrar que, na população pediátrica com coração estruturalmente normal, é bastante frequente o achado de complexo rsr' em V1-V2 sem atraso final de condução (ausência de S em V5-V6).

Comunicação interventricular

Comunicação interventricular (CIV) é a cardiopatia congênita mais frequente. O padrão eletrocardiográfico pode variar desde normal (nos defeitos pequenos) até sobre-

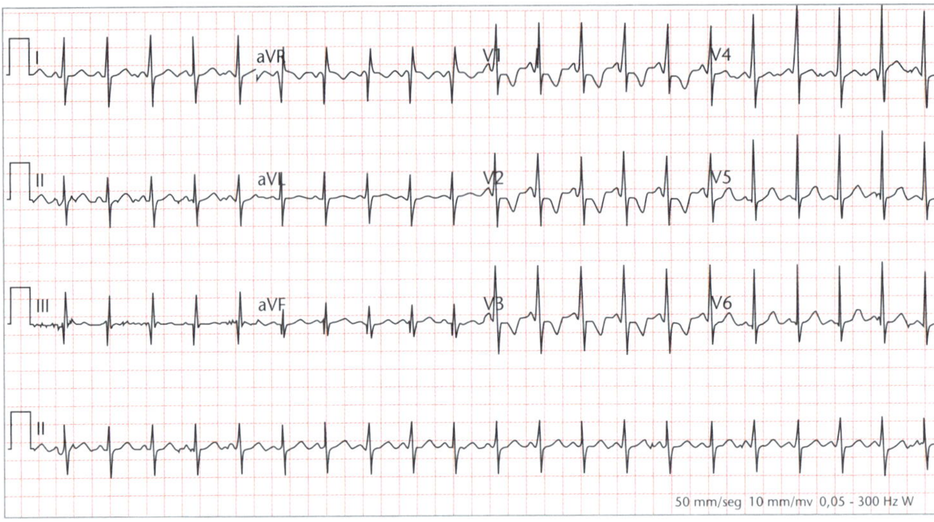

FIGURA 9.2 Eletrocardiograma de criança de 2 anos com comunicação interatrial tipo *ostium secundum*: rsR' em V1-V2, com onda S em V5-V6.

carga biventricular (nos defeitos grandes)[9]. O mais comumente encontrado é sobrecarga de câmaras esquerdas, em especial no ventrículo esquerdo, caracterizada por presença de onda S profunda em V1-V2 e onda R alta em V4-V6, com eixo do QRS entre 0 e 90° (Figura 9.3). O índice de Sokolow-Lyon[10] não deve ser aplicado à população pediátrica pela grande probabilidade de diagnóstico falso positivo de hipertrofia ventricular esquerda. É aceitável usar como ponto de corte para diagnóstico de hipertrofia ventricular esquerda em crianças e adolescentes a soma das voltagens totalizando 40 mm ou mais (S de V1 + R de V5 ou V6 > 40 mm).

Persistência de canal arterial

Assim como na CIV, o padrão eletrocardiográfico das crianças com persistência do canal arterial (PCA) depende do tamanho e da repercussão do defeito, variando de normal, nos defeitos pequenos, à sobrecarga biventricular, nos defeitos maiores. Nos pacientes que apresentam sinais e sintomas de insuficiência cardíaca precoce, é comum haver sobrecarga biventricular (Figura 9.4). O critério de Katz-Wachtel[11], positivo quando há complexos QRS amplos nas precordiais intermediárias, sendo a soma de R + S > 50 mm em V2 a V4, é bastante sensível para identificar sobrecarga biventricular em crianças.

Defeito do septo atrioventricular

O padrão eletrocardiográfico do defeito do septo atrioventricular (DSAV) é bastante peculiar: em razão da presença de junção atrioventricular comum, há desvio

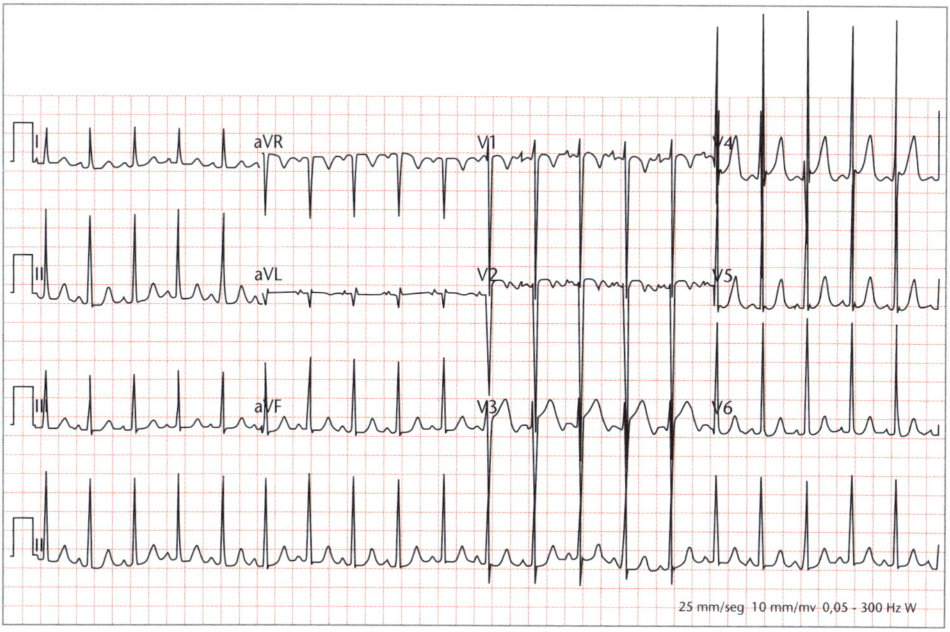

FIGURA 9.3 Eletrocardiograma de criança de 6 anos com comunicação interventricular perimembranosa: soma de S de V1 com R de V5 > 40 mm, sugerindo diagnóstico de sobrecarga ventricular esquerda.

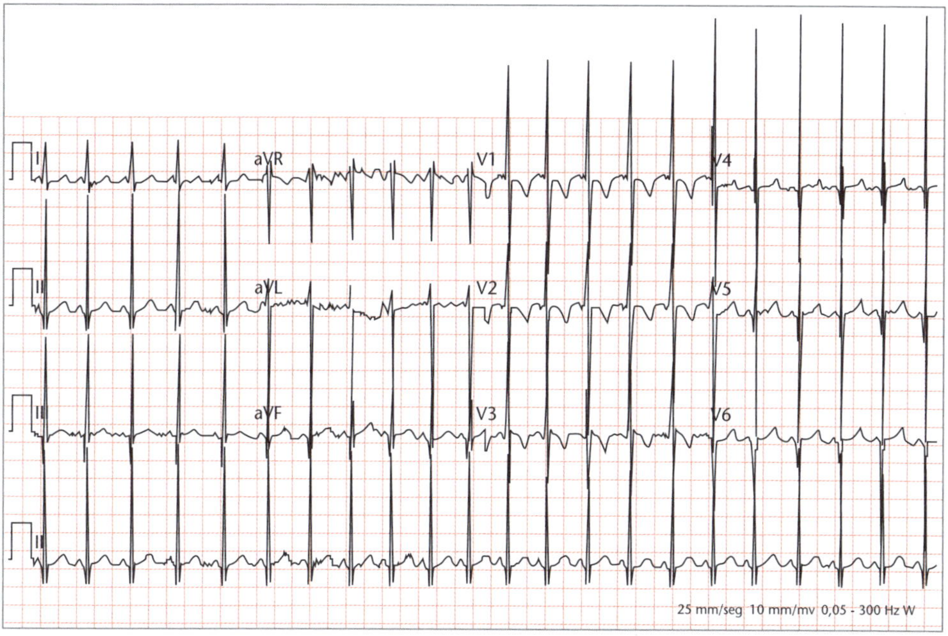

FIGURA 9.4 Eletrocardiograma de lactente de 6 meses com amplo canal arterial persistente: complexos QRS de grande amplitude em todas derivações precordiais, levando a diagnóstico de sobrecarga biventricular.

posteroinferior do sistema de condução[3], causando padrão de bloqueio divisional anterossuperior esquerdo (BDAS = presença em rS em D2, D3 e aVF, com S de D3 > S de D2, desvio do SÂQRS para a esquerda, além de -45°). Além disso, é frequente haver sobrecarga biatrial e biventricular (Figura 9.5).

Cardiopatias Congênitas Acianogênicas Obstrutivas (Sobrecarga de Pressão)

Estenose pulmonar

Nesta condição há sobrecarga de câmaras direitas, proporcional ao grau de estenose. Na estenose pulmonar valvar discreta, o ECG de repouso pode ser normal. Quando há estenose moderada ou severa, com manutenção do fluxo anterógrado, há onda R alta em V1 e V2, com onda T negativa ou positiva. A presença de onda T positiva em V1-V2 em neonato com mais de 72 horas de vida ou onda "R pura" > 10 mm em V1 é um forte indício de sobrecarga ventricular direita, mais comumente por obstrução ao fluxo pulmonar. Nas crianças maiores e adolescentes, a suspeita de estenose pulmonar pelo ECG de repouso se dá quando há desvio persistente do eixo do QRS para a direita (quadrante inferior direito), com onda R maior nas precordiais direitas que nas esquerdas (Figura 9.6).

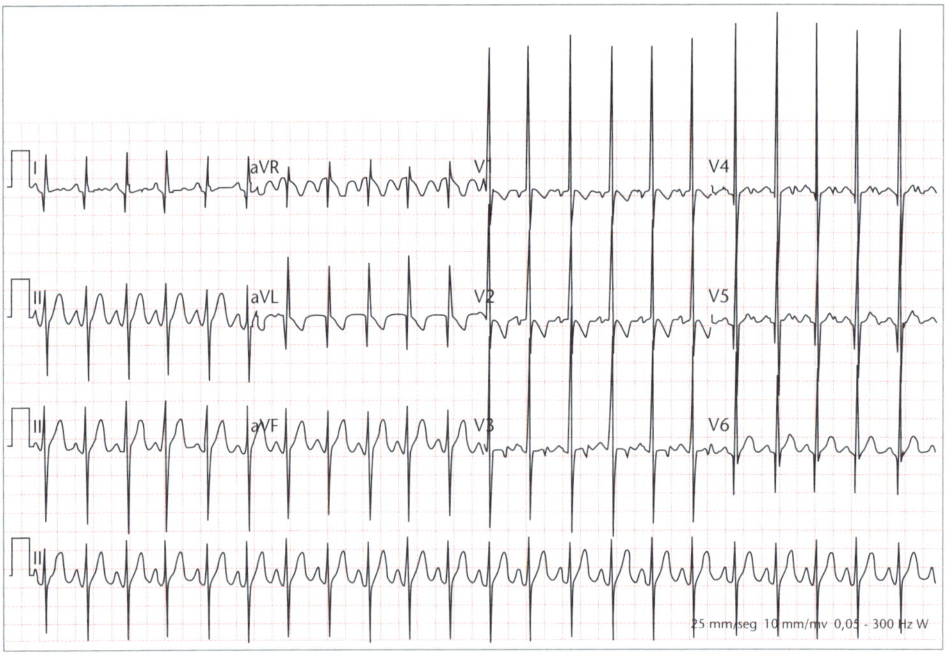

FIGURA 9.5 Eletrocardiograma de lactente de 6 meses com defeito do septo atrioventricular total balanceado: presença de bloqueio divisional anterossuperior, com eixo do QRS no quadrante superior esquerdo, e sobrecarga biventricular.

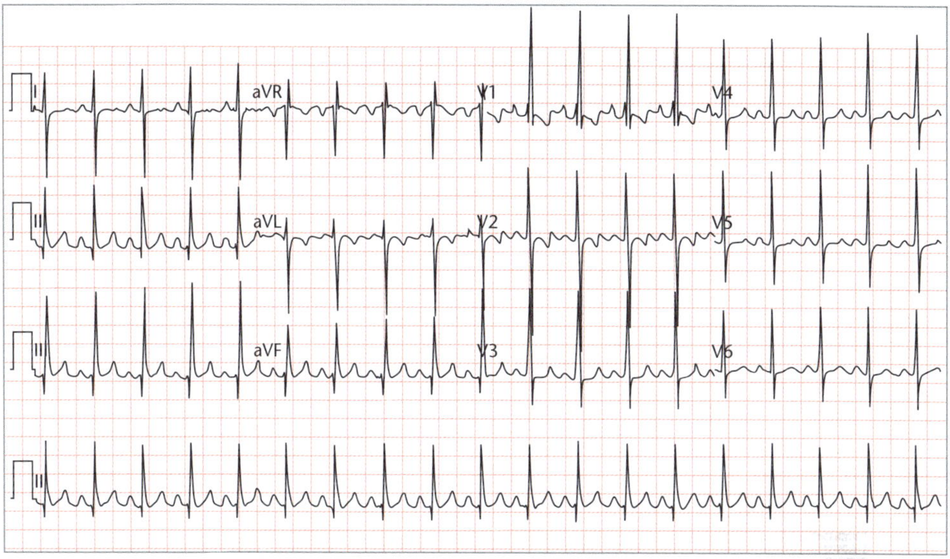

FIGURA 9.6 Eletrocardiograma de adolescente de 15 anos com estenose pulmonar: R alto nas precordiais direitas com SÂQRS desviado para direita.

Estenose aórtica

Nesta condição, o ECG pode não refletir a gravidade da obstrução[9]. O ECG de repouso, quando alterado, mostra sobrecarga ventricular esquerda, com onda S profunda em V1-V2 e onda R ampla em V4-V6 (Figura 9.7). Pode haver alteração de repolarização ventricular, com infradesnivelamento do segmento ST e onda T negativa e assimétrica nas precordiais esquerdas (padrão *strain*).

Coarctação de aorta

Nos recém-nascidos e lactentes, em especial quando a lesão obstrutiva é grave ou crítica, observa-se sobrecarga ventricular direita ou biventricular, em decorrência do aumento da pressão pulmonar (Figura 9.8). Nas crianças maiores e adolescentes, o ECG de repouso pode ser normal ou mostrar sobrecarga ventricular esquerda.

Cardiopatias Congênitas Cianogênicas

Tetralogia de Fallot

Na tetralogia de Fallot, há marcada sobrecarga das câmaras direitas, que progride com o passar da idade e aumento da obstrução ao fluxo pulmonar, levando à queda de saturação (Figura 9.9). No pós-operatório, tanto por lesão cirúrgica quanto por insuficiência pulmonar[12], a lesão residual mais frequente e que ocasiona dilatação do ventrículo direito, há alargamento do QRS, com morfologia de bloqueio de ramo direito – rsR'

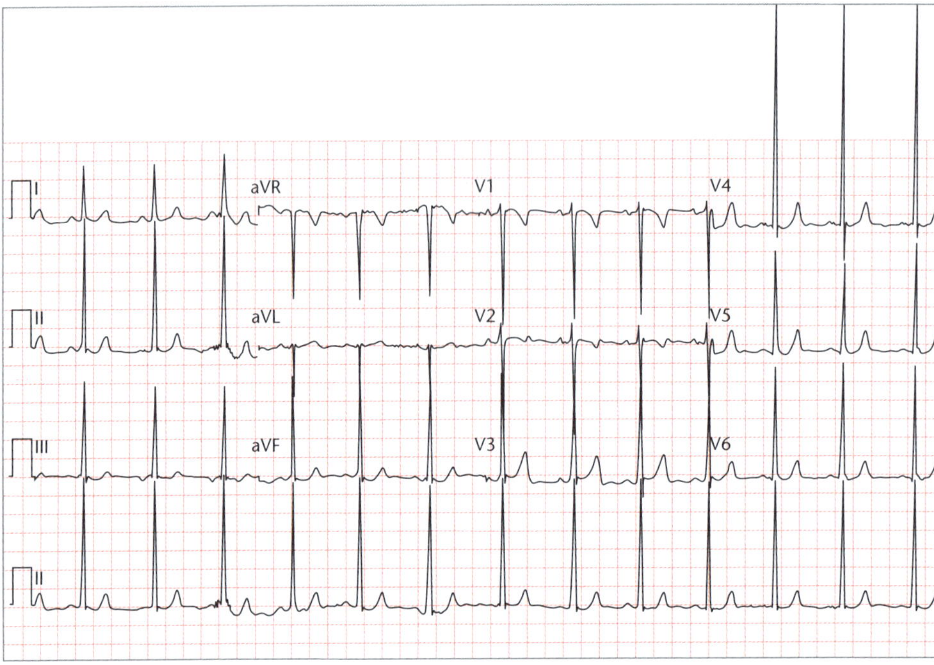

FIGURA 9.7 Eletrocardiograma de adolescente de 12 anos com estenose aórtica: onda S profunda em V1-V2 e ampla onda R em V4-V6, com SÂQRS preservado (quadrante inferior esquerdo).

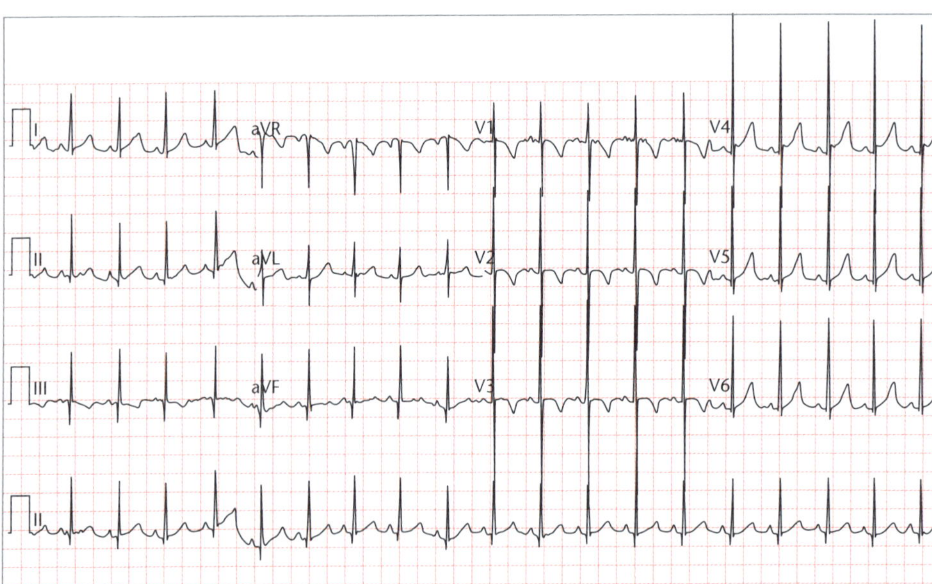

FIGURA 9.8 Eletrocardiograma de lactente de 5 meses com coarctação de aorta: presença de R em V1, R em V5-V6 e complexos QRS amplos nas precordiais intermediárias, com SÂQRS preservado.

em V1 (Figura 9.10). A duração do QRS, em especial o aumento da duração ao ano, tem valor prognóstico nesta condição[13].

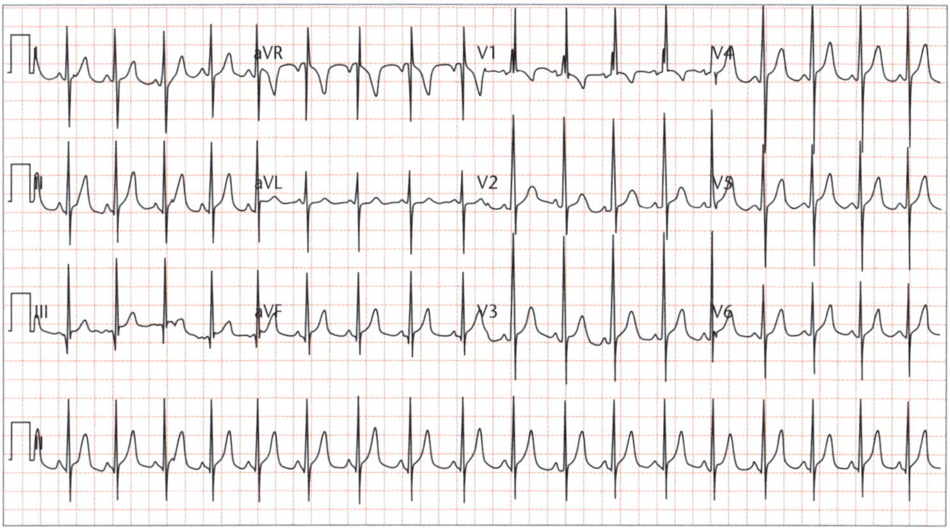

FIGURA 9.9 Eletrocardiograma de lactente de 8 meses com tetralogia de Fallot (pré-operatório): QRS estreito, com morfologia de distúrbio de condução pelo ramo direito e desvio do SÂQRS para a direita.

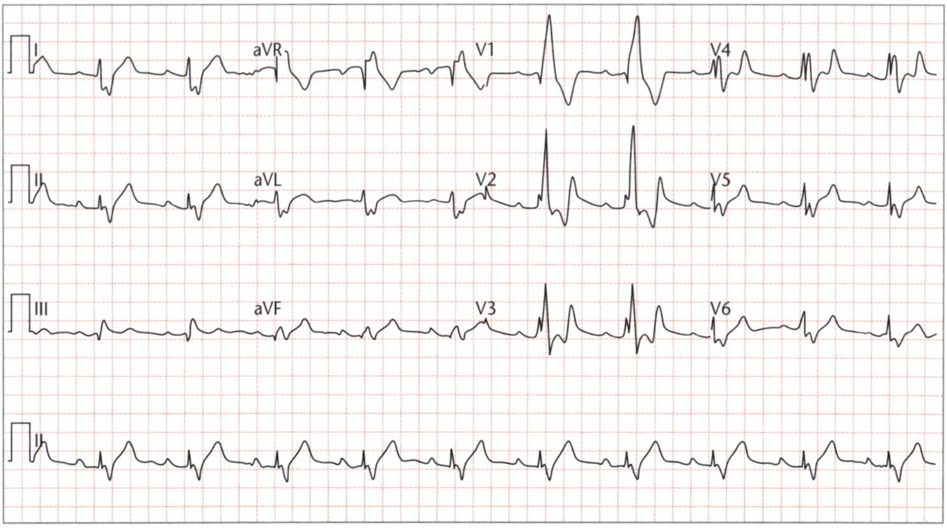

FIGURA 9.10 Eletrocardiograma de adolescente de 14 anos com tetralogia de Fallot (pós-operatório): QRS largo (duração de 200 ms), com morfologia de bloqueio de ramo direito.

Transposição das grandes artérias

O diagnóstico eletrocardiográfico de transposição das grandes artérias (TGA) clássica pode ser bastante difícil, dado que o padrão característico é o predomínio das forças direitas (R em V1-V2 com SÂQRS desviado para direita), característico do neonato sem cardiopatia. Na presença de comunicação interventricular e estenose pulmonar, há sobrecarga biventricular[14].

Outras

Origem anômala da artéria coronária esquerda

O reconhecimento do padrão eletrocardiográfico da origem anômala da artéria coronária esquerda (Alcapa) é imprescindível, tanto para o pediatra quanto para o cardiologista pediátrico, dado que ela faz parte do diagnóstico diferencial de choque em lactentes. Nota-se onda Q profunda em V4-V6, D1 e aVL, assim como marcada alteração de repolarização ventricular. Além disso, há progressão lenta da onda R de V1 a V3 (Figura 9.11).

Fisiologia univentricular

Nas patologias de fisiologia univentricular, o ECG é bastante variável, dependendo, principalmente, da posição do ventrículo dominante, do modo de conexão ventrículo-

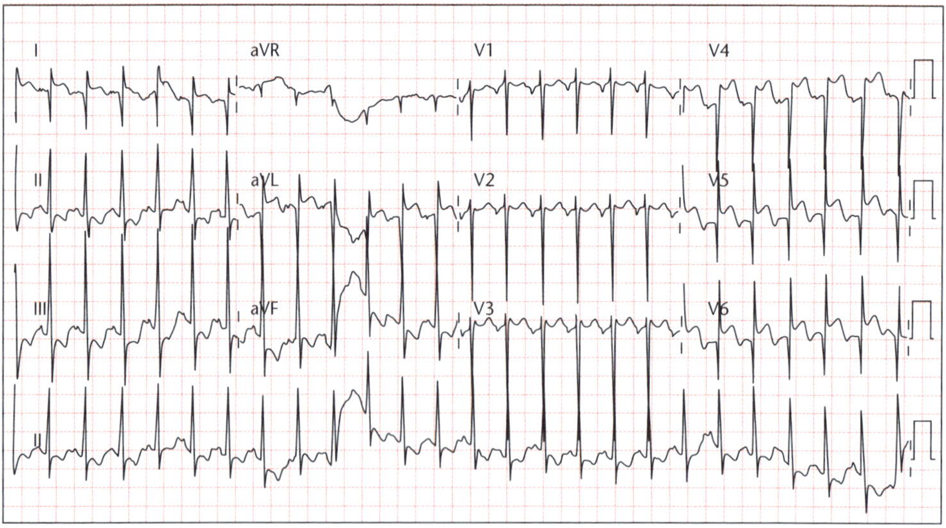

FIGURA 9.11 Eletrocardiograma de lactente de 4 meses com Alcapa: apesar de oscilação da linha de base por choro intenso, observa-se onda Q profunda em V4-V6, D1 e aVL, além de alteração difusa da repolarização ventricular.

-arterial e da presença de lesões associadas. Costuma haver um padrão monomórfico do QRS nas derivações precordiais.

Dextrocardia

Na dextrocardia, o coração encontra-se à direita do mediastino, com as câmaras cardíacas em "imagem em espelho" da posição anatômica habitual. No ECG desta condição, na forma isolada, observam-se onda P e complexos QRS negativos em D1, oposto do que ocorre em aVR (Figura 9.12). Além disso, a amplitude dos complexos QRS diminui de V1 a V6. Diagnóstico diferencial deve ser feito com inversão equivocada dos eletrodos dos membros superiores, em que o plano horizontal tem padrão habitual.

CONCLUSÕES

Ainda hoje, o eletrocardiograma mostra-se um importante exame diagnóstico em pediatria e cardiologia pediátrica. Portanto, caso a história clínica e exame físico do paciente levantem suspeita de cardiopatia congênita, é essencial a realização e correta interpretação do ECG de repouso, juntamente com a radiografia de tórax.

Para o pediatra, é fundamental o reconhecimento de variações da normalidade, modificações relacionadas à idade e a correta diferenciação entre padrões eletrocardiográficos normais e patológicos.

A suspeita diagnóstica de cardiopatia congênita pelo ECG de repouso pode mudar o desfecho para o paciente.

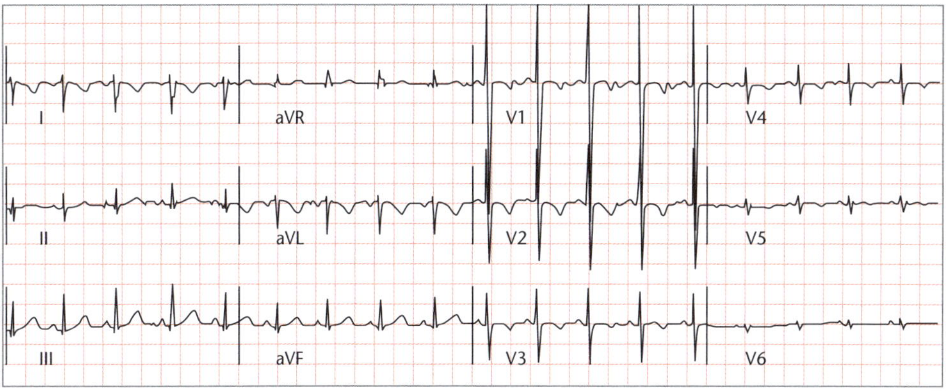

FIGURA 9.12 Eletrocardiograma de criança de 5 anos com dextrocardia isolada: onda P e complexo QRS concordantes e negativos em D1, concordantes e positivos em aVR, com diminuição da amplitude do QRS de V1 a V6.

REFERÊNCIAS BIBLIOGRÁFICAS

1. Giffoni RT, Torres RM. Breve história da eletrocardiografia. Rev Med Minas Gerais. 2010;20(2):263-70.
2. Pastore CA, Pinho JA, Pinho C, Samesima N, Pereira-Filho HG, Kruse JCL, et al. III Diretrizes da Sociedade Brasileira de Cardiologia sobre Análise e Emissão de Laudos Eletrocardiográficos. Arq Bras Cardiol. 2016;106(4Supl.1):1-23.
3. Magalhães LP, Guimarães ICB, Melo SL, Mateo EIP, Andalaft RB, Xavier LFR, et al. Diretriz de Arritmias Cardíacas em Crianças e Cardiopatias Congênitas SOBRAC e DCC – CP. Arq Bras Cardiol. 2016;107(1Supl.3):1-58.
4. Rijnbeek PR, Witsenburg M, Schrama E, Hess J, Kors JA. New normal limits for the paediatric electrocardiogram. Eur Heart J. 2001;22(8):702-11.
5. Pearl W. Effects of gender, age, and heart rate on QT intervals in children. Pediatr Cardiol. 1996;17:135-6.
6. Macfarlane PW, McLaughlin SC, Devine B, Yang TF. Effects of age, sex, and race on ECG interval measurements. J Electrocardiol. 1994;27:14-9.
7. Davignon A, Rautaharju P, Boisselle E, Soumis F, Mégèlas N, Choquette A. Normal ECG standards for infants and children. Pediatr Cardiol. 1979/80;1(2):123-31.
8. Deal BJ, Johnsrude CL, Buck SH. Pediatric ECG Interpretation – an illustrative guide. Massachusetts: Blackwell Futura, 2004.
9. Atik E, Moreira VM. Imagens e correlações em cardiologia pediátrica. São Paulo: Roca, 2011.
10. Sokolow M, Lyon TP. The ventricular complex in left ventricular hypertrophy as obtained by unipolar precordial and limb leads. Am Heart J. 1949;37(2):161-86.
11. Katz LN, Wachtel H. The diphasic QRS type of electrocardiogram in congenital heart disease. Am Heart J. 1937;13:202-6.
12. Udink ten Cate FE, Sreeram N, Brockmeier K. The pathophysiologic aspects and clinical implications of electrocardiographic parameters of ventricular conduction delay in repaired tetralogy of Fallot. J Electrocardiol. 2014;47:618-24.
13. Gatzoulis MA, Balaji S, Webber SA, Siu SC, Hokanson JS, Poile C, et al. Risk factors for arrhythmia and sudden cardiac death late after repair of tetralogy of Fallot: a ulticenter study. Lancet. 2000;356:975-81.
14. Atik E. Cardiopatias congênitas: guia prático de diagnóstico, tratamento e conduta geral. São Paulo: Atheneu; 2014.

10 Ecocardiograma morfológico e funcional

Maria de Fátima Rodrigues Diniz
Gabriela Nunes Leal
Alessandro Cavalcanti Lianza

APÓS LER ESTE CAPÍTULO, VOCÊ ESTARÁ APTO A:

- Reconhecer os principais cortes ecocardiográficos utilizados no ecocardiograma funcional.
- Usar os modos M, bidimensional e os princípios do Doppler.
- Avaliar o estado volêmico do paciente por meio do ecocardiograma.
- Utilizar os métodos de avaliação da função ventricular esquerda e direita
- Estimar o débito cardíaco pelo ecocardiograma.
- Usar métodos de estimativa de pressões pulmonares.
- Identificar a presença de derrame pericárdico e de tamponamento cardíaco.

INTRODUÇÃO

O estabelecimento do diagnóstico correto é crítico para prover assistência adequada ao paciente. O ecocardiograma tornou-se uma ferramenta indispensável no dia a dia da terapia intensiva pediátrica e neonatal, possibilitando uma avaliação hemodinâmica não invasiva mais refinada e intervenções terapêuticas oportunas.

O treinamento em ecocardiograma funcional vem sendo incorporado ao currículo das residências médicas não só de terapia intensiva, mas também nas de emergência e neonatologia, com resultados promissores. Vários trabalhos comprovam boa concordância entre os ecocardiogramas funcionais realizados por intensivistas treinados e cardiologistas experientes[1-3].

Neste capítulo, apresentaremos os fundamentos do ecocardiograma funcional, ressaltando os aspectos teóricos e práticos mais relevantes para a obtenção de imagens e interpretação de resultados obtidos.

ESQUEMA CONCEITUAL (FIGURA 10.1)

CORTE ECOCARDIOGRÁFICO BIDIMENSIONAL

O ecocardiograma tornou-se uma ferramenta indispensável na avaliação e no manejo de pacientes com instabilidade hemodinâmica, proporcionando uma avaliação rápida da função e fisiologia cardíaca, complementando os dados disponíveis da monitoração hemodinâmica invasiva padrão[4,5].

Devem-se considerar alguns aspectos para a utilização desse método:

- Por se tratar de um método bidimensional, é necessária a visualização das estruturas cardíacas por vários ângulos – os cortes ecocardiográficos.
- É essencial a aquisição correta dos cortes ecocardiográficos dentro de uma sequência para realização do exame, garantindo a avaliação adequada do paciente.

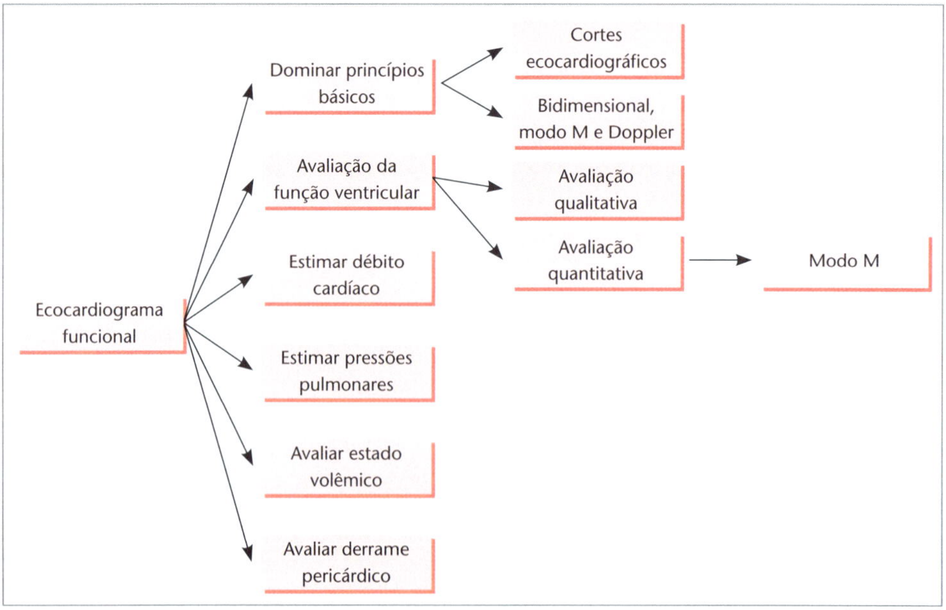

FIGURA 10.1 Esquema conceitual do ecocardiograma.

- É um método complementar e, portanto, deve ser somado à avaliação clínica do paciente.

São utilizados três planos ortogonais básicos: longitudinal (paralelo ao maior eixo do coração), curto (perpendicular ao maior eixo do coração) e sagital (perpendicular aos eixos curto e longo do ventrículo esquerdo). Existem três cortes padronizados ("janelas ecocardiográficas") na parede torácica para a colocação do transdutor no ecocardiograma funcional: paraesternal, apical e subcostal (Figura 10.2).

Para a aquisição adequada das imagens, é necessário seguir a sequência a seguir (Figura 10.3):

- Corte paraesternal eixo longo (longitudinal).

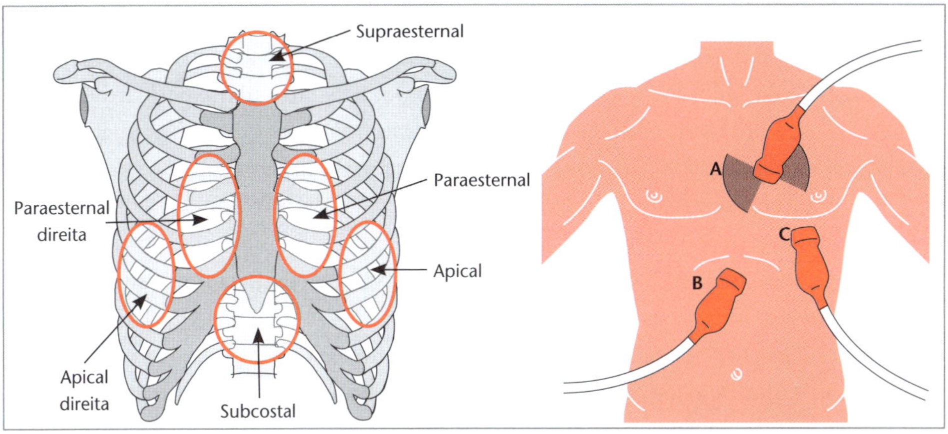

FIGURA 10.2 Janelas ecocardiográficas – posicão do transdutor da ultrassonografia no tórax. A: corte paraesternal. B: corte subcostal. C: corte apical.
Fonte: adaptada de Guimarães et al.[6].

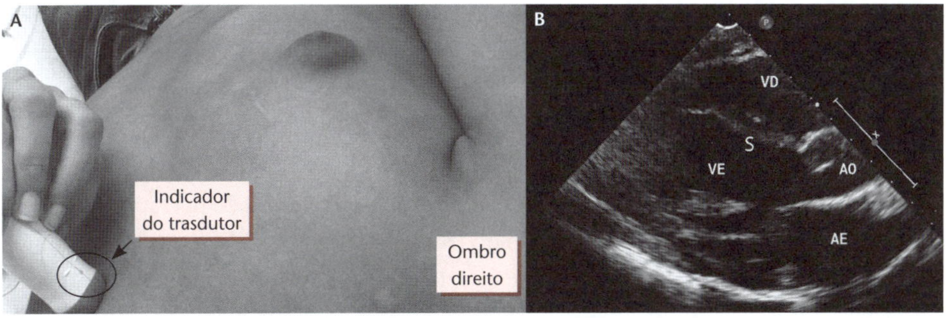

FIGURA 10.3 A: posicionamento do transdutor para obtenção do corte paraesternal eixo longo. B: imagem obtida do corte paraesternal eixo longo. VD: ventrículo direito; AE: átrio esquerdo; VE: ventrículo esquerdo; AO: aorta.

- Corte paraesternal eixo curto (transversal).
- Corte apical 4 câmaras.
- Corte apical 5 câmaras.
- Corte subcostal 4 câmaras.
- Corte subcostal da veia cava inferior.

Corte Paraesternal Eixo Longo (Longitudinal)

Para a obtenção desse corte, certifique-se que o marcador da imagem está à direita da tela (utilizado em todos os planos). Em seguida, posicione o transdutor entre o 3º e o 6º espaço intercostal esquerdo (a posição pode variar), próximo ao esterno. Em dextrocardia, o plano estará à direita do esterno. Mantenha o marcador do transdutor (uma protuberância ou ponto luminoso na lateral do transdutor) voltado para o ombro direito do paciente.

As estruturas avaliadas neste corte são: átrio esquerdo, valvas mitral e aórtica, ventrículos direito e esquerdo, aorta ascendente, septo interventricular e pericárdio.

Este corte é útil para avaliação do diâmetro da aorta e das cavidades cardíacas, além de possibilitar a estimativa do débito cardíaco e fração de ejeção do VE.

Aspectos relevantes:

- Durante a sístole, observam-se redução da cavidade ventricular e espessamento das paredes.
- Em condições normais, o ventrículo direito é menor que o esquerdo e o septo interventricular está discretamente direcionado para o ventrículo direito.
- Em caso de dilatação do ventrículo direito, o septo interventricular estará abaulado para o ventrículo esquerdo e pode haver sua movimentação paradoxal (septo interventricular abaulando para o ventrículo direito durante a sístole).

Corte Paraesternal Eixo Curto (Transversal)

Para sua aquisição, mantenha a posição do corte paraesternal e faça uma rotação do marcador do transdutor, em sentido horário, em direção ao ombro esquerdo do paciente. Nesse momento, observam-se os dois ventrículos e os músculos papilares. Este corte é muito útil para avaliação de função ventricular e pesquisa de derrame pericárdico. Após o movimento de anteriorização do transdutor (suave inclinação do transdutor para a cabeça do paciente), observam-se a aorta e a via de saída do ventrículo direito.

As estruturas avaliadas neste corte no nível dos ventrículos são: ventrículo esquerdo (inferior), septo interventricular, ventrículo direito (superior) e pericárdio (Figura 10.4).

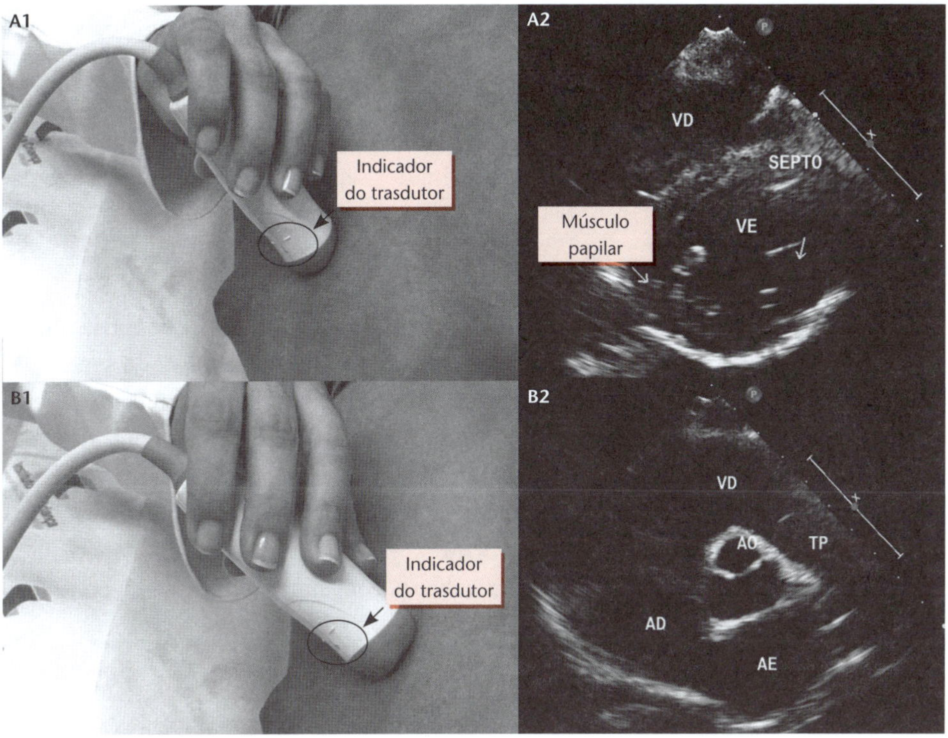

FIGURA 10.4 Posicionamento do transdutor para obtenção do corte paraesternal eixo curto. A1 e A2: ao nível dos ventrículos. B1 e B2: ao nível da aorta. AD: átrio direito; AE: átrio esquerdo; VD: ventrículo direito; VE: ventrículo esquerdo; TP: tronco pulmonar.

As estruturas avaliadas neste corte ao nível da aorta são: átrio esquerdo, septo interatrial, átrio direito, valva tricúspide, ventrículo direito, aorta (no centro da imagem) e tronco pulmonar.

Aspectos relevantes:

- O ventrículo direito está posicionado acima do ventrículo esquerdo; o ventrículo direito é menor que o esquerdo (como observado no eixo longo).
- O septo interventricular está discretamente voltado para o ventrículo direito, o que o torna semelhante a um "U" invertido. Em caso de sobrecarga do ventrículo direito, o septo pode ficar retificado e até mesmo voltado para o ventrículo esquerdo, indicando dilatação importante do ventrículo direito.

Corte Apical 4 Câmaras

Para a aquisição deste corte, o transdutor deve ser posicionado abaixo do mamilo esquerdo, no *ictus* do paciente. Mantenha o marcador do transdutor para a esquerda do paciente (posicionado sob seu polegar). Finalmente, direcione o transdutor suavemente para a direita.

As estruturas avaliadas neste corte são: à esquerda, de baixo para cima, o átrio esquerdo, a valva mitral, o ventrículo esquerdo; à direita, de baixo para cima, o átrio direito, a valva tricúspide e o ventrículo direito; além dos septos interatrial, interventricular e do pericárdio (Figura 10.5).

Aspectos relevantes:

- A inserção da valva tricúspide está mais próxima ao ápice do coração e a da mitral, mais distante.
- A valva tricúspide está sempre conectada ao ventrículo direito, bem como a valva mitral ao ventrículo esquerdo. Isso é importante nas cardiopatias com inversões ventriculares, em que o ventrículo direito estará posicionado à esquerda.
- A banda moderadora é uma característica do ventrículo direito (não é observada no ventrículo esquerdo).
- É um corte útil para ver as anomalias valvares congênitas/adquiridas, a contração ventricular e o derrame pericárdico.

Corte Apical 5 Câmaras

A aquisição deste corte ocorre a partir do apical 4 câmaras (transdutor no *ictus* do paciente, com marcador do transdutor voltado para a esquerda), com leve anteriorização (direcionamento do transdutor para a cabeça do paciente).

As estruturas avaliadas são as mesmas do corte apical de quatro câmaras, somadas com a via de saída do ventrículo esquerdo e a valva aórtica (Figura 10.6).

Aspectos relevantes:

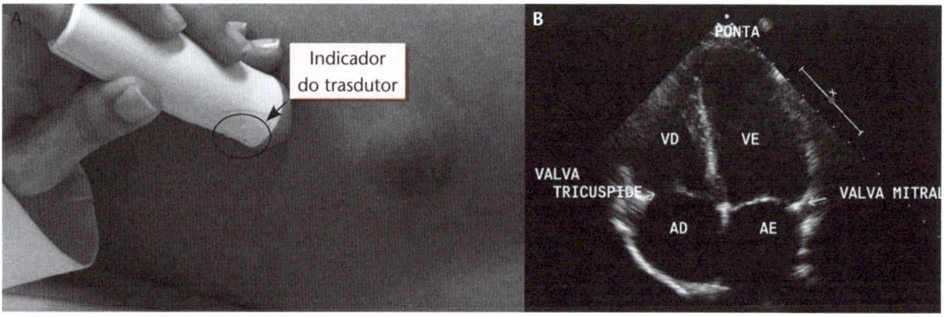

FIGURA 10.5 A: posicionamento do transdutor para obtenção do corte apical 4 câmaras. B: imagem obtida com o corte apical 4 câmaras. AD: átrio direito; AE: átrio esquerdo; VD: ventrículo direito; VE: ventrículo esquerdo.

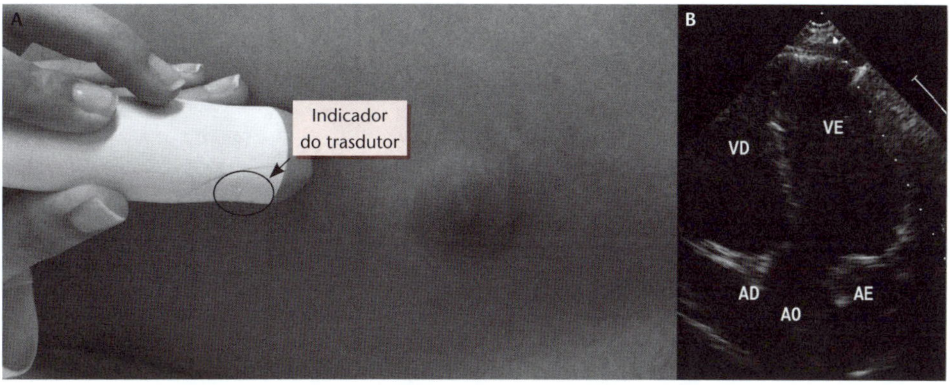

FIGURA 10.6 A: posicionamento do transdutor para obtenção do corte apical 5 câmaras. B: imagem obtida com o corte apical 5 câmaras. AD: átrio direito; AE: átrio esquerdo; AO: aorta; VD: ventrículo direito; VE: ventrículo esquerdo.

- É o plano usado para a avaliação do fluxo de via de saída do ventrículo esquerdo ao Doppler, para o cálculo do débito cardíaco.

Corte Subcostal 4 Câmaras

O plano subcostal localiza-se logo abaixo do apêndice xifoide. Posiciona-se o transdutor com o marcador voltado para esquerda do paciente e com leve anteriorização.

As estruturas avaliadas são: átrio esquerdo, valva mitral, ventrículo esquerdo, átrio direito, valva tricúspide, ventrículo direito, septo interatrial, septo interventricular e pericárdio (Figura 10.7).

Aspectos relevantes:

- Em situações de emergência (p. ex., parada cardíaca), é um corte útil, pois não impede as compressões torácicas;
- É o corte apropriado em pacientes com hiperinsuflação pulmonar, com deformidades torácicas ou outras alterações que impeçam aquisição de imagens nas janelas transtorácicas;
- As comunicações interatriais são mais bem avaliadas neste corte.

Corte Subcostal para Visualização da Veia Cava Inferior

Sua aquisição se dá mantendo o transdutor em região subxifoide, com marcador para a esquerda. Visibiliza-se a aorta posterior e a esquerda e a veia cava inferior anterior e à direita no *situs solitus* (normal). Faça uma rotação anti-horária de forma que o marcador fique voltado para o apêndice xifoide. Ao apontar para a direita, será visibilizado a veia cava inferior.

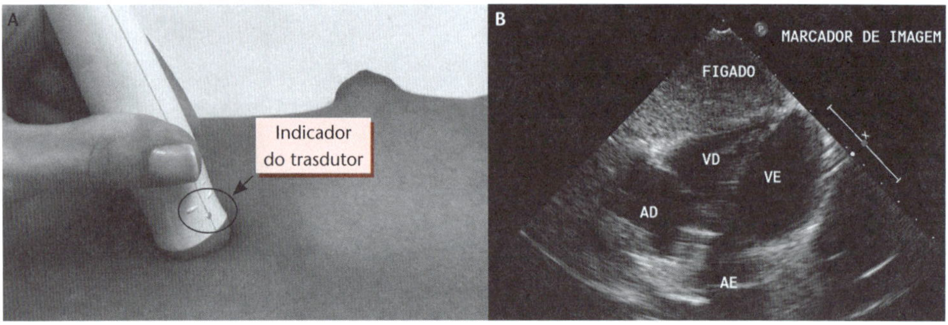

FIGURA 10.7 A: posicionamento do transdutor para obtenção do corte subcostal 4 câmaras. B: imagem obtida ao corte apical 4 câmaras. AD: átrio direito; AE: átrio esquerdo; VD: ventrículo direito; VE: ventrículo esquerdo.

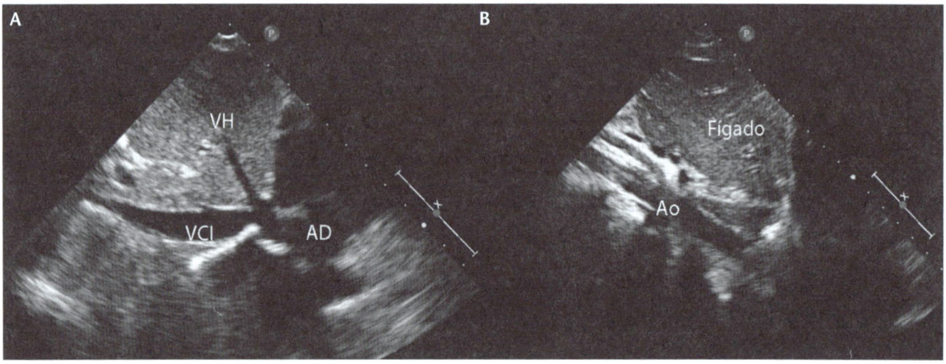

FIGURA 10.8 A: corte subcostal evidenciando a chegada da veia cava inferior (VCI) em átrio direito (AD). B: corte subcostal evidenciando a aorta abdominal (Ao). VH: veia hepática.

Ao apontar para a esquerda, será visibilizado a aorta. Além disso, é possível identificar a veia hepática desembocando na veia cava inferior, junto ao átrio direito (Figura 10.8).

As estruturas avaliadas são: veia cava inferior, veia hepática, átrio direito e a aorta.

Aspectos relevantes:

- A veia cava inferior está conectada ao átrio direito (deve ser visualizado para evitar confusão com a aorta) – Figura 10.8.
- A aorta é o vaso mais posterior (próximo da coluna) e é pulsátil.

AVALIAÇÃO AO MODO M E AO DOPPLER

Modo M

O modo M é produzido por meio da transmissão e recepção do sinal de ultrassom em uma única linha, o que proporciona maior sensibilidade para análise de estruturas em movimento naquela linha (p. ex., parede ventricular), ao longo do ciclo cardíaco. Na prática pediátrica, o modo M é bastante utilizado para estimativa de fração de ejeção[7,8] (Figura 10.9).

Para a avaliação da fração de ejeção, deve-se posicionar o cursor (linha que corta a imagem bidimensional) no plano paraesternal eixo longo ou no paraesternal eixo curto.

No paraesternal eixo longo, posiciona-se o cursor abaixo da valva mitral, entre a valva e os músculos papilares. No paraesternal eixo curto, posiciona-se o transdutor entre os dois músculos papilares. Em seguida, aciona-se o modo M no aparelho.

A fração de ejeção do ventrículo esquerdo será estimada utilizando a fórmula:

$$FE(\%) = \frac{(VDF) - (VSF) \times 100\%}{(VDF)}$$

em que:

- FE: fração de ejeção.
- VDF: volume diastólico final.
- VSF: volume sistólico final.

Para obter o volume ventricular esquerdo, basta elevar o diâmetro ventricular obtido ao modo M ao cubo.

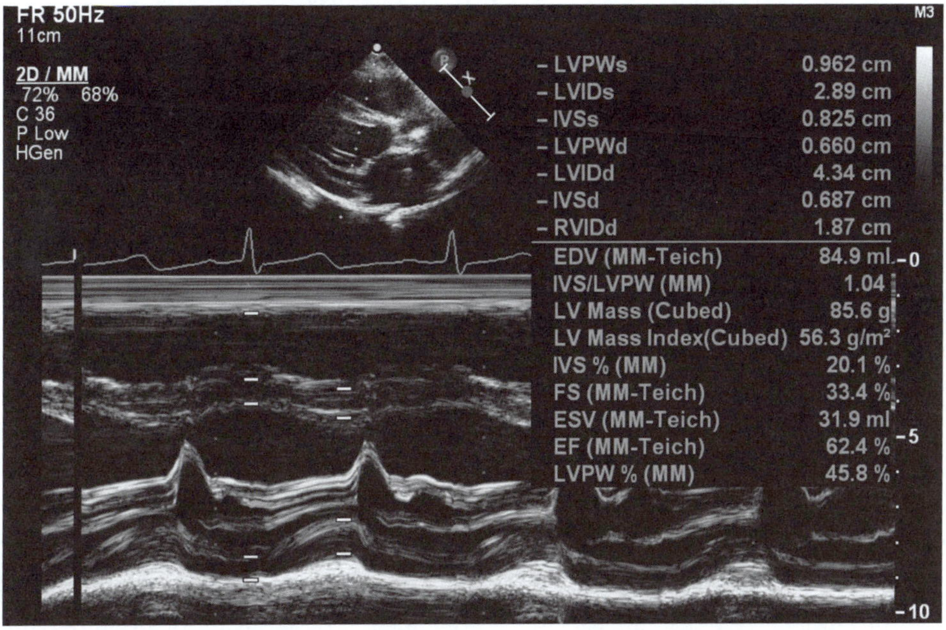

FIGURA 10.9 Modo M mostrando ventrículo direito (VD), septo interventricular, (SIV) ventrículo esquerdo (VE) e valva mitral (VMI). (Veja imagem colorida no encarte.)

Desta forma:

- VDVE (mL): diâmetro diastólico do VE[3].
- VSVE (mL): diâmetro sistólico do VE[3].

Doppler

O estudo Doppler permite avaliar velocidades do fluxo sanguíneo através das estruturas cardíacas, bem como velocidades de movimentação do próprio músculo cardíaco[7,8] (Figura 10.10).

São geradas curvas de velocidade em função do tempo. Por convenção, valores positivos indicam movimento em direção ao transdutor e valores negativos indicam movimento em sentido oposto.

Há quatro modalidades do Doppler: mapeamento de fluxo de cores, pulsátil, contínuo e tecidual (este último menos utilizado no ecocardiograma funcional).

O mapeamento de fluxo é uma representação em escala de cores das velocidades registradas ao Doppler (Figura 10.11). O fluxo sanguíneo que se aproxima do transdutor é convencionalmente registrado em vermelho e o que está se afastando, em azul.

O Doppler pulsado é utilizado para fluxos de baixa velocidade. São registradas velocidades em um ponto específico, denominado amostra do Doppler. Ex.: fluxo através das valvas cardíacas (Figura 10.12) ou através de comunicação interatrial.

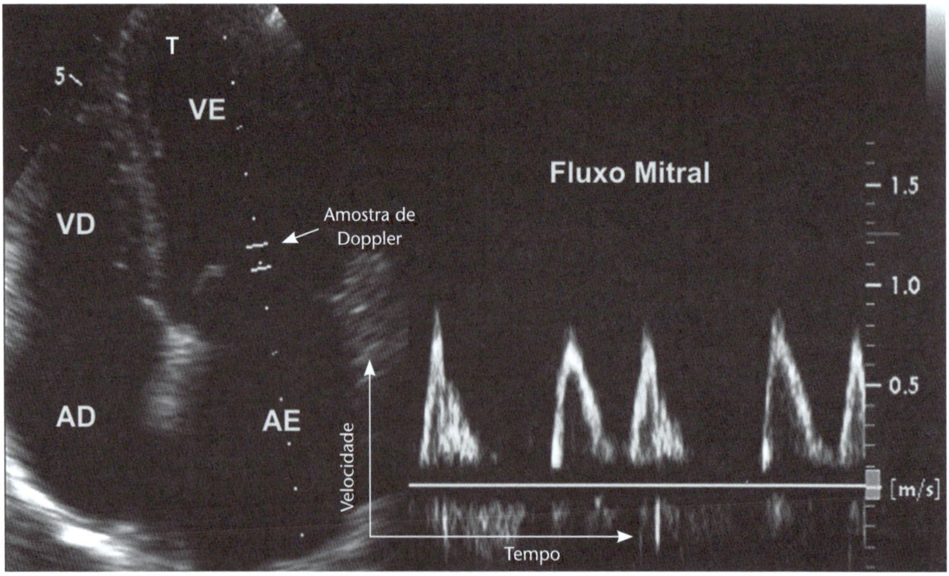

FIGURA 10.10 Doppler pulsado obtido através da valva mitral. AD: átrio direito; VD: ventrículo direito; AE: átrio esquerdo; VE: ventrículo esquerdo; T: transdutor. (Veja imagem colorida no encarte.)

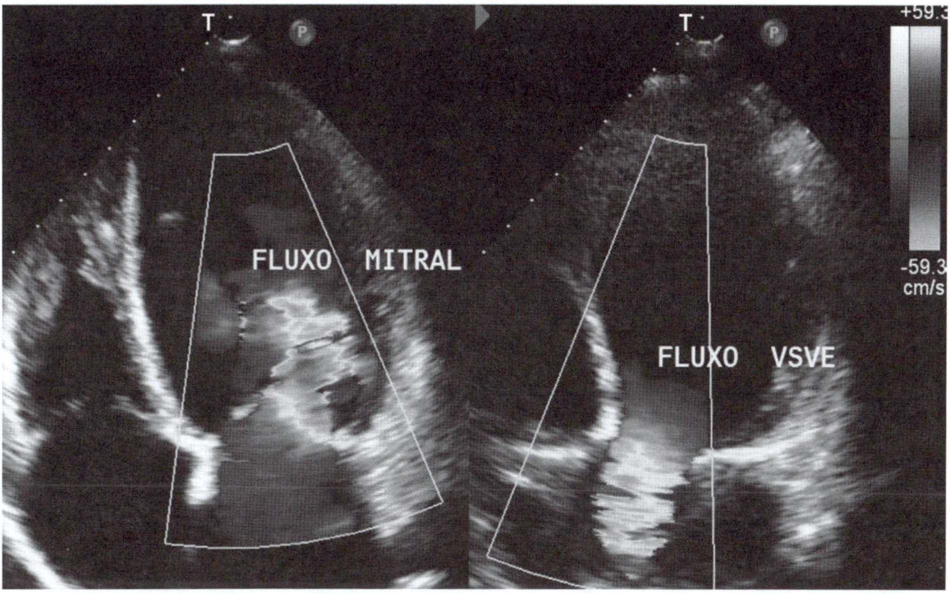

FIGURA 10.11 Mapeamento de fluxo em cores. O fluxo que se aproxima do transdutor é registrado em vermelho e o que se afasta do transdutor, em azul. T: transdutor; VSVE: via de saída de ventrículo esquerdo. (Veja imagem colorida no encarte.)

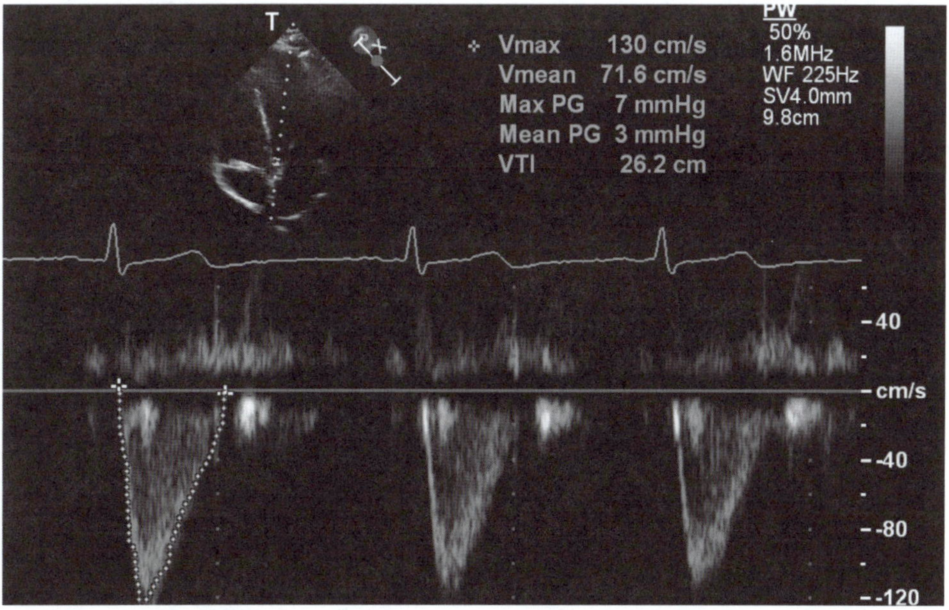

FIGURA 10.12 Doppler pulsado através da valva aórtica. A curva é negativa, pois o fluxo se afasta do transdutor. T: transdutor. (Veja imagem colorida no encarte.)

Por fim, o Doppler contínuo é utilizado para fluxos de alta velocidade. São registradas velocidades ao longo de uma linha no espaço. Ex.: fluxo ao longo da aorta descendente, da via de saída do ventrículo esquerdo ou do jato de regurgitação tricúspide (Figura 10.13).

AVALIAÇÃO DA FUNÇÃO SISTÓLICA DO VENTRÍCULO ESQUERDO

A função sistólica refere-se à capacidade contrátil do miocárdio, refletindo o encurtamento da cavidade durante a sístole[7]. Pode ser feita de modo subjetivo (qualitativo) ou objetivo (quantitativo).

A análise subjetiva é útil em pacientes críticos, quando a janela ecocardiográfica não é adequada para análise objetiva. Devem-se avaliar o encurtamento da cavidade do VE e o espessamento da parede durante a sístole.

A análise objetiva da função sistólica do ventrículo esquerdo pode ser feita pelo modo M, nos planos paraesternais eixo longo (Figura 10.14) ou eixo curto (Figura 10.15).

A medida da fração de encurtamento é calculada pela fórmula:

$$\text{Fração de encurtamento } (\Delta D\%)\text{:} \ \frac{DDVE - DSVE}{DDVE} \times 100$$

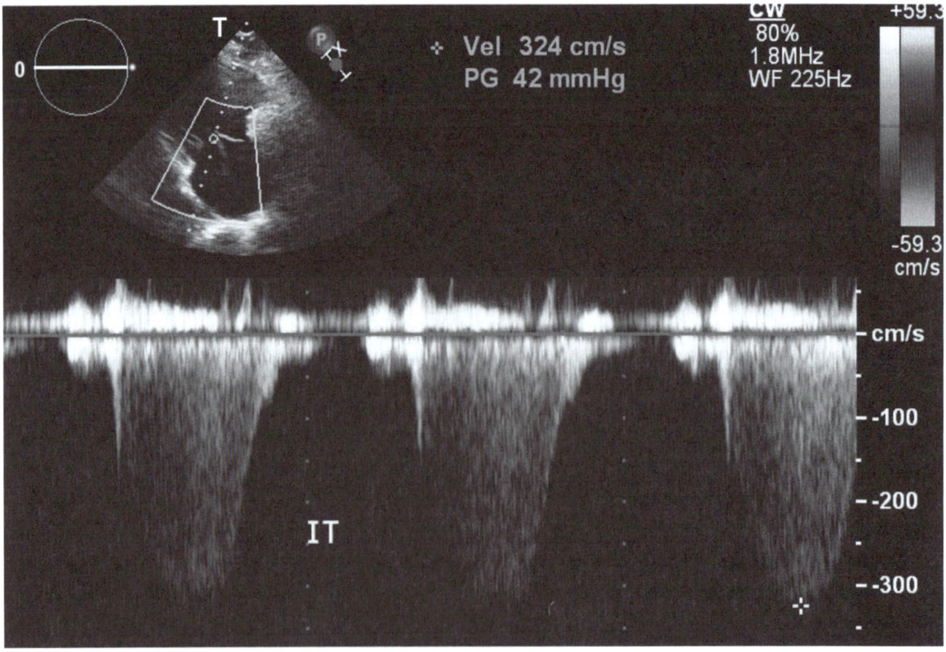

FIGURA 10.13 Doppler contínuo através da valva tricúspide evidenciando refluxo (curva negativa). A velocidade de fluxo é elevada (3,2 m/s). T: transdutor. (Veja imagem colorida no encarte.)

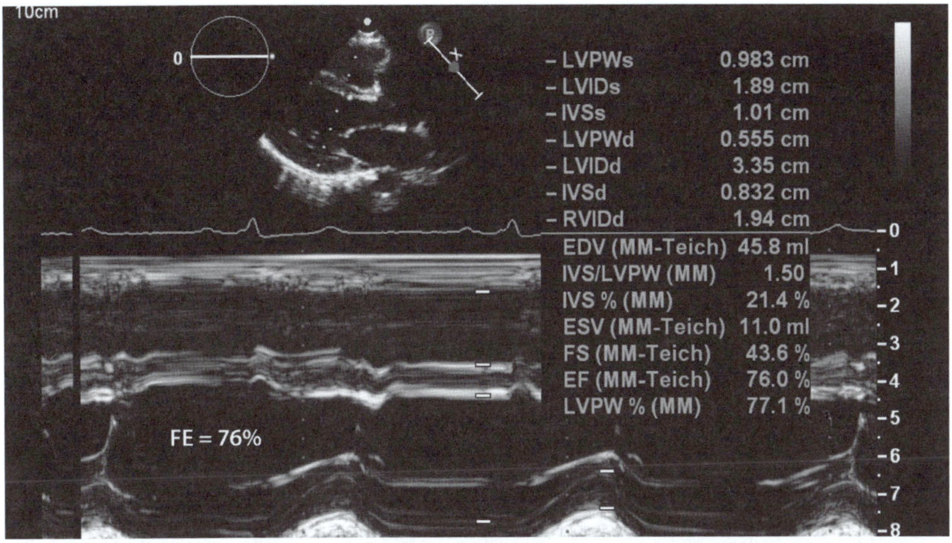

FIGURA 10.14 Modo M (eixo longo) com função sistólica do VE normal. (Veja imagem colorida no encarte.)

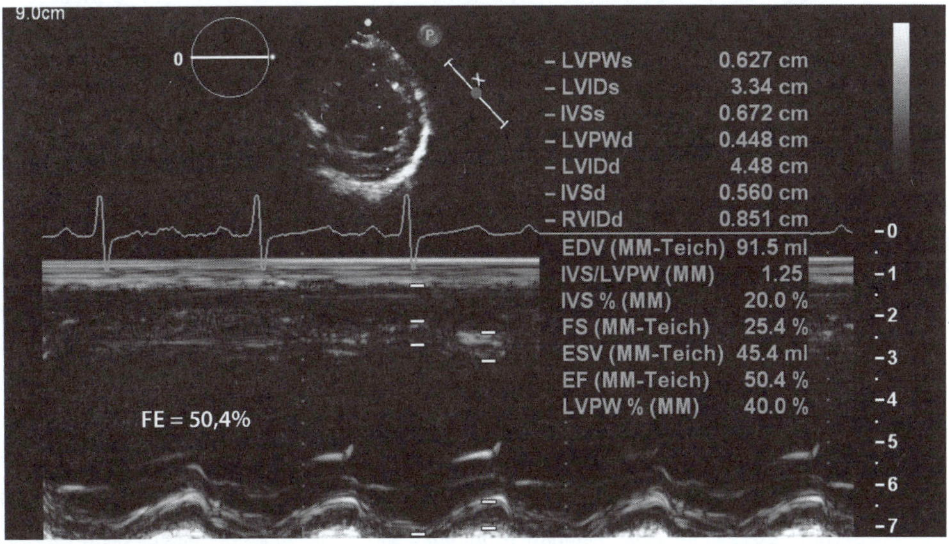

FIGURA 10.15 Modo M (eixo curto) com disfunção sistólica do VE. (Veja imagem colorida no encarte.)

em que:

- DDVE: diâmetro diastólico do ventrículo esquerdo.
- DSVE: diâmetro sistólico do ventrículo esquerdo.
- Normal: > 30%.

A fração de ejeção (FE) é estimada pela fórmula:

$$FE(\%) = \frac{(DDVE)^3 - (DSVE)^3}{(DDVE)^3}$$

Normal: > 55%

- Disfunção discreta: 45-55%.
- Disfunção moderada: 35-45%.
- Disfunção importante: < 35%.

Aspectos relevantes:

- Para a quantificação mais acurada da função sistólica, a linha do modo M deve estar perpendicular ao septo e à parede posterior do VE, para evitar erros na aquisição dos diâmetros.
- No corte paraesternal longitudinal, o septo interventricular deve estar o mais retificado possível.
- No corte paraesternal eixo curto, o ventrículo esquerdo tem de estar embaixo do direito, evitando-se lateralizações.

AVALIAÇÃO DAS DIMENSÕES E DA FUNÇÃO DO VENTRÍCULO DIREITO

A mensuração das dimensões e da função ventricular direita ainda é um desafio para a ecocardiograma, em razão da complexa geometria do VD. Vários métodos podem ser utilizados em terapia intensiva pediátrica e neonatal, auxiliando nas decisões a respeito do suporte inotrópico e da ventilação mecânica[9,10].

No ecocardiograma realizado à beira do leito, o diâmetro diastólico do ventrículo direito (VD) pode ser obtido facilmente ao modo M, ao corte paraesternal (Figura 10.16).

> Os valores de referência variam de acordo com o peso e a estatura do paciente, sendo habitualmente calculados os escores Z das medidas encontradas. São considerados normais os valores compreendidos entre escore Z de -2 e +2 (www.parameterz.com).

O ventrículo direito é menor que o esquerdo em todas as janelas ecocardiográficas (exceto nos neonatos, que apresentam cavidades direitas aumentadas fisiologicamente). Pode-se avaliar a dilatação do VD no corte apical de 4 câmaras: 1) normal → VD < VE; 2) discreto → VD aumentado, mas ainda < VE; 3) moderado → VD = VE; e 4) importante → VD > VE.

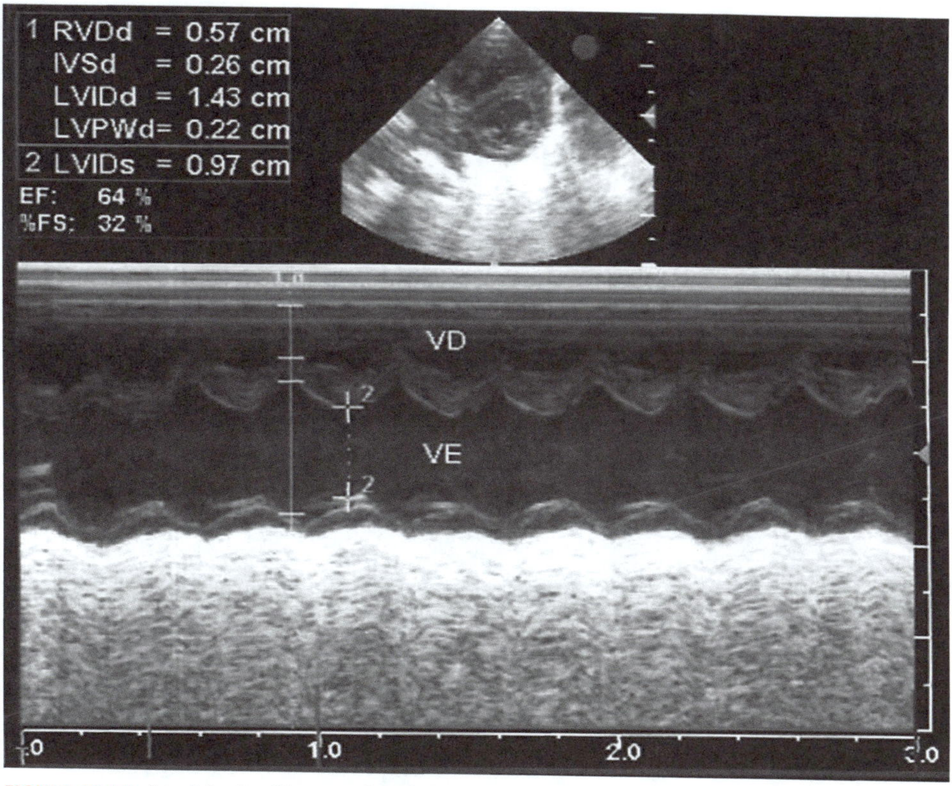

FIGURA 10.16 Medida do diâmetro diastólico de VD ao modo M, a partir do corte paraesternal eixo curto.

A função sistólica do ventrículo direito depende predominantemente de seu encurtamento no sentido longitudinal, com deslocamento do anel tricúspide em direção ao ápice. Um método simples para avaliar o desempenho sistólico do VD é medir esse deslocamento longitudinal (TAPSE, do inglês *tricuspid annular plane systolic excursion*)[11]. É obtido no corte apical 4 câmaras focado no VD, onde se posiciona a linha do modo M do ápice ventricular até o anel tricúspide, possibilitando a medida da excursão sistólica desse anel (Figura 10.17).

Os valores de referência variam com a idade, devendo-se calcular o escore Z. Os valores médios encontrados em populações normais vão de 0,91 cm em recém-nascidos a 2,47 cm em adolescentes. Em adultos, são considerados normais os valores de TAPSE > 1,6 cm.

A variação fracional da área do VD (FAC, do inglês *fractional area change*) é medida no corte apical 4 câmaras (Figura 10.18) e é obtida pela planimetria das áreas diastólica final e sistólica final do VD. São considerados normais valores de FAC > 35%.

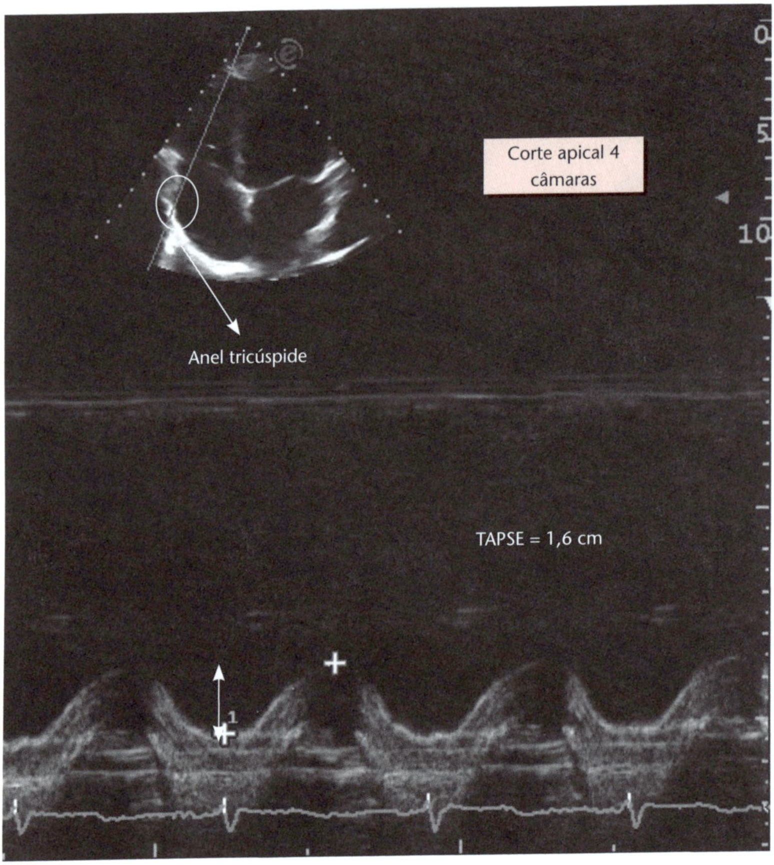

FIGURA 10.17 TAPSE. No corte apical 4 câmaras, o modo M passa pelo ápice ventricular e pelo anel tricuspídeo. (Veja imagem colorida no encarte.)

$$FAC(\%) = \frac{\text{área diastólica do } VD - \text{área sistólica do } VD}{\text{área distólica do } VD}$$

AVALIAÇÃO HEMODINÂMICA DA CIRCULAÇÃO PULMONAR NA ECOCARDIOGRAMA

A necessidade de estimar pressões pulmonares é motivo frequente para a realização de ecocardiograma à beira do leito em UTI neonatal e pediátrica[1,9]. Ainda que os métodos invasivos para aferição da pressão pulmonar sejam mais fidedignos, o ecocardiograma ainda é a ferramenta inicial de eleição.

Antes mesmo de realizar as medidas de pressão pulmonar, o pediatra deve observar com atenção a direção de fluxo pelo forame oval e pelo canal arterial ao color Doppler, quando esses *shunts* estiverem presentes (Figura 10.19).

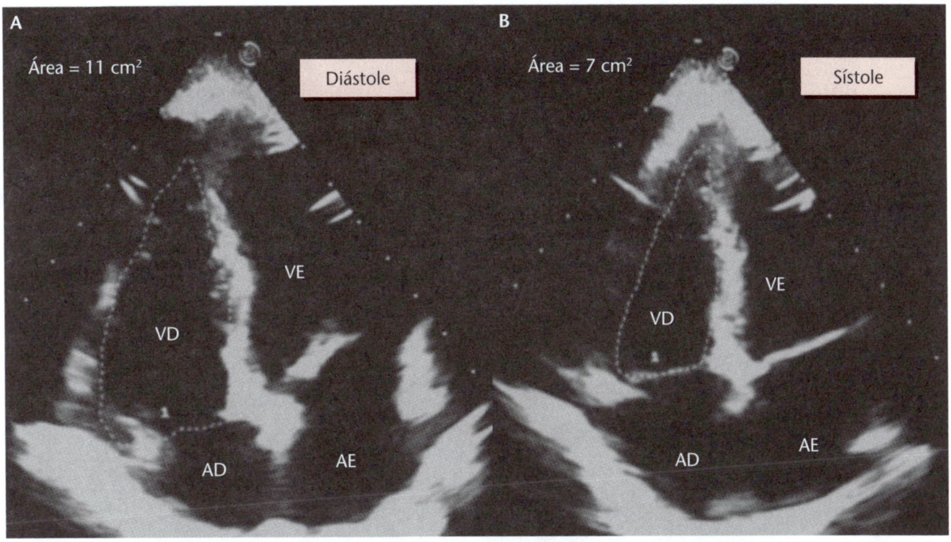

FIGURA 10.18 A e B: mudança fracional da área do VD (FAC): (11-7)/11 = 36%.

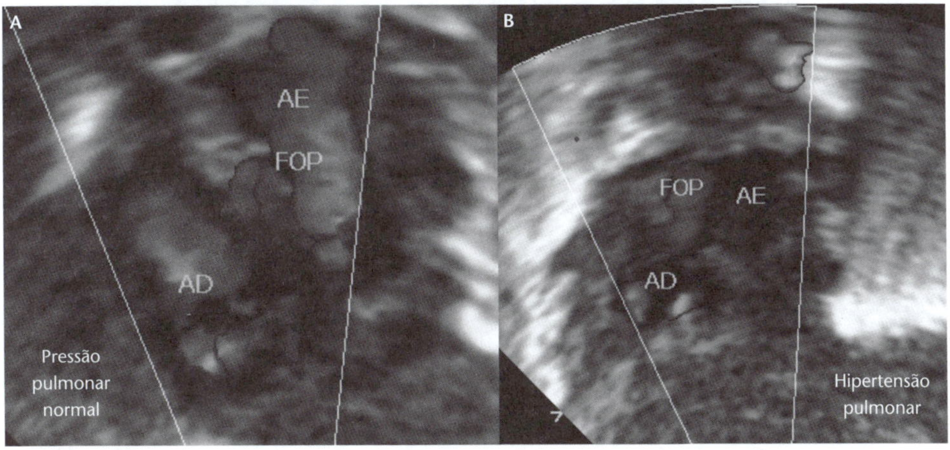

FIGURA 10.19 Mapeamento do fluxo ao Doppler colorido através do forame oval. A: fluxo direcionado da esquerda para a direita. B: fluxo direcionado da direita para a esquerda. AD: átrio direito; AE: átrio esquerdo; FOP: forame oval pérvio. (Veja imagem colorida no encarte.)

O fluxo bidirecionado sugere pressão pulmonar semelhante à pressão sistêmica, ao passo que fluxo direcionado exclusivamente da direita para a esquerda sugere pressão pulmonar superior à pressão sistêmica.

O aspecto da curva de Doppler na artéria pulmonar deve ser notado. A presença de entalhe mesossistólico, por exemplo, sugere pressão pulmonar suprassistêmica (Figura 10.20).

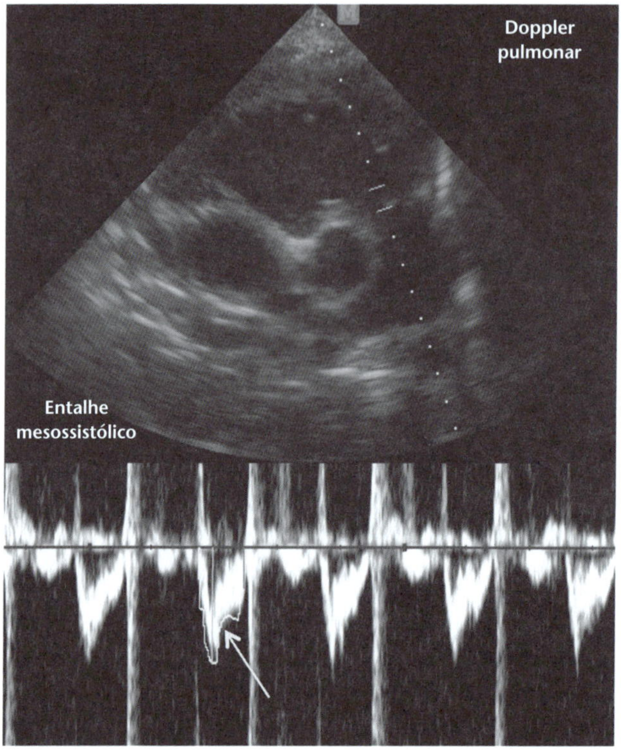

FIGURA 10.20 Doppler pulmonar evidenciando o entalhe mesossistólico, sinal sugestivo de pressão pulmonar suprassistêmica.

Cálculo da Pressão Sistólica da Artéria Pulmonar

Na presença de insuficiência tricúspide (IT), é possível estimar a pressão sistólica da artéria pulmonar (Figura 10.21).

A velocidade máxima da IT deve ser obtida ao Doppler contínuo, ao corte apical quatro câmaras. Por meio da equação de Bernoulli é calculado o gradiente de pressão que existe entre o ventrículo direito (PSVD) e o átrio direito (PAD), no pico da IT. A pressão sistólica de ventrículo direito (PSVD) pode ser estimada segundo a fórmula:

$$\text{PSVD (mmHg)} = 4 \times (\text{velocidade máxima da IT})^2 + \text{PAD}$$

Na ausência de obstrução em via de saída do VD, a PSVD é igual à pressão sistólica de artéria pulmonar (PSAP), a qual pode ser então estimada pela seguinte fórmula:

$$\text{PSAP (mmHg)} = \text{PSVD} = 4 \times (\text{velocidade máxima da IT})^2 + \text{PAD}$$

$$\text{Valor normal da PSAP: } \leq 35 \text{ mmHg}$$

A pressão de átrio direito (PAD) em crianças é geralmente estimada em 5 a 10 mmHg.

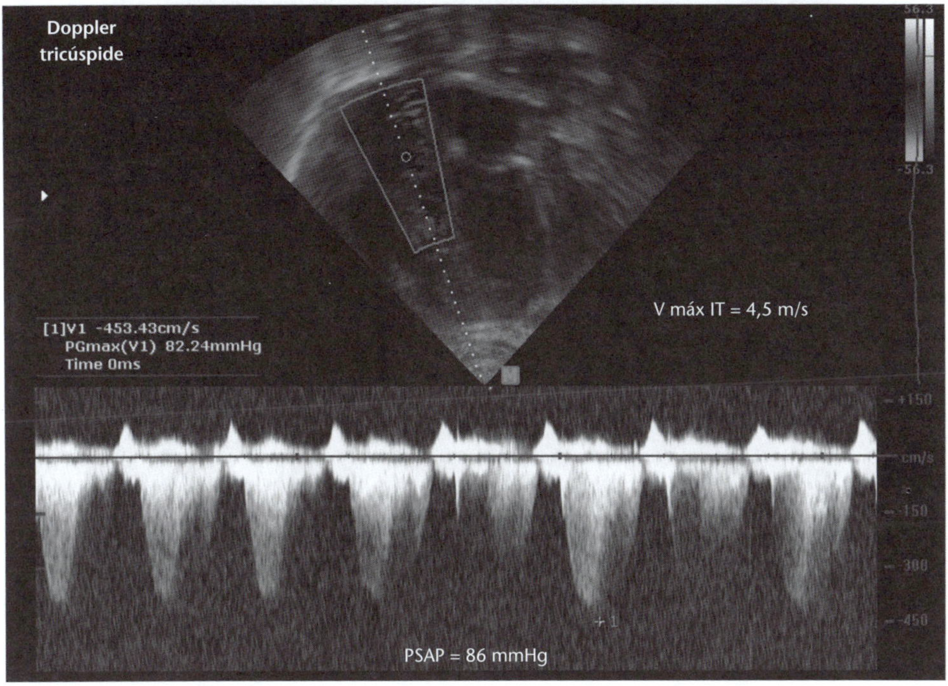

FIGURA 10.21 Doppler contínuo evidenciando insuficiência tricúspide (IT). A velocidade máxima ($v_{máx}$) do jato é de 4,5 m/s. Considerando a pressão atrial de 5 mmHg, a PSAP será: ($4 \times 4{,}5^2$) + 5 = 86 mmHg. (Veja imagem colorida no encarte.)

CÁLCULO DAS PRESSÕES MÉDIA E DIASTÓLICA DA ARTÉRIA PULMONAR

Na presença de insuficiência pulmonar (IP), é possível estimar os valores de pressão média e diastólica de artéria pulmonar. As velocidades inicial e final do jato de IP devem ser obtidas ao Doppler espectral (Figura 10.22).

O valor da pressão média de artéria pulmonar (PMAP) é calculado pela fórmula:

$$\text{PMAP (mmHg)} = 4 \times (\text{velocidade inicial da IP})^2 + \text{PAD}$$

Valor normal da PMAP: $\leq$ 25 mmHg

O valor da pressão diastólica da artéria pulmonar (PDAP) é calculado pela fórmula:

$$\text{PDAP (mmHg)} = 4 \times (\text{velocidade final da IP})^2 + \text{PAD}$$

Valor normal da PDAP: $\leq$ 14 mmHg

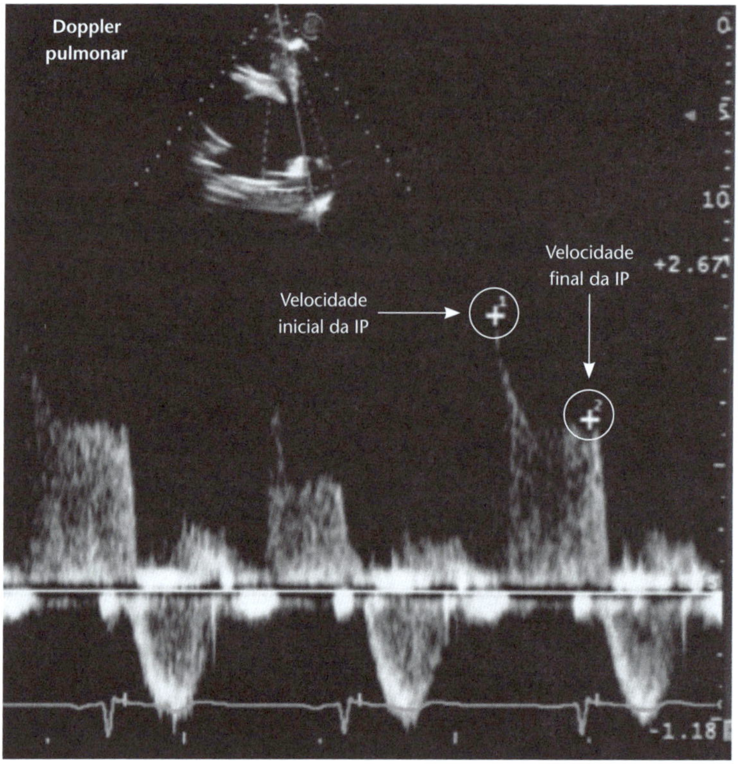

FIGURA 10.22 Doppler pulmonar evidenciando as velocidades no início e no final do jato de insuficiência pulmonar. (Veja imagem colorida no encarte.)

ESTIMATIVA DO DÉBITO CARDÍACO AO ECOCARDIOGRAMA

O débito cardíaco é um dos principais determinantes da oferta de oxigênio aos tecidos e seu monitoramento é de extrema importância na terapia intensiva pediátrica e neonatal. O ecocardiograma funcional possibilita o rápido cálculo do débito ventricular direito e esquerdo, de maneira não invasiva e com boa reprodutibilidade[2,12].

O primeiro passo é medir o diâmetro (D) da via de saída do ventrículo esquerdo (VE) ao bidimensional, no corte paraesternal eixo longo. A medida deve ser realizada na altura do anel aórtico (Figura 10.23). Desta forma, a área da via de saída do ventrículo esquerdo pode ser calculada:

$$\text{área da via de saída do } VE\ (\text{cm}^2) = \frac{D}{2}^{2} \times \pi$$

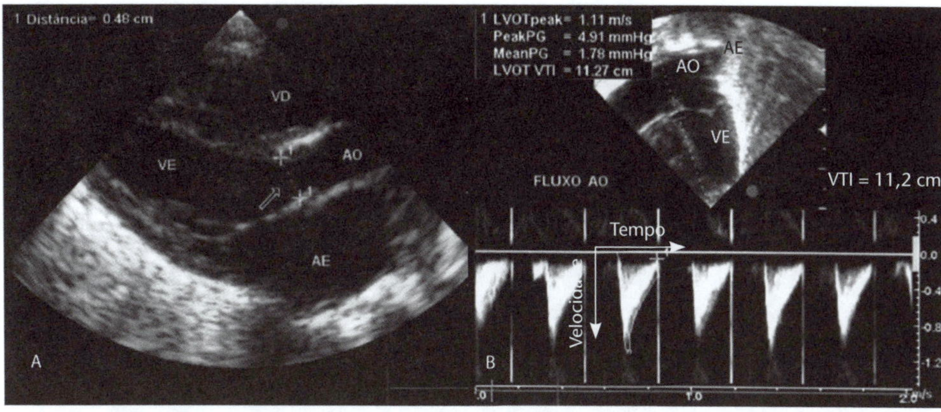

FIGURA 10.23 Cálculo do débito cardíaco do VE. A: local de medida do diâmetro da via de saída do ventrículo esquerdo ao corte paraesternal eixo longo. B: obtenção da integral da velocidade pelo tempo (VTI) em via de saída de ventrículo esquerdo. AE: átrio esquerdo; AO: aorta; VE: ventrículo esquerdo.

Em seguida, faz-se o registro do fluxo em via de saída do VE, com o Doppler pulsado ao corte apical 5 câmaras. Assim é possível calcular a integral da velocidade pelo tempo (VTI) na via de saída, realizando-se o tracejado da curva obtida ao Doppler (Figura 10.23).

Ao multiplicar a área da via de saída do VE pelo VTI, obtém-se o volume de sangue ejetado a cada sístole ventricular. Quando esse valor é multiplicado pela frequência cardíaca (FC), é obtido o volume final ejetado em um minuto, ou seja, o débito ventricular:

$$\text{débito do } VE\ (\text{cm}^2) = \left(\frac{D}{2}\right)^2 \times \pi \times VTI(\text{cm}) \times FC(BPM)$$

Os valores normais em RN de termo são 236 ± 47 mL/kg/min e em RN prematuros, 221 ± 56 mL/kg/min. Em crianças, espera-se um débito de 3,3 a 6 L/m²/min[13].

O cálculo do débito ventricular direito (VD) faz-se pela medida do diâmetro da via de saída do VD ao corte paraesternal eixo curto, ao nível do anel pulmonar. No mesmo ponto, são obtidos o registro do fluxo ao Doppler e o VTI pulmonar (Figura 10.24).

Um valor de débito ventricular direito inferior a 150 mL/kg/min é considerado reduzido em crianças.

Frequentemente, utiliza-se apenas o VTI como medida indireta do débito ventricular, pois isso simplifica a avaliação e reduz o erro atribuível à variação interobservador na medida da área da via de saída ventricular. Medidas seriadas do VTI, tanto pulmonar quanto aórtico, permitem ao intensivista quantificar a resposta individual a mudanças no suporte inotrópico ou na estratégia de ventilação mecânica, por exemplo.

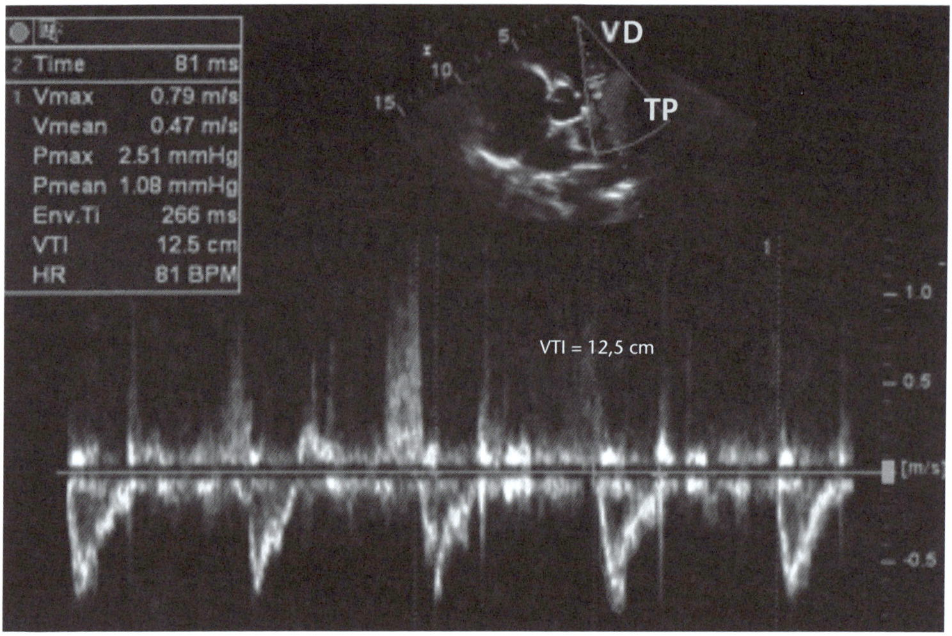

FIGURA 10.24 Obtenção da integral da velocidade pelo tempo (VTI) em via de saída de ventrículo direito. TP: tronco pulmonar; VD: ventrículo direito. (Veja imagem colorida no encarte.)

Nos três primeiros dias de vida, o VTI pulmonar fica por volta de 6 a 8 cm, subindo para 12 cm após esse período. Em crianças maiores, o VTI pulmonar normal é de 20 ± 4 cm[14].

AVALIAÇÃO DA VOLEMIA

O passo crucial no manejo de pacientes em choque é a reanimação volêmica, de forma a garantir uma adequada perfusão tecidual. Contudo, o excesso de volume também pode ser prejudicial, pois causa distensão das fibras miocárdicas e déficit contrátil em estágios finais.

Os seguintes achados ecocardiográficos são sugestivos de hipovolemia[1,12]:

- Cavidades ventriculares esquerdas com tamanho reduzido à análise subjetiva.
- Sinais de hipercontratilidade do ventrículo esquerdo, na ausência de drogas vasoativas (parede posterior do ventrículo esquerdo encostando-se ao septo interventricular na sístole).
- Variação de fluxo aórtico com o ciclo respiratório > 12%, nos pacientes em ventilação mecânica com baixo volume (< 8 mL/kg).
- Veia cava inferior fina, apresentando grande variação de seu calibre com a ventilação.

Variação de Fluxo Aórtico

Posicione a amostra do Doppler pulsado ao nível da valva aórtica, no plano apical 5 câmaras (Figura 10.25). Realiza-se o traçado da curva de Doppler aórtico, obtendo-se a integral da velocidade pelo tempo (VTI). Isso deve ser feito na curva de maior e de menor velocidade, ao longo do ciclo respiratório.

$$\text{variação do } VTI \text{ aórtico (\%)} = \frac{VTI \text{ máximo} - VTI \text{ mínimo}}{VTI \text{ médio}}$$

Uma variação do VTI > 12% sugere que o paciente responderá positivamente à administração de volume, com aumento do débito cardíaco.

Variação de Veia Cava Inferior

Para sua aquisição, posicione o transdutor no plano subcostal, com veia cava inferior em situação longitudinal[1,8] (Figura 10.26). Identifique a desembocadura da veia cava inferior (VCI) no átrio direito e as veias hepáticas. Acione o modo M para medir os diâmetros da veia cava inferior, próximo da chegada em átrio direito.

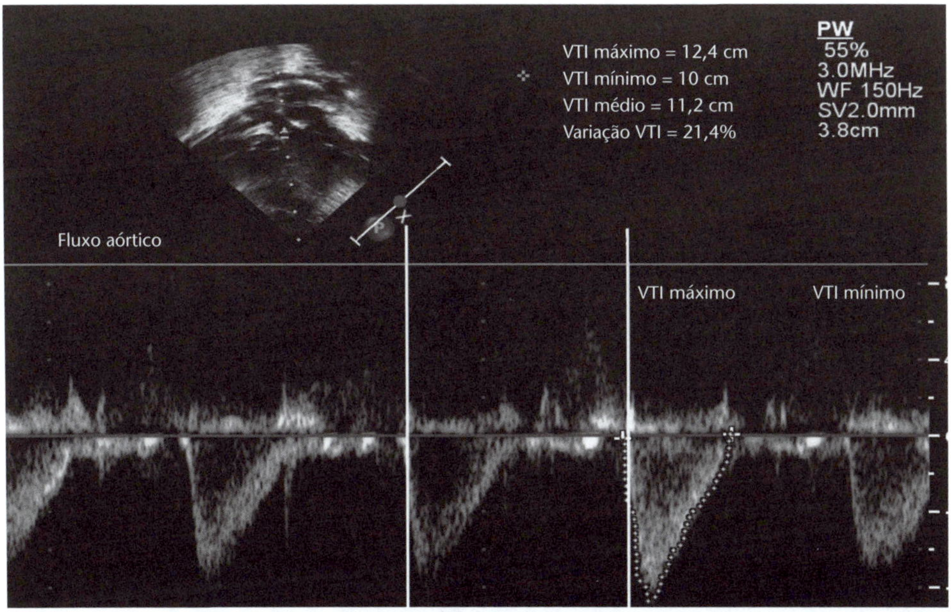

FIGURA 10.25 Doppler valvar aórtico evidenciando a integral da velocidade pelo tempo (VTI). Variação do VTI (%) = (12,4 – 10)/11,2 = 21,4%. (Veja imagem colorida no encarte.)

Em pacientes intubados, utilizar o índice de distensibilidade obtido ao ecocardiograma transtorácico, pela fórmula:

$$\text{índice de distensibilidade da } VCI \text{ (\%): } \frac{\text{diâmetro máx (Insp)} - \text{diâmetro mín (Exp)}}{\text{diâmetro mín (Exp)}}$$

Um índice de distensibilidade da VCI > 18% indica que o paciente responderá positivamente à administração de volume, com aumento do débito cardíaco. Em casos de disfunção do VD, a veia cava inferior pode estar dilatada e apresentar pouca variação com a ventilação, o que pode prejudicar essa avaliação.

DIAGNÓSTICO DE DERRAME PERICÁRDICO E DE TAMPONAMENTO CARDÍACO

A presença de líquido ou sangue no saco pericárdico (derrame) pode ser facilmente identificada pelo ecocardiograma transtorácico, sendo caracterizada por um espaço "livre de ecos" ao redor do coração nos diversos cortes anatômicos[15] (Figuras 10.27 e 10.28).

Quando o volume de líquido acumulado é muito grande, é possível inclusive registrar o coração oscilando dentro do saco pericárdico (*swinging heart*).

O tamponamento pericárdico é uma situação emergencial que ocorre quando a pressão intrapericárdica aumenta a ponto de comprometer o retorno venoso para o

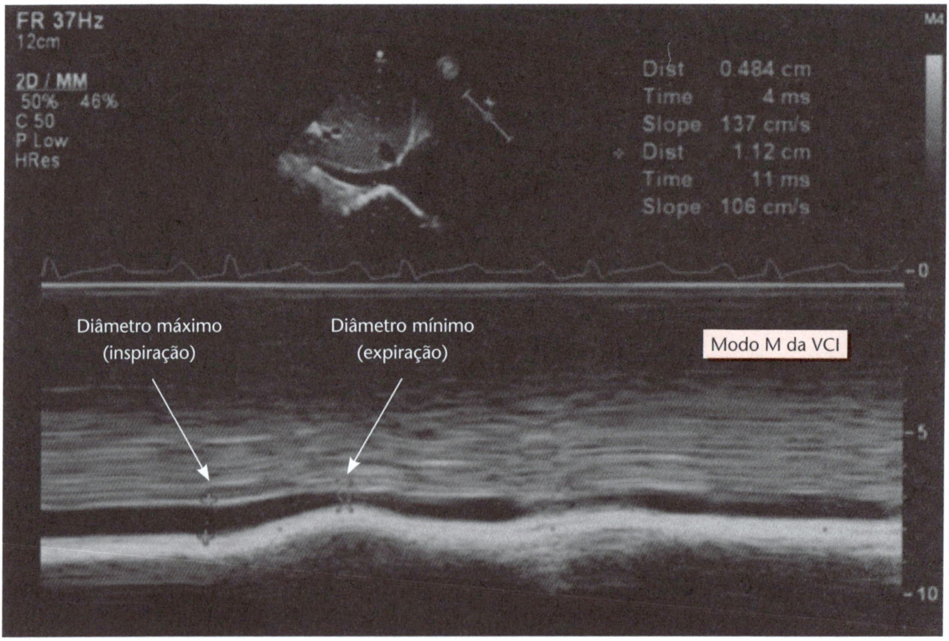

FIGURA 10.26 Modo M da veia cava inferior (VCI), obtido ao corte subcostal. (Veja imagem colorida no encarte.)

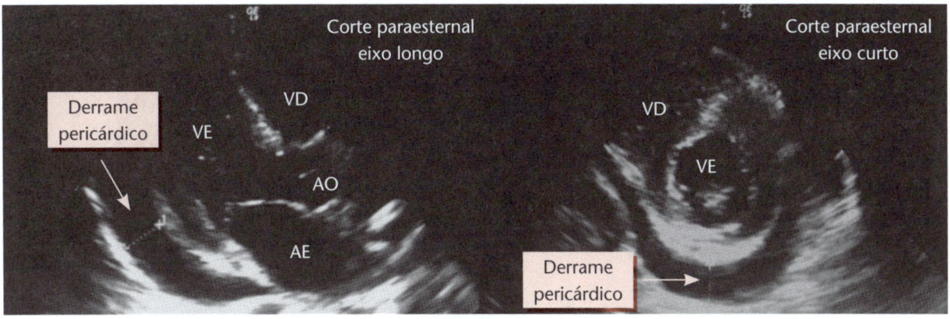

FIGURA 10.27 Ecocardiograma bidimensional: nota-se um "espaço livre de ecos" ao redor do coração. VD: ventrículo direito; VE: ventrículo esquerdo. (Veja imagem colorida no encarte.)

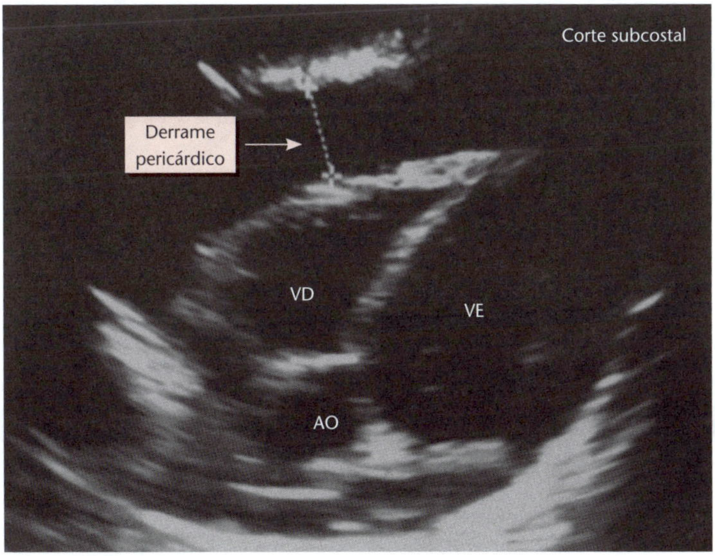

FIGURA 10.28 Ecocardiograma bidimensional: nota-se um "espaço livre de ecos" anterior ao coração. (Veja imagem colorida no encarte.)

coração direito. A ocorrência de tamponamento não depende do volume de líquido presente no saco pericárdico, mas sim da relação entre volume e tempo de instalação do derrame, associado a uma menor ou maior complacência do pericárdio[15].

Sinais de Tamponamento ao Ecocardiograma Bidimensional

- Presença de veia cava inferior dilatada, com variação de seu diâmetro < 50% por ocasião da inspiração: achado bastante sensível (97%), porém pouco específico

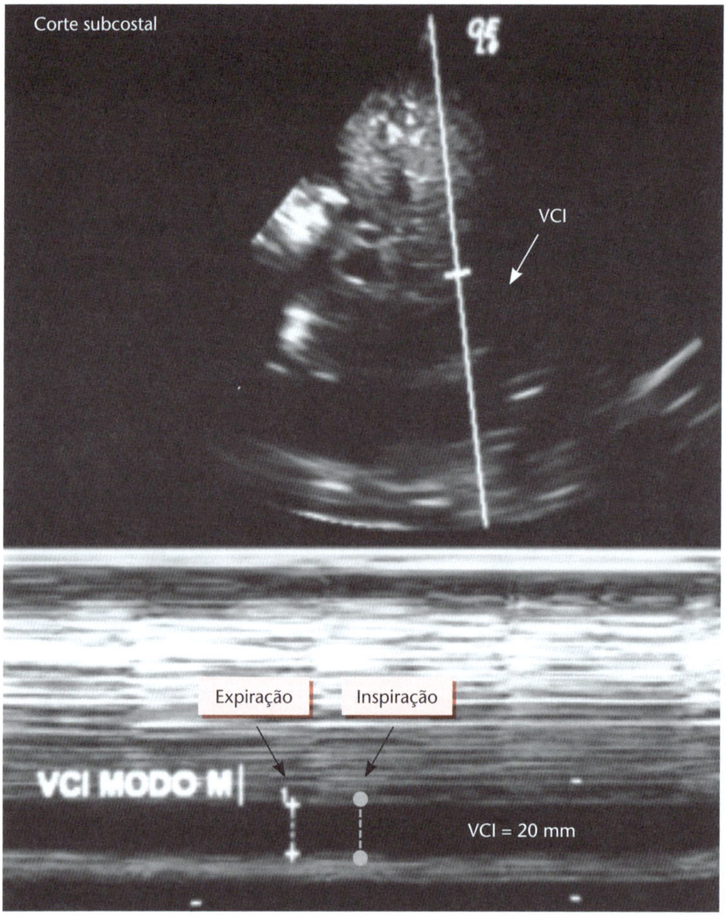

FIGURA 10.29 Modo M da veia cava inferior (VCI) no tamponamento pericárdico: não há variação significativa do diâmetro com a respiração. (Veja imagem colorida no encarte.)

(40%), podendo ser encontrado também na insuficiência cardíaca direita, na hipervolemia e na ventilação mecânica agressiva (Figura 10.29).

- Colabamento do átrio direito no final da diástole ventricular: sinal sensível, porém pouco específico, ocorrendo também em pacientes hipovolêmicos sem tamponamento.
- Colabamento da parede livre do ventrículo direito no início da diástole, uma vez que a pressão intrapericárdica supera a pressão intracardíaca (Figura 10.30): este sinal tem menor sensibilidade (60%), porém boa especificidade (85%) para o diagnóstico de tamponamento.

Sinais de Tamponamento no Estudo Doppler

1. Redução da velocidade da onda E ao fluxo mitral ≥ 25% na inspiração (Figura 10.31).

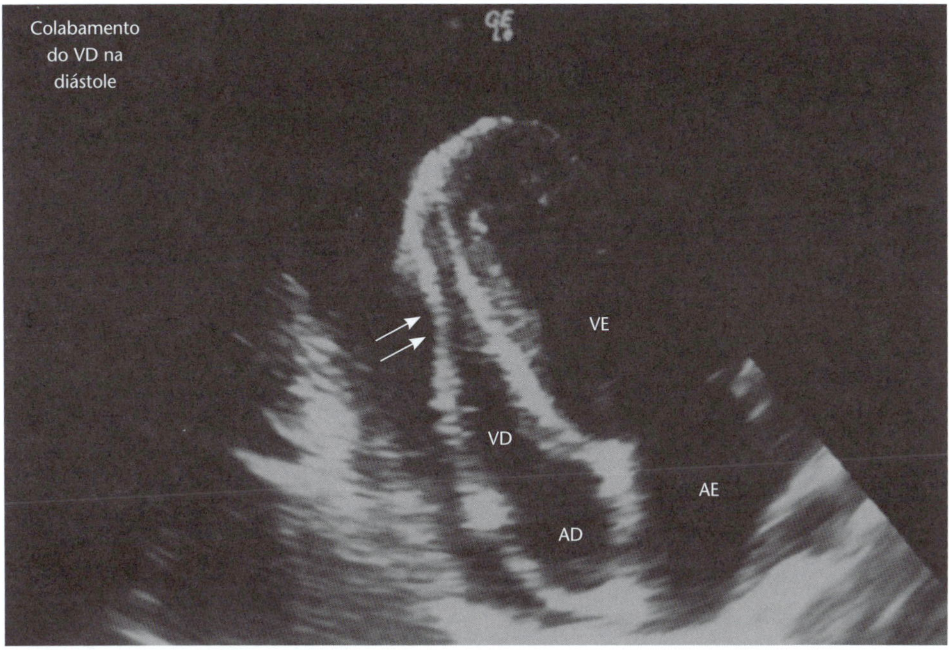

FIGURA 10.30 Colabamento da parede livre do ventrículo direito (VD) na diástole, ao corte apical 4 câmaras. (Veja imagem colorida no encarte.)

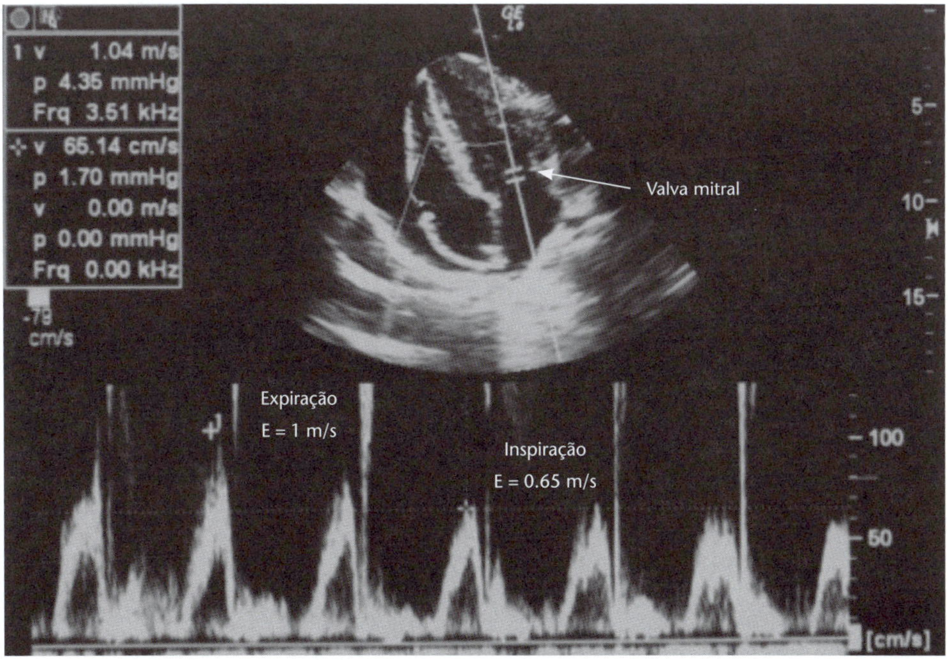

FIGURA 10.31 Doppler mitral no tamponamento pericárdico: nota-se redução da velocidade da onda E > 25% na inspiração. (Veja imagem colorida no encarte.)

2. Aumento da velocidade da onda E ao fluxo tricuspídeo ≥ 40% na inspiração (Figura 10.32).

O ecocardiograma transtorácico à beira do leito pode ser utilizado não só para o diagnóstico do derrame pericárdico, mas também para guiar a pericardiocentese imediata, nos casos de risco de morte. Os registros das imagens pré e pós-punção devem ser feitos para que se possa documentar o desaparecimento dos sinais de tamponamento.

CONCLUSÕES

O ecocardiograma funcional tem um papel importante em pacientes pediátricos gravemente doentes como opção de monitoração hemodinâmica, fornecendo dados para intervenção específica e monitorando a resposta ao tratamento. Deve ser considerada como uma extensão do exame físico e usada em conjunto com os parâmetros clínicos existentes na tomada de decisões clínicas. O treinamento de intensivistas pediátricos e neonatais em ecocardiograma funcional contribui para monitoração hemodinâmica mais eficiente e para intervenções terapêuticas em tempo hábil.

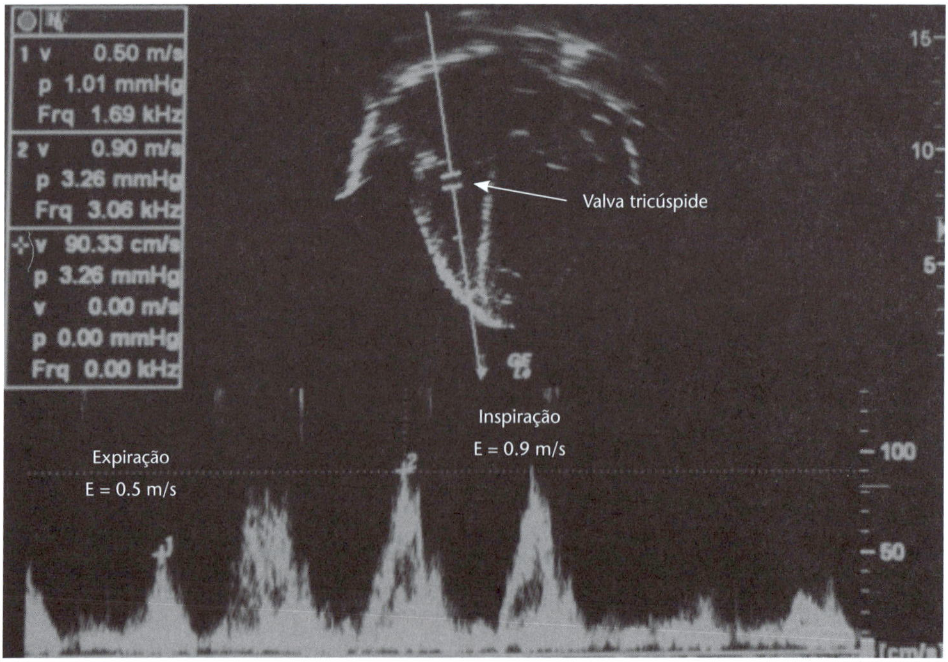

FIGURA 10.32 Doppler tricuspídeo no tamponamento pericárdico: nota-se aumento da velocidade da onda E > 40% na inspiração. (Veja imagem colorida no encarte.)

No entanto, é importante salientar que a realização do ecocardiograma funcional pelos pediatras não substitui a avaliação ecocardiográfica formal do cardiologista experiente. Além disso, é essencial que o pediatra receba não só treinamento teórico, mas também prático, para que possa utilizar o ecocardiograma como ferramenta diagnóstica em seu dia a dia.

REFERÊNCIAS BIBLIOGRÁFICAS

1. Gaspar HA, Morhy SS, Lianza AC, Carvalho WB, Andrade JL Prado RR, et al. Focused cardiac ultrasound: a training course for pediatric intensivists and emergency physicians. BMC Med Educ. 2014;14:25.
2. Gaspar HA, Tuma PL, Carvalho WB, Delgado AF. Bedside echocardiography for pediatric hemodynamic monitoring: what is the impact in the outcome? Pediatr Crit Care Med. 2014;15(4):386-7.
3. El-Khuffash AF, McNamara PJ. Neonatologist-performed functional echocardiography in the neonatal intensive care unit. Semin Fetal Neonatal Med. 2011;16:50-60.
4. Via G, Hussain A, Wells M, Reardon R, El Barbary M, Noble VE, et al. International evidence-based recommendations for focused cardiac ultrasound. J Am Soc Echocardiogr. 2014;27(7):683.e1-683.e33.
5. Singh Y. Echocardiographic evaluation of hemodynamics in neonates and children. Front Pediatr. 2017;5:201.
6. Guimarães JI, Silva CES, Tasca R, Witzel LH, Moisés WA, Ferreira LDC, et al. Normatização dos equipamentos e técnicas de exame para realização de exames ecocardiográficos. Arq Bras Cardiol. 2004;82(Suppl. 2).
7. Skinner J. Echocardiography for the neonatologist. London: Churchill Livingstone; 2000.
8. Mathias Jr W. Manual de ecocardiografia. 4.ed. Barueri, SP: Manole; 2016.
9. Cantinotti M, Scalese M, Murzi B, Assanta N, Spadoni I, Festa P, et al. Echocardiographic nomograms for ventricular, valvular and arterial dimensions in Caucasian children with a special focus on neonates, infants and toddlers. J Am Soc Echocardiogr. 2014;27(2):179-91.
10. Jain A, Mohamed A, El-Khuffash A, Connelly KA, Dallaire F, Jankov RP, et al. A Comprehensive echocardiographic protocol for assessing neonatal right ventricular dimensions and function in the transitional period: normative data and Z scores. J Am Soc Echocardiogr. 2014;27(12):1293-304.
11. Koestenberger M, Ravekes W, Everett AD, Stueger HP, Heinzl B, Gamillscheg A, et al. Right ventricular function in infants, children and adolescents: reference values of the tricuspid annular plane systolic excursion (TAPSE) in 640 healthy patients and calculation of z score values. J Am Soc Echocardiogr. 2009;22(6):715-9.
12. Dellinger RP, Levy MM, Rhodes A, Annane D, Gerlach H, Opal SM, et al. Surviving Sepsis Campaign: international guidelines for management of severe sepsis and septic shock, 2012. Intensive Care Med. 2013;39(2):165-228.
13. Afiune J Y, Leal SMB, Andrade JL. Avaliação ecocardiográfica das alterações cardiovasculares funcionais do recém-nascido. Rev Bras Ecocardiogr. 2002;XV(2).
14. Koestenberger M, Nage B, Ravekes W, Avian A, Burmas A, Grangl G, et al. Right ventricular outflow tract velocity time integral determination in 570 healthy children and in 52 pediatric atrial septal defect patients. Pediatr Cardiol. 2015;36(6):1129-34.
15. Wann S, Passen E. Echocardiography in pericardial disease. J Am Soc Echocardiogr. 2008;21(1):7-13.

11 Radiologia torácica e tomografia computadorizada cardíaca

Walther Yoshiharu Ishikawa

APÓS LER ESTE CAPÍTULO, VOCÊ ESTARÁ APTO A:

- Compreender o papel atual da radiografia simples e tomografia computadorizada no algoritmo diagnóstico de cardiopatias congênitas.
- Entender as principais vantagens e desvantagens desses dois métodos de imagem.
- Compreender os diversos padrões de vascularização pulmonar na radiografia simples, que podem ser encontrados nas cardiopatias congênitas.
- Rever brevemente os achados radiográficos relacionados ao aumento das diferentes câmaras cardíacas.
- Utilizar de forma racional a tomografia computadorizada na investigação das diversas alterações que podem acometer as estruturas vasculares torácicas.
- Reconhecer as poucas, mas importantes contribuições da tomografia computadorizada na avaliação das estruturas intracardíacas.

RADIOLOGIA TORÁCICA E CARDIOPATIAS CONGÊNITAS

Com o recente avanço das demais modalidades de exames por imagem do coração, em especial do ecocardiograma (EC), a radiografia simples (RX) passou a ter um papel cada vez mais secundário na avaliação dos pacientes com cardiopatias congênitas (CC). Na realidade, seu papel deixou de ser central no diagnóstico das condições específicas, mas permanece importante na avaliação das repercussões hemodinâmicas dessas doenças, sua decisão terapêutica e seu acompanhamento.

O RX é um método projecional em que todas as estruturas anatômicas tridimensionais são projetadas em um plano bidimensional, limitando a avaliação espacial de anatomias complexas. Possui também uma baixa resolução de contraste, adequada para caracterizar estruturas em extremos de atenuação radiológica, tanto de alta densidade (osso, cálcio, metal) quanto de baixa densidade (ar), mas inadequada para diferenciar estruturas na faixa de radiodensidade intermediária, de "partes moles" (sangue, músculos, fibrose, gordura)[1]. Desta forma, permite uma avaliação adequada dos contornos cardiomediastinais em sua interface com o parênquima pulmonar aerado (adequadamente chamado de "sombra cardíaca"), mas dá poucas informações sobre a estrutura interna dessa silhueta[2]. Assim, é incomparavelmente inferior à EC na avaliação das estruturas intracardíacas. Alguns trabalhos mostram que a acurácia do RX para identificar doenças específicas é variável, 71% em média, mas chegando a somente 53% em estenose valvar pulmonar[3]. Um problema adicional é que alguns sinais à radiografia simples de CC só surgirão com o desenvolvimento da doença, sendo cada vez mais incomum serem vistos na prática diária, em razão do diagnóstico precoce.

Por outro lado, por se tratar de uma técnica simples, barata e amplamente disponível, muitas vezes é a única ferramenta de que o cardiologista dispõe para a primeira avaliação de pacientes com suspeita de CC. Desta forma, é fundamental um conhecimento básico de RX por todos os cardiologistas, porém, sempre cientes de suas limitações.

Embora muitas vezes o RX não permita um diagnóstico específico da CC, permite estreitar suas possibilidades diagnósticas, especialmente correlacionado com informações clínicas (p. ex., ausculta cardíaca e presença de cianose). E, o mais importante, contribui para a avaliação da gravidade da condição e muitas vezes para a orientação da conduta paliativa inicial[4].

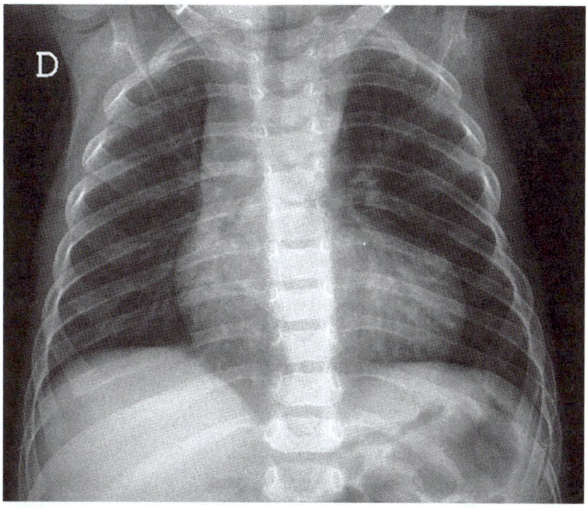

FIGURA 11.1 Radiografia simples de criança com atresia pulmonar/tetralogia de Fallot extrema. Observar a típica imagem em "bota holandesa". Embora ainda útil, a radiografia tem perdido boa parte de sua aplicação para outros métodos mais precisos, como o EC.

Radiografia de tórax normal e sequência de análise

Diversos livros-texto e artigos reforçam a importância de uma sistematização na análise do RX[4], de forma semelhante ao que é feito no EC, na tomografia computadorizada (TC) etc. Por se tratar de uma análise longa e complexa, tal sistematização visa evitar a omissão de alguma etapa importante, o que poderia prejudicar sua correta interpretação. Diversos modelos são propostos, mas o mais importante é que o médico escolha a sistematização na qual ele se sinta mais confortável, e siga-a sempre. Um exemplo é a sequência a seguir, com uma análise "de fora para dentro":

1. Parâmetros técnicos: verificam-se adequação do posicionamento (sem rotação ou angulação cifolordótica), exposição, inspiração, artefatos de imagem, identificação de lateralidade etc.
2. Partes moles, caixa torácica, pulmões e abdome: buscam-se anomalias esqueléticas, consolidações pulmonares e outros achados que podem ou não estar relacionados à CC. Como exemplos de anomalias esqueléticas, temos coarctação da aorta com erosões costais (sinal de Roesler), síndrome de Alagille com vértebras em borboleta, síndrome de Down com somente 11 costelas e hipersegmentação do esterno[1,4]. O uso prolongado de prostaglandinas pode levar à neossificação periosteal[5]. No abdome, a posição da bolha gástrica pode sugerir uma anomalia de *situs*. O mesmo ocorre para o padrão de segmentação brônquica. Também devem ser avaliados presença e posição de cânulas, drenos, sondas e cateteres.
3. Vascularização pulmonar: pode ser normal, reduzida ou aumentada (congestão ativa ou passiva), e será detalhada adiante.
4. Contornos cardiomediastinais: buscam-se sinais de aumento (ou redução) de cavidades cardíacas específicas, anomalias de dimensão e posição da aorta e artéria pulmonar, dentre outros.

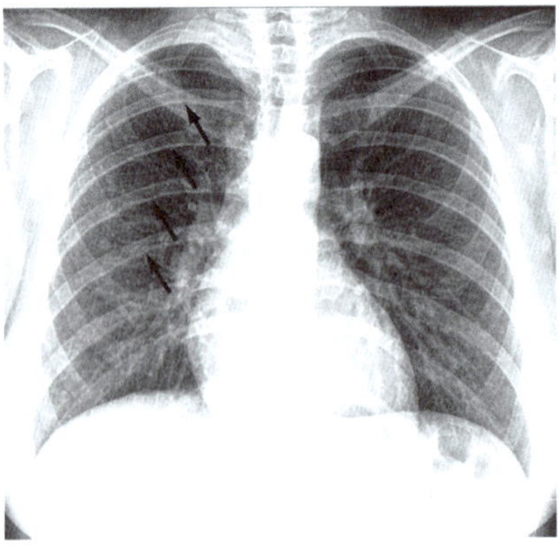

FIGURA 11.2 Estenose acentuada de arco aórtico, entre a origem da artéria carótida esquerda e a subclávia esquerda. Semelhante à coarctação da aorta, há erosão de arcos costais (setas), em virtude das colaterais intercostais. Porém, decorrente do local da estenose, há erosão somente à direita.

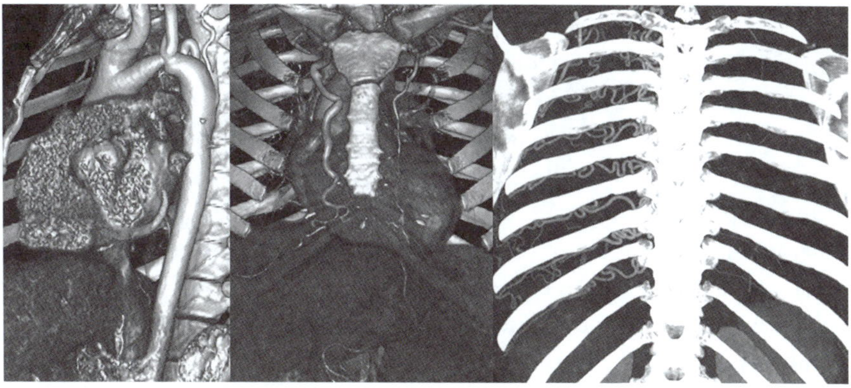

FIGURA 11.3 Tomografia computadorizada do mesmo caso da figura anterior. Observar o local da estenose na primeira imagem. As demais mostram a dilatação assimétrica da artéria torácica interna direita, e colaterais intercostais e musculares somente à direita. (Veja imagem colorida no encarte.)

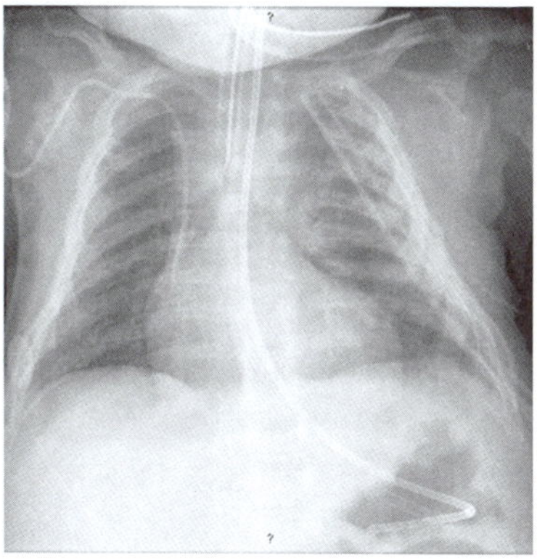

FIGURA 11.4 Osteopatia hipertrófica em criança com atresia pulmonar e comunicação interventricular, em uso prolongado de prostaglandina. Observar a reação periosteal difusa em costelas, clavículas e ossos longos. Trata-se da mesma criança da Figura 11.1, no início do tratamento.

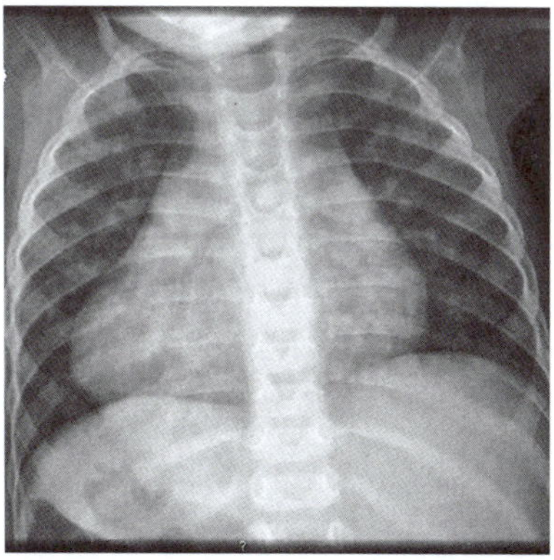

FIGURA 11.5 *Situs ambiguous* com isomerismo esquerdo e dextrocardia. Observar o arranjo anatômico simétrico das vias aéreas centrais. Há inversão direita-esquerda também dos órgãos abdominais.

Em um RX normal, a vascularização pulmonar ramifica-se progressivamente a partir das regiões hilares, formando uma trama radial que vai se tornando cada vez mais fina e tênue em direção à periferia. Nas regiões hilares, espera-se que as artérias pulmonares tenham um calibre semelhante aos brônquios. Esta proporção é mantida no restante dos pulmões, mas a análise é limitada no RX em crianças. A trama deve ser fina e indistinta na periferia, mas sempre presente e visível. Essa avaliação da vascularização pulmonar é difícil, demanda treino e uma curva de aprendizado longa. Sugere-se que o leitor se atente a esse padrão em toda análise de crianças sem CC, como um treino para melhor percepção quando houver alterações. E, como agravante, um RX realizado com técnica errada (especialmente penetração) pode simular um aumento ou redução na vascularização. A avaliação em bebês prematuros é difícil, com aparente redução da vascularização[4]. Finalmente, algumas doenças inflamatórias também podem simular um aumento na vascularização, como as pneumonites virais e membrana hialina[4].

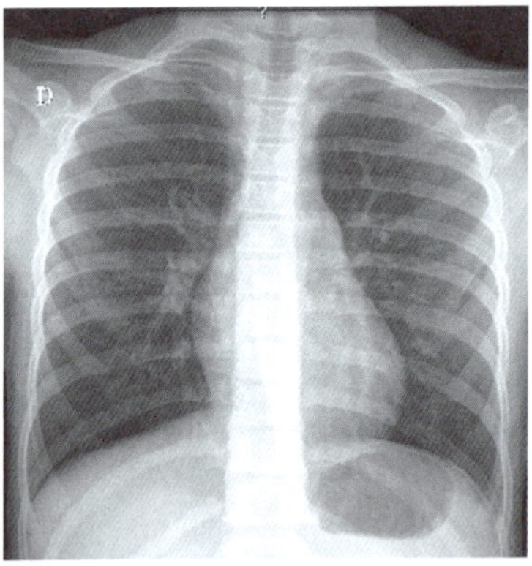

FIGURA 11.6 Criança com pequena comunicação interventricular e padrão normal de vascularização pulmonar. Observar o calibre dos vasos e o padrão de ramificação progressiva em direção à periferia. Há também discreto aumento ventricular direito e dilatação do tronco pulmonar.

Vascularização pulmonar alterada

Um aspecto no qual o RX não foi ultrapassado pelas demais modalidades avançadas de imagem é na análise da vascularização pulmonar. O RX permanece como o único método capaz de fornecer essa informação, fundamental no estreitamento das possibilidades diagnósticas, mas ainda mais importante na avaliação das consequências hemodinâmicas da CC, muitas vezes contribuindo para a decisão de um tratamento paliativo inicial.

A vascularização pode ser normal ou anormal em condições acianogênicas, mas quase sempre é anormal nas cianogênicas[6]. Muitas doenças não alteram a vascularização pulmonar, e podem ser grosseiramente divididas naquelas com sinais radiológicos ou eletrocardiográficos de sobrecarga das estruturas cardíacas direitas (estenose pulmonar discreta, comunicação interatrial pequena) ou esquerdas (insuficiência ou estenose aórtica, coarctação de aorta)[6].

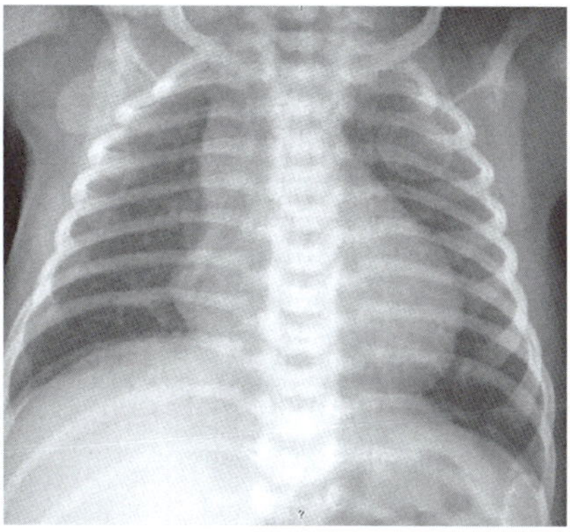

FIGURA 11.7 Criança com atresia valvar tricúspide exibindo padrão de vascularização pulmonar reduzida. Observar a pobreza difusa de trama vascular nos campos pulmonares e os hilos pequenos.

A vascularização pode ser reduzida, com menor número de vasos visíveis e redução em seu calibre. Os hilos também costumam estar pequenos[5]. Esta oliguemia é consequência de doenças que reduzem o fluxo pulmonar, como obstrução da via de saída do ventrículo direito, anomalia de Ebstein ou uma alteração estrutural nas artérias pulmonares (p. ex., síndrome de Williams-Beuren).

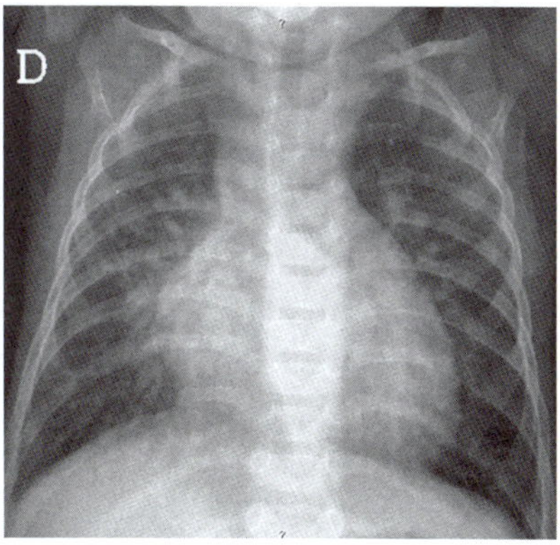

FIGURA 11.8 Criança com grande comunicação interventricular exibindo hiperfluxo pulmonar. Observar os vasos dilatados difusamente, porém mantendo seus contornos bem definidos. Também há aumento biatrial e biventricular, além de abaulamento do arco médio.

O aumento da vascularização pulmonar é mais complexo, podendo ser decorrente de diferentes fisiopatologias:

- Hiperfluxo arterial ("pletora"): aumento do fluxo nas artérias pulmonares, com aumento do número e calibres das silhuetas arteriais, mais visíveis até a periferia[4]. Pode estar associado a doenças cianogênicas ou acianogênicas:
  - Cianogênicas: mais comumente decorrentes de *shunt* esquerda-direita, que pode ser em nível atrial (comunicação interatrial, drenagem anômala parcial), ventricular (comunicação interventricular) ou arterial (canal arterial, janela aortopulmonar). As câmaras dilatadas vão sugerir o nível da comunicação; a dilatação do átrio esquerdo (AE) não ocorre em *shunts* atriais e a dilatação do tronco pulmonar é mais comum em *shunts* em nível arterial.
  - Acianogênicas: este grupo inclui algumas doenças específicas, como a TGA sem estenose pulmonar, tronco arterial comum e drenagem venosa anômala pulmonar total. Cada uma delas tem achados associados bem característicos, que serão descritos adiante.
- Congestão venosa: decorrente de aumento na pressão venosa pulmonar, por falência ou obstrução de câmaras esquerdas. Há aumento da trama, mas de limites vasculares mais indistintos, em decorrência de edema intersticial. Geralmente a trama é mais pronunciada nos campos superiores, em virtude da cefalização, e em casos mais avançados, pode haver preenchimento alveolar por líquido, formando consolidações. Por motivo desconhecido, linhas septais B de Kerley são incomuns em crianças[4].
- Hipertensão arterial: um hiperfluxo de longa data pode levar a uma alteração arteriolar pulmonar e hipertensão, como na síndrome de Eisenmenger. Há aumento dos calibres vasculares centrais, mas com amputação da trama vascular periférica. Frequentemente há regressão da cardiomegalia, com índice cardiotorácico normal.
- Aumento do fluxo arterial sistêmico: tipicamente em atresia pulmonar, há aumento compensatório do suprimento arterial sistêmico, como através de artérias brônquicas. Há aumento difuso da trama vascular, mas com perda do padrão radial a partir do hilo, por vezes descrito como um aspecto "rendilhado"[4]. Se a colateral predominante for transpleural, pode haver até uma maior trama periférica em relação à central (chamada por alguns de sinal de Eisenmenger inverso).

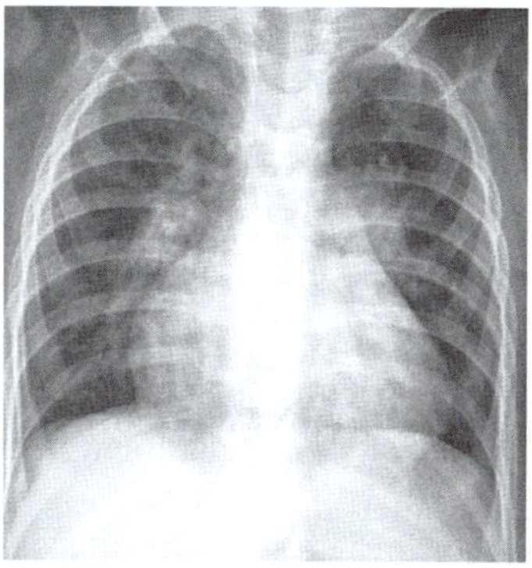

FIGURA 11.9 Exemplo de congestão venosa. Na realidade trata-se de um padrão misto, com hiperfluxo associado. Criança com comunicação interventricular, descompensada, em franca congestão. Observar as silhuetas vasculares indistintas e a cefalização da trama.

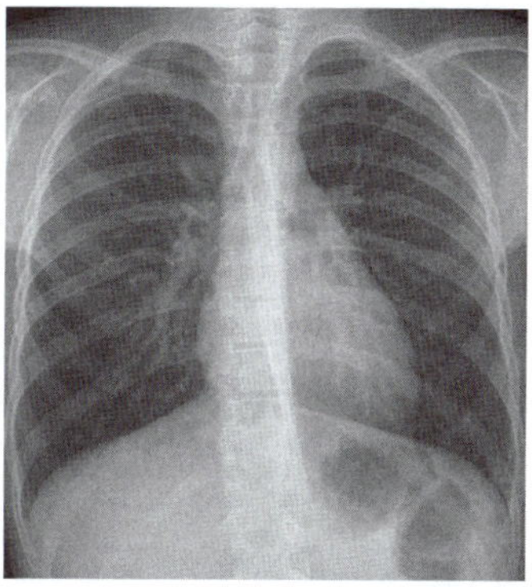

FIGURA 11.10 Hipertensão pulmonar. Exemplo de síndrome de Eisenmenger. Adolescente com comunicação interventricular não tratada evoluindo com aumento da pressão pulmonar e inversão do fluxo na comunicação. Observar que não há mais cardiomegalia, somente proeminência do tronco pulmonar. Hilos e artérias pulmonares centrais dilatadas, porém com pobreza vascular periférica.

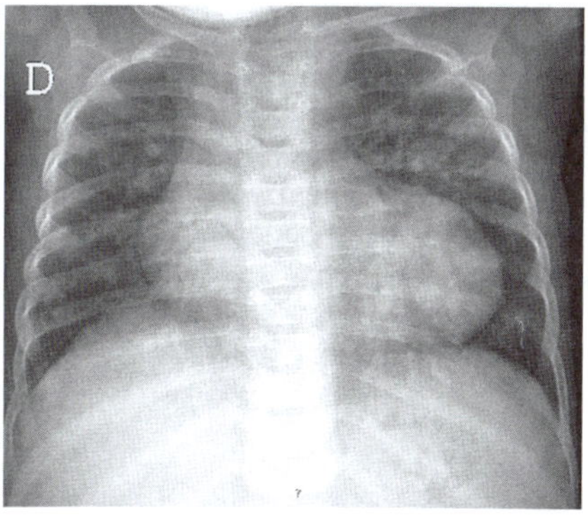

FIGURA 11.11 Exemplo de aumento do fluxo arterial sistêmico. Criança com atresia pulmonar e comunicação interventricular. Exuberantes colaterais sistêmico-pulmonares; observar a perda do padrão radial de ramificação vascular, com um aspecto "rendilhado". Há também aumento de câmaras direitas e concavidade do arco médio.

Silhueta cardiomediastinal normal

O RX é uma ferramenta simples para uma avaliação grosseira de aumento cardíaco. Isso pode ser feito de forma semiquantitativa por meio do "índice cardiotorácico", uma relação da largura máxima da silhueta em relação à largura máxima interna do tórax no nível da cúpula diafragmática. Aceita-se um valor normal de até 0,5. Em crianças no primeiro ano de vida, pode-se aceitar um valor um pouco maior; proporcionalmente, o coração é maior e mais horizontalizado, mas também decorre da técnica radiográfica: o RX é realizado em incidência anteroposterior em vez de posteroanterior, levando à magnificação da silhueta. Sabe-se que, em adultos, um aumento tem alta especificidade (80%), porém baixa sensibilidade (50%) para aumento do ventrículo esquerdo[7]. Em crianças, a precisão é bem menor[8]. Outro alerta importante é que um aumento do índice não necessariamente indica cardiomegalia. Derrames pericárdicos com distensão do saco simularão cardiomegalias, assim como massas tumorais adjacentes ao coração. Um timo proeminente pode limitar a avaliação de cardiomegalias; nesses casos, uma incidência em perfil pode auxiliar na exclusão de um aumento significativo de câmaras. Pode haver ausência de tecido tímico na síndrome da deleção 22q11, com alta incidência de anomalias de arco aórtico[5].

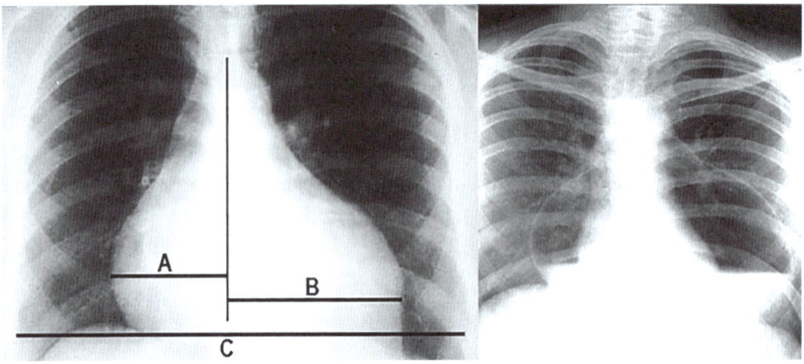

FIGURA 11.12 Índice cardiotorácico, uma das formas mais usadas de avaliar um aumento cardíaco pela radiografia. Compara-se a largura total da silhueta cardíaca (A + B) com a largura total do tórax (C). Porém, observa-se que o aumento não necessariamente corresponde a uma cardiomegalia, como neste caso. Trata-se de um derrame pericárdico; é possível notar na radiografia após drenagem e entrada de ar no espaço pericárdico, na imagem à direita.

Já foi mencionado que uma análise pormenorizada dos elementos da silhueta passou a ser um papel secundário do RX após a evolução e disponibilização do EC. Mas o RX ainda pode auxiliar o diagnóstico, identificando aumentos específicos de câmaras cardíacas e anomalias de grandes vasos. Na incidência frontal (anteroposterior ou posteroanterior), os contornos da silhueta são compostos, de cima para baixo:

- Contorno direito: veia cava superior e átrio direito (AD).
- Contorno esquerdo: botão aórtico, tronco pulmonar, ventrículo esquerdo (VE).

Pelo mesmo motivo, incidências oblíquas são cada vez menos utilizadas. No entanto, podem refinar ainda mais a análise de aumentos cavitários específicos, especialmente a incidência oblíqua anterior esquerda. A incidência em perfil também tem pouca utilidade na avaliação de CC, exceto para o estudo da traqueia (anéis vasculares) e quando um aumento tímico limita a avaliação de cardiomegalias na incidência frontal.

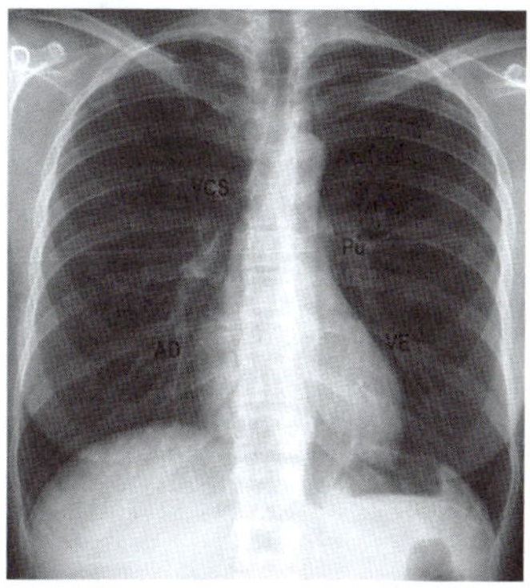

FIGURA 11.13 Estruturas normais que compõem as margens da silhueta cardiomediastinal na incidência de frente: veia cava superior (VCS) e átrio direito (AD) à direita, botão aórtico (Ao), tronco pulmonar (Pu) e ventrículo esquerdo (VE) à esquerda.

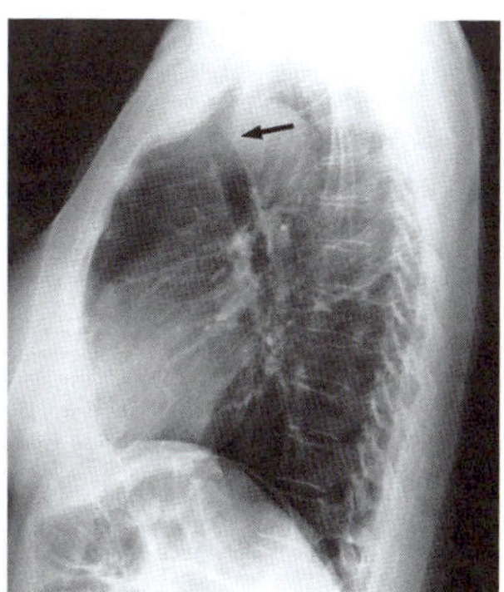

FIGURA 11.14 Radiografia em perfil mostrando a compressão posterior da coluna aérea da traqueia por um divertículo de Kommerell.

Aumentos específicos de câmaras cardíacas

O AD já representa a margem inferior do contorno da silhueta direita e, em teoria, seu aumento poderia ser visto facilmente pelo RX. Porém, vale lembrar que um aumento do ventrículo direito (VD) pode deslocar o AD lateralmente, simulando seu aumento. Um aumento muito acentuado do AE pode, raramente, ultrapassar o contorno do AD, simulando seu aumento. Na anomalia de Ebstein ocorrem um acentuado aumento do AD e cardiomegalia maciça, descrita como em "formato de caixa"[9].

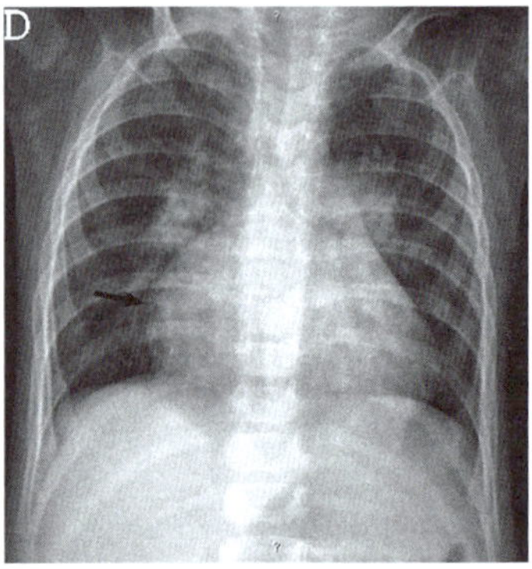

FIGURA 11.15 Exemplo de aumento do átrio direito em criança com comunicação interatrial. Há também hiperfluxo, aumento hilar e do tronco pulmonar, além de discreto aumento ventricular direito.

O VD é a estrutura mais difícil de ser avaliada, por sua posição central na massa cardiovascular mediastinal. O RX só consegue detectar seu aumento tardiamente[10]. Há uma luxação do VE, alterando o contorno inferior esquerdo da silhueta e elevando o ápice cardíaco, com a típica imagem em "bota holandesa", por exemplo na tetralogia de Fallot (T4F). Na incidência em perfil, pode haver obliteração do espaço entre o esterno e o coração[10]. Seu aumento também leva a uma rotação da massa cardíaca em sentido horário, modificando todas as relações espaciais habituais entre as estruturas, podendo simular aumento de outras câmaras[4].

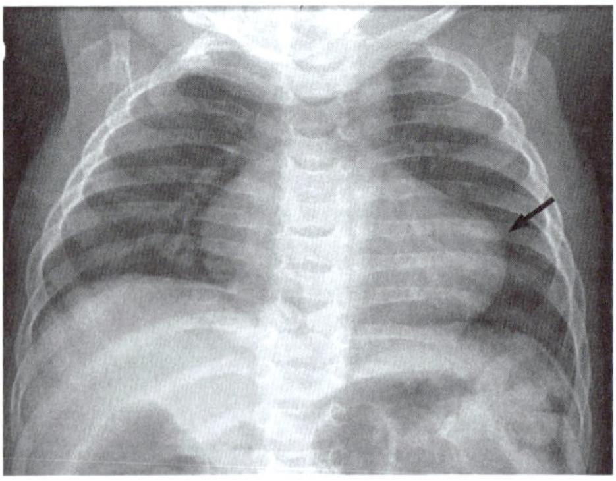

FIGURA 11.16 Exemplo de aumento do VD em criança com T4F. Observar a elevação do ápice, com aspecto típico. Também há hipofluxo pulmonar e aumento atrial direito.

O aumento do AE pode ser visto como uma estrutura arredondada sobreposta à região do AD (sinal do duplo contorno). Por estar localizado sob a carina, o aumento do AE se manifesta como alargamento do ângulo da carina e elevação do brônquio principal esquerdo (chamado por alguns de sinal da bailarina). Aumentos muito acentuados levam à distensão e ao aumento do apêndice atrial, que pode ser visto como uma proeminência no contorno esquerdo, entre o tronco pulmonar e o contorno ventricular (sinal do quarto arco ou silhueta mitral). Pela sua posição posterior, um aumento do AE também pode distorcer o trajeto esofágico, visível em radiografias contrastadas (cada vez menos realizadas para este fim), ou no trajeto de sondas digestivas[5].

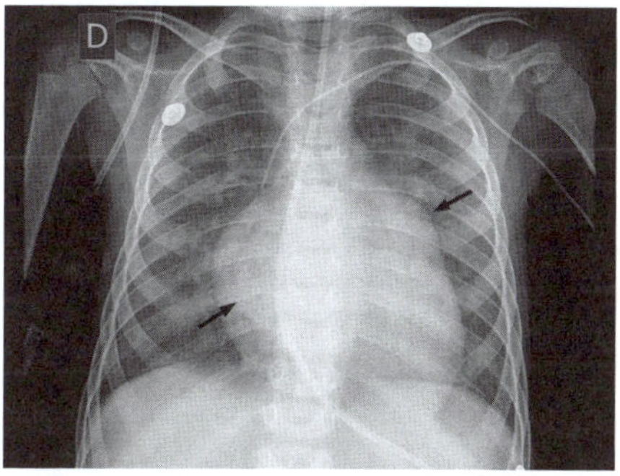

FIGURA 11.17 Exemplo de aumento do átrio esquerdo em adolescente com febre reumática. Observar o duplo contorno atrial, o alargamento da carina e a elevação do brônquio-fonte esquerdo. Há aumento do apêndice atrial, formando o "quarto arco". Observar também o desvio do trajeto da sonda digestiva.

Um aumento do VE pode ser visto modificando o formato do contorno mediastinal inferior esquerdo da silhueta. O contorno passa a ser mais alargado e arredondado, e o ápice cardíaco é deslocado inferiormente, muitas vezes sobrepondo-se à cúpula frênica[4]. No perfil, há redução do espaço aerado visível atrás do coração e sobre o diafragma, chamado de "janela retrocardíaca".

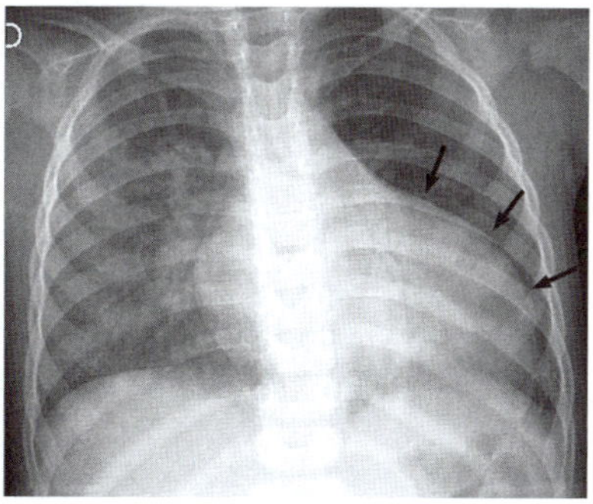

FIGURA 11.18 Exemplo de aumento do VE em adolescente com cardiomiopatia dilatada. Observar o aumento da curvatura ventricular e o rebaixamento do ápice.

Demais estruturas vasculares mediastinais

Duas outras estruturas importantes fazem parte da silhueta: o botão aórtico (porção posterior do arco) e o tronco pulmonar.

Deve-se atentar à posição do botão, lembrando que muitas doenças têm associação com um arco aórtico à direita. Um mnemônico popular diz que, com um arco direito e hipofluxo pulmonar, deve-se lembrar de T4F (25%); com hiperfluxo, deve-se lembrar de tronco arterial comum (35%). Nos pacientes em que o botão não é facilmente visível, deve-se atentar à endentação no contorno traqueal, no local do arco[5]. Também pode haver alteração nas dimensões ou no formato do botão, como uma endentação na coarctação (sinal do 3). Quanto ao restante do vaso, um aumento e alongamento da aorta ascendente pode ser visível no contorno mediastinal direito, e muitas vezes o contorno lateral da aorta descendente é visível como uma linha reta paravertebral retrocardíaca[4].

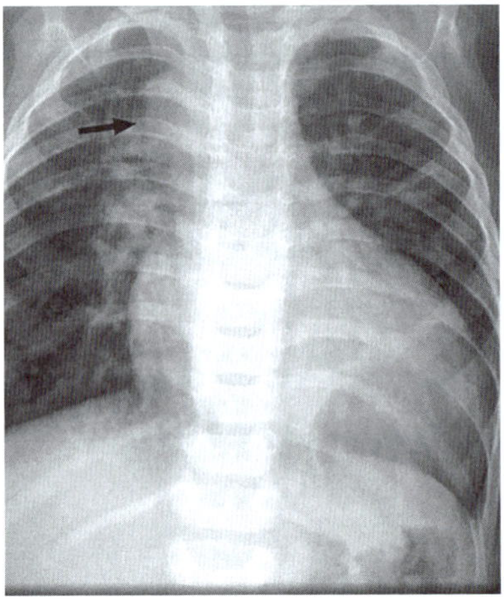

FIGURA 11.19 Tronco arterial comum, com arco aórtico à direita. Há também hiperfluxo pulmonar e aumento ventricular esquerdo.

Em adolescentes, uma discreta proeminência do tronco pulmonar pode ser normal. Doenças podem cursar com aumento ou redução do tronco pulmonar, como a hipertensão pulmonar e a atresia pulmonar, respectivamente. Estenose valvar pulmonar pode levar a um aumento assimétrico de tronco e artéria esquerda, em virtude da orientação excêntrica do jato pós-estenótico, alinhado com a artéria esquerda, mas perpendicular com a direita. Agenesia de valva pulmonar pode se apresentar com aneurismas de artérias pulmonares, mais tipicamente nas regiões hilares.

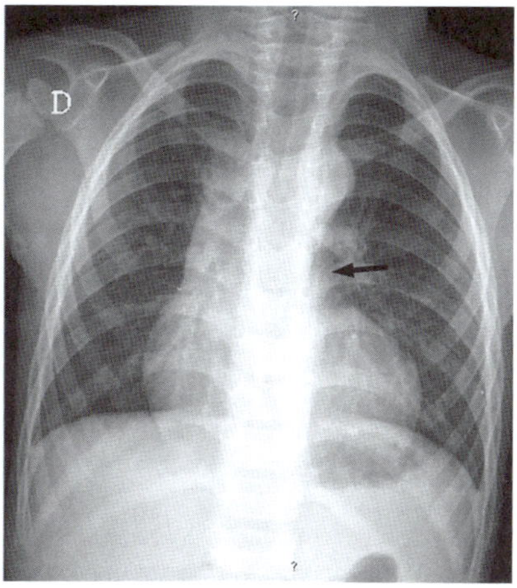

FIGURA 11.20 Criança com atresia pulmonar. Observar a escavação do arco médio, representando a acentuada redução do tronco pulmonar.

Também pode haver uma modificação relativa nas posições dessas estruturas, por exemplo, com maior alinhamento anteroposterior e aparente estreitamento mediastinal na incidência frontal na transposição das grandes artérias (TGA) (sinal do ovo em uma corda), a CC cianogênica mais comum nas primeiras 24 horas de vida. Da mesma forma, na transposição corrigida das grandes artérias (TcGA), o contorno esquerdo da silhueta tangencia o local da emergência da aorta a partir do VD, com um padrão bem típico ao RX.

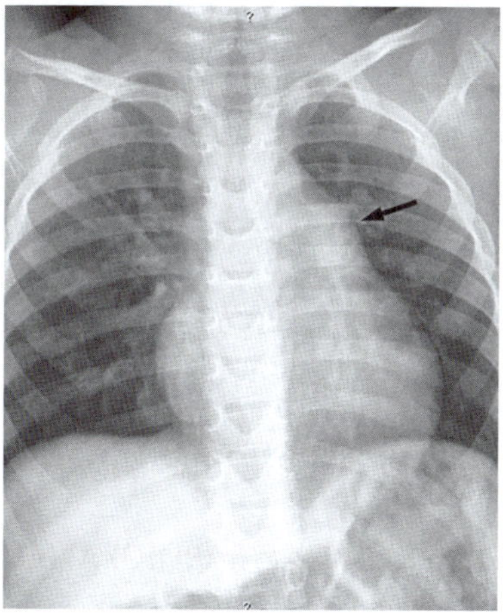

FIGURA 11.21 Adolescente com estenose valvar pulmonar, destacando-se a dilatação do arco médio.

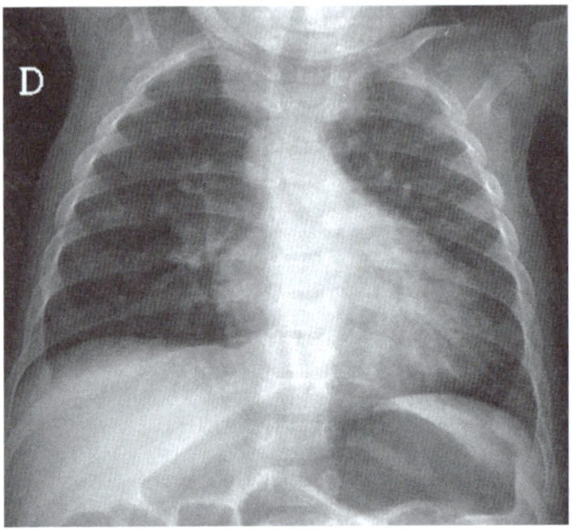

FIGURA 11.22 Criança com TGA exibindo um pedículo vascular estreito, sinal do ovo em uma corda. Também há aumento de câmaras cardíacas direitas.

As estruturas venosas costumam contribuir pouco na silhueta, em razão de seu menor calibre. Em algumas situações específicas podem formar padrões de imagem interessantes, como na drenagem venosa anômala pulmonar (DVAP) total supracardíaca, com o sinal do boneco de neve, no qual a distensão do circuito de drenagem anômala forma a "cabeça" do boneco, ou em algumas formas de DVAP direita para a veia cava inferior, que, em razão da imagem típica no RX, são chamadas de síndrome da cimitarra[9].

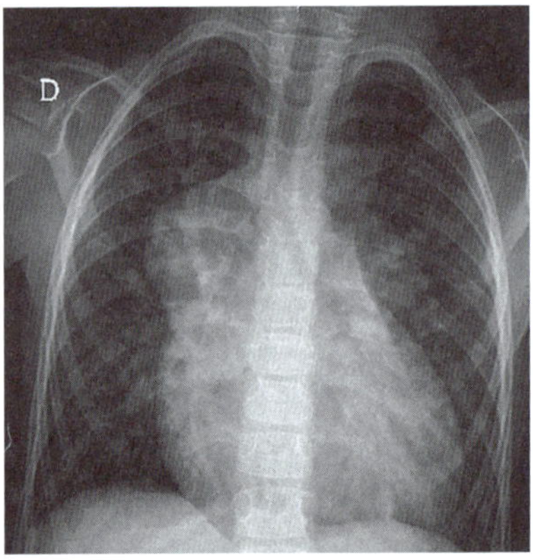

FIGURA 11.23 Criança com drenagem venosa pulmonar anômala total, supracardíaca, com o sinal do boneco de neve. Também há cardiomegalia global e discreta congestão venosa pulmonar.

TOMOGRAFIA COMPUTADORIZADA E CARDIOPATIAS CONGÊNITAS

O rápido desenvolvimento das diferentes técnicas de imagenologia cardíaca nas últimas décadas afetou drasticamente a estratégia de investigação de pacientes com CC. Desde um passado não muito remoto, quando só a angiografia invasiva (AI) estava disponível, atualmente o cardiologista pediátrico dispõe de um vasto arsenal diagnóstico, que inclui o EC, a TC e a ressonância magnética (RM), dentre outras ferramentas. Cada um desses métodos tem suas peculiaridades, com vantagens e desvantagens, e indicações específicas.

Ainda há alguma controvérsia e dificuldade na definição exata do papel da TC na investigação das CC, especialmente em crianças pequenas. Isso é compreensível, já que é uma ferramenta de grande precisão, fornecendo muitas informações fundamentais na avaliação desses pacientes, e contribuindo de forma decisiva na tomada de decisões no manejo dessas condições. Porém, é um método de imagem que utiliza radiação ionizante, justamente na população na qual os potenciais efeitos deletérios da radiação são maiores, como o risco de desenvolvimento futuro de câncer. Existem diretrizes tentando nortear essas decisões, mas, ao final, a opção de utilizar a TC deve ser tomada de forma individual, caso a caso, quando se julga que a informação obtida será suficientemente importante para justificar a exposição à radiação[11-14].

O EC permanece como peça central na investigação por imagem de CC, com claras vantagens técnicas e práticas sobre as demais modalidades, como sua precisão, disponibilidade, portabilidade e preço. Muitas vezes a avaliação somente pelo EC é suficiente para o manuseio clínico desses pacientes. Porém, também não é raro que a informação do EC seja incompleta e inconclusiva, por janelas acústicas inadequadas ou por limitações inerentes ao método. Esse fato é mais comum em adultos com CC, uma população cada vez mais expressiva no dia a dia do cardiologista. Desa forma, o grande desafio é identificar as situações em que o EC não é suficiente, e integrá-lo de forma inteligente com outras modalidades[13,14].

Assim como a RM, a aplicação da TC situa-se em uma posição intermediária entre a avaliação inicial por EC e a AI. Ou seja, é um método de segunda linha, complementando a informação já obtida por EC, especialmente em aspectos nos quais este método mostra limitações, e visa triar os indivíduos que poderiam ser avaliados com AI, substituindo sua realização em algumas situações, já que é um procedimento invasivo, com maior risco de complicações.

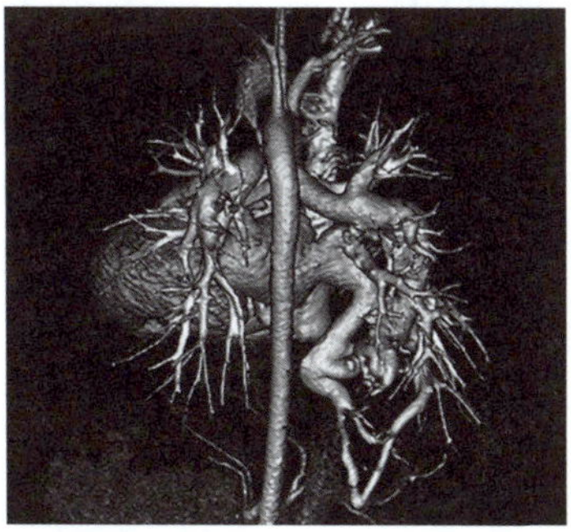

FIGURA 11.24 Exemplo de cardiopatia complexa avaliada adequadamente pela TC: drenagem venosa pulmonar anômala parcial, veia pulmonar superior direita drena na veia cava superior, com trajeto subaórtico, onde há estenose. Calibrosas colaterais venovenosas intrapulmonares comunicando as veias superior e inferior direitas. Reconstrução tridimensional em visão posterior. (Veja imagem colorida no encarte.)

Vantagens, desvantagens e aplicações gerais

O princípio físico da TC é baseado na atenuação tecidual aos raios X, ou seja, é um método que envolve radiação ionizante, com potenciais riscos carcinogênicos em longo prazo[15]. Esse risco é dose-dependente e idade-dependente, sendo mais crítico justamente na população pediátrica, pela maior radiossensibilidade dos seus tecidos e pelo maior tempo de vida em que esses efeitos podem surgir[16,17]. Vale lembrar também que muitas vezes esses indivíduos necessitam de exames seriados, tornando mais crítico o uso de métodos de imagem que envolvem radiação. Aquisições rápidas com doses cada vez mais baixas são possíveis nos novos tomógrafos multidetectores, mas deve ser sempre lembrado que a forma mais eficaz de redução de doses de radiação ionizante é simplesmente evitar sua exposição. Todo esforço deve ser direcionado a estratégias de redução de dose no momento que se escolhe o método de investigação por imagem e durante sua realização[11,18].

Diferente da RM, a TC é essencialmente um estudo angiográfico. Para adequada análise vascular, quase sempre deve ser utilizado um contraste iodado injetado em um acesso venoso periférico, limitando seu uso em pacientes alérgicos ou com disfunção renal. A aquisição das informações é feita durante o pico de opacificação vascular, em tempos diferentes dependendo da estrutura a ser analisada (artérias pulmonares, aorta, veia sistêmica etc.).

Como vantagens, é um método de elevada resolução espacial, isotrópica e submilimétrica, fornecendo imagens anatômicas de alta qualidade diagnóstica, com resolução um pouco superior à da RM. Dados são adquiridos no plano transaxial, mas são informações volumétricas passíveis de serem pós-processadas, gerando-se imagens em qualquer outro plano de forma livre, semelhante à RM. Assim como a RM, imagens tridimensionais também podem ser produzidas, com apresentações simulando cor e textura de peças anatômicas, auxiliando bastante o cirurgião previamente a intervenções.

Ao contrário da RM, o tempo da aquisição de dados da TC é extremamente curto, minimizando a necessidade de sedação. Os aparelhos mais novos são capazes de adquirir dados em um único batimento cardíaco, em uma fração de segundo. Esse fato permite a realização de exames sem apneia em crianças pequenas[19,20], e sem dúvida é uma grande vantagem do método na avaliação de pacientes graves e em condições hemodinâmicas limítrofes. E quando são necessárias sedação ou anestesia, não é preciso nenhum equipamento especial, diferente da RM.

A impossibilidade de medir dados hemodinâmicos como velocidade e fluxo, e as limitações na avaliação da função ventricular são outras desvantagens da TC, especialmente ao lembrar que em muitas situações são justamente essas as informações mais importantes para o seguimento desses indivíduos em longo prazo. A resolução temporal da TC é mais baixa do que outras modalidades, contribuindo na sua inferioridade para a análise funcional[12,21].

Em contrapartida, justamente pelo seguimento pós-tratamento desses indivíduos, não é incomum que tenham sido utilizadas endopróteses metálicas e outros dispositivos ferromagnéticos no tratamento. Diferente da RM, a avaliação por TC é muito menos prejudicada pela presença desses artefatos, permitindo inclusive a avaliação da patência de *stents*[22]. Outra conduta relativamente comum é o implante de marca-passos e desfibriladores, e presença de cabos de marca-passo retidos, contraindicações relativas de RM, tornando a TC uma alternativa atrativa.

Uma última limitação que deve ser mencionada é a de que nem todas as instituições têm acesso à tomógrafos de última geração, ou mesmo uma equipe bem treinada em protocolos e análise de CC. TC e RM cardiovascular em CC se situa entre as disciplinas tradicionais de cardiologia e radiologia, e quase todos os médicos precisarão de um treinamento adicional e experiência para competência clínica[23].

Principais indicações

Defeitos intracardíacos

Em geral, a avaliação de defeitos intracardíacos se faz de maneira conclusiva pelo EC, de forma superior à TC e à RM, não sendo necessário nenhum exame complementar. Aqui estão incluídos os *shunts* – CIA, CIV e defeito do septo atrioventricular, além de valvopatias e vegetações.

Alguns defeitos específicos podem ter um acesso mais difícil pelo EC, podendo a TC contribuir para a investigação. São exemplos a CIA do tipo seio venoso superior (muitas vezes associada à drenagem venosa anômala pulmonar)[24], a CIV do tipo supracristal em dupla via de saída do VD[25] e CIVs musculares apicais.

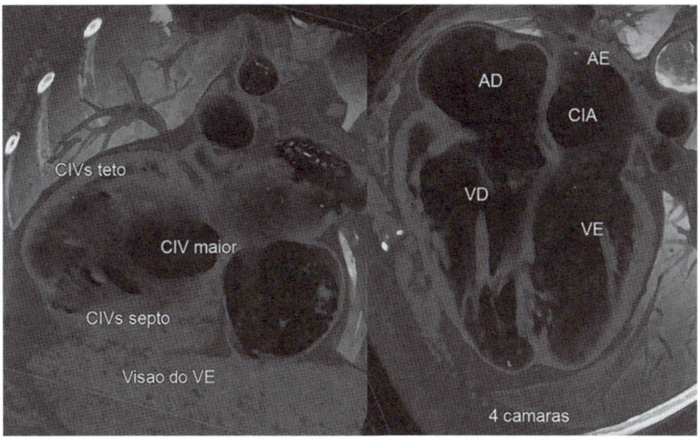

FIGURA 11.25 Criança com comunicação interatrial *ostium secundum* e múltiplas comunicações interventriculares musculares. Reconstrução tridimensional em modo de angioscopia demonstrando os defeitos. AD: átrio direito; AE: átrio esquerdo; CIA: comunicação interatrial; CIV: comunicação interventricular; VD: ventrículo direito; VE: ventrículo esquerdo. (Veja imagem colorida no encarte.)

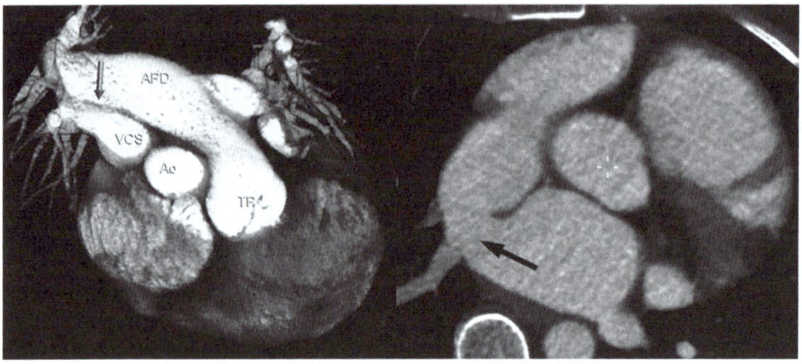

FIGURA 11.26 Comunicação interatrial do tipo seio venoso superior (seta à direita), um dos defeitos que o ecocardiograma pode ter dificuldade em identificar. A primeira imagem também mostra uma drenagem venosa pulmonar anômala parcial direita, com veia pulmonar calibrosa drenando na cava superior (seta). Ao: aorta; APD: artéria pulmonar direita; TP: tronco da artéria pulmonar; VCS: veia cava superior. (Veja imagem colorida no encarte.)

O método de referência na quantificação de volumes cavitários e função contrátil ventricular é a RM. Em aparelhos multidetectores é possível a sincronização de dados com o eletrocardiograma, técnica que foi originalmente desenvolvida para a geração de imagens de alta precisão da circulação coronariana. Um interessante subproduto dessa tecnologia é a obtenção de imagens das cavidades cardíacas em diferentes momentos do ciclo cardíaco, permitindo a mensuração de volumes cavitários e análise cinética ventricular (função contrátil regional e global, tanto do VD quanto do VE), de forma semelhante à RM e ao EC[26-29]. Em pacientes com frequência cardíaca não elevada, essa avaliação é tão ou até mais precisa do que a RM, porém, à custa de uma dose alta de radiação[30,31]. Essa técnica é bastante útil, mas deve ser reservada aos pacientes com contraindicação à RM, como marca-passos[29]. Mesmo nos casos de hipoplasia ventricular limítrofe, a mensuração precisa de sua volumetria pode ser feita pela TC, sendo uma ferramenta valiosa na tomada de decisão sobre uma abordagem uni ou biventricular[32].

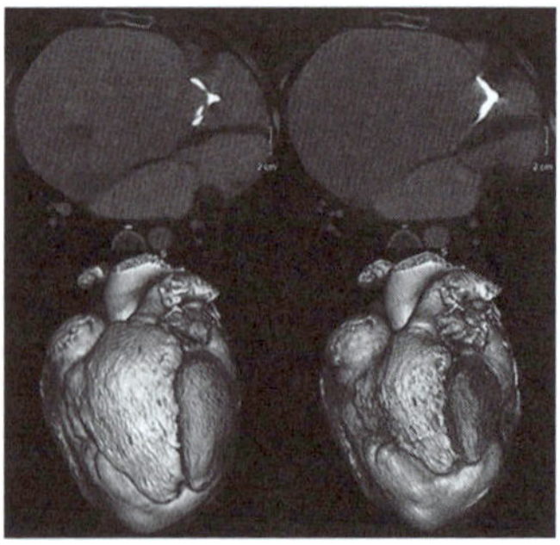

FIGURA 11.27 Função contrátil por TC em paciente adulta com anomalia de Ebstein e prótese valvar tricúspide metálica, que gerava artefatos na RM, impossibilitando uma análise adequada ventricular. Imagens em diástole e sístole, em quatro câmaras e reconstruções tridimensionais, demonstrando acentuada dilatação de câmaras direitas e hipocinesia ventricular direita. Átrio direito gigante insinuando-se inferiormente a ambos ventrículos. (Veja imagem colorida no encarte.)

Artérias pulmonares

A avaliação de grandes vasos mediastinais é a principal indicação de TC atualmente, com um desempenho equivalente ou discretamente superior à RM. Aqui se inclui a avaliação das artérias pulmonares[12]. A avaliação proximal e distal desses vasos é fundamental em muitas doenças, como T4F, atresia pulmonar e tronco arterial comum. Estudam-se origem, confluência, trajetos e calibres dessas artérias, assim como suprimentos sistêmicos (canal arterial e colaterais sistêmico-pulmonares)[33]. A avaliação central é excelente, mas pode haver dificuldade na avaliação distal das artérias, como sua segmentação nos diversos lobos pulmonares[34].

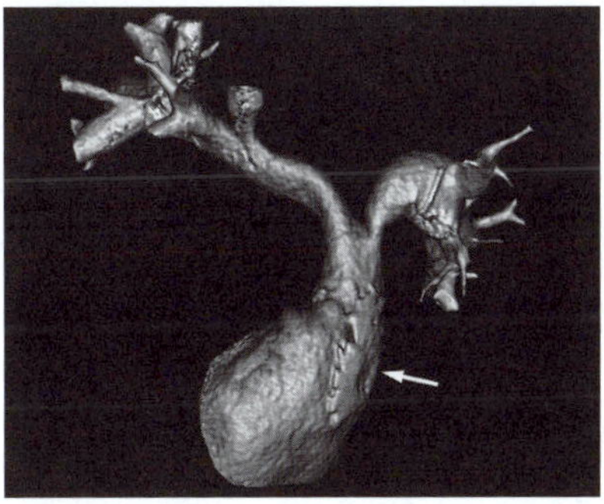

FIGURA 11.28 Paciente com atresia pulmonar, reconstrução cirúrgica das artérias pulmonares. Redução luminal difusa na artéria direita e na origem da artéria esquerda. Há calcificações no local de ampliação da via de saída do ventrículo direito (seta). (Veja imagem colorida no encarte.)

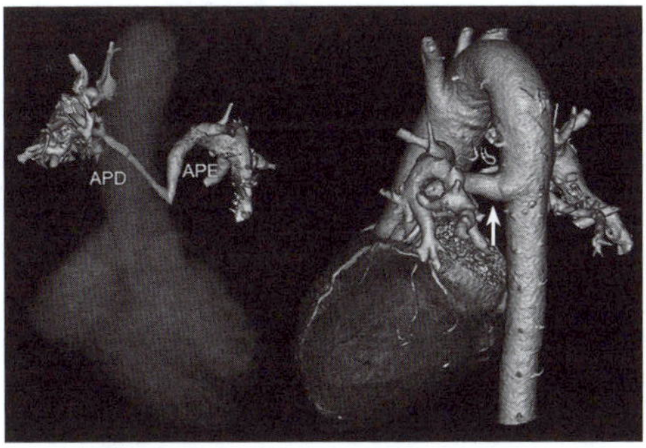

FIGURA 11.29 Paciente com atresia pulmonar demonstrando acentuada hipoplasia das artérias pulmonares na primeira imagem, e colaterais sistêmico-pulmonares com origem na aorta descendente na segunda imagem (seta). APD: artéria pulmonar direita; APE: artéria pulmonar esquerda. (Veja imagem colorida no encarte.)

A TC também avalia bem a patência de próteses (como Blalock-Taussig modificada), bem como o resultado cirúrgico de reconstrução vascular pulmonar. *Stents* também podem ser avaliados de forma adequada, sem a ocorrência de artefatos como na RM, exceto os muito finos e densos[12]. Uma situação especial no seguimento pós-tratamento de T4F, em que a TC pode ser vantajosa em relação à RM, é no planejamento de implante percutâneo de prótese valvar pulmonar em enxertos, avaliando, além da proximidade das artérias coronárias, o grau de calcificação no local, desta forma prevendo a chance de complicações do procedimento[12,28].

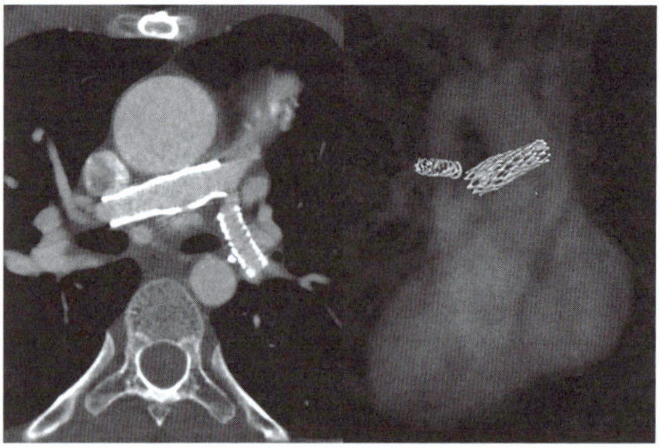

FIGURA 11.30 Paciente com atresia pulmonar, com implante de *stents* metálicos.

Em pacientes em pós-operatório de TGA, uma das complicações mais comuns é a estenose supravalvar da artéria pulmonar, que cavalga a aorta ascendente após a manobra de Lecompte, que também pode ser avaliada de forma adequada pela TC[23,28].

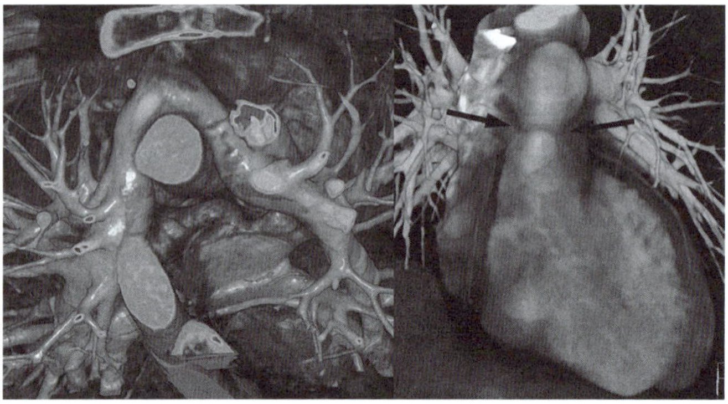

FIGURA 11.31 Dois exemplos de pacientes com TGA tratado com cirurgia de Jatene e manobra de Lecompte. A segunda imagem mostra estenose supravalvar na neopulmonar (setas). (Veja imagem colorida no encarte.)

Aorta

Muitas anomalias congênitas aórticas podem ser avaliadas pelo EC, e nem sempre será necessária a avaliação complementar com TC. Em crianças com coarctação de aorta, o EC é o exame de escolha para a avaliação inicial pré-operatória, e geralmente é suficiente para confirmar o diagnóstico e estimar sua gravidade. Casos selecionados são complementados com TC ou RM, no intuito de avaliar melhor a morfologia aórtica próxima ao local de constrição, dessa forma auxiliando na escolha da melhor abordagem terapêutica. Em adolescentes e adultos, muitas vezes as janelas ecográficas supraesternais são limitadas, havendo necessidade de complementação diagnóstica.

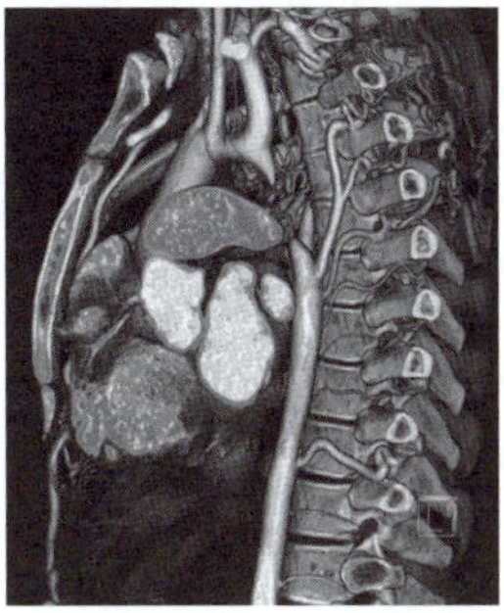

FIGURA 11.32 Adolescente com coarctação de aorta crítica e exuberantes colaterais. Há também hipoplasia do arco aórtico. (Veja imagem colorida no encarte.)

Após o tratamento, esses indivíduos são acompanhados com um seguimento ambulatorial detalhado, já que a recoarctação é relativamente comum. Tanto a TC quanto a RM permitem uma avaliação adequada do leito cirúrgico, detectando complicações como recoarctação ou aneurisma. Diretrizes sugerem uma avaliação por esses métodos a cada 5 anos ou menos[11]. Sempre deve ser dada preferência pela RM, um método que não envolve radiação, com vantagens adicionais de possibilitar uma análise funcional, quantificando a repercussão hemodinâmica da recoarctação, além de seu impacto sobre o ventrículo esquerdo.

Assim como na circulação pulmonar, muitas vezes esses pacientes são tratados com endopróteses metálicas, na sua maioria ferromagnéticas, gerando artefatos de suscetibilidade magnética na RM que limitam a avaliação de sua luz. Dessa forma, novamente a TC é o método de escolha para o seguimento desses indivíduos. Deve-se avaliar a integridade de sua malha metálica (fraturas), posição (migração) e perviedade de sua luz (reestenose e trombose)[35].

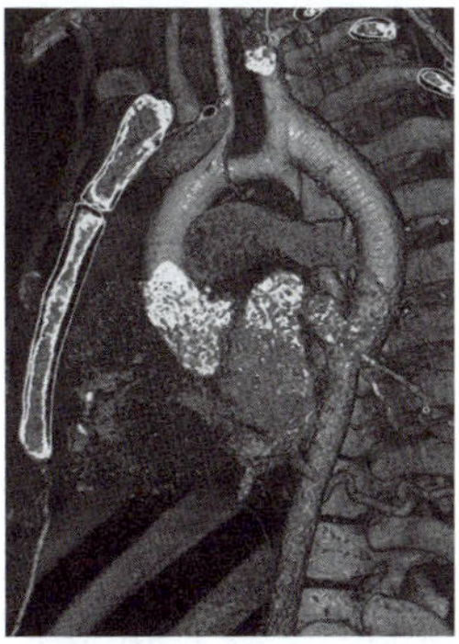

FIGURA 11.33 Pós-operatório do mesmo paciente da Figura 11.32 demonstrando tubo extra-anatômico conectando a artéria subclávia esquerda à aorta descendente. (Veja imagem colorida no encarte.)

Diversas outras doenças podem envolver a aorta torácica, como a síndrome da hipoplasia do coração esquerdo (SHCE). Aqui também o EC geralmente é a ferramenta central para a avaliação pré-operatória, mas insuficiente para a avaliação pós-operatória, por exemplo em seus estágios intermediários (após cirurgia de Sano ou Norwood)[28]. Pacientes em pós-operatório da cirurgia de Jatene também podem ser avaliados nos territórios pulmonar e sistêmico, no intuito de detectar estenose nos locais de sutura[23].

Anomalias venosas

Embora o EC seja considerado o método de escolha na avaliação inicial de anomalias de retorno venoso, a distância das veias pulmonares da parede torácica e a dificuldade de avaliação nas anatomias mais complexas podem trazer dificuldade ao método, sendo, dessa forma, recomendada uma avaliação complementar com TC ou RM[11]. Nesses casos, a TC, mesmo sem acoplamento cardíaco, tem grande acurácia na definição da anatomia, inclusive em neonatos e crianças. Avalia de forma adequada a extensão, o local de drenagem e a possibilidade de regiões estenóticas ao longo da via anômala[36]. Na possibilidade de estenose venosa, a TC tem a vantagem adicional de demonstrar repercussões da lesão, como edema intersticial pulmonar e derrame pleural.

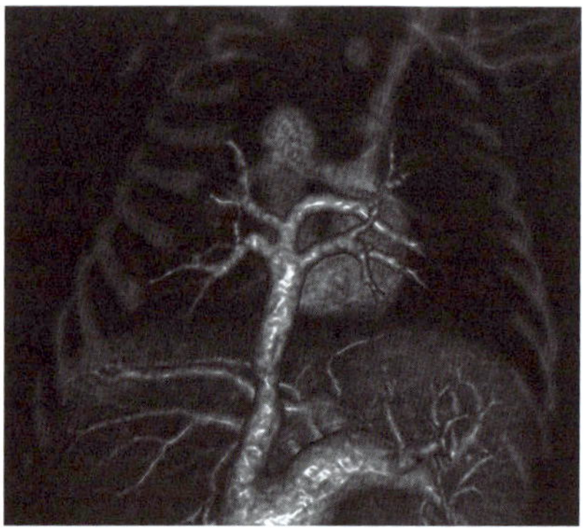

FIGURA 11.34 Criança com drenagem venosa pulmonar anômala total, forma infracardíaca, com drenagem na veia porta. Observar a acentuada dilatação do sistema portal. (Veja imagem colorida no encarte.)

Embora a EC seja a ferramenta central e geralmente suficiente na avaliação pré-operatória de pacientes com corações univentriculares, ela é insuficiente para a avaliação pós-operatória, seja entre seus estágios intermediários (como após cirurgia de Sano ou Norwood para SHCE), seja após procedimento de Fontan. Tradicionalmente esta avaliação vinha sendo feita por meio de angiografia invasiva, mas vem sendo praticamente substituída por TC e/ou RM[28]. Também há superioridade na detecção de colaterais venovenosas (entre a drenagem sistêmica e pulmonar)[37], e complicações relacionadas a estruturas extravasculares, como derrame pleural/quilotórax, edema pulmonar e bronquite plástica[28].

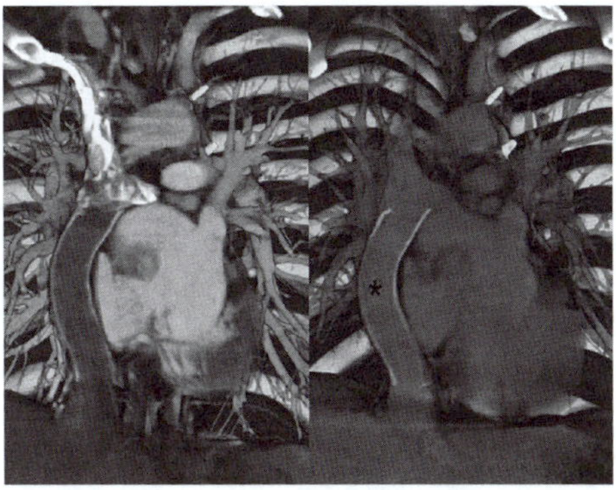

FIGURA 11.35 Paciente em pós-operatório de procedimento de Fontan. Duas aquisições sucessivas demonstrando as conexões cavopulmonares superior e inferior, a última através de um tubo extracardíaco (*). (Veja imagem colorida no encarte.)

Artérias coronárias

Como previamente mencionado, em aparelhos multidetectores, é possível o pareamento de dados adquiridos com o eletrocardiograma, gerando imagens de alta resolução da circulação coronariana, de forma muito superior à RM. A avaliação de anomalias de origem e trajeto proximal de artérias coronárias pode ser feita de forma muito precisa com a TC, sendo considerada inclusive superior à AI. Em baixas frequências cardíacas, os tomógrafos mais recentes são capazes de obter imagens detalhadas das artérias coronárias em uma fração de segundo ou em um único ciclo cardíaco. Em indivíduos com uma frequência cardíaca mais elevada, as imagens são adquiridas em vários ciclos, habitualmente com uma apneia curta. Em aparelhos de última geração, esse tipo de avaliação é possível mesmo com respiração espontânea e sem o controle de frequência cardíaca[38]. Aneurismas também são bem avaliados, como na doença de Kawasaki, assim como calcificações parietais e fístulas.

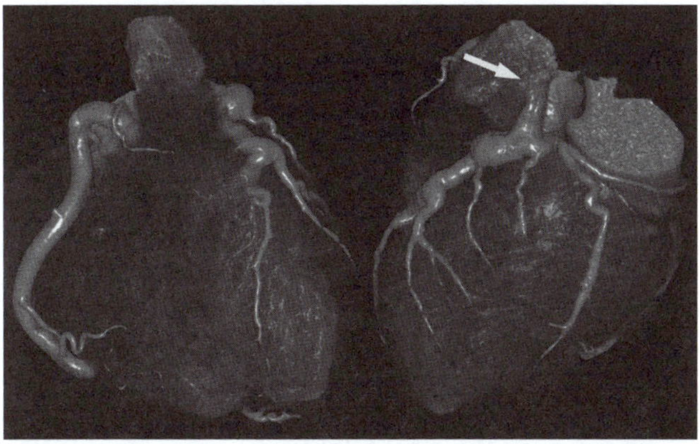

FIGURA 11.36 Criança com origem anômala da artéria coronária esquerda a partir da artéria pulmonar (ALCAPA), indicada na seta. Observar a dilatação difusa de artérias coronárias. (Veja imagem colorida no encarte.)

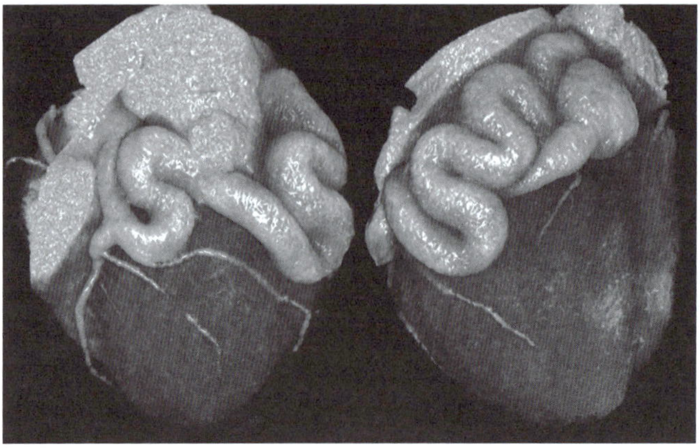

FIGURA 11.37 Adolescente com fístula da artéria coronária circunflexa para o seio coronariano. (Veja imagem colorida no encarte.)

Uma vantagem adicional da TC é a avaliação simultânea de outras estruturas torácicas. O exame pode demonstrar relações topográficas de coronárias anômalas, em relação às estruturas vasculares mediastinais (como trajetos interarteriais malignos) e em relação ao esterno adjacente, antes de uma reoperação ou de um procedimento percutâneo.

Porém, estenoses de artérias coronárias nem sempre podem ser avaliadas adequadamente, em virtude de limitações relacionadas à frequência cardíaca elevada e às pequenas dimensões dessas estruturas. Por exemplo, sítios de reimplantes cirúrgicos dessas artérias na transposição dos grandes vasos, após a cirurgia de Jatene. O desempenho da TC em crianças é variável, mas em adultos é excelente, sendo recomendada a análise coronariana pelo menos uma vez na vida adulta ou ao aparecerem sintomas[11,24].

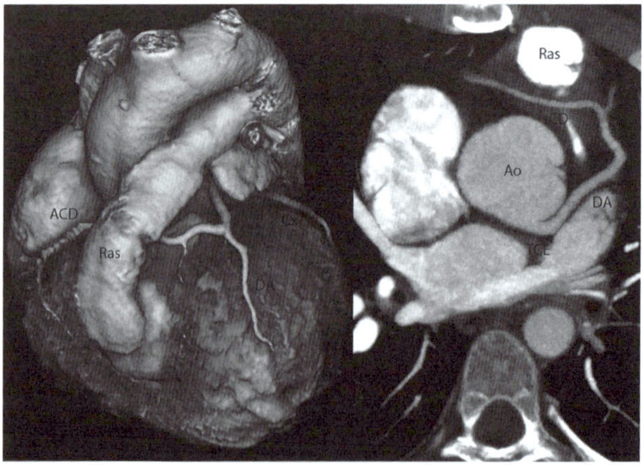

FIGURA 11.38 Adolescente com atresia pulmonar após procedimento de Rastelli demonstrando a proximidade do tubo com a artéria coronária direita com trajeto anômalo. Ao: aorta; CD/ACD: artéria coronária direita; Cx: artéria circunflexa; DA: artéria descendente anterior; Ras: Rastelli; TCE: tronco da artéria coronária esquerda. (Veja imagem colorida no encarte.)

Vias aéreas

A TC permite, em uma única aquisição de dados, avaliar estruturas cardíacas e não cardíacas simultaneamente. Dentre essas demais estruturas torácicas, tem grande importância o estudo das vias aéreas, contribuindo com informações muitas vezes não providas por outras modalidades diagnósticas[39]. Compressão de vias aéreas centrais de origem vascular pode ser decorrente de várias situações como anomalias de arco aórtico, *sling* pulmonar, T4F com agenesia de valva pulmonar ou em outras situações de dilatação de território pulmonar.

Quando a compressão vascular ocorre sobre o esôfago, o desempenho da TC é variável, já que em geral a compressão só é perceptível na imagem quando há distensão esofágica. É uma das poucas situações em que exames radiográficos convencionais contrastados ainda podem fornecer informações superiores à TC[40].

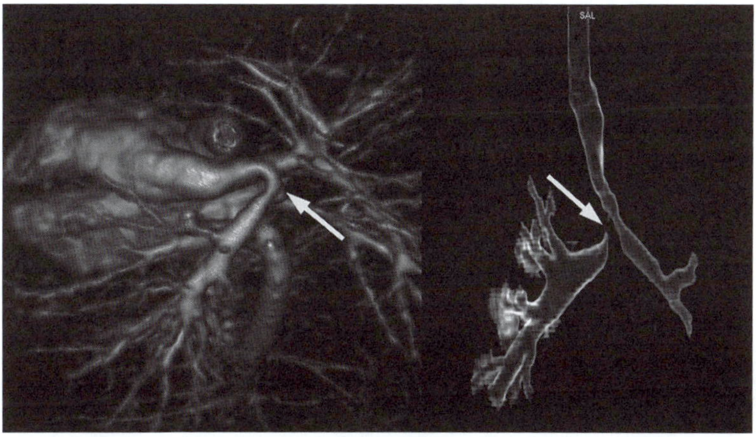

FIGURA 11.39 Paciente com alça (*sling*) de artéria pulmonar, inicialmente investigada com ressonância magnética (seta à esquerda). A paciente realizou complementação com tomografia sem contraste para demonstrar a compressão das vias aéreas (seta à direita). (Veja imagem colorida no encarte.)

CONCLUSÕES

Com o desenvolvimento de novas modalidades diagnósticas, o papel do RX na investigação de CC passou a ser secundário. Porém, permanece como ferramenta principal na avaliação de suas repercussões sobre o território vascular pulmonar, contribuindo para a tomada de decisões terapêuticas desde uma eventual paliação inicial. Permanece também como uma forma prática de avaliação global do volume cardíaco, tanto no início da investigação quanto em seu seguimento.

A TC foi incorporada no arsenal diagnóstico de CC, tendo um papel relevante na investigação de muitas doenças. Seu papel principal é na avaliação de grandes vasos mediastinais, como a aorta e artérias pulmonares. Permite um estudo de muitas anomalias congênitas das artérias coronárias, de forma superior à RM e à AI. Sua desvantagem principal é a radiação ionizante inerente, fato que sempre deve ser levado em consideração quando se indica seu uso.

REFERÊNCIAS BIBLIOGRÁFICAS

1. Kay FU. Doença cardíaca, repercussão vascular pulmonar e hipertensão pulmonar. In: Funari MB. Diagnóstico por imagem das doenças torácicas. Rio de Janeiro: Guanabara Koogan; 2012. p.245-56.
2. Baron MG. The cardiac silhouette. J Thorac Imaging. 2000 Oct;15(4):230-42.
3. Laya BF, Goske MJ, Morrison S, Reid JR, Swischuck L, Ey EH, et al. The accuracy of chest radiographs in the detection of congenital heart disease and in the diagnosis of specific congenital cardiac lesions. Pediatr Radiol. 2006;36:677-81.
4. Amplatz K, Moller J. Radiology of congenital heart disease. New York: Thieme-Stratton; 1986.
5. Schweigmann G, Gassner I, Maurer K. Imaging the neonatal heart--essentials for the radiologist. Eur J Radiol. 2006 Nov;60(2):159-70. Epub 2006 Aug 22.
6. Jefferson K. The plain chest radiograph in congenital heart disease. Br J Radiol. 1970 Nov;43(515):753-70.
7. Fraser RS CN, Müller NL, Pare PD. Synopsis of diseases of the chest. Philadelphia: WB Saunders; 2005.
8. Grotenhuis HB, Zhou C, Tomlinson G, Isaac KV, Seed M, Grosse-Wortmann L, et al. Cardiothoracic ratio on chest radiograph in pediatric heart disease: how does it correlate with heart volumes at magnetic resonance imaging? Pediatr Radiol. 2015 Oct;45(11):1616-23.
9. Ferguson EC, Krishnamurthy R, Oldham SA. Classic imaging signs of congenital cardiovascular abnormalities. Radiographics. 2007 Sep-Oct;27(5):1323-34.
10. Baron MG. Plain film diagnosis of common cardiac anomalies in the adult. Radiol Clin North Am. 1999 Mar;37(2):401-20, vi.
11. Stout KK, Daniels CJ, Aboulhosn JA, Bozkurt B, Broberg CS, Colman JM, et al. 2018 AHA/ACC Guideline for the Management of Adults with Congenital Heart Disease. J Am Coll Cardiol. 2018 Aug 10. pii: S0735-1097(18)36845-1. [Epub ahead of print]
12. Valente AM, Cook S, Festa P, Ko HH, Krishnamurthy R, Taylor AM, et al. Multimodality imaging guidelines for patients with repaired tetralogy of Fallot: a report from the American Society of Echocardiography: developed in collaboration with the Society for Cardiovascular Magnetic Resonance and the Society for Pediatric Radiology. J Am Soc Echocardiogr. 2014;27(2):111-41.
13. Han BK, Rigsby CK, Hlavacek A, Leipsic J, Nicol ED, Siegel MJ, et al. Society of Cardiovascular Computed T, Society of Pediatric R and North American Society of Cardiac I. Computed tomography imaging in patients with congenital heart disease Part I: Rationale and utility. An expert consensus document of the Society of Cardiovascular Computed Tomography (SCCT): endorsed by the Society of Pediatric Radiology (SPR) and the North American Society of Cardiac Imaging (NASCI). J Cardiovasc Comput Tomogr. 2015;9:475-92.
14. Han BK, Rigsby CK, Leipsic J, Bardo D, Abbara S, Ghoshhajra B, et al. Society of Cardiovascular Computed T, Society of Pediatric R and North American Society of Cardiac I. Computed tomography imaging in patients with congenital heart disease, Part 2: Technical recommendations. An expert consensus document of the Society of Cardiovascular Computed Tomography (SCCT): en-

dorsed by the Society of Pediatric Radiology (SPR) and the North American Society of Cardiac Imaging (NASCI). J Cardiovasc Comput Tomogr. 2015;9:493-513.

15. Sara L, Szarf G, Tachibana A, Shiozaki AA, Villa AV, Oliveira AC, et al. II Diretriz de Ressonância Magnética e Tomografia Computadorizada Cardiovascular da Sociedade Brasileira de Cardiologia e do Colégio Brasileiro de Radiologia. Arq Bras Cardiol. 2014;103(6):1-86.
16. Brenner D, Elliston C, Hall E, Berdon W. Estimated risks of radiation-induced fatal cancer from pediatric CT. AJR Am J Roentgenol. 2001;176:289-96.
17. Walsh MA, Noga M, Rutledge J. Cumulative radiation exposure in pediatric patients with congenital heart disease. Pediatr Cardiol. 2015 Feb;36(2):289-94.
18. Gerber TC, Carr JJ, Arai AE, Dixon RL, Ferrari VA, Gomes AS, et al. Ionizing radiation in cardiac imaging: a science advisory from the American Heart Association Committee on Cardiac Imaging of the Council on Clinical Cardiology and Committee on Cardiovascular Imaging and Intervention of the Council on Cardiovascular Radiology and Intervention. Circulation. 2009;119(7):1056-65.
19. Jadhav SP, Golriz F, Atweh LA, Zhang W, Krishnamurthy R. CT angiography of neonates and infants: comparison of radiation dose and image quality of target mode prospectively ECG-gated 320-MDCT and ungated helical 64-MDCT. Am J Roentgenol. 2015;204:W184-91.
20. Han BK, Overman DM, Grant K, Rosenthal K, Rutten-Ramos S, Cook D, et al. Non-sedated, free breathing cardiac CT for evaluation of complex congenital heart disease in neonates. J Cardiovasc Comput Tomogr. 2013;7:354-60.
21. Prakash A, Powell AJ, Geva T. Multimodality noninvasive imaging for assessment of congenital heart disease. Circ Cardiovasc Imaging. 2010;3(1):112-25.
22. Eichhorn JG, Jourdan C, Hill SL, Raman SV, Cheatham JP, Long FR. CT of pediatric vascular stents used to treat congenital heart disease. AJR Am J Roentgenol. 2008;190:1241-46.
23. Cohen MS, Eidem BW, Cetta F, Fogel MA, Frommelt PC, Ganame J, et al. Multimodality imaging guidelines of patients with transposition of the great arteries: a report from the American Society of Echocardiography developed in collaboration with the Society for Cardiovascular Magnetic Resonance and the Society of Cardiovascular Computed Tomography. J Am Soc Echocardiogr. 2016;29(7):571-621.
24. Valente AM, Sena L, Powell AJ, Del Nido PJ, Geva T. Cardiac magnetic resonance imaging evaluation of sinus venosus defects: comparison to surgical findings. Pediatr Cardiol. 2007;28:51-6.
25. Bharucha T, Hlavacek AM, Spicer DE, Theocharis P, Anderson RH. How should we diagnose and differentiate hearts with double-outlet right ventricle? Cardiol Young. 2017 Jan;27(1):1-15.
26. Raman SV, Cook SC, McCarthy B, Ferketich AK. Usefulness of multidetector row computed tomography to quantify right ventricular size and function in adults with either tetralogy of Fallot or transposition of the great arteries. Am J Cardiol. 2005;95:683-6.
27. Sharma A, Einstein AJ, Vallakati A, Arbab-Zadeh A, Mukherjee D, Lichstein E. Meta-analysis of global left ventricular function comparing multidetector computed tomography with cardiac magnetic resonance imaging. Am J Cardiol. 2014;113:731-8.
28. Han BK, Lesser JR. CT imaging in congenital heart disease: an approach to imaging and interpreting complex lesions after surgical intervention for tetralogy of Fallot, transposition of the great arteries, and single ventricle heart disease. J Cardiovasc Comput Tomogr. 2013;7(6):338-53.
29. Han BK, Hlavacek AM, Kay WA, Pham TDN, Grant K, Garberich RF, et al. Multi-institutional evaluation of the indications and radiation dose of functional cardiovascular computed tomography (CCT) imaging in congenital heart disease. Int J Cardiovasc Imaging. 2016 Feb;32(2):205-9.
30. Asferg C, Usinger L, Kristensen TS, Abdulla J. Accuracy of multi-slice computed tomography for measurement of left ventricular ejection fraction compared with cardiac magnetic resonance imaging and two-dimensional transthoracic echocardiography: a systematic review and meta-analysis. Eur J Radiol. 2012;81:e757-e762.

31. Groen JM, van der Vleuten PA, Greuter MJ, Zijlstra F, Oudkerk M. Comparison of MRI, 64-slice MDCT and DSCT in assessing functional cardiac parameters of a moving heart phantom. Eur Radiol. 2009 Mar;19(3):577-83.
32. Kim HJ, Goo HW, Park SH, Yun TJ. Left ventricle volume measured by cardiac CT in an infant with a small left ventricle: a new and accurate method in determining uni- or biventricular repair. Pediatr Radiol. 2013;43(2):243-6.
33. Meinel FG, Huda W, Schoepf UJ, Rao AG, Cho YJ, Baker GH, et al. Diagnostic accuracy of CT angiography in infants with tetralogy of Fallot with pulmonary atresia and major aortopulmonary collateral arteries. J Cardiovasc Comput Tomogr. 2013;7(6):367-75.
34. Lin MT, Wang JK, Chen YS, Lee WJ, Chiu HH, Chen CA, et al. Detection of pulmonary arterial morphology in tetralogy of Fallot with pulmonary atresia by computed tomography: 12 years of experience. Eur J Pediatr. 2012;171(3):579-86.
35. Chakrabarti S, Kenny D, Morgan G, Curtis SL, Hamilton MC, Wilde P, et al. Balloon expandable stent implantation for native and recurrent coarctation of the aorta--prospective computed tomography assessment of stent integrity, aneurysm formation and stenosis relief. Heart. 2010 Aug;96(15):1212-6.
36. Vyas HV, Greenberg SB, Krishnamurthy R. MR imaging and CT evaluation of congenital pulmonary vein abnormalities in neonates and infants. Radiographics. 2012;32(1):87-98.
37. Fredenburg TB, Johnson TR, Cohen MD. The Fontan procedure: anatomy, complications, and manifestations of failure. Radiographics. 2011;31(2):453-63.
38. Vastel-Amzallag C, Le Bret E, Paul JF, Lambert V, Rohnean A, El Fassy E, et al. Diagnostic accuracy of dual-source multislice computed tomographic analysis for the preoperative detection of coronary artery anomalies in 100 patients with tetralogy of Fallot. J Thorac Cardiovasc Surg. 2011;142:120-6.
39. An HS, Choi EY, Kwon BS, Kim GB, Bae EJ, Noh CI, et al. Airway compression in children with congenital heart disease evaluated using computed tomography. Ann Thorac Surg. 2013;96(6):2192-7.
40. Shah RK, Mora BN, Bacha E, Sena LM, Buonomo C, Del Nido P, Rahbar R. The presentation and management of vascular rings: an otolaryngology perspective. Int J Pediatr Otorhinolaryngol. 2007 Jan;71(1):57-62.

12 Ressonância magnética cardiovascular

Valéria de Melo Moreira

APÓS LER ESTE CAPÍTULO, VOCÊ ESTARÁ APTO A:

- Entender os princípios básicos da ressonância magnética cardíaca.
- Compreender as vantagens do método e sua versatilidade.
- Reconhecer suas principais características, sendo padrão na avaliação da função miocárdica, quantificação de volumes e caracterização tecidual.
- Identificar a utilidade da RM e suas contribuições diagnósticas nas principais cardiopatias congênitas.

INTRODUÇÃO

Nas últimas décadas, houve um grande desenvolvimento das técnicas diagnósticas na cardiologia pediátrica. A ecocardiograma é um dos principais exames de imagem, definindo bem o aspecto morfofuncional das cardiopatias congênitas, sendo de fácil acesso e de baixo custo. Como limitações, temos a janela acústica inadequada em alguns pacientes e a dificuldade na avaliação da vasculatura distal. O cateterismo cardíaco se apresenta como opção para melhor detalhamento diagnóstico, mas não é isento de riscos, sendo invasivo e expondo o paciente à radiação ionizante.

A ressonância magnética (RM) surge como uma ferramenta complementar ao ecocardiograma quando houver limitação ou quando a informação for insuficiente. Em algumas situações, o diagnóstico de imagem por multimodalidade se faz necessário, principalmente nas cardiopatias mais complexas, já que cada exame tem vantagens e limitações inerentes ao método[1].

A RM consiste em um método de avaliação compreensivo e capaz de fornecer, em um único exame, informações morfofuncionais necessárias à tomada de decisões clínicas relativas às cardiopatias congênitas, sendo padrão na avaliação da função miocárdica, quantificação de volumes e detecção de fibrose miocárdica. Além disso, provê uma análise detalhada da vasculatura extracardíaca e sua relação com as estruturas circunjacentes. Mostra-se útil no manejo do paciente pediátrico, tanto no pré-operatório como no controle pós-operatório sem exposição à radiação ionizante ou ao contraste iodado[2].

PRINCÍPIOS BÁSICOS

A ressonância magnética consiste em um método diagnóstico que se utiliza de um campo magnético, em que a imagem adquirida é consequência da interação desse campo com os átomos de hidrogênio presentes no organismo. O hidrogênio é habitualmente utilizado na formação de imagens por seu potencial magnético e por sua disponibilidade nos tecidos biológicos. Os dois extremos de contraste nas imagens da RM são o tecido adiposo e a água. No primeiro, o hidrogênio encontra-se ligado ao carbono e, no segundo, encontra-se ligado ao oxigênio. Na dependência de cada ligação molecular específica, o hidrogênio adquire propriedades peculiares e, dessa forma, é possível distinguir estrutura e tecidos de acordo com sua constituição. Assim, a ressonância magnética tem a capacidade de caracterização tecidual, por meio da maior ou menor quantidade de água, gordura ou outros constituintes, levando a uma distribuição de contraste característica em um determinado tecido[3].

O conhecimento detalhado não apenas dos aspectos anatômicos das cardiopatias congênitas, mas também de sua fisiopatologia, se torna essencial para realização e interpretação adequada da ressonância magnética[4]. O reconhecimento de marcadores anatômicos facilita a prescrição dos cortes ortogonais e a obtenção das imagens cardíacas. O coração é avaliado em cortes de eixo curto e eixo longo de ventrículo esquerdo (VE), mas outros cortes podem ser prescritos para maior elucidação diagnóstica, principalmente em portadores de cardiopatias complexas[5].

Este estudo é feito sincronizado com o eletrocardiograma para evitar artefatos de movimento do coração, com várias sequências de pulso, constituindo a prescrição do exame que variará de acordo com a dúvida clínica. O traçado eletrocardiográfico é obtido em tempo real do paciente, sendo fundamental para a boa qualidade das imagens.

Realizam-se também pausas respiratórias e para isso é necessário obter a colaboração do paciente pediátrico, deixando-o o mais confortável e seguro possível. Pacientes menores de seis anos são em geral submetidos à sedação. Existem sequências mais recentes, com aceleração e tempos de varredura mais rápidos que permitem a obtenção das imagens sem a realização de apneia, facilitando a realização do exame em pacientes mais jovens[6].

O método já é bem estabelecido no diagnóstico e no acompanhamento de adolescentes e adultos com cardiopatias congênitas. Em crianças menores, a dificuldade técnica se dá pelo menor tamanho das estruturas e pela frequência cardíaca maior, exigindo otimização dos parâmetros de aquisição de imagem para melhoria da resolução espacial e temporal.

Geralmente é um exame prolongado, o que limita o uso do método em determinadas situações, principalmente em pacientes muito instáveis. Para otimizar o tempo de exame é necessária uma orientação de qual dúvida clínica precisa ser respondida no intuito de direcionar o máximo possível as sequências utilizadas, evitando hipotermia, instabilização hemodinâmica e outras possíveis complicações de uma anestesia mais prolongada.

A seguir, serão discutidas as contribuições da ressonância magnética nas principais cardiopatias congênitas.

COMUNICAÇÃO INTERATRIAL

Geralmente a avaliação da comunicação interatrial se faz de maneira inicial pelo ecocardiograma, e na maioria das vezes é ele que conduz a decisão clínica na faixa etária pediátrica, sendo conclusivo em virtude da ótima janela acústica. Em alguns casos, a ressonância magnética (RM) cardiovascular pode ser útil, principalmente nos adolescentes e adultos em que o ecocardiograma não foi completamente elucidativo.

Por meio da RM pode-se, além de caracterizar a anatomia do defeito, avaliar o retorno venoso pulmonar, volume e desempenho ventricular direito, anatomia de tronco e ramos pulmonares, e a quantificação do fluxo sistêmico-pulmonar (Qp/Qs)[7].

As câmaras cardíacas são bem definidas, assim como sua septação, permitindo a visualização da comunicação interatrial, caracterizando topografia, número e tamanho dos defeitos (Figura 12.1). Deve-se ter o cuidado de caracterizar o defeito septal em mais de um corte, já que muitas vezes ocorre ausência de sinal pela fina espessura do septo interatrial, principalmente em topografia da fossa oval, o que pode limitar sua adequada avaliação[8].

O mapeamento de fluxo por contraste de fase consiste em uma técnica que permite realizar análise de fluxo, com sua quantificação em vasos torácicos e por intermédio de valvas cardíacas, fornecendo uma informação quantitativa importante no diagnóstico e manejo das cardiopatias congênitas. Com esta técnica, pode-se calcular a magnitude de *shunts*, fazendo medidas de fluxo simultâneas na aorta e artéria pulmonar. Dessa forma, obtém-se o fluxo no território pulmonar (Qp) e no território sistêmico (Qs), podendo ser traduzido na relação Qp/Qs e, com isso, estabelecer a repercussão hemodinâmica de cardiopatias de *shunt* como a comunicação interatrial[9].

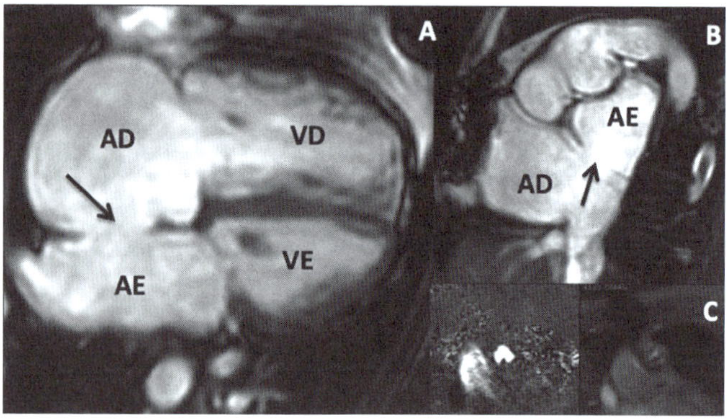

FIGURA 12.1 Avaliação de comunicação interatrial pela ressonância magnética. A: dilatação significativa de átrio direito e ventrículo direito em corte quatro câmaras secundária à comunicação interatrial tipo *ostium secundum* (seta). B: eixo curto dos átrios demonstrando a comunicação interatrial tipo *ostium secundum* (seta). C: sequência de *phase contrast* para avaliação de fluxo em território aórtico e pulmonar. AD: átrio direito; AE: átrio esquerdo; VD: ventrículo direito; VE: ventrículo esquerdo.

Na comunicação interatrial tipo seio venoso, a ressonância magnética tem uma importante indicação pela frequente associação com anomalias de drenagem das veias pulmonares direitas (Figura 12.2). A acurada caracterização anatômica venosa pulmonar, determinando o local de drenagem no átrio direito ou mesmo a conexão direta das veias pulmonares direitas na veia cava superior, orienta a abordagem cirúrgica corretiva adequada. A angiorressonância com gadolínio é um método sensível e eficiente para a detecção de anomalias de veias pulmonares, apesar de não ser ideal na caracterização de defeito septal atrial pelo borramento de estruturas finas intracardíacas[10,11] (Figura 12.3).

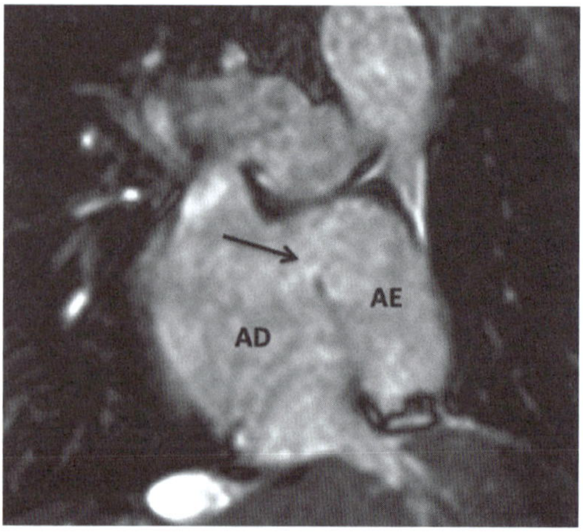

FIGURA 12.2 Eixo curto dos átrios demonstrando comunicação interatrial em topografia de seio venoso superior (seta). AD: átrio direito; AE: átrio esquerdo.

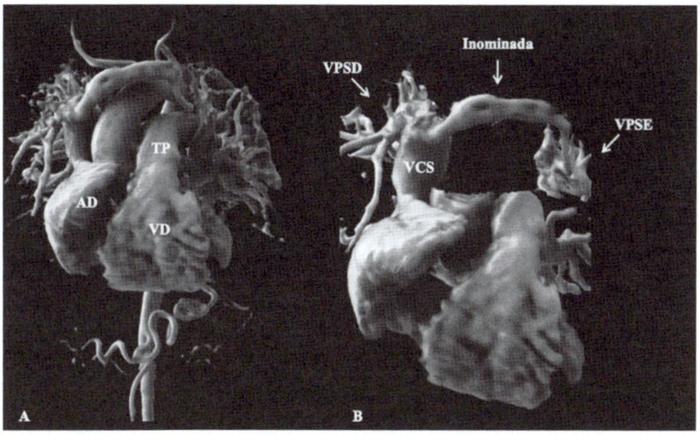

FIGURA 12.3 Drenagem anômala parcial de veias pulmonares em angiorressonância. A: dilatação de câmaras direitas e tronco pulmonar. B: retorno venoso das veias pulmonares superiores direita e esquerda em veia cava superior. AD: átrio direito; AE: átrio esquerdo; VCS: veia cava superior; VPSD: veia pulmonar superior direita; VPSE: veia pulmonar superior esquerda. (Veja imagem colorida no encarte.)

Na comunicação interatrial tipo seio coronário, em que há deficiência da parede entre o seio coronário e o átrio esquerdo, a melhor visualização se dá na sequência de cine gradiente eco em eixo curto com varredura até os átrios. Nesse tipo de avaliação, pode-se caracterizar melhor o teto do seio coronário identificando desde uma fenestração até sua ausência total. A angiorressonância pode trazer informações adicionais, principalmente se houver associação com veia cava esquerda persistente[12].

COMUNICAÇÃO INTERVENTRICULAR

Assim como na comunicação interatrial, o ecocardiograma é conclusivo nas comunicações interventriculares como defeito isolado. A RM vai ser útil nos casos em que é necessário correlacionar sua localização anatômica com a anatomia das grandes artérias, nos casos em que está associada a outros defeitos, como a dupla via de saída de ventrículo direito, ou nos casos de anatomia univentricular com aorta emergindo da cavidade rudimentar, em que a análise da comunicação interventricular é de fundamental importância, já que consiste na passagem da circulação sistêmica[13].

A anatomia do defeito septal interventricular pode ser demonstrada nas sequências *spin* eco ou cine gradiente eco. Muitas vezes a visualização de pequenos defeitos pode ser difícil e ser dada por meio de sinais indiretos, como turbulência de fluxo nas proximidades da comunicação. A análise deve ser feita em vários planos para caracterizar tridimensionalmente a comunicação interventricular. Utilizando o corte quatro câmaras, se observa a via de entrada em toda extensão, em eixo longo da base para o ápice. O eixo curto correlaciona o defeito aos grandes vasos dando uma noção anterossuperior e posteroinferior. Algumas vezes planos auxiliares oblíquos são necessários para melhor esclarecimento anatômico, mas geralmente se visualizam nos cortes convencionais (Figura 12.4).

Como objetivos do exame, tem-se a definição anatômica e sua repercussão hemodinâmica. Em relação à anatomia do defeito, tem-se a mensuração de seu tamanho, morfologia, localização no septo e sua relação com vasos da base[14]. Em algumas situações, pode-se encontrar prolapso da valva aórtica, ocasionando insuficiência associada ao defeito septal ventricular quando este se encontra em topografia subarterial aórtica. A inadequada coaptação valvar aórtica pode ser constatada pelo cine gradiente eco em eixo curto e a insuficiência quantificada pela técnica de contraste de fase. A avaliação da regurgitação aórtica deve ser realizada programando-se um corte em plano transversal à raiz da aorta, imediatamente acima do plano valvar, aproximadamente na região sinotubular.

O estudo da repercussão da comunicação interventricular inclui a volumetria ventricular, além da análise de *shunt* pelo mapeamento de fluxo. A quantificação do *shunt* pela comunicação interventricular é feita pelo mapeamento de fluxo por contraste de fase, em que é medido o fluxo no tronco pulmonar e na aorta, obtendo-se a relação Qp/Qs.

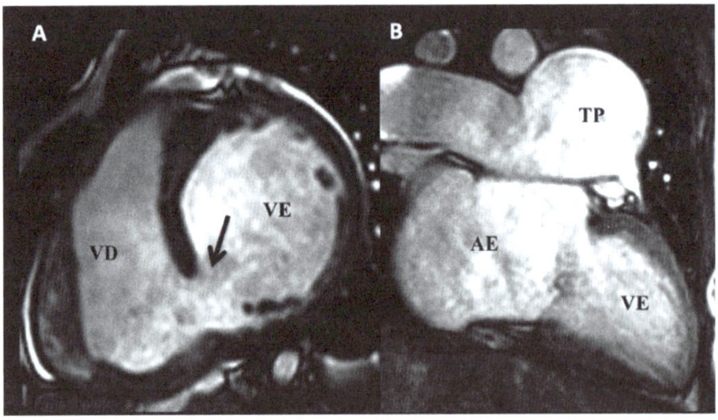

FIGURA 12.4 A: cinerressonância demonstrando a presença de comunicação interventricular muscular ampla. B: repercussão hemodinâmica com dilatação de câmaras esquerdas e território pulmonar em decorrência do hiperfluxo. AD: átrio direito; AE: átrio esquerdo; TP: tronco pulmonar; VD: ventrículo direito; VE: ventrículo esquerdo.

DEFEITO DO SEPTO ATRIOVENTRICULAR TOTAL

No defeito do septo atrioventricular total, a RM tem contribuição limitada no pré-operatório, em que o ecocardiograma tem papel diagnóstico preciso, sendo suficiente na grande maioria dos casos. Na presença de outros defeitos associados ou quando há dúvida quanto ao tamanho das câmaras ventriculares, pode-se utilizar a RM como método diagnóstico complementar.

Esta cardiopatia congênita apresenta características anatômicas peculiares que alteram não apenas a junção atrioventricular, mas também levam a outras anormalidades morfológicas. Ocorre uma desproporção entre a via de entrada e a via de saída ventricular, além de uma alteração na orientação espacial dos grupos papilares, que assumem uma conformação anterossuperior e posteroinferior (Figura 12.5). Também pode haver variabilidade no balanceamento das câmaras ventriculares, com o favorecimento de um dos ventrículos, levando a uma cavidade principal e outra rudimentar[15].

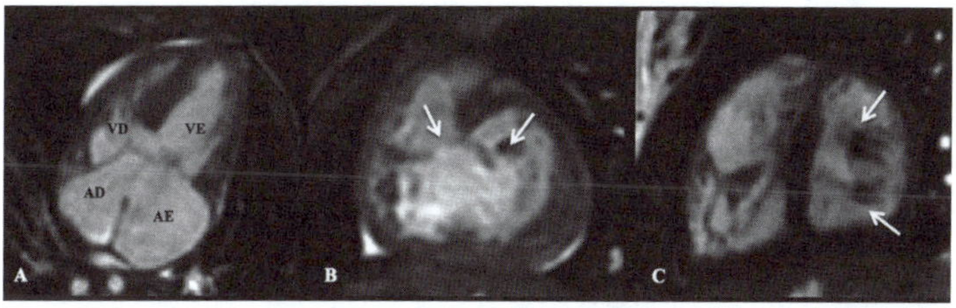

FIGURA 12.5 Avaliação de defeito total do septo atrioventricular pela ressonância magnética. A: corte quatro câmaras demonstrando a comunicação interatrial tipo *ostium primum*, comunicação interventricular de via de entrada e balanceamento ventricular. B: valva atrioventricular única. C: disposição superoinferior dos papilares. AD: átrio direito; AE: átrio esquerdo; VD: ventrículo direito; VE: ventrículo esquerdo.

A RM tem utilidade nesses casos desbalanceados nos quais a definição volumétrica e de massa ventricular é muito melhor que a de outros métodos diagnósticos, sendo um importante ponto na tomada de decisão, guiando a estratégia de correção cirúrgica para um tratamento uni ou biventricular. A quantificação de volumes, massa e função do ventrículo esquerdo e direito pela ressonância magnética já foi amplamente validada na literatura e atualmente é considerada a ferramenta diagnóstica de escolha para essa avaliação. Possui alta resolução temporal e espacial, fazendo cortes de estudo em qualquer plano tridimensional, independentemente de premissas geométricas, com alta reprodutibilidade[16].

COARCTAÇÃO DA AORTA

A coarctação da aorta ocorre em cerca de 5 a 8% dos pacientes com cardiopatia congênita, e consiste em estreitamento mais frequentemente localizado no istmo aórtico, entre a subclávia esquerda e a inserção do canal ou ligamento arterioso.

A avaliação da coarctação pela RM tem por objetivo caracterizar a anatomia do local da estenose e dos ramos do arco aórtico, definir sua repercussão hemodinâmica por meio da quantificação da circulação colateral, excluir anomalias associadas e analisar massa, volume e desempenho ventricular esquerdo[17].

Em algumas situações, pode-se ter a associação de várias obstruções à esquerda, denominada síndrome de Shone. Geralmente associa-se à valva mitral com ancoramento de seu aparato subvalvar em um papilar único (valva mitral em paraquedas), podendo ocorrer a presença de membrana supravalvar mitral, membrana subaórtica e valva aórtica de abertura bivalvular, além do acometimento do arco aórtico (Figura 12.6).

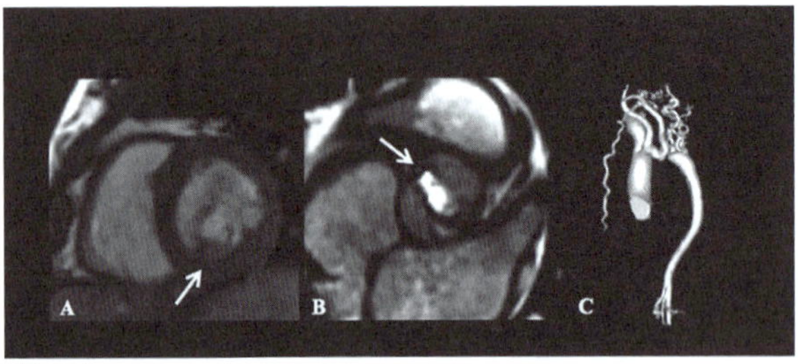

FIGURA 12.6 Ressonância magnética em paciente com síndrome de Shone. A: valva mitral ancorada em grupo papilar único. B: eixo curto da valva aórtica demonstrando abertura valvar bivalvularizada. C: coarctação da aorta com circulação colateral significativa.

A angiorressonância com gadolínio tem se mostrado um dos mais eficientes meios de acesso a anomalias vasculares associadas a cardiopatias congênitas. O uso do contraste paramagnético para estudos angiográficos pela RM é um método simples e de excelente detalhamento vascular. A demonstração da coarctação pela RM e a comparação com os achados da angiografia e cirurgia apresentam boa correlação. Isso a torna um método não invasivo para substituir a angiografia no estudo desses pacientes. É possível determinar com precisão sua localização, extensão e repercussão hemodinâmica, podendo-se planejar mais adequadamente a abordagem cirúrgica.

A estimativa de pico de velocidade e a quantificação de circulação colateral são úteis na determinação da repercussão hemodinâmica da coarctação da aorta ou de outras estenoses vasculares. Em pacientes com coarctação, a constatação de um fluxo aumentado na porção distal da aorta reflete a presença de circulação colateral a partir de artérias intercostais ou outros ramos.

TRANSPOSIÇÃO DE GRANDES ARTÉRIAS

Consiste na cardiopatia cianogênica mais frequente ao nascimento e se caracteriza anatomicamente por concordância atrioventricular e discordância ventriculoarterial, ou seja, a aorta se origina do ventrículo direito e a artéria pulmonar, do ventrículo esquerdo. Geralmente a aorta se encontra anterior e à direita, com as vias de saída em paralelo. Pode haver associação com outros defeitos, como comunicação interventricular, estenose pulmonar e coarctação da aorta. Como consequência hemodinâmica desse defeito anatômico, temos que o retorno venoso sistêmico é direcionado para aorta e o retorno venoso pulmonar alcança novamente os pulmões, constituindo uma circulação em paralelo e não em série. Para que seja compatível com a vida, se faz necessária uma comunicação entre as circulações, seja em nível atrial, seja ventricular ou arterial (FIgura 12.7).

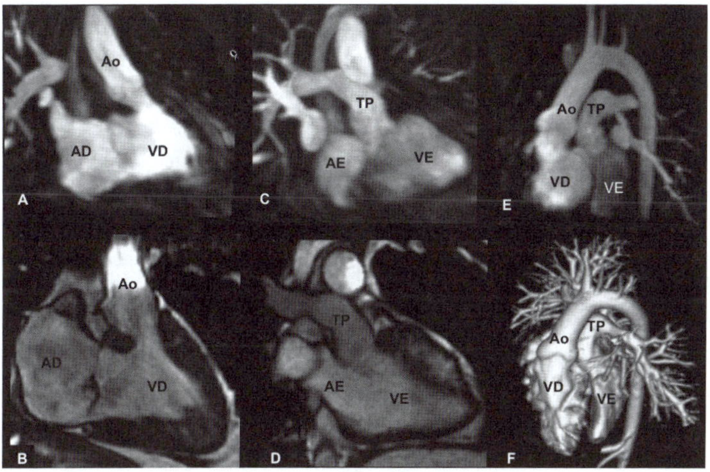

FIGURA 12.7 Aspectos anatômicos da transposição das grandes artérias. A e B: angiorressonância e cine-RM demonstrando concordância atrioventricular à direita e discordância ventriculoarterial. Aorta ancorada por estrutura infundibular. C e D: angiorressonância e cine-RM demonstrando concordância atrioventricular à esquerda e discordância ventriculoarterial. Observa-se continuidade mitropulmonar. E e F: angiorressonância demonstrando discordância ventriculoarterial com as vias de saída em paralelo. Aorta emerge mais anterior do ventrículo direito e tronco pulmonar em topografia posterior do ventrículo esquerdo. AD: átrio direito; AE: átrio esquerdo; Ao: aorta; TP: tronco pulmonar; VD: ventrículo direito; VE: ventrículo esquerdo.

A avaliação diagnóstica pela RM no pré-operatório não é fundamental, pois em geral o ecocardiograma supre todas as informações necessárias para a tomada de decisão. Em algumas situações de dúvida sobre a anatomia coronariana, a tomografia computadorizada pode auxiliar no diagnóstico anatômico e ajudar a planejar a melhor estratégia terapêutica.

Informações adicionais são dadas na avaliação no pós-operatório, quer na correção anatômica (cirurgia de Jatene), quer nas correções intra-atriais (cirurgia de Senning e Mustard).

Na atualidade o procedimento cirúrgico de escolha em neonatos com diagnóstico de transposição das grandes artérias é a cirurgia de Jatene, que proporciona tanto a correção anatômica como a restauração fisiológica, com resultados excelentes na maioria dos centros com experiência.

Na correção anatômica é realizada a troca arterial, fazendo com que a discordância ventriculoarterial seja corrigida. As principais complicações ocorrem no plano de sutura vascular da aorta, tronco pulmonar e no reimplante coronariano.

Complicações no território pulmonar podem ocorrer no tronco pulmonar em topografia supravalvar ou nas artérias pulmonares relacionadas com a manobra de Lecompte. Estenose nos ramos pulmonares acomete aproximadamente dois terços dos pacientes e é a causa mais comum de reintervenção.

A RM fornece dados de diferença de perfusão pulmonar pela técnica de contraste de fase, bem como áreas de estreitamento significativo na angiorressonância devem ser levadas em consideração no processo de tomada de decisão. Dilatação da raiz da neoaorta com insuficiência valvar pode ocorrer e trazer complicações tardias. O estudo da valva da neoaorta e a estimativa da fração de regurgitação podem ser realizados pela RM[18].

A avaliação cuidadosa dos óstios e da porção proximal das coronárias se faz necessária, já que são transferidas da aorta nativa para a neoaorta (pulmonar nativa). Angulação e tração podem ocorrer após reimplante coronariano com consequente isquemia e dano miocárdico. A avaliação anatômica do reimplante coronariano é mais bem caracterizada pela tomografia computadorizada. A RM fornece importantes dados por meio de perfusão miocárdica e realce tardio na detecção de isquemia miocárdica e fibrose[19].

A correção intra-atrial consiste em redirecionamento de fluxo das veias cavas para o ventrículo esquerdo e das veias pulmonares para o ventrículo direito. É realizada quando a troca arterial não for possível. Nesse cenário, o ventrículo direito permanece conectado com a circulação sistêmica, podendo entrar em falência pela sobrecarga pressórica.

Após a correção da transposição das grandes artérias em nível atrial, em que apenas a fisiologia da circulação é alterada, a RM é recomendada para avaliação funcional do ventrículo direito e para detalhamento anatômico do redirecionamento atrial com o estudo da perviedade das tunelizações. A avaliação precisa do ventrículo direito, muitas vezes limitada no ecocardiograma pela sua posição e pela sua complexa geometria, faz com que a RM tenha papel central no diagnóstico não invasivo por imagem. A presença de fibrose miocárdica no ventrículo direito também parece estar associada com pior prognóstico em relação a eventos arrítmicos e a disfunção do ventrículo sistêmico.

TRONCO ARTERIOSO COMUM

Consiste em uma cardiopatia congênita rara e caracteriza-se por um único vaso dando origem à circulação sistêmica, pulmonar e coronariana. O vaso truncal geralmente cavalga o septo interventricular de forma a originar-se em proporção aproximadamente igual dos ventrículos esquerdo e direito. A valva truncal pode ter várias cúspides, sendo comum a insuficiência valvar ocasionada por espessamento e graus variados de displasia (Figura 12.8). A comunicação interventricular típica é ampla e de

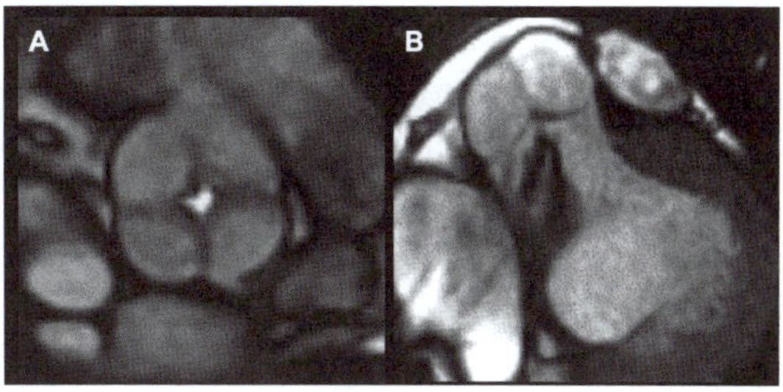

FIGURA 12.8 A: ressonância magnética de tronco arterioso comum demonstrando a valva truncal quadrivalvular com falha de coaptação central. B: jato de insuficiência significativo.

localização subtruncal. Arco aórtico à direita e interrupção do arco aórtico são defeitos que podem estar associados.

Pode ser classificado em três tipos anatômicos, com base nas origens das artérias pulmonares. O tipo I caracteriza-se pela presença de um tronco pulmonar comum curto que se divide em artéria pulmonar direita e esquerda. No tipo II há uma origem posterior dos ramos pulmonares e no tipo III as artérias pulmonares direita e esquerda emergem separadamente das faces laterais do vaso truncal.

A RM ajuda a esclarecer alguns pontos no diagnóstico definitivo, como o tipo de tronco arterioso comum, as características da valva truncal e lesões associadas. A valva truncal pode ser espessada ou displásica nessa entidade, não sendo incomum a presença de estenose ou insuficiência. A técnica de mapeamento de fluxo por contraste de fase é útil na exata quantificação do volume e da fração regurgitante em uma valva truncal insuficiente. Coarctação de aorta e interrupção do arco aórtico são encontrados em 15% dos casos. A angiorresonância define a exata anatomia do arco e seus ramos, bem como a anatomia das artérias pulmonares, o que facilita o adequado planejamento cirúrgico[20].

TETRALOGIA DE FALLOT

A RM exerce um papel diagnóstico tanto no pré como no pós-operatório da tetralogia de Fallot. Na avaliação pré-operatória, fica mais reservado em anatomias mais complexas, exigindo melhor delineamento dos ramos pulmonares e necessitando da determinação da suplência circulatória pulmonar, demonstrando os ramos pulmonares centrais, a presença ou não de colaterais sistêmico-pulmonares ou canal arterial. A circulação coronariana é visualizada em sua porção proximal, podendo definir se há origem anômala ou alterações de seu trajeto, mas, dependendo do tamanho do paciente e de sua frequência cardíaca, essa análise poderá ser dificultada. Por essas limitações, a tomografia computadorizada substitui a ressonância avaliando com maior segurança a anatomia da circulação coronariana.

A avaliação da RM se torna mais importante no pós-operatório, em que avaliações seriadas orientam a repercussão de defeitos residuais e o adequado manejo, com o planejamento de substituição cirúrgica da válvula pulmonar ou por intervenção percutânea.

A evolução a longo prazo no pós-operatório da tetralogia de Fallot é determinada pela resposta adaptativa do ventrículo direito diante dos defeitos residuais decorrentes da reconstrução de sua via de saída. Como complicação tardia, pode-se ter lesões residuais como estenose pulmonar ou, mais frequentemente, a insuficiência pulmonar.

Apesar da complexidade geométrica e da extensa trabeculação miocárdica do ventrículo direito, a RM tem mostrado boa reprodutibilidade intra e interobservador. Consiste em uma ferramenta padrão na avaliação de volume, massa, função global e no estudo de anormalidades de contratilidade regional de suas paredes, tendo adequada resolução espacial e temporal. A avaliação consiste na aferição volumétrica e de massa do ventrículo direito, abrangendo sua via de saída e suas porções mais basais.

Quando há agressão crônica, com sobrecarga de volume pela insuficiência pulmonar, ocorre a dilatação gradual da cavidade ventricular direita, culminando com deterioração progressiva do desempenho ventricular direito[21]. Com a falha dos mecanismos compensatórios tem-se a falência do ventrículo direito, com deterioração da função ventricular esquerda e aumento da incidência de arritmias (Figura 12.9).

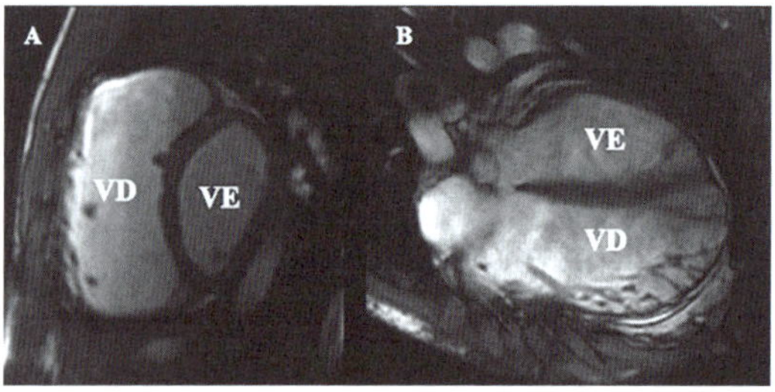

FIGURA 12.9 Ressonância magnética em pós-operatório de tetralogia de Fallot demonstrando a repercussão da insuficiência pulmonar residual nas câmaras direitas em eixo curto (A) e quatro câmaras (B). VD: ventrículo direito; VE: ventrículo esquerdo.

O momento mais adequado da reabordagem cirúrgica é de fundamental importância, sendo necessário o acompanhamento do volume e da função ventricular direita. Quando a substituição oportuna da válvula pulmonar é realizada, geralmente há redução no tamanho do VD e melhora funcional. No entanto, se for tardia, corre-se o risco de se perder a possibilidade da obtenção de recuperação funcional após a reintervenção cirúrgica. Alterações na ressonância de aumento volumétrico, disfunção ventricular e hipertrofia do ventrículo direito foram identificadas como preditores de morte e taquicardia ventricular no pós-operatório de tetralogia de Fallot[22].

A análise ventricular esquerda também é necessária, podendo ocorrer dilatação e disfunção ventricular em consequência da interdependência ventricular, que tem sido associada a desfechos adversos como morte e taquicardia ventricular[23].

A avaliação da insuficiência pulmonar como lesão residual é feita com técnicas de mapeamento por contraste de fase no tronco pulmonar. Com essa técnica de mapeamento, é possível identificar a direção do fluxo sanguíneo, permitindo quantificar o volume anterógrado, retrógrado e anterógrado efetivo. A partir dos volumes anterógrado e retrógrado, calcula-se a fração de regurgitação. Comparando-se com o fluxo na aorta, pode-se obter ainda a relação de Qp/Qs, para exclusão de algum *shunt* residual.

A RM pode ter algumas limitações na avaliação de pequenos defeitos septais residuais, em áreas com calcificação intensa ou artefatos metálicos, especialmente em condutos e *stents* intravasculares.

O realce tardio é uma técnica da RM que detecta a presença de tecido cicatricial no miocárdio e avalia a viabilidade miocárdica. A fibrose nos pontos de inserção do septo interventricular é habitualmente encontrada em decorrência do estresse das fibras pelo movimento anômalo septal em situações de sobrecarga de câmaras direitas. A presença de fibrose em outras regiões pode estar associada a intolerância ao exercício, disfunção ventricular e ao desencadeamento de eventos arrítmicos.

Avaliam-se ainda estenoses residuais de tronco pulmonar ou ramos, e a presença de aneurismas e regiões acinéticas em via de saída de ventrículo direito. A via de saída comumente apresenta-se como uma região de disfunção segmentar por ser um local de abordagem cirúrgica, e muitas vezes acaba subestimando a função global do ventrículo direito. Área de realce tardio nessa topografia geralmente corresponde à área de ampliação cirúrgica.

ANOMALIA DE EBSTEIN

A anomalia de Ebstein se caracteriza por uma malformação na valva tricúspide e no ventrículo direito, onde há uma falha de delaminação de seus folhetos ocasionando uma inserção baixa em vez da junção atrioventricular com a atrialização da cavidade ventricular. A correção cirúrgica dessa malformação pode melhorar os sintomas e reduzir o risco de morte súbita. Uma análise precisa da morfologia e função desempenha um papel fundamental na decisão terapêutica dos pacientes.

O diagnóstico pela RM consiste na avaliação valvar de forma dinâmica, identificando o grau de mobilidade e a implantação dos folhetos da tricúspide e caracterizando o grau de atrialização ventricular. No entanto, os folhetos e o aparato subvalvar não são tão bem visualizados na RM quanto na ecocardiograma. A RM também permite a quantificação de regurgitação tricúspide obtida pela técnica de contraste de fase (*phase contrast*).

Uma das vantagens do método é a avaliação acurada de todas as porções do ventrículo direito, sem limitações de janela, independentemente de sua geometria e posicionamento no tórax. O papel fundamental da RM nesta situação consiste na quantificação precisa da volumetria do ventrículo direito, dito funcional, com avaliação da espessura de suas paredes, bem como sua função global e segmentar[24].

CORAÇÃO UNIVENTRICULAR

O coração univentricular consiste em um espectro de cardiopatia congênita grave, com múltiplas variações anatômicas, mas com estratégias de tratamento cirúrgico semelhantes. Dentre os exemplos de coração univentricular podem-se citar a atresia tricúspide e a dupla via de entrada de ventrículo esquerdo. O objetivo da paliação cirúrgica é maximizar a oxigenação e manter a capacidade funcional do ventrículo sistêmico.

A avaliação diagnóstica no pré-operatório geralmente se faz nos casos de anatomia mais complexa, para complementar a avaliação ecocardiográfica.

No acompanhamento pós-operatório da cirurgia de Glenn, deve-se avaliar a anatomia da trama vascular pulmonar, o local de anastomose da veia cava superior e a possível formação de alterações fistulosas nos casos menos favoráveis. Medidas de fluxo podem ser obtidas na veia cava superior ou nos ramos pulmonares, estimando a distribuição de fluxo para o pulmão direito e esquerdo.

O controle pós-operatório da cirurgia de Fontan requer a análise do tubo e de sua geometria, seja intra ou extracardíaco, estudando-se a perviedade do circuito cavopulmonar, excluindo a presença de trombos em seu interior ou áreas de estenose geralmente em planos de sutura[25]. Neste último caso, pode-se realizar o mapeamento de fluxo local com técnica de *phase contrast*, seja no território de veia cava superior, seja em cava inferior e artérias pulmonares (Figura 12.10).

Circulação colateral pode se desenvolver em pacientes após cirurgia de Fontan, apesar de sua prevalência ser desconhecida. Sua presença pode resultar em competição na perfusão pulmonar, tendo efeito deletério no circuito cavopulmonar. A quantificação da magnitude dessa circulação pode ser determinada pela técnica de contraste de fase, com medidas obtidas nos territórios de cavas, aorta, artérias e veias pulmonares. Essa avaliação indireta da circulação colateral é importante, pois em muitas situações a angiorressonância pode não detectar colaterais de fino calibre.

Além de colaterais aortopulmonares, pode-se observar malformação venovenosa nesses pacientes. Vasos colaterais patentes entre as veias sistêmicas e veias pulmonares ou rede de colaterais entre as veias sistêmicas, conectando-se diretamente ao átrio esquerdo, podem ser detectados pela angiorressonância.

A utilização da técnica de realce tardio pode ser uma ferramenta de estratificação de risco para os pacientes com coração univentricular, já que tem sido relatada a

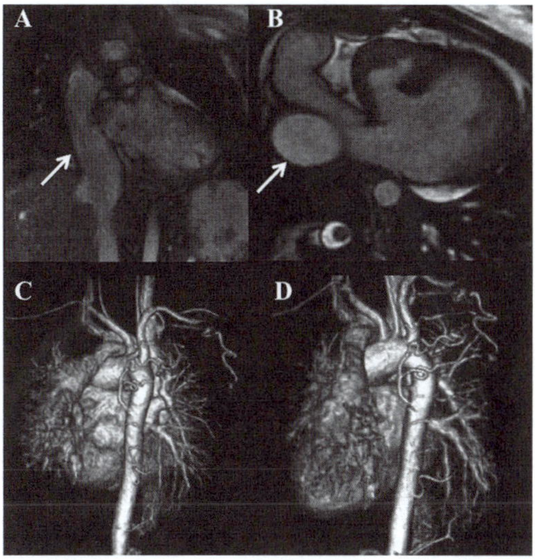

FIGURA 12.10 Ressonância magnética na avaliação da cirurgia de Fontan. A e B: cine-RM na qual se nota tubo extracardíaco pérvio, sem sinais de trombo ou estenoses em corte coronal (setas). C: angiorressonância demonstrando colaterais sistêmico-pulmonares. (Veja imagem colorida no encarte.)

presença de fibrose miocárdica nessa população, tendo correlação com mecanismos de arritmia ventricular.

CONCLUSÕES

A RM representa uma modalidade diagnóstica muito versátil e que complementa o ecocardiograma, principalmente em cardiopatias mais complexas ou em casos em que há limitação da janela ecocardiográfica.

Não envolve o uso de radiação ionizante e não utiliza contraste à base de iodo, sendo bastante útil no manejo do paciente pediátrico, tanto no pré-operatório como no controle pós-operatório. Além disso, apresenta vantagens como excelente acurácia na avaliação da função ventricular, esquerda ou direita, quantificação de volumetria e caracterização tecidual.

REFERÊNCIAS BIBLIOGRÁFICAS

1. Fratz S, Chung T, Greil GF, Samyn MM, Taylor AM, Valsangiacomo Buechel ER, et al. Guidelines and protocols for cardiovascular magnetic resonance in children and adults with congenital heart disease: SCMR expert consensus group on congenital heart disease. J Cardiovasc Magn Reson. 2013;15(1):51.
2. Muscogiuri G, Suranyi P, Eid M, Varga-Szemes A, Griffith L, Pontone G, et al. Pediatric Cardiac MR Imaging: Practical Preoperative Assessment. Magn Reson Imaging Clin N Am. 2019;27(2):243-62.

3. Simonetti OP, Cook S. Technical aspects of pediatric CMR. J Cardiovasc Magn Reson. 2006;8(4):581-93.
4. Bierhals AJ, Rossini S, Woodard PK, Javidan-Nejad C, Billadello JJ, Bhalla S, et al. Segmental analysis of congenital heart disease: putting the "puzzle" together with
5. computed tomography. Int J Cardiovac Imaging. 2014;30:1161-72.
6. Schicchi N, Secinaro A, Muscogiuri G, Ciliberti P, Leonardi B, Santangelo T, et al. Multicenter review: role of cardiovascular magnetic resonance in diagnostic evaluation, pre-procedural planning and follow-up for patients with congenital heart disease. Radiol Med. 2016;121(5):342-51.
7. Ntsinjana HN, Hughes ML, Taylor AM. The role of cardiovascular magnetic resonance in pediatric congenital disease. J Cardiovascular Magn Reson. 2011;13:2-20.
8. Khoshpouri P, Khoshpouri P, Bedayat A, Ansari-Gilani K, Chalian H. Interatrial septum: A pictorial review of congenital and acquired pathologies and their management. Clin Imaging. 2019;55:53-64.
9. Zvaigzne CG, Howarth AG, Patton DJ. Atrial shunts: presentation, investigation, and management, including recent advances in magnetic resonance imaging. Cardiol Young. 2014;24:403-16.
10. Goldberg A, Jha S. Phase-contrast MRI and applications in congenital heart disease. Clin Radiol. 2012;67:399-410.
11. Sormani P, Roghi A, Cereda A, Peritori A, et al. Partial Anomalous Pulmonary Venous Return as Rare Cause of Right Ventricular Dilation: A Retrospective Analysis. Congenit Heart Dis. 2016;11:365-68.
12. Ganigara M, Tanous D, Celermajer D, Puranik R. The role of cardiac MRI in the diagnosis and management of sinus venosus atrial septal defect. Ann Pediatr Cardiol. 2014;7(2):160-2
13. Kim H, Choe YH, Park SW, Jun TG, Kang IS, Yang JH, et al. Partially unroofed coronary sinus: MDCT and MRI findings. AJR Am J Roentgenol. 2010;195(5):W331-6.
14. Bhatla P, Tretter JT, Ludomirsky A, et al. Utility and Scope of Rapid Prototyping in Patients with Complex Muscular Ventricular Septal Defects or Double-Outlet Right Ventricle: Does it Alter Management Decisions? Pediatr Cardiol. 2017;38:103-14.
15. Rojas CA, Jaimes C, Abbara S. Ventricular septal defects: embryology and imaging findings. J Thorac Imaging. 2013;28(2):W28-34.
16. Nicolay S, Salgado RA, Shivalkar B, Van Herck PL, Vrints C, Parizel PM. CT imaging features of atrioventricular shunts: what the radiologist must know. Insights Imaging. 2016;7(1):119-29.
17. Saremi F, Hassani C, Sanchez-Quintana D. Septal Atrioventricular Junction Region: Comprehensive Imaging in Adults. Radiographics. 2016;36:1966-86.
18. Dijkema EJ, Leiner T, Grotenhuis HB. Diagnosis, imaging and clinical management of aortic coarctation. Heart. 2017;103:1148-55.
19. Shepard CW, Germanakis I, White MT, Powell AJ, Co-Vu J, Geva T. Cardiovascular Magnetic Resonance Findings Late After the Arterial Switch Operation. Circ Cardiovasc Imaging. 2016;9(9):e004618.
20. Tobler D, Motwani M, Wald RM, Roche SL, Verocai F, Iwanochko RM, et al. Evaluation of a comprehensive cardiovascular magnetic resonance protocol in young adults late after the arterial switch operation for d-transposition of the great arteries. J Cardiovasc Magn Reson. 2014;16(1):98.
21. Fogel MA, Crawford M. Cardiac magnetic resonance of the common arterial trunk and transposition of the great arteries. Cardiol Young. 2012;22(6):677-86.
22. Rutz T, Ghandour F, Meierhofer C, Naumann S, Martinoff S, Lange R, et al. Evolution of right ventricular size over time after tetralogy of Fallot repair: a longitudinal cardiac magnetic resonance study. Eur Heart J Cardiovasc Imaging. 2017;18(3):364-70.
23. Stout KK, Daniels CJ, Aboulhosn JA, Bozkurt B, Broberg CS, Colman JM, et al. 2018 AHA/ACC Guideline for the Management of Adults with Congenital Heart Disease: A Report of the American College of Cardiology/American Heart Association Task Force on Clinical Practice Guidelines. J Am Coll Cardiol. 2019;73(18):2361-2.

24. Ylitalo P, Jokinen E, Lauerma K, Holmström M, Pitkänen-Argillander OM. Additional mechanism for left ventricular dysfunction: chronic pulmonary regurgitation decreases left ventricular preload in patients with tetralogy of Fallot. Cardiol Young. 2018;28(2):208-13.
25. Liu X, Zhang Q, Yang ZG, Guo YK, Shi K, Xu HY, et al. Morphologic and functional abnormalities in patients with Ebstein's anomaly with cardiac magnetic resonance imaging: Correlation with tricuspid regurgitation. Eur J Radiol. 2016;85(9):1601-6.
26. Zaki NC, Kelleman MS, James Parks W, Slesnick TC, McConnell ME, Oster ME. The utility of cardiac magnetic resonance imaging in post-Fontan surveillance. Congenit Heart Dis. 2019;14(2):140-6.

13 Estudo hemodinâmico nas cardiopatias congênitas

Santiago Raul Arrieta
Germana Cerqueira Coimbra

APÓS LER ESTE CAPÍTULO, VOCÊ ESTARÁ APTO A:
• Conhecer as indicações gerais e específicas do cateterismo cardíaco diagnóstico.
• Estabelecer um planejamento adequado nas diferentes situações.
• Avaliar e interpretar corretamente as curvas de pressões e cálculos hemodinâmicos realizados no cateterismo cardíaco diagnóstico.
• Detectar e hierarquizar os fatores de risco nos pacientes submetidos ao cateterismo cardíaco diagnóstico.

INTRODUÇÃO

Atualmente, a indicação do cateterismo exclusivamente como técnica de diagnóstico por imagem é muito menor do que nas décadas anteriores, pela presença de outros exames menos invasivos. No entanto, o estudo hemodinâmico continua sendo relevante, tanto para a definição do tratamento mais adequado nas diferentes doenças cardíacas como para sua complementação diagnóstica[1-7].

Por outro lado, as diferentes técnicas de tratamento percutâneo dependem da correta avaliação anatômica e hemodinâmica, o que torna o cateterismo diagnóstico inseparável do intervencionista. Na literatura americana (AHA)[8-10], são definidas as indicações gerais e particulares do cateterismo cardíaco nas cardiopatias congênitas (CC), que devem ser adaptadas aos protocolos, disponibilidade e experiência de cada centro. Entre parênteses, estão o tipo de recomendação e o nível de evidência de acordo com a AHA.

Indicações Gerais

- Pacientes com CC em que o diagnóstico não esteja completo com técnicas não invasivas (classe IIa, nível C).
- Diagnóstico anatômico ou hemodinâmico que não pode ser definido por outras técnicas de imagem não invasivas.
- Antes de qualquer tratamento percutâneo e para a avaliação de seu resultado (classe I, nível A).
- Para realizar um cálculo preciso das pressões vasculares, fluxos e resistências, em condições basais ou após teste de vasorreatividade em pacientes com CC e hipertensão pulmonar, quando considerado necessário para a tomada de decisões médicas ou cirúrgicas (classe I, nível B).
- É razoável realizá-lo durante o pós-operatório, para avaliação anatômica e funcional quando o paciente tem uma evolução insatisfatória e não é explicada por outras técnicas de imagem (classe IIa, nível C).

Indicações Específicas

- Para a avaliação do paciente com cardiomiopatia ou miocardite (classe IIa, nível B).
- Atresia pulmonar com septo ventricular íntegro: avaliação da relação entre as artérias coronárias e o ventrículo direito (classe I, nível B).
- Atresia pulmonar com comunicação interventricular (CIV): avaliação da árvore pulmonar e das colaterais sistêmico-pulmonares (classe I, nível B).
- Coração univentricular: medida das pressões, fluxos e resistências antes das cirurgias de Glenn e Fontan (classe IIa, nível B).
- Avaliação coronariana em alguns casos de doença de Kawasaki ou na suspeita de presença de anormalidades congênitas das artérias coronárias (classe IIa, nível B).
- Avaliação pré-transplante, desde que a relação risco/benefício a aconselhe (classe I, nível C).
- Acompanhamento pós-transplante da vasculopatia do enxerto (classe I, nível B).

PLANEJANDO O CATETERISMO CARDÍACO

Para realizar um bom planejamento, todos os dados da história clínica, tipo de cardiopatia, técnicas cirúrgicas e cateterismos realizados previamente devem ser avaliados[11-14]. Nos casos de cateterismo prévio, devem ser revistos os acessos vasculares, as angiografias e as medições hemodinâmicas; a revisão dos últimos exames de imagens permitirá conhecer a anatomia exata e fazer a escolha da melhor estratégia para acessar cada uma das câmaras cardíacas.

Problemas que contraindicam o cateterismo ou requeiram precauções específicas devem ser descartados, como alergia ao contraste ou drogas, possibilidade de gravidez, insuficiência renal ou doença das vias aéreas.

Finalmente, é necessário aplicar o consentimento esclarecido e informado, explicando o motivo da indicação, as possíveis complicações e os riscos e benefícios do procedimento.

Sedação Durante o Cateterismo

A realização de anestesia geral é comum em crianças pequenas; assim, equipamentos e medicamentos necessários para a intubação de traqueal devem estar disponíveis[15]. A pessoa responsável pela sedação e pelas vias aéreas deve ter a preparação adequada e, em qualquer caso, ser diferente do operador. Pré-medicação, sedação e anestesia variarão de acordo com os protocolos de cada centro; vários medicamentos podem ser utilizados, como cetamina, midazolam, propofol, morfina e/ou fentanil[15-18].

Em crianças mais velhas, sedação leve com anestesia local nas áreas de punção pode ser planejada como o único procedimento de sedação[19]. Isso é especialmente importante na realização de estudos funcionais, nos quais é do interesse estar mais próximo da linha de base do paciente para a obtenção de dados hemodinâmicos "confiáveis". A anestesia local na área de punção é sempre desejável, independentemente da administração da anestesia geral. Dependendo da anestesia necessária, o paciente deve estar em jejum nas horas anteriores, não menos de 4 e 6 horas para líquidos e sólidos, respectivamente, antes do procedimento[15].

Contraste

Contrastes não iônicos, isosmolares e de baixa viscosidade são os mais frequentemente usados no cateterismo cardíaco de CC, por sua baixa incidência de efeitos colaterais; estes incluem dor ou calor com infusão, hipertermia, taquicardia reflexa, hipotensão, aumento da pressão pulmonar, disfunção ventricular, disfunção renal ou anafilaxia. Pacientes de baixo peso e/ou com comprometimento renal ou disfunção ventricular preexistente apresentam maior risco dos efeitos colaterais do contraste, principalmente insuficiência renal; nestes casos, podem ser realizados protocolos de "proteção renal" com hidratação[20-22].

Em caso de história de alergia ao contraste, é necessário realizar pré-medicação com esteroides e anti-histamínicos.

O contraste pode alterar as medidas pressóricas das diferentes cavidades durante o cateterismo, por isso é recomendado registrar todas as variáveis hemodinâmicas antes das angiografias. A quantidade e a taxa de infusão de contraste necessárias para cada angiografia dependerão do peso corporal, do cateter utilizado, da frequência cardíaca, do volume e do fluxo da cavidade estudada. É aconselhável usar o mínimo de contraste possível na maior velocidade, a fim de "contrastar" toda a câmera a ser estudada. Em áreas de baixo fluxo são necessárias menos doses de contraste (0,5 mL/kg) e em áreas de alta vazão (curto-circuitos), podem ser necessárias doses até 1,5 mL/kg. Em geral, a dose acumulada total não deve exceder 8 mL/kg, uma vez que maiores doses de contraste estão associadas à insuficiência renal em forma exponencial[20].

Radiação

Os determinantes da dose de radiação são o tempo de fluoroscopia, a taxa de quadros (*frames* por segundo), a superfície exposta, a carga (mA) e a tensão (kV) utilizada para gerar a imagem. Durante o cateterismo, o operador obtém as imagens por meio de duas modalidades básicas: a fluoroscopia, que permite uma visão em tempo real das estruturas e cateteres, e a gravação das imagens em modo "Cine", conhecidas como cineangiografia, que permite a visualização em *loop* da sequência obtida. A radiação utilizada pode ter efeitos colaterais importantes nos pacientes e nos operadores, por isso é extremamente importante o uso dos dispositivos de proteção radiológica tanto nos operadores como em todas as pessoas que estiverem no laboratório durante o exame[23-27].

Existem várias maneiras de reduzir a dose de radiação:

- Correto planejamento do cateterismo para não repetir sequências e minimizar o tempo de fluoroscopia e cine.
- Usar a modalidade cine apenas quando for necessário.
- Otimizar a taxa de quadros (10 a 15 imagens por segundo na fluoroscopia e 30 imagens por segundo na cine).
- Uso racional das ferramentas durante as aquisições das imagens, como *zoom*, filtros e colimador.
- Aproximar o intensificador de imagens o máximo possível da superfície do paciente para aliviar a dose de carga automática e tensão, que em qualquer caso pode ser limitada a 75 kV (Figura 13.1).
- Usar a angiografia rotacional.
- Reduzir o tempo de fluoroscopia.
- Usar sempre os dispositivos de proteção radiológica (aventais, protetor de tireoide, óculos específicos e luvas com proteção em casos selecionados).

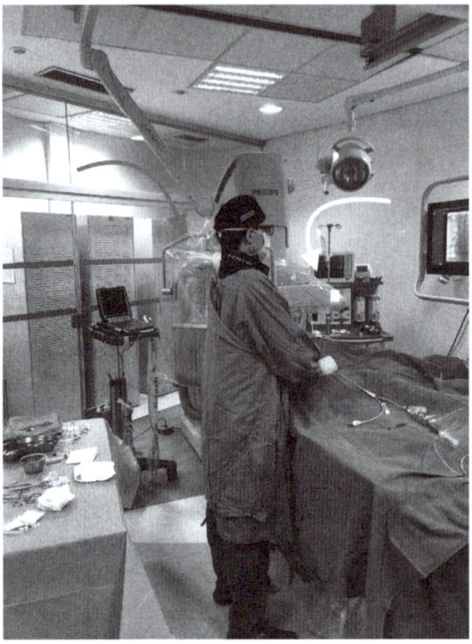

FIGURA 13.1 Uso de dispositivos de proteção radiológica (avental de chumbo, protetor de tireoide, óculos específicos no operador). Seta amarela: intensificador de imagem o mais próximo possível do paciente. Seta vermelha: escudo de proteção para a radiação secundária espalhada.

Acesso Vascular

O acesso vascular mais comumente utilizado é o acesso femoral (artéria ou veia), porém outros acessos (subclávia, jugular, radial, axilar ou mesmo fígado) podem ser necessários, dependendo de cada caso[28-30]. A técnica usual é a percutânea de Seldinger e recomenda-se a administração de um bolo de heparina logo após a punção (100 UI/kg em acessos arteriais e 50 UI/kg em acessos venosos). A dose será então repetida intermitentemente, dependendo das medidas do tempo de coagulação ativado (TCA). Não se deve esquecer que o cuidado dos acessos vasculares é essencial para poder repetir estudos futuros. Após a retirada dos cateteres e introdutores, a hemostasia pode ser obtida mediante compressão manual (20-30 minutos) ou fechamento percutâneo com ponto de contenção, utilizado apenas em acessos venosos. No caso de compressão manual, o repouso posterior recomendado é de pelo menos 3 horas para acesso venoso e de 6 horas para o acesso arterial. O fechamento percutâneo com ponto de contenção é reservado para acessos venosos obtidos em neonatos ou quando são utilizados introdutores ou cateteres de diâmetros grandes (> 10 French) (Figura 13.2). Atualmente existem dispositivos de sutura intravascular empregados fundamentalmente em acessos arteriais de pacientes adultos.

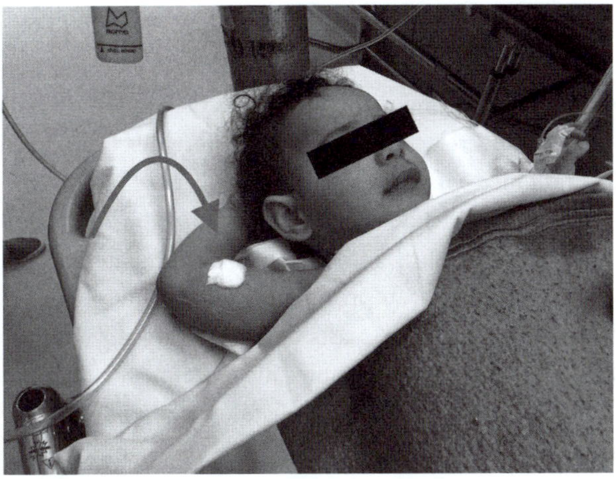

FIGURA 13.2 Criança logo após cateterismo cardíaco; acesso vascular realizado através da veia basílica direita – seta vermelha). Imagem autorizada pela família.

Após a alta, é aconselhável descansar relativamente em casa por pelo menos mais 24 horas e retornar à vida normal de forma gradual. O exercício físico que exige o uso do membro em que o acesso vascular foi feito deve ser evitado nas primeiras 48 horas após cateterismo.

ESTUDO HEMODINÂMICO EM CARDIOPATIAS CONGÊNITAS

O estudo hemodinâmico das diferentes cardiopatias congênitas é fundamental para estratificar seu grau de repercussão, assim como para avaliar os resultados a curto e longo prazo das cirurgias ou intervenções percutâneas realizadas previamente. Deve fornecer informações sobre as pressões das diferentes câmaras cardíacas e resistências vasculares pulmonar e sistêmica, assim como os débitos cardíacos sistêmico e pulmonar. Apesar de as coletas de oximetrias e o registro das pressões serem realizados em forma simultânea durante o cateterismo, analisaremos primeiro as pressões cardíacas e posteriormente as oximetrias com os cálculos de fluxos e resistências[3,4,14,31-39].

Registro das Pressões Intracavitárias

Durante o cateterismo cardíaco são utilizados transdutores de pressão que permitem registrar suas curvas, quando acoplados a um cateter intravascular. As curvas obtidas são registradas em um aparelho chamado de polígrafo, no qual dados como eletrocardiograma e saturação arterial podem ser adquiridos simultaneamente. Um ou dois transdutores simultâneos podem ser usados para executar a gravação da pressão, que deve ser precisamente calibrada a zero com pressão ambiental. O ponto de referência para a calibração é o átrio esquerdo (localizado na linha axilar média do tórax com o paciente em decúbito dorsal). As ondas características da pressão de cada uma das câmaras cardíacas devem estar correlacionadas com as diferentes fases do eletrocardiograma (ECG) em forma simultânea e os valores normais devem ser conhecidos (Tabela 13.1).

Erros no registro das curvas de pressão são comuns por vários motivos, como má conexão do sistema, falha de calibração, posição de cateter, cateter com contraste ou mal lavado, registro durante a inspiração profunda (medições devem ser tomadas no final da expiração) ou coincidindo com extrassístoles, desidratação, deterioração hemodinâmica do paciente decorrente da anestesia ou sedação, etc.; portanto, é essencial duvidar de registros que não se encaixem na situação fisiológica do paciente.

A diferença de pressão entre duas câmaras é conhecida como gradiente. O gradiente entre a pressão sistólica ventricular máxima e a pressão sistólica arterial máxima é chamado gradiente de pressão "pico a pico"; essas duas pressões de pico não são registradas ao mesmo tempo, de modo que esse gradiente "pico a pico" não é um gradiente instantâneo, ao contrário do que acontece na ecocardiograma. É por isso que o gradiente hemodinâmico de pico a pico se correlaciona mais com o gradiente médio e não com o gradiente de pico da ecocardiograma.

Em situações de baixo débito cardíaco, disfunção ventricular ou sedação profunda, o gradiente de pico pode diminuir acentuadamente; quando o gradiente pico a pico está baixo ou no limite para uma indicação de tratamento percutâneo, deve sempre levar em consideração o débito cardíaco do paciente para tomar a decisão do tratamento.

TABELA 13.1 Valores normais das pressões intracavitárias

	Pressão sistólica	Pressão diastólica	Pressão média
Átrio direito			3-6
Ventrículo direito	< 30	< 2	
Artéria pulmonar	25	10	15
Capilar pulmonar			6-10
Veias pulmonares			6-10
Encravamento das veias pulmonares			6-10
Átrio esquerdo			6-10
Ventrículo esquerdo*	< 120	< 12	
Aorta *	120	80	

Valores expressos em mmHg; * Variam com a idade; foram considerados apenas valores em pacientes adultos.

Outra situação em que o gradiente pode estar subestimado ocorre quando, na presença de obstruções graves, uma comunicação intracavitária encontra-se proximal em relação ao local da estenose (por exemplo, comunicação interatrial e estenose mitral), onde o fluxo sanguíneo pode "desviar" do local da estenose, diminuindo o gradiente através da obstrução.

O reconhecimento da morfologia da curva de pressão garante a confiabilidade do registro, portanto, as curvas de pressões das diferentes cavidades devem ser conhecidas e interpretadas:

- Pressão do átrio direito.
- Pressão do átrio esquerdo.
- Pressão ventricular.
- Pressão arterial pulmonar.
- Pressão capilar pulmonar.
- Pressão das veias pulmonares.
- Pressão de encravamento das veias pulmonares.
- Pressão da aorta.

Pressão do átrio direito

A morfologia da onda de pressão é caracterizada por deflexões positivas (ondas "a", "c" e "v") e negativas (ondas "x" e "y"). Consecutivamente, reconhecemos a onda "a" (contração atrial), a seguir a onda "x" (diástole atrial direita), que é interrompida por uma pequena onda ascendente "c" (fechamento da válvula atrioventricular), posteriormente aparece a onda ascendente "v" (enchimento atrial, no ECG corresponde ao fim do complexo QRS e abrange toda a sístole ventricular). Atrás da onda "v", uma segunda onda descendente "y" é observada, correspondente ao esvaziamento atrial (Figura 13.3). A pressão média do AD é geralmente entre 3-6 mmHg e varia com a respiração, aumentando no final da expiração (2-4 mmHg) e diminuindo com a inspiração (-7-9 mmHg). Baixa pressão no AD (< 1-2 mmHg) sugere hipovolemia.

Onda "a" acentuada é comum em situações de disfunção ou obstrução do ventrículo direito (VD). Aumentos na onda "v" sugerem insuficiência tricúspide importante, comunicação interatrial (CIA) ou CIV tipo Gerbode e pode estar presente durante o bloqueio atrioventricular total.

As curvas de pressão nas veias cavas têm curvas semelhantes às do átrio direito (AD), são muito distensíveis e mudam discretamente os valores pressóricos com grandes aumentos de volume. As ondas das veias cavas não são rotineiramente registradas, a menos que exista suspeita de obstrução.

Pressão do átrio esquerdo

A morfologia da curva é a mesma descrita no AD. Difere da anterior em que a pressão média é maior (6-9 mmHg) e que a onda "v" predomina sobre a onda "a".

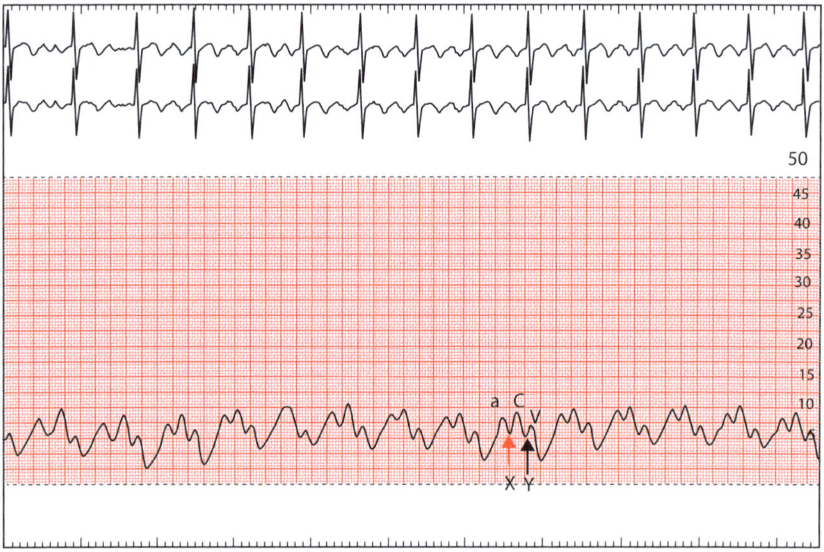

FIGURA 13.3 Morfologia da onda de pressão do átrio direito caracterizada por deflexões positivas (ondas "a", "c" e "v") e negativas (ondas "x" e "y"). Escala de 50 mmHg.

Pressão ventricular

A onda da sístole ventricular começa perto do final do complexo QRS e continua até o fim da onda T. A rampa ascendente da onda é quase vertical em virtude da rápida contração ventricular. Quando a pressão ventricular excede a pressão diastólica arterial, um pequeno entalhe é observado na onda ascendente correspondente à abertura da válvula semilunar. O pico final da contração ventricular é suave e arredondado. Posteriormente, a pressão diminui rapidamente; nesta queda, um pequeno entalhe é observado, correspondendo ao fechamento da válvula semilunar quando a pressão ventricular cai abaixo da pressão diastólica da artéria. Enquanto o relaxamento ventricular continua, a pressão ventricular cai lentamente para perto de zero, e quando a válvula AV se abre, o ventrículo começa a se encher com um aumento gradual na pressão até o fim da diástole. O fim da diástole é interrompido por uma pequena deflexão positiva dada pela contração atrial. A pressão telediastólica (diastólica final ou PD2) é medida nesse momento (Figura 13.4). Sua medição pode ser difícil por várias razões, como registro incorreto, variação com a respiração, extrassístoles, fenômeno de *overshooting*, dentre outros.

A ascensão e a queda da curva de pressão do VD são ligeiramente menos agudas que as do ventrículo esquerdo (VE), uma vez que o pico de pressão é menor com o mesmo tempo de ejeção. A pressão sistólica normal do VD é geralmente de 20-30 mmHg e a PD2 é de 3-6 mmHg. A pressão telediastólica (PD2) do VE é geralmente < 12 mmHg, mas pode aumentar com a idade.

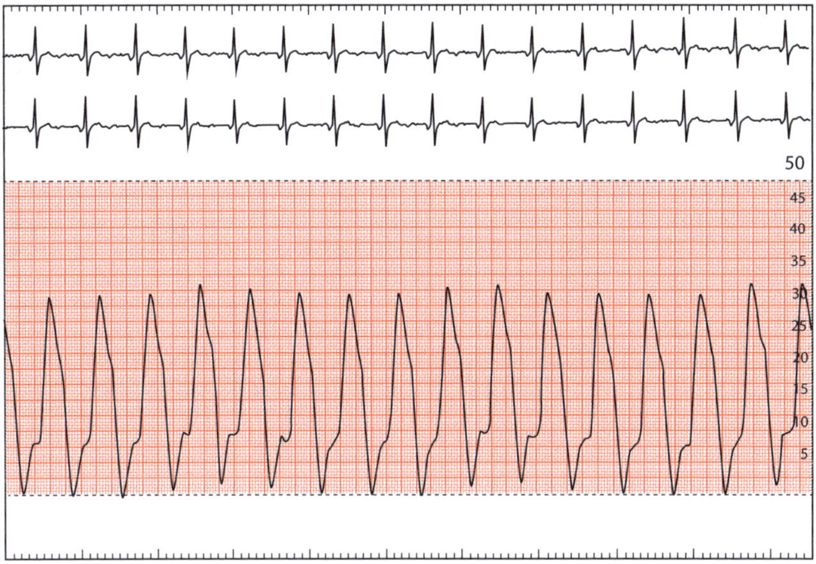

FIGURA 13.4 Morfologia normal da onda de pressão do ventrículo direito. Escala de 50 mmHg.

Alta pressão sistólica no VD sugere obstruções na via de saída (VSVD), hipertensão pulmonar ou CIV ampla; altas pressões no VE sugerem estenose aórtica (valvar, sub ou supravalvar) ou coarctação da aorta; uma PD2 aumentada pode estar presente em transtornos restritivos ventriculares ou na disfunção ventricular grave.

Pressão arterial pulmonar

Esta curva é geralmente de baixa amplitude, com uma inclinação ascendente sistólica lenta, uma onda dicrótica variável no platô e uma descida lenta na diástole. O valor da pressão diastólica é semelhante à pressão capilar pulmonar, à pressão do AE e à pressão telediástólica (PD2) do VE. A pressão média da artéria pulmonar é normalmente < 20 mmHg, com uma pressão máxima similar ou ligeiramente menor que a pressão sistólica do VD; gradientes de pressão acima de 10 mmHg sugerem obstrução na VSVD. Normalmente há um gradiente de pressão diastólica entre artéria pulmonar e VD; a ausência deste sugere a existência de insuficiência pulmonar total (Figura 13.5).

Aumentos da pressão pulmonar podem ocorrer em situações de grandes curto-circuitos esquerda-direita, estenose de ramos pulmonares periféricos bilaterais, tromboembolismo pulmonar, elevação primária da resistência vascular pulmonar (RVP), estenose de veias pulmonares, aumento da pressão no AE e falência do VE. É importante lembrar que o termo hipertensão pulmonar não é sinônimo de RVP elevada[35,40,41].

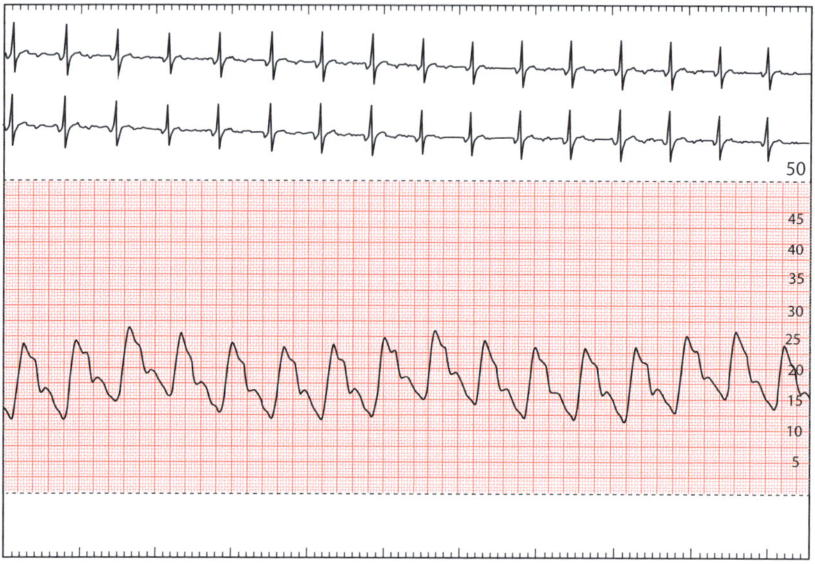

FIGURA 13.5 Morfologia normal da onda de pressão da artéria pulmonar. Escala de 50 mmHg.

Pressão capilar pulmonar

É a pressão nos capilares pulmonares obtida colocando um cateter com balão insuflado em um ramo distal da artéria pulmonar, de forma que o vaso é ocluído pelo diâmetro do balão inflado registrando a pressão após o balão e a morfologia da onda é similar à do AE. A insuflação excessiva do balão pode produzir um artefato de medição de curva, que é reconhecido pela perda de morfologia das diferentes ondas ("curva plana"). A pressão capilar pulmonar (PCP) reflete a pressão distal no AE e a pressão teledistólica de VE, a menos que haja obstrução entre esses níveis (estenose de veias pulmonares, *cor triatriatum* ou estenose mitral).

Pressão das veias pulmonares

As pressões venosas pulmonares possuem traçados semelhantes aos do AE. Se houver elevação no registro de algumas das veias, com pressão normal de AE sugere estenose das veias pulmonares; no entanto, se apenas uma ou duas veias pulmonares forem estenóticas, pode haver uma redistribuição do fluxo pulmonar para as outras veias e mostrar um gradiente mínimo no local da estenose.

Pressão de encravamento da veia pulmonar

É medida com o mesmo cateter balão que a pressão capilar pulmonar porém, com o mesmo insuflado na veia pulmonar posicionado desde o átrio esquerdo (AE), portanto, para sua realização, é necessária a presença de CIA ou forame oval patente. Não é realizada rotineiramente, apenas em casos com cardiopatias congênitas nos quais a artéria pulmonar não pode ser acessada por atresia pulmonar ou estenose pulmonar grave, ou em casos nos quais a única fonte de fluxo pulmonar depende de um *shunt* sistêmico-pulmonar (Blalock-Taussig). Esta medida de pressão fornece uma estimativa aproximada da pressão média da artéria pulmonar, mas, quanto maior a pressão, menos precisa será, sendo mais confiáveis valores menores que 18 mmHg.

Pressão da aorta

A curva de pressão arterial começa sua ascensão na sístole, quando a pressão de ejeção do ventrículo correspondente excede a pressão diastólica das artérias e abre as válvulas semilunares. A pressão arterial de pico corresponde à contração ventricular e tem a mesma amplitude e configuração que seu ventrículo correspondente. Quando o relaxamento ventricular começa, a pressão arterial cai e um entalhe (onda dicrótica) é registrado quando a válvula semilunar fecha. Posteriormente, a pressão diminui de forma muito lenta até a próxima fase de ejeção (Figura 13.6).

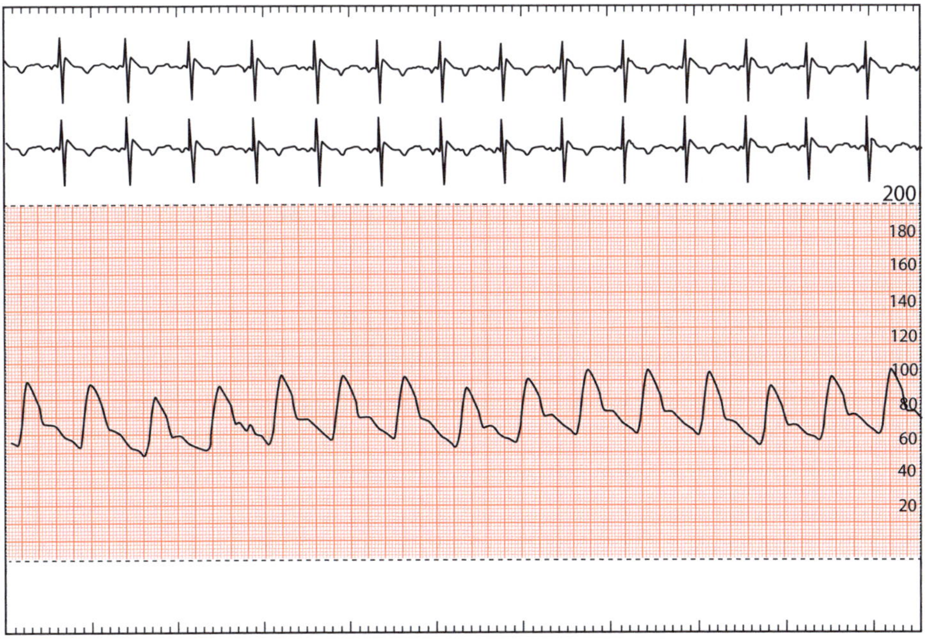

FIGURA 13.6 Morfologia normal da onda de pressão da artéria aorta. Escala de 200 mmHg.

Um aumento importante na amplitude da onda de pulso, com grande diferença sisto-diastólica, é característica de algumas lesões como insuficiência aórtica, canal arterial patente amplo ou colaterais sistêmico-pulmonares de grande calibre. Uma diminuição importante na amplitude da onda de pulso pode ser decorrente de baixo débito cardíaco ou tamponamento cardíaco.

A curva de pressão da aorta varia consideravelmente dependendo da localização da medição. A pressão de pulso (amplitude) na aorta ascendente é normalmente 25-50 mmHg ou < 50% da pressão sistólica aórtica. As artérias periféricas têm um pico sistólico maior (até 25-30 mmHg a mais), ligeiramente atrasado e com descida diastólica mais lenta. Isso ocorre pelo aumento da propagação da onda de pressão da coluna de sangue da aorta para a periferia.

Estudo dos Fluxos e Resistências Vasculares

O cateterismo diagnóstico direito requer o registro de pressões e coleta de oximetrias em veia cava superior (VCS), veia cava inferior (VCI), AD, VD, tronco pulmonar (TP), ramos pulmonares e pressões de encravamento pulmonar em ambos os pulmões (PCP).

O cateterismo diagnóstico esquerdo registra as pressões e coleta de oximetrias do VE, aorta (Ao) e ocasionalmente da aorta descendente (AoD). O acesso ao AE e às veias pulmonares (VP) nem sempre é possível; em alguns casos, podem ser considerados como descrito a seguir:

- Nos casos com $SatO_2$ > 95% no VE, pode-se assumir este valor oximétrico como a $SatO_2$ no átrio esquerdo e nas veias pulmonares.
- Na ausência de doença pulmonar ou estenose das veias pulmonares, pode-se assumir o valor da PCP como o valor da pressão do AE e das veias pulmonares.

As oximetrias devem ser colhidas em sequência rápida e antes de qualquer injeção de contraste, devendo sempre lembrar que existem vários fatores que podem interferir nos dados obtidos, como grau de sedação, temperatura, estado ventilatório ou equilíbrio ácido-base do paciente. Um resultado estranho deve ser verificado e deve-se certificar de que não houve nenhum erro durante sua coleta.

Na ausência de *shunts*, a saturação de oxigênio é a mesma nas cavidades direitas (AD, VD, TP) com valores normais entre 67 e 87%; VCS, VCI e seio coronariano têm diferentes valores de $SatO_2$ pelo maior consumo de O_2 cerebral e cardíaco associado com menor consumo renal de O_2. Normalmente, utiliza-se um único valor oximétrico para as veias cavas, obtido a partir da seguinte equação: (2 x VCS + VCI)/3. Na prática, pode-se utilizar apenas a oximetria da VCS, já que seu valor não difere muito do resultado obtido na equação apresentada. Nestes pacientes sem *shunt*, a saturação das cavidades esquerdas (VP, AE, VE, Ao) deve ser a mesma, sendo seu valor normal acima de 95%.

Se há uma mistura de sangue entre os dois circuitos, fala-se da presença de um curto-circuito, o que produzirá uma mudança na saturação proporcional à sua quantidade. Um curto-circuito da esquerda para a direita resulta em um aumento na saturação de oxigênio ao nível do circuito venoso ou cavidade direita onde a mistura ocorre. No caso do curto-circuito da direita para a esquerda, há uma diminuição na saturação no nível do circuito arterial ou cavidade esquerda onde a mistura ocorre. Deve-se suspeitar da presença de um curto-circuito de E-D se houver um salto oximétrico > 6% no circuito venoso ou cavidades direitas. Deve-se pensar em um curto-circuito D-E se a SatAo for < 95% ou se houver um salto > 2% no circuito arterial ou nas cavidades esquerdas.

Cálculo do débito cardíaco

Em pacientes sem *shunt*, o débito cardíaco pode ser obtido pela termodiluição. Este método envolve a introdução de um cateter (Swan-Ganz) com um sensor de temperatura em sua extremidade distal ao nível da artéria pulmonar e uma luz proximal através da qual o soro fisiológico frio é injetado; a mudança de temperatura detectada pelo sensor distal é diretamente proporcional ao fluxo. Desta forma, obtém-se automaticamente o débito pulmonar (Qp), que em pacientes sem curto-circuitos é igual ao débito sistêmico (Qs). O débito cardíaco pode ser indexado pela área da superfície corpórea para obter o índice cardíaco (valor normal: 3-3,5 L/min/m^2). Este sistema não deve ser utilizado na presença de curto-circuitos intracardíacos, devendo ser utilizado o método de Fick, descrito a seguir.

Em todos os pacientes (com ou sem *shunt*), o débito cardíaco pode ser calculado a partir da equação de Fick, para a qual é necessário conhecer a saturação de oxigênio ($SatO_2$) nas diferentes câmaras cardíacas (oximetrias). De acordo com o princípio de Fick, conhecendo o consumo de oxigênio (VO_2) do paciente (obtido por tabelas) e calculando a diferença arteriovenosa (AV) do conteúdo O_2 (Cont O_2), pode-se calcular o débito cardíaco ou fluxo sistêmico. O $ContO_2$ está diretamente relacionado com a $SatO_2$, a hemoglobina (Hb) e a pressão arterial de oxigênio (PaO_2):

$$\text{Débito cardíaco (L/m)} = \frac{VO_2\ (mLO_2/min)}{\text{Diferença AV do conteúdo de } O_2\ (mLO_2/dL) \times 10}$$

A obtenção correta das oximetrias permitirá conhecer o conteúdo de oxigênio ($ContO_2$) que representa o oxigênio ligado à hemoglobina mais o oxigênio dissolvido no sangue:

$$ContO_2(mLO_2/dL) = \underbrace{1{,}36 \times Hb \times SatO_2}_{O_2 \text{ ligado à Hb}} + \underbrace{0{,}003 \times PaO_2}_{O_2 \text{ dissolvido no sangue}}$$

$ContO_2$: conteúdo de oxigênio; Hb: hemoglobina; PaO_2: pressão de oxigênio no sangue; $SatO_2$: saturação de oxigênio.

Respirando o ar ambiente (FiO_2 21%), o oxigênio dissolvido é inferior a 2% do teor total do sangue, o que não é significativo para os cálculos. No entanto, em pacientes que recebem O_2 como a PO_2 aumenta (PO_2 arterial > 100), oxigênio dissolvido é uma porcentagem mais importante e deve ser adicionado à transferência em Hb.

Com o teor de oxigênio no sangue sistêmico (arterial e venoso) e pulmonar (arterial e venoso), é possível determinar o fluxo sanguíneo sistêmico (Qs), o fluxo sanguíneo pulmonar (Qp) e calcular curto-circuitos que podem coexistir.

$$DC(L/\min) = \frac{VO_2(mLO_2/\min)}{AV \text{ diferença de conteúdo de } O_2(mLO_2/dL) \times 10}$$

DC: débito cardíaco; O2: oxigênio; VO: consumo de oxigênio.

Em pacientes sem *shunt*, calcula-se apenas o débito cardíaco (Qs):

$$DC(L/\min) = \frac{VO_2(mLO_2/\min)}{(Sat\ Ao - Sat\ AP) \times \text{ Hb (g/dL)} \times 1{,}36 \text{ (mL/g)} \times 10}$$

DC: débito cardíaco; Hb: hemoglobina; Sat Ao: saturação da aorta; Sat AP: saturação da artéria pulmonar; VO: consumo de oxigênio.

Já em pacientes com *shunt*, deve-se calcular o débito pulmonar (Qp) e o débito sistêmico (Qs) separadamente:

$$QS(L/\min) = \frac{VO_2(mLO_2/\min)}{(Sat\ Ao - Sat \text{ veias cavas}) \times Hb(g/dL) \times 1{,}36(mL/g) \times 10}$$

Hb: hemoglobina; Qs: fluxo sistêmico; Sat Ao: saturação da aorta; VO: consumo de oxigênio.

$$Qp(L/\min) = \frac{VO(mLO_2/\min)}{(Sat \text{ veia pulmonar} - Sat\ AP) \times Hb(g/dL) \times 1{,}36(mL/g) \times 10}$$

Hb: hemoglobina; Qp: fluxo pulmonar; Sat AP: saturação da artéria pulmonar; VO: consumo de oxigênio.

Nos casos em que exista um fluxo adicional pulmonar (canal arterial, janela aortopulmonar etc.), deve-se colher a amostra de oximetria em ambas as artérias pulmonares e fazer uma média entre ambos os ramos; na drenagem anômala das veias pulmonares, deve-se colher uma amostra proximal à desembocadura da drenagem.

O fluxo sanguíneo pulmonar efetivo (Qpe) é a quantidade de sangue venoso sistêmico que atinge os pulmões. Na ausência de curto-circuito, o Qp é igual ao Qpe; quando há um curto-circuito de E-D, Qp > Qpe; quando há um curto-circuito D-E, Qp < Qpe.

Cálculo das resistências vasculares

Conceitualmente, a resistência vascular é a força que se opõe ao trânsito do fluxo sanguíneo através dos vasos e é diretamente proporcional à diferença de pressão através dos vasos que estão sendo considerados, e inversamente proporcional ao fluxo:

$$\text{Resistência} = \frac{\text{Diferença de pressão}}{\text{Fluxo}}$$

A resistência que os vasos pulmonares (RVP) oferecem ao fluxo pulmonar é expressa na seguinte fórmula:

$$RVP = \frac{PMAP - PCP}{Qp}$$

PCP: pressão capilar pulmonar; PMAP: pressão média da artéria pulmonar; Qp: fluxo pulmonar; RVP: resistência vascular pulmonar.

A resistência oferecida pelos vasos sistêmicos ao fluxo sistêmico é expressa na seguinte fórmula:

$$RVS = \frac{PMAo - PAD}{Qs}$$

PAD: pressão do átrio direito; PMAo: pressão média da aorta; Qs: fluxo sistêmico; RVP: resistência vascular sistêmica.

As resistências são expressas em unidades Woods (mmHg/L/min) e indexadas pela área da superfície corpórea; embora possa parecer óbvio, é importante notar que, ao usar Qs indexado, a superfície corpórea não se divide, mas multiplica o valor (UW x m^2).

A RVP normal deve ser < 2 UW indexada e a RVS, < 20 UW indexada. Menos frequentemente as resistências podem ser expressas em dynas/segundo x cm^{-5}. Para realizar a conversão de dynas para UW, deve-se dividir o valor por 80 (UW = dynas/80).

Para estimar com precisão a RVP em pacientes com estenoses dos ramos pulmonares, a distribuição do fluxo sanguíneo para cada pulmão deve ser conhecida, usando ressonância magnética ou cintilografia pulmonar. A RVP em cada pulmão pode ser calculada multiplicando o fluxo pulmonar total pela porcentagem estimada de perfusão em cada pulmão.

Medir a RVP é muito importante em pacientes com fisiologia univentricular ou candidatos a transplante, pois o risco é muito alto quando excede 3 ou 6 UW, respectivamente. O teste de vasorreatividade pulmonar (geralmente com oxigênio, óxido nítrico ou ambos) visa avaliar a reversibilidade da RVP e prever a resposta a vários tratamentos médicos.

Na prática, o teste da vasodilatação pulmonar em pacientes com cardiopatias congênitas se assemelha ao empregado para avaliação da HAP idiopática. Entretanto, como esses pacientes geralmente estão intubados, sob ventilação mecânica, utiliza-se uma traqueia de cerca de 30 centímetros entre o ventilador e o paciente. O NO é administrado na porção proximal da traqueia (distante do tubo endotraqueal) e sua concentração é mensurada na porção distal (próxima ao paciente). Após obtenção dos dados em condições basais, inicia-se a administração de NO em concentrações de 20-40 ppm, por cerca de 10 minutos, mantendo-se a FiO_2 < 30-40%. Em virtude da presença da traqueia, deve-se ficar atento para que não haja um incremento excessivo do espaço morto ventilatório, com consequente aumento do pCO_2 e piora dos níveis pressóricos na AP. Para evitar tal ocorrência, muitas vezes é necessário aumentar o volume corrente no ventilador. Obtidos novamente os dados nessas condições, aumenta-se a FiO_2 para > 80%, por mais cerca de 10 minutos. Novos dados são então coletados. Em muitos centros, o NO é administrado somente com altas concentrações de oxigênio (FiO_2 > 80%). É fundamental lembrar que, nessas situações com FiO_2 elevada, a paO_2 na veia pulmonar e na aorta pode aumentar significativamente. Portanto, nessas condições, o oxigênio dissolvido no plasma ($0{,}003 \times PaO_2$) deverá ser incluído nos cálculos do conteúdo arterial de oxigênio, segundo as fórmulas descritas anteriormente.

Considera-se um teste positivo aquele no qual houve uma queda significativa na RVP de pelo menos 20%, sendo seu valor final < $6UW/m^2$, com uma relação RVP/RVS < 0,33, sem modificação ou com incremento do índice cardíaco (Qs)[42,43].

Erros frequentes

Os erros mais comuns cometidos na avaliação hemodinâmica são:

- Erros na obtenção de pressões:
  - Erros na calibração zero.
  - Medidas em diferentes fases respiratórias.
  - Cateter mal posicionado ou com ar em seu interior.

  - Medições durante ritmo não sinusal.
- Erros na obtenção de saturações:
  - FiO_2 diferente de 21% ou pH de 7,4.
  - Não considerar o O_2 dissolvido se FiO_2 > 21%.
  - Coleta de amostras muito separadas no tempo.
  - Saturação mal obtida (especialmente em VCI).
  - Suposição da saturação venosa pulmonar inapropriada.
- Erros de cálculo:
  - Cálculo inadequado da saturação venosa mista.
  - Cálculo inadequado de resistências indexadas pela superfície corpórea. A resistência pulmonar não deve ser dividida pela área da superfície do corpo, mas sim multiplicada.
  - Em curto-circuitos bidirecionais, a avaliação do fluxo pulmonar eficaz (Qpe) é importante, pois dá uma visão mais real do que a relação Qp/Qs, já que representa a quantidade real de fluxo pulmonar.
  - A medida da resistência pulmonar não deve ser analisada isoladamente. Sua relação com a resistência sistêmica (RVP/RVS) é muito importante. Assim, em estados significativos de hipertensão arterial sistêmica, a RVP também sobe proporcionalmente e, por outro lado, em situações de hipotensão ou mesmo choque, uma medida de RVP baixa, em valor absoluto, pode ser relativamente elevada.

RISCOS DO CATETERISMO EM CARDIOPATIAS CONGÊNITAS

O cateterismo em cardiopatias congênitas de um modo geral é seguro, com uma incidência de eventos adversos (EA) graves em torno de 1%[7,11,44-48]. Estes EA dependem principalmente de duas variáveis: tipo do procedimento e caraterísticas dos pacientes. Dois grandes estudos foram realizados para predizer o percentual de complicações durante e após o cateterismo cardíaco em cardiopatias congênitas. No InCor, para tentar predizer esses EA, utilizamos dois escores de risco[49,50]. O escore de risco do procedimento (C3PO – Congenital Cardiac Catheterization Project on Outcomes) classifica os procedimentos segundo o risco de complicações em graus 1 a 4, em ordem crescente de taxa de complicações graves. Os procedimentos considerados como categorias 3 e 4 têm maior índice de complicações (Tabela 13.2).

TABELA 13.2 Categoria de risco dos diferentes procedimentos

	1	2	3	4
Cat. diagnóstico	> 1 ano	> 1 mês < 1 ano	< 1 mês	
Valvuloplastias		Pulmonar > 1 ano	Aórtica > 1 mês Pulmonar < 1 mês Tricúspide	Mitral Aórtica < 1 mês
Oclusões com dispositivos	Colateral venosa	PCA, CIA, FOP, fenestração, CSP	*Shunt* cirúrgico *Leak buffle* Fístula coronária	CIV *Leak* paravalvular
Angioplastia com balão		VSVD Aorta	Artéria pulmonar Artéria sistêmica *Shunt* cirúrgico Veia sistêmica CSP	Artéria pulmonar (> 4 vasos) Veia pulmonar
Implante de *stent*		Veia sistêmica	VSVD Aorta Artérias sistêmicas	CIV Artéria pulmonar Veia pulmonar *Shunt* cirúrgico CSP
Redilatação de *stent*		VSVD, CIA, aorta Artéria sistêmica Veia pulmonar	Artéria pulmonar Veia pulmonar	CIV
Outros	Biópsia	Retirada de corpo estranho Punção transeptal	Atriosseptostomia Recanalização de vasos	< 4 dias PO Perfuração de válvula atrésica

CIA: comunicação interatrial; CIV: comunicação interventricular; CSP: colateral sistêmico-pulmonar; FOP: forame oval patente; PCA: persistência do canal arterial; PO: pós-operatório; VSVD: via de saída do ventrículo direito.

Para este escore, os eventos adversos são classificados em cinco categorias, descritas na Tabela 13.3.

TABELA 13.3 Classificação das complicações do cateterismo cardíaco

Nenhuma	Sem modificação da condição basal
Menor	Mudança transitória da condição basal, sem risco de morte, que precisou de uma intervenção menor como uso de medicação ou solicitação de exame de laboratório
Moderada	Mudança transitória da condição basal que pode ter risco de vida se não tratada. Requer uma intervenção percutânea para corrigir a condição e/ou internação na terapia intensiva para monitoração e tratamento
Maior	Mudança transitória da condição basal, com risco de vida se não tratada. Requer internação na terapia intensiva, cardioversão elétrica, entubação orotraqueal ou outro procedimento invasivo para corrigir a condição
Catastrófica	Óbito, cirurgia de emergência ou ECMO após cateterismo

As características clínicas e hemodinâmicas que influenciam o aparecimento de eventos adversos foram analisadas pelo estudo CRISP (Catheterization Risk Score for Pediatrics), no qual foi confeccionado um escore de risco segundo 11 parâmetros a serem avaliados; para cada parâmetro foi outorgada uma pontuação entre 0 e 4 pontos (Tabela 13.4). Após somatório dos pontos, o risco de eventos adversos sérios (excluindo morte) do paciente foi categorizado em cinco grupos com risco crescente, segundo o escore CRISP apresentado (Tabela 13.5).

TABELA 13.4 Escore CRISP

Características do paciente	Pontos
Idade	
> 1 ano	0
30 dias-1 ano	2
< 30 dias	2
Peso	
> 5 kg	0
2,5-5 kg	2
< 2,5 kg	2
Suporte inotrópico	
Não	0
Sim, porém estável	0
Sim, instável	2
Doença sistêmica/falência de órgãos	
Não	0
Controlada/falência de 1 órgão	0
Não controlada/> 1 orgão	3
Tipo de fisiologia	
Grupo 1	0
Grupo 2	1
Grupo 3	4
Diagnóstico pré-cateterismo	
Grupo 1	0
Grupo 2	2
Grupo 3	2
Categoria do procedimento	
Grupo 1	0
Grupo 2	1
Grupo 3	3
Tipo de procedimento	
Diagnóstico	0
Intervenção	3
Híbrido	3
Total	pontos

TABELA 13.5 Categorias de risco e possibilidades de eventos adversos graves

Categoria de risco	CRISP escore (pontos)	EAS (%)
CRISP 1	0-2	1,0
CRISP 2	3-5	2,6
CRISP 3	6-9	6,2
CRISP 4	10-14	14,4
CRISP 5	> 15	36,8

Como se pode observar nas tabelas, o cateterismo cardíaco diagnóstico apresenta um mínimo percentual de eventos adversos graves, sendo o método diagnóstico de escolha em muitas condições nos quais os outros métodos complementares não foram suficientes para o esclarecimento diagnóstico. Sem dúvida, é o método-padrão na avaliação funcional das cardiopatias congênitas.

REFERÊNCIAS BIBLIOGRÁFICAS

1. McMahon CJ, Mullins CE, Vick GW, 3rd, Caville CC, Bezold LI, Nihill MR. Cardiac catheterization in diagnosis and management of congenital heart disease in thoracopagus conjoined twins. Catheter Cardiovasc Interv. 2000;51(2):159-67.
2. Landzberg MJ. Catheterization of the adult with congenital heart disease (ACHD): beyond "shooting the coronaries". J Interv Cardiol. 2001;14(3):329-37.
3. Fox JM, Bjornsen KD, Mahoney LT, Fagan TE, Skorton DJ. Congenital heart disease in adults: catheterization laboratory considerations. Catheter Cardiovasc Interv. 2003;58(2):219-31.
4. McLaughlin P, Benson L, Horlick E. The role of cardiac catheterization in adult congenital heart disease. Cardiol Clin. 2006;24(4):531-56.
5. Kasar T, Cansaran Tanidir I, Ozturk E, Kafali C, Sahin M, Yildiz O, et al. Cardiac catheterization in the early post-operative period after congenital heart surgery. Acta Cardiol Sin. 2018;34(6):481-7.
6. Wagdy R. The role of diagnostic cardiac catheterization for children with congenital heart diseases: local experience. Arch Med Sci Atheroscler Dis. 2018;3:e72-e9.
7. Petit CJ, Qureshi AM, Glatz AC, McCracken CE, Kelleman M, Nicholson GT, et al. Comprehensive comparative outcomes in children with congenital heart disease: the rationale for the Congenital Catheterization Research Collaborative. Congenit Heart Dis. 2019;14(3):341-9.
8. Allen HD, Driscoll DJ, Fricker FJ, Herndon P, Mullins CE, Snider AR, et al. Guidelines for pediatric therapeutic cardiac catheterization. A statement for health professionals from the Committee on Congenital Cardiac Defects of the Council on Cardiovascular Disease in the Young, the American Heart Association. Circulation. 1991;84(5):2248-58.
9. Warnes CA, Williams RG, Bashore TM, Child JS, Connolly HM, Dearani JA, et al. ACC/AHA 2008 Guidelines for the Management of Adults with Congenital Heart Disease: a report of the American College of Cardiology/American Heart Association Task Force on Practice Guidelines (Writing Committee to Develop Guidelines on the Management of Adults with Congenital Heart Disease). Circulation. 2008;118(23):e714-833.
10. Sachdeva R, Valente AM, Armstrong AK, Cook SC, Han BK, Lopez L, et al. ACC/AHA/ASE/HRS/ISACHD/SCAI/SCCT/SCMR/SOPE 2020 Appropriate Use Criteria for Multimodality Imaging During the Follow-Up Care of Patients With Congenital Heart Disease: A Report of the American College of Cardiology Solution Set Oversight Committee and Appropriate Use Criteria Task

Force, American Heart Association, American Society of Echocardiography, Heart Rhythm Society, International Society for Adult Congenital Heart Disease, Society for Cardiovascular Angiography and Interventions, Society of Cardiovascular Computed Tomography, Society for Cardiovascular Magnetic Resonance, and Society of Pediatric Echocardiography. J Am Coll Cardiol. 2020;75(6):657-703.

11. Backes CH, Bergersen L, Rome JJ, Batlivala SP, Glatz AC, Ovunc B, et al. Quality metrics in cardiac catheterization for congenital heart disease: utility of 30-day mortality. Catheter Cardiovasc Interv. 2015;85(1):104-10.
12. Sutton NJ, Greenberg MA, Menegus MA, Lui G, Pass RH. Caring for the adult with congenital heart disease in an adult catheterization laboratory by pediatric interventionalists--safety and efficacy. Congenit Heart Dis. 2013;8(2):111-6.
13. MacDonald ST, Carminati M, Chessa M. Managing adults with congenital heart disease in the catheterization laboratory: state of the art. Expert Rev Cardiovasc Ther. 2010;8(12):1741-52.
14. Pihkala J, Kupari M. Catheterization in the care of congenital heart disease. Duodecim. 2005;121(11):1207-15.
15. Baehner T, Boehm O, Kliemann M, Heinze I, Breuer J, Hoeft A, et al. [Anesthesia in children and adolescents with congenital heart defects]. Anaesthesist. 2015;64(6):424-37.
16. Corrigendum to "Deep Tracheal Extubation Using Dexmedetomidine in Children With Congenital Heart Disease Undergoing Cardiac Catheterization: Advantages and Complications". Semin Cardiothorac Vasc Anesth. 2020:1089253220904808.
17. Messeha MM, El-Morsy GZ. Comparison of intranasal dexmedetomidine compared to midazolam as a premedication in pediatrics with congenital heart disease undergoing cardiac catheterization. Anesth Essays Res. 2018;12(1):170-5.
18. Gayatri P, Suneel PR, Sinha PK. Evaluation of propofol-ketamine anesthesia for children undergoing cardiac catheterization procedures. J Interv Cardiol. 2007;20(2):158-63.
19. Kunisawa T, Kurosawa A, Hayashi D, Takahashi K, Kishi M, Iwasaki H. Administration of dexmedetomidine alone during diagnostic cardiac catheterization in adults with congenital heart disease: two case reports. J Anesth. 2011;25(4):599-602.
20. Gellis L, Gauvreau K, Ferguson M, Bergersen L, Shafer K, Porras D. Contrast volume to estimated glomerular filtration rate ratio for prediction of contrast-induced acute kidney injury after cardiac catheterization in adults with congenital heart disease. Catheter Cardiovasc Interv. 2018;92(7):1301-8.
21. Hwang YJ, Hyun MC, Choi BS, Chun SY, Cho MH. Acute kidney injury after using contrast during cardiac catheterization in children with heart disease. J Korean Med Sci. 2014;29(8):1102-7.
22. Nishida M, Kubo S, Morishita Y, Nishikawa K, Ikeda K, Itoi T, et al. Kidney injury biomarkers after cardiac angiography in children with congenital heart disease. Congenit Heart Dis. 2019;14(6):1087-93.
23. Quinn BP, Armstrong AK, Bauser-Heaton HD, Callahan R, El-Said HG, Foerster SR, et al. Radiation risk categories in cardiac catheterization for congenital heart disease: a tool to aid in the evaluation of radiation outcomes. Pediatr Cardiol. 2019;40(2):445-53.
24. Surendran S, Waller BR, Elijovich L, Agrawal V, Kuhls-Gilcrist A, Johnson J, et al. Use of 3-D digital subtraction rotational angiography during cardiac catheterization of infants and adults with congenital heart diseases. Catheter Cardiovasc Interv. 2017;90(4):618-25.
25. Ghelani SJ, Glatz AC, David S, Leahy R, Hirsch R, Armsby LB, et al. Radiation dose benchmarks during cardiac catheterization for congenital heart disease in the United States. JACC Cardiovasc Interv. 2014;7(9):1060-9.
26. Yakoumakis E, Kostopoulou H, Makri T, Dimitriadis A, Georgiou E, Tsalafoutas I. Estimation of radiation dose and risk to children undergoing cardiac catheterization for the treatment of a congenital heart disease using Monte Carlo simulations. Pediatr Radiol. 2013;43(3):339-46.

27. MG. Radiation risk from pediatric cardiac catheterization: friendly fire on children with congenital heart disease. Circulation. 2009;120(19):1847-9.
28. Atik Ugan S, Gokalp S, Cinar B, Saltik IL. Right-heart catheterization using antecubital venous access in patients with complex congenital heart defects and Glenn anastomosis. Turk Kardiyol Dern Ars. 2019;47(2):103-10.
29. Altun D, Nurac SH, Toprak V, Eti EZ. The success rate and safety of internal jugular vein catheterization under ultrasound guidance in infants undergoing congenital heart surgery. Turk Gogus Kalp Damar Cerrahisi Derg. 2019;27(1):23-8.
30. Akpek EA, Donmez A. Brachial artery catheterization in congenital heart surgery. Paediatr Anaesth. 2008;18(9):896-7.
31. Bhatt DD, Manoj R, Mahajan R. Estimation of pulmonary vascular resistance: correlation between echocardiography and catheterization data in patients with congenital heart disease. Echocardiography. 2012;29(4):478-83.
32. Del Cerro MJ, Moledina S, Haworth SG, Ivy D, Al Dabbagh M, Banjar H, et al. Cardiac catheterization in children with pulmonary hypertensive vascular disease: consensus statement from the Pulmonary Vascular Research Institute, Pediatric and Congenital Heart Disease Task Forces. Pulm Circ. 2016;6(1):118-25.
33. Chauhan JC, Deb R. Relationship between pulmonary-to-systemic-blood-flow ratio (Qp:Qs) based on cardiac catheterization and indices derived from simultaneously measured end tidal CO2 (EtCO2) in children with complex congenital heart disease. Pediatr Cardiol. 2019;40(1):182-7.
34. Yin D, Wang Y, Zheng M, Wei H, Li M, Lv T, et al. Comparison of pulmonary artery pressure measurement with Doppler echocardiography or with right heart catheterization in patients with congenital heart disease. Front Pediatr. 2019;7:421.
35. Xi SB, Wang SS, Qian MY, Xie YM, Li JJ, Zhang ZW. Predictors of operability in children with severe pulmonary hypertension associated with congenital heart disease. Chin Med J (Engl). 2019;132(7):811-8.
36. Simonneau G, Montani D, Celermajer DS, Denton CP, Gatzoulis MA, Krowka M, et al. Haemodynamic definitions and updated clinical classification of pulmonary hypertension. Eur Respir J. 2019;53(1).
37. Yang W, Marsden AL, Ogawa MT, Sakarovitch C, Hall KK, Rabinovitch M, et al. Right ventricular stroke work correlates with outcomes in pediatric pulmonary arterial hypertension. Pulm Circ. 2018;8(3):2045894018780534.
38. Pascall E, Tulloh RM. Pulmonary hypertension in congenital heart disease. Future Cardiol. 2018;14(4):343-53.
39. Miranda WR, Egbe AC, Hagler DJ, Taggart NW, Nishimura RA, Connolly HM, et al. Filling pressures in Fontan revisited: Comparison between pulmonary artery wedge, ventricular end-diastolic, and left atrial pressures in adults. Int J Cardiol. 2018;255:32-6.
40. Kozlik-Feldmann R, Hansmann G, Bonnet D, Schranz D, Apitz C, Michel-Behnke I. Pulmonary hypertension in children with congenital heart disease (PAH-CHD, PPHVD-CHD). Expert consensus statement on the diagnosis and treatment of paediatric pulmonary hypertension. The European Paediatric Pulmonary Vascular Disease Network, endorsed by ISHLT and DGPK. Heart (British Cardiac Society). 2016;102 Suppl 2:ii42-8.
41. Apitz C, Hansmann G, Schranz D. Hemodynamic assessment and acute pulmonary vasoreactivity testing in the evaluation of children with pulmonary vascular disease. Expert consensus statement on the diagnosis and treatment of paediatric pulmonary hypertension. The European Paediatric Pulmonary Vascular Disease Network, endorsed by ISHLT and DGPK. Heart (British Cardiac Society). 2016;102 Suppl 2:ii23-9.
42. Viswanathan S, Kumar RK. Assessment of operability of congenital cardiac shunts with increased pulmonary vascular resistance. Catheter Cardiovasc Interv. 2008;71(5):665-70.

43. Balzer DT, Kort HW, Day RW, Corneli HM, Kovalchin JP, Cannon BC, et al. Inhaled Nitric Oxide as a Preoperative Test (INOP Test I): the INOP Test Study Group. Circulation. 2002;106(12 Suppl 1):I76-81.
44. Taggart NW, Du W, Forbes TJ, Nykanen DG, Wax DF, Cabalka AK, et al. A model for assessment of catheterization risk in adults with congenital heart disease. Am J Cardiol. 2019;123(9):1527-31.
45. Tokel K, Gumus A, Ayabakan C, Varan B, Erdogan I. Complications of cardiac catheterization in children with congenital heart disease. Turk J Pediatr. 2018;60(6):675-83.
46. Kasar T, Tanidir IC, Ozturk E, Gokalp S, Tunca Sahin G, Topkarci MA, et al. Arrhythmia during diagnostic cardiac catheterization in pediatric patients with congenital heart disease. Turk Kardiyol Dern Ars. 2018;46(8):675-82.
47. Jayaram N, Spertus JA, Kennedy KF, Vincent R, Martin GR, Curtis JP, et al. Modeling major adverse outcomes of pediatric and adult patients with congenital heart disease undergoing cardiac catheterization: observations from the NCDR IMPACT Registry (National Cardiovascular Data Registry Improving Pediatric and Adult Congenital Treatment). Circulation. 2017;136(21):2009-19.
48. Mori Y, Takahashi K, Nakanishi T. Complications of cardiac catheterization in adults and children with congenital heart disease in the current era. Heart Vessels. 2013;28(3):352-9.
49. Nykanen DG, Forbes TJ, Du W, Divekar AA, Reeves JH, Hagler DJ, et al. CRISP: Catheterization RISk score for Pediatrics: A Report from the Congenital Cardiac Interventional Study Consortium (CCISC). Catheter Cardiovasc Interv. 2016;87(2):302-9.
50. Hill KD, Du W, Fleming GA, Forbes TJ, Nykanen DG, Reeves J, et al. Validation and refinement of the catheterization RISk score for pediatrics (CRISP score): an analysis from the congenital cardiac interventional study consortium. Catheter Cardiovasc Interv. 2019;93(1):97-104.

14 Avaliação cardiológica para práticas esportivas

Liane Hülle Catani

APÓS LER ESTE CAPÍTULO, VOCÊ ESTARÁ APTO A:
• Compreender como são classificados os esportes e sua importância para a adequada orientação diante de achados de alterações cardiológicas.
• Avaliar os pontos mais relevantes da anamnese e do exame físico cardiológico do candidato às práticas esportivas.
• Detectar os principais sinais e sintomas que levantam suspeita para a presença de doenças cardíacas.
• Conhecer as recomendações atuais para avaliação cardiovascular pré-participação esportiva.

INTRODUÇÃO

Os benefícios da atividade física (AF) regular na saúde e qualidade de vida das populações são amplamente reconhecidos. Também é consenso que a prática de AF na vida adulta decorre de hábitos adquiridos na infância e adolescência, o que tem estimulado a criação de programas específicos de atividades de lazer ou competitivos para essa faixa etária[1]. Assim, frequentemente crianças e adolescentes são encaminhados a consultórios médicos ou unidades de saúde em busca de liberação pelo pediatra para práticas esportivas[2].

Deve-se ter em mente que crianças e adolescentes praticam atividades físicas e esportivas de maneira muito variável, engajando-se, na maioria das vezes, em esportes recreativos que podem atingir níveis de moderada a alta intensidade e sendo tão competitivos como os de nível atlético. Portanto, não raramente torna-se difícil diferenciá-los, em termos de intensidade e gastos energéticos, de atletas ou de indivíduos envolvidos em esportes por lazer[3].

A avaliação cardiológica pré-participação é recomendada para todos os que praticam exercícios físicos (competitivos ou não) e tem como principal objetivo detectar condições que possam ter no exercício um gatilho para o desencadeamento de eventos graves ou fatais. A maioria das vítimas de MS no esporte é portadora de cardiopatia ainda não diagnosticada e que, na maioria dos casos, pode ser suspeitada ou detectada na avaliação pré-participação[4-6].

ASPECTOS RELACIONADOS AOS EXERCÍCIOS

Programas de condicionamento físico, prática de esportes e atividades cotidianas envolvem exercícios estáticos e dinâmicos em maior ou menor intensidade. Conhecer as respostas hemodinâmicas decorrentes desses tipos de exercício constitui um passo importante na análise de risco e escolha da melhor atividade para o paciente. O exercício está associado ao aumento do débito cardíaco, da pré-carga e pressão arterial, tanto pulmonar como sistêmica. Exercícios dinâmicos ou predominantemente aeróbicos impõem primariamente uma sobrecarga de volume, o que pode ser crítico na presença de disfunções ventriculares, muitas vezes desencadeando arritmias e congestão pulmonar. Exercícios estáticos, isométricos ou de força produzem sobrecarga de pressão e são deletérios na presença de hipertensão arterial, valvopatias, ectasia aórtica ou pulmonar[7]. Esportes são classificados com baixo ou alto componente estático, de acordo com a porcentagem de contração voluntária máxima, e em baixo ou alto componente dinâmico em relação à $\%VO_{2máx}$ (intensidade relativa)[8,9] (Figura 14.1).

Outra classificação dos esportes baseia-se no risco de contato e colisão, e deve ser considerada se a criança ou adolescente faz uso de antiagregantes plaquetários, anticoagulantes, apresenta doenças de base com maior chance de sangramento, ou, no que se refere ao sistema cardiovascular, apresenta ectasia aórtica ou pulmonar que pode se romper ao trauma torácico[8,9].

- Alto risco de contato e colisão: basquetebol, boxe, futebol, rúgbi, handebol, lutas, artes marciais, polo aquático e ciclismo.
- Contato limitado: canoagem, ginástica, esgrima, voleibol, arco e flecha.
- Sem contato: corrida, vela, natação, tênis, dardo, disco e tiro esportivo.

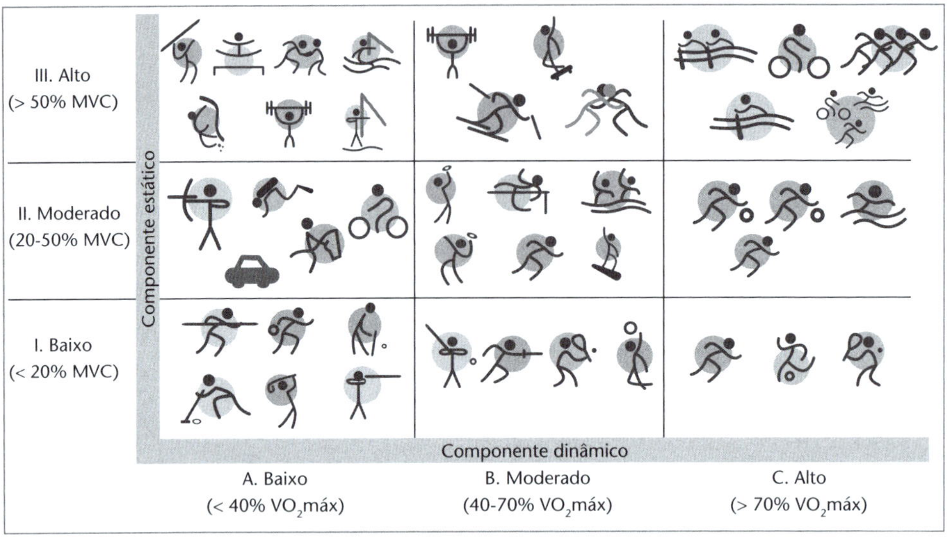

FIGURA 14.1 Classificação dos esportes quanto à intensidade de seus componentes (estático e dinâmico). % VO_2máx: percentual do consumo máximo de oxigênio; % MVC: percentual da contração voluntária máxima.
Fonte: adaptada de Mitchell et al.[9]

MORTE SÚBITA RELACIONADA AO EXERCÍCIO

A prevenção e redução de morbidade e mortalidade por doenças cardiovasculares inclui a prática regular de atividades físicas; entretanto, exercícios vigorosos podem aumentar o risco de morte súbita (MS) em crianças e adolescentes suscetíveis. O risco de MS é cerca de 2 a 3 vezes maior em atletas em relação aos seus pares não atletas. A maioria dos eventos de MS ocorre por arritmias, geralmente fibrilação ventricular (FV), taquicardia ventricular que degenera em FV, em indivíduos com doenças arritmogênicas como cardiomiopatia hipertrófica, displasia arritmogênica do ventrículo direito, canalopatias, presença de outras cardiopatias estruturais e/ou decorrentes da utilização de drogas, medicamentos ou condições que levem a distúrbios eletrolíticos[10].

MS relacionada à prática esportiva é explicada pelo exercício agindo como um gatilho precipitando isquemia e/ou muitas vezes arritmias fatais na presença de doenças cardíacas estruturais ocultas ou subclínicas ou outras suscetibilidades. A presença de obstruções na via de saída do ventrículo esquerdo, hipertrofia ventricular, anomalias estruturais ou alterações coronarianas quanto à origem ou trajeto pode desencadear quadros isquêmicos e arritmias. Sob o ponto de vista elétrico, o exercício por meio de atividade simpática e descargas adrenérgicas produz modificações que em indivíduos suscetíveis podem desencadear arritmias. Outro mecanismo de síncope e MS ocorre em decorrência de baixo fluxo ventricular e coronariano na ocorrência de ruptura aórtica[4,11].

A prevalência de MS em jovens não está bem estabelecida, mas estima-se que ocorra em cerca de 0,5 a 1,9 por 100.000 em menores de 35 anos em diferentes estudos. Segundo alguns autores, essa estimativa pode estar subestimada, o que justifica a discussão mundial no que diz respeito às melhores estratégias de prevenção[10,12,13]. Quando avaliadas as principais causas de MS relacionadas ao exercício, também se observam variações dependentes da população estudada e localização geográfica, mas a cardiomiopatia hipertrófica e outras cardiomiopatias, trajeto ou origem anormal de coronárias aparecem como causas mais frequentes (30-35% e 15-20%, respectivamente)[5]. Com o objetivo de nortear a investigação semiológica cardiovascular na avaliação pré-participação, é importante o conhecimento das principais causas de MS em jovens atletas (Quadro 14.1)[14].

QUADRO 14.1 Causas cardíacas de morte súbita em jovens esportistas

Doença congênita/genética	
Doença do miocárdio	Cardiomiopatia hipertrófica
	Displasia arritmogênica do ventrículo direito
	Cardiomiopatia dilatada
Doenças/anomalias das artérias coronárias	Anomalias congênitas das artérias coronárias
	Doença ateromatosa prematura das artérias coronárias
Anormalidades do tecido de condução	Síndrome de Wolff-Parkinson-White
	Taquicardia – origem na via de saída do ventrículo direito
Doença valvar e doença da aorta	Prolapso da valva mitral
	Estenose aórtica congênita
	Síndrome de Marfan
Canalopatias	Síndrome do QT longo congênita
	Taquicardia ventricular catecolaminérgica
	Síndrome de Brugada
Doença adquirida	
Infecções (miocardites)	
Drogas (cocaína, anfetaminas)	
Distúrbios eletrolíticos (hipo/hipercalemia)	
Hipo/hipertermia	
Trauma torácico fechado	

Fonte: adaptado de Dhutia et al.[14]

AVALIAÇÃO CARDIOLÓGICA PRÉ-PARTICIPAÇÃO

Histórico e Exame Físico

A principal característica para avaliação cardiológica está na utilização de um roteiro sistemático e dirigido para a detecção precoce de doenças que poderiam levar à MS, embora alguns casos fatais possam ocorrer mesmo com uma avaliação cuidadosa[7]. Essa avaliação deve ser realizada pré-participação e em todos atletas anualmente, uma vez que adaptações funcionais aos exercícios ocorrem ao longo dos anos e devem ser diferenciadas de alterações estruturais.

Questionários validados, como o da American Heart Association (AHA), que compreendem 14 elementos de histórico e exame físico e que devem obrigatoriamente ser avaliados, também são recomendados nas diretrizes brasileiras para a população pediátrica[3,15,16]. É fundamental que o questionário seja respondido com os pais, para a obtenção de histórico clínico pessoal e familiar detalhado que possa alertar para a presença de doenças cardiovasculares. Achados positivos determinam que o profissional prossiga na investigação com exames complementares e/ou encaminhe essa criança ou adolescente para seguimento com especialista. Pode ser necessária a suspensão temporária ou definitiva da realização do exercício para o tratamento de condições que possam ser fatais ou agravadas pela prática esportiva[9,17].

Assim, considerando as recomendações atuais para avaliação cardiológica pré-participação esportiva, o pediatra deve proceder ao questionamento direto dos seguintes aspectos:

- Histórico médico pessoal:
  - Queixa de dor ou desconforto torácico relacionados ao exercício.
  - Síncopes ou pré-síncope sem causa aparente.
  - Falta de ar, fadiga exagerada quando comparado a seus pares ou palpitações ligadas à atividade física.
  - Histórico anterior de sopro cardíaco.
  - Histórico de hipertensão arterial.
  - Histórico de restrição anterior à prática de exercícios/esportes.
  - Histórico de indicação anterior para avaliação e exames cardiológicos.
- Histórico familiar:
  - Morte súbita, inesperada e precoce (< 50 anos) em familiares.
  - Doença cardíaca incapacitante em parente direto (< 50 anos).
  - História familiar de algumas doenças específicas, como cardiomiopatia hipertrófica, síndrome de Marfan, arritmias.

Outros elementos do histórico médico pessoal são importantes e têm impacto na avaliação cardiológica, como a presença de asma ou obesidade, que podem desencadear sintomas similares a doenças cardíacas ao esforço[17,18].

A utilização de medicamentos e substâncias não prescritas, incluindo suplementos alimentares, bebidas energéticas, esteroides, drogas e/ou estimulantes, também deve ser investigada. A utilização de esteroides anabolizantes pode levar à hipertrofia do miocárdio, e está associada à MS. O uso de cocaína está relacionado ao risco de isquemia do miocárdio, infarto, arritmias, cardiomiopatias e MS[18].

- Exame físico (o exame cardiovascular deve incluir, mas não ser limitado a)[15]:
  - Medida da pressão arterial e pulso em repouso.
  - Ausculta cardíaca cuidadosa em diferentes posições.
  - Palpação dos pulsos femorais e verificação de sua simetria em relação aos dos membros superiores.
  - Reconhecimento de sinais físicos da síndrome de Marfan.

Avaliação da pressão arterial

A hipertensão arterial é a alteração cardiovascular mais comumente encontrada em atletas competitivos em diferentes idades e em crianças e adolescentes, principalmente com sobrepeso e/ou obesidade que desejam iniciar um programa de exercícios[3,17].

Embora não estejam diretamente relacionadas à MS durante a prática esportiva, a hipertensão pode estar relacionada à lesão de órgãos-alvo e ser o gatilho para o desencadeamento de arritmias que podem resultar em morte[18]. A classificação atual da pressão arterial de acordo com a faixa etária encontra-se na Tabela 14.1.

TABELA 14.1 Classificação da pressão arterial de acordo com a faixa etária

Crianças de 1 a 13 anos de idade	Crianças com idade ≥ 13 anos
Normotensão: PA < P90 para sexo, idade e altura	Normotensão: PA < 120/< 80 mmHg
Pressão arterial elevada: PA ≥ P90 e < P95 para sexo, idade e altura ou 120/80 mas < P95 (o que for menor)	Pressão arterial elevada: PA 120/< 80 mmHg a PA 129/< 80 mmHg
Hipertensão estágio 1: PA ≥ P95 para sexo, idade e altura até < P95 + 12 mmHg ou 130/80 a 139/89 (o que for menor)	Hipertensão estágio 1: PA 130/80 a 139/89 mmHg
Hipertensão estágio 2: PA ≥ 95 + 12 mmHg para sexo, idade e altura ou 140/90 (o que for menor)	Hipertensão estágio 2: PA ≥ 140/90 mmHg

Fonte: adaptada de Flynn et al.[19]

A criança ou adolescente que apresentar pressão arterial (PA) ≥ P90 < P95 para sexo, idade e altura deve ser reavaliado, mas é considerado com PA elevada. Valores iguais ou acima do percentil 95, devidamente confirmados (aferições repetidas em três ou mais ocasiões diferentes), levam ao diagnóstico de hipertensão e determinam investigação detalhada[19,20].

A atividade física, principalmente com predomínio dos exercícios dinâmicos ou aeróbicos, deve ser sempre estimulada no paciente hipertenso para controle da pressão arterial, sendo uma das primeiras medidas a serem adotadas. Em pacientes candidatos à prática esportiva, eles só devem ser liberados para a realização de atividade competitiva ou treinos mais intensos após redução da PA a níveis controlados[3,20].

Em pacientes hipertensos que são atletas, há necessidade de limitação da participação em competições; naqueles que apresentam hipertrofia de ventrículo esquerdo (lesão de órgão-alvo mais comum em crianças e adolescentes), deve-se aguardar até que a PA seja normalizada pelo uso de anti-hipertensivos apropriados. Os atletas hipertensos, com hipertensão estágio 2, mesmo que não tenham evidência de lesão em órgãos-alvo, também devem ser orientados a restringir a participação em esportes de alto componente estático ou de força (ginástica artística, fisiculturismo, levantamento de pesos, ciclismo, remo, lançamento de dardo) até que a hipertensão seja controlada por modificação do estilo de vida e tratamento medicamentoso[3,5,17,19,20].

Exame dos pulsos arteriais

A palpação sistemática dos pulsos arteriais em quatro membros é fundamental, pois a diminuição da amplitude ou ausência em membros inferiores deve levantar a possibilidade de coarctação de aorta. Por outro lado, assimetria ou amplitudes diferentes podem representar arterites. Não deve haver liberação para práticas esportivas até completa elucidação diagnóstica e avaliação especializada com exames complementares ao repouso e ao exercício mesmo após o tratamento[5,17,18].

Ausculta cardíaca

O paciente deve ser auscultado em ambiente silencioso e rotineiramente em diferentes decúbitos (deitado, sentado), já que a alteração das características do sopro ou mesmo seu desaparecimento falarão a favor da presença de um sopro cardíaco inocente. Atenção especial deve ser dada à ausculta do dorso, em que a presença de sopro é sempre patológica. A ausculta da primeira bulha (fechamento das valvas atrioventriculares) deve ser avaliada nos focos do ápice (mitral e tricúspide) e a segunda, nos focos da base (pulmonar e aórtico). A ausculta da segunda bulha é fundamental na avaliação de um paciente com sopro, uma vez que a alteração de hipo ou hiperfonese, segunda bulha única ou desdobramento amplo e fixo indicam anormalidades. A grande maioria dos sopros encontrados na criança e adolescentes é sistólica e pode ser inocente ou patológica. O sopro diastólico isolado é bastante raro e sempre patológico. Outro tipo de sopro possível é o contínuo, geralmente patológico, exceto o zumbido venoso audível na face anterior do pescoço, que é um sopro inocente e desaparece à compressão da vasculatura local ou lateralização do pescoço.

Os sopros cardíacos inocentes são de baixa intensidade (até 3+/6+) e, assim, sem a presença do frêmito à palpação.

Habitualmente os sopros inocentes são sopros suaves, musicais. Dessa forma, sopros de maior intensidade, com ou sem a presença de frêmito, com timbre mais rude, irradiação para outras áreas e associação com sons cardíacos anormais (cliques e estalidos), devem ser avaliados como patológicos. Para a liberação de práticas esportivas, o achado de sopro cardíaco justifica prosseguir na investigação com especialista e/ou realização de ecocardiograma[5,17,18].

Reconhecimento de sinais físicos da síndrome de Marfan

A síndrome de Marfan (e doenças relacionadas) é uma doença autossômica dominante do tecido conectivo, com prevalência de 1:5.000 a 1:10.000 na população geral. Clinicamente caracteriza-se por uma série de anormalidades, variando em gravidade e envolvendo os sistemas ocular, esquelético e cardiovascular. Alterações esqueléticas incluem aracnodactilia, estatura elevada, grande envergadura, frouxidão ligamentar, escoliose e deformidade torácica[21]. Do ponto de vista cardiovascular, pode ocorrer progressiva dilatação da aorta predispondo a dissecções e rupturas, principalmente quando o esporte escolhido apresenta moderado ou elevado componente estático ou isométrico ou de força e/ou moderado ou alto risco de impacto e colisão. Prolapso da valva mitral por malformação no tecido valvar pode levar a insuficiência valvar, disfunção ventricular e arritmias, conforme a gravidade[5,17,18].

Considerando que pacientes com síndrome de Marfan apresentam elevada estatura, frequentemente aqueles com fenótipo leve estão envolvidos em esportes que exigem esse atributo. Diante da suspeita clínica da síndrome, fazem-se obrigatórias a avaliação especializada e a realização de pelo menos um ecocardiograma com Doppler antes da liberação para atividades físicas e participação esportiva[3,8,15,21].

Exames complementares

O exame clínico deve ser acompanhado, idealmente, por um ECG de 12 derivações realizado em repouso, embora existam discordâncias entre a escola americana (só recomenda a anamnese e exame físico) e a europeia (que recomenda acrescentar o ECG de 12 derivações à anamnese e ao exame clínico). A justificativa para a inclusão do ECG na avaliação cardiológica pré-participação baseia-se no fato de que inúmeras doenças cardíacas elétricas que podem levar à MS são passíveis de diagnóstico ao ECG de repouso –

síndromes do QT longo, Brugada, Wolff-Parkinson-White e outras. Na cardiomiopatia hipertrófica, principal causa de MS em jovens atletas, 90 a 95% dos casos apresentam alterações ao ECG. O protocolo europeu, que inclui anamnese, exame físico e ECG, é atualmente adotado pelo Comitê Olímpico Internacional (COI), pelo Comitê Olímpico Italiano, pela Fifa e pela União das Federações Europeias de Futebol (Uefa). Apesar de não haver trabalhos randomizados comparando os dois modelos de avaliação, sugere-se que a avaliação pré-participação deva incluir o ECG de repouso de 12 derivações para a prática de esportes[7,14-16].

A Diretriz em Cardiologia do Esporte e do Exercício, da Sociedade Brasileira de Cardiologia e da Sociedade Brasileira de Medicina do Esporte, considera que na avaliação pré-participação em crianças e adolescentes de 5 a 18 anos em início de treinamento organizado e competitivo em escolas esportivas, academias e clubes, a realização do ECG apresenta grau de recomendação I e nível de evidência A, bem como para todas as crianças e adolescentes com alguma suspeita de cardiopatia de base, detectada com os dados obtidos durante a avaliação médica[3].

Diante de achados positivos para alterações cardiológicas no histórico pessoal ou familiar e/ou alterações ao exame físico ou ao eletrocardiograma, impõe-se a necessidade de uma avaliação cardiológica especializada e realização de outros exames complementares antes da liberação para a prática esportiva[3,16-18].

Deve-se destacar que, no seguimento a longo prazo em crianças e adolescentes envolvidos em competição, a interpretação do ECG exige a utilização de critérios específicos que permitam a distinção entre anormalidades ou achados fisiológicos relacionados ao remodelamento cardíaco em atletas treinados, aspectos que devem receber atenção de um profissional cardiologista do exercício e esporte[10,22,23].

CONCLUSÕES

A avaliação cardiológica pré-participação é fundamental para a detecção de condições cardiovasculares que possam predispor à MS. A adição da realização de um ECG às histórias clínicas pessoal e familiar sistematizadas e direcionadas, além de um exame físico criterioso, tem se mostrado superior em capacidade diagnóstica quando comparada somente ao histórico e exame físico, e é recomendada na liberação para a prática de esportes organizados. Entretanto, nenhum protocolo de avaliação apresenta absoluta garantia de que eventos fatais não possam ocorrer. Muitas vezes, o paciente necessita apenas ser reorientado para prática compatível com seu desenvolvimento ou alterações diagnosticadas, permitindo encontrar uma atividade adequada à sua condição. Esses aspectos devem ser muito bem esclarecidos ao paciente e seu responsável. Ao término da avaliação, é importante que o médico forneça por escrito sua autorização, participação com restrições, ou se aguarda outras avaliações para liberar ou não o paciente[3,10,17].

REFERÊNCIAS BIBLIOGRÁFICAS

1. Álvares S. Avaliação cardíaca para desporto. Nascer e Crescer. 2014;23(4):181-4.
2. Pfeiffer MET. Liberando crianças e adolescentes para atividade física: uma visão pessoal. Rev DERC. 2009;49:25-7.
3. Ghorayeb N, Costa RVC, Castro I, Daher DJ, Oliveira Filho JA, Oliveira MAB, et al. Diretriz em Cardiologia do Esporte e do Exercício da Sociedade Brasileira de Cardiologia e da Sociedade Brasileira de Medicina do Esporte. Arq Bras Cardiol. 2013;100(1Supl.2):1-41.
4. Wassersten M, Teixeira JAC. Morte súbita: avaliação pré-esportiva das principais causas cardíacas não traumáticas em adolescentes e jovens adultos. Adolescência & Saúde. 2008;5(3):33-43.
5. Lammlein KP, Stoddard JM, O'Connor FG. Preparticipation screening of young athletes identifying cardiovascular disease. Prim Care Clin Office Pract. 2018;45:95-107.
6. Bergeron FM, Mountjoy M, Armstrong N, Chia M, Côté J, Emery CA, Faigenbaum A, et al. International Olympic Committee consensus statement on youth athletic development. Br J Sports Med. 2015;49:843-51.
7. Ghorayeb N, Stein R, Daher DJ, Silveira AD, Ritt LEF, Santos DFP, et al. Atualização da Diretriz em Cardiologia do Esporte e do Exercício da Sociedade Brasileira de Cardiologia e da Sociedade Brasileira de Medicina do Esporte - 2019. Arq Bras Cardiol. 2019;112(3):326-68.
8. Levine BD, Baggish A, Maron MS, Kovacs RJ, Mitchell JH, Link M. Eligibility and Disqualification Recommendations for Competitive Athletes with Cardiovascular Abnormalities: Task Force 1: Classification of Sports: Dynamic, Static, and Impact. J Am Coll Cardiol. 2015;66(21):2350-5.
9. Mitchell J H, Haskell W, Snell P, Van Camp SP. Task Force 8: classification of sports. J Am Coll Cardiol. 2005:45(8):1364-7.
10. Álvares S. Cardiac preparticipation screening for the young athlete: still a matter of controversy. Nascer e Crescer - Birth and Growth Medical Journal. 2017;26(1):7-10.
11. Siddiqui S, Patel DR. Cardiovascular screening of adolescent athletes. Pediatr Clin N Am. 2010;57:635-47.
12. Harmon KG, Asif IM, Maleszewski JJ, Owens DS, Prutkin JM, Salermo JC, et al. Incidence, etiology, and comparative frequency of sudden cardiac death in NCAA athletes: a decade in review. Circulation. 2015;132:10-9.
13. Maron BJ, Doerer JJ, Haas TS, Tierney DM, Mueller FO. Sudden deaths in young competitive athletes: analysis of 1866 deaths in the United States, 1980-2006. Circulation. 2009;119:1085-92.
14. Dhutia H, MacLachlan H. Cardiac screening of young athletes: a practical approach to sudden cardiac death prevention. Curr Treat Options Cardio Med. 2018;20:85-98.
15. Maron BJ, Friedman RA, Kligfield P, Levine BD, Viskin S, Chaitman BR, et al. Assessment of the 12-lead ECG as a screening test for detection of cardiovascular disease in healthy general populations of young people (12-25 years of age): a scientific statement from the American Heart Association and the American College of Cardiology. Circulation. 2014;130:1303-34.
16. Maron BJ, Thompson PD, Ackerman MJ, Balady G, Berger S, Cohen D, et al. Recommendations and considerations related to preparticipation screening for cardiovascular abnormalities in competitive athletes: 2007 update: a scientific statement from the American Heart Association Council on Nutrition, Physical Activity, and Metabolism. Circulation. 2007;115:1643-55.
17. Catani LH. Atividade física e esportes em adolescentes - avaliação pré-participação. In: Lourenço B, Queiroz LB, Silva LEV, Leal MM, Schvartsman BGS, Maluf Jr PT. Medicina de Adolescentes. Coleção Pediatria do Instituto da Criança do Hospital das Clínicas da FMUSP. Barueri: Manole; 2014.
18. Behera SK, Pattnaik T, Luke A. Practical recommendations and perspectives on cardiac screening for healthy pediatric athletes. Curr Sports Med Rep. 2011(10)2:90-5.

19. Flynn JT, Kaelber DC, Baker-Smith CM, Blowey D, Carroll AE, Daniels SR, et al. Clinical Practice Guideline for Screening and Management of High Blood Pressure in Children and Adolescents. Pediatrics. 2017;140(3):e20171904.
20. Bresolin NL, Sylvestre LC, Kaufman A, Uhlmann A, Garcia CD, Andrade VB, Lipinski RW. Manual de orientação – Departamento Científico de Nefrologia da Sociedade Brasileira de Pediatria: Hipertensão arterial na infância e adolescência. Sociedade Brasileira de Pediatria; 2019. p.1-25.
21. Faivre L, Collod-Beroud G, Ad`es L, Arbustini E, Child A, Callewaert BL, et al. The new Ghent criteria for Marfan syndrome: what do they change? Clin Genet. 2012;81:433-42.
22. Drezner JA, Ackerman MJ, Anderson J, Ashley E, Asplund CA, Baggish AL, et al. Electrocardiographic interpretation in athletes: the 'Seattle Criteria'. Br J Sports Med. 2013;47:122-4.
23. Gabrielli L, Sitges M, Chiong M, Jalil J, Ocaranza M, Llevaneras S, Herrera S, et al. Potential adverse cardiac remodelling in highly trained athletes: still unknown clinical significance. Eur J Sport Sci. 2018;18(9):1288-97.

Seção IV

Emergências clínicas nas cardiopatias

15 Avaliação inicial em sala de emergência

Gustavo Foronda
Samia Medeiros Barbar

APÓS LER ESTE CAPÍTULO, VOCÊ ESTARÁ APTO A:
• Sistematizar a avaliação inicial do paciente potencialmente grave.
• Entender as peculiaridades do paciente com cardiopatia congênita.
• Compreender a avaliação secundária e racionalizar exames complementares.

INTRODUÇÃO

As cardiopatias congênitas são a malformação congênita mais frequente. Afetam 1 recém-nascido a cada 100 nascidos vivos e muitas vezes podem não ter sido diagnosticadas até o momento do atendimento em sala de emergência[1,2]. Sinais e sintomas de cardiopatias congênitas podem ser totalmente variáveis e muitas vezes inespecíficos[3]. Por todas essas características, o atendimento de cardiopatias congênitas em sala de emergência é sempre um desafio.

Outra situação extremamente comum é o atendimento de cardiopatias congênitas já operadas, com fisiologia já alterada pelo próprio procedimento cirúrgico. Nessas situações, é interessante dispor de informações sobre o procedimento e seus resultados para um melhor atendimento.

O paciente com cardiopatia congênita deve ser abordado inicialmente como qualquer paciente, seja pediátrico, seja adulto com cardiopatia congênita, que tenha sido submetido a cirurgia ou não, sendo importante a identificação de sinais de alerta para gravidade e, como consequência, um atendimento direcionado e precoce. Claro que é importante identificar a cardiopatia de base ou obter detalhes dos procedimentos já realizados, para que informações importantes de cada tipo de situação sejam identificadas e possam ser abordadas de forma mais precisa. No entanto, o atendimento nunca deve ser atrasado se essas informações não estiverem facilmente disponíveis.

SINAIS E SINTOMAS

O paciente com cardiopatia congênita pode apresentar sinais e sintomas muito variáveis relacionados à descompensação, mas também podem estar no pronto atendimento por um quadro simples de infecção de vias aéreas ou uma gastroenterocolite. A diferenciação de um quadro potencialmente grave de um quadro simples é o detalhe que pode fazer a diferença para um desfecho adequado.

As apresentações clínicas mais frequentes são choque, cianose e quadro de insuficiência cardíaca, em geral com componente congestivo. Quando são bem evidentes, em geral não deixam dúvidas, mas inicialmente podem não ser facilmente detectadas. É importante lembrar sempre que sintomas mais inespecíficos podem estar relacionados a baixo débito sistêmico e insuficiência cardíaca, como dor abdominal e sintomas gastrointestinais, desconforto respiratório, palidez cutânea, etc.

Em um atendimento em sala de emergência, a avaliação inicial sistematizada e objetiva tem como consequência a melhora na qualidade do atendimento prestado, permitindo concentrar atenção e esforços aos pacientes críticos e poupar recursos nos casos mais leves, levando à melhora da qualidade e dos resultados do serviço.

AVALIAÇÃO PRIMÁRIA

O triângulo de avaliação pediátrica (TAP) (Quadro 15.1) é a ferramenta mais difundida e de fácil aplicação. Ela visa avaliar a criança sob três aspectos: cor, nível de consciência e esforço respiratório. Qualquer alteração em um desses aspectos avaliados leva à necessidade de atendimento rápido, em um ambiente preparado para urgências/emergências.

QUADRO 15.1 Triângulo de avaliação pediátrica

	Impressão inicial
Consciência	Não responde, irritável, alerta
Respiração	Dificuldade para respirar, ausência de respiração regular, sons anormais
Cor	Cianose, palidez, moteamento

Dentro do contexto da cardiologia pediátrica, não existe um escore específico que considere a cardiopatia de base como fator prognóstico e/ou de morbidade e mortalidade. A utilização de ferramentas desenvolvidas para a pediatria é adequada desde que se leve em consideração o contexto da doença de base e suas implicações. Sendo assim, é importante entender as alterações hemodinâmicas e as possíveis repercussões que ela possa causar.

A princípio, o nível de consciência deve ser avaliado na cardiopatia congênita da mesma forma que na população pediátrica em geral. Irritabilidade ou sonolência excessiva devem ser encarados como emergências e abordados prontamente.

No entanto, o padrão respiratório na cardiologia pediátrica merece algumas considerações específicas. Cardiopatias que cursam com hiperfluxo pulmonar (comunicação interatrial, comunicação interventricular, defeito do septo atrioventricular, persistência do canal arterial, entre outras) podem gerar graus variados de desconforto respiratório, que pode ser até bem tolerado pelo paciente. É importante avaliar piora em relação ao padrão basal do paciente e atentar para possível piora de origem hemodinâmica, mas também respiratória. Já partindo para a avaliação secundária, uma radiografia de tórax e dosagem de peptídeo natriurético do tipo B (BNP) podem ser úteis na diferenciação entre origem pulmonar ou cardiológica da dispneia.

A coloração da pele também merece ressalvas na nossa população. Existe um amplo espectro de doenças que cursam com graus variados de cianose basal, entre elas cardiopatias univentriculares, transposição das grandes artérias, tetralogia de Fallot e diversas outras; por isso, a presença isolada de cianose não necessariamente representa uma urgência. Novamente, deve-se recorrer ao padrão de cianose e saturação basal para estratificar o risco da criança. Pioras agudas da cianose sempre devem ser motivo de preocupação e pronto atendimento. Algumas cardiopatias que cursam com insuficiência cardíaca congestiva, seja por hiperfluxo pulmonar, seja por falência miocárdica, também podem apresentar coloração mais pálida da pele. A avaliação de temperatura e sudorese de extremidades é de extrema importância para classificar uma possível descompensação.

AVALIAÇÃO SECUNDÁRIA

Nesse segundo momento de avaliação de pacientes potencialmente graves, preconiza-se monitoração contínua do paciente, além de tentativa de acesso venoso periférico. O mnemônico MOV (monitoração, oxigênio suplementar, veia) deve ser aplicado a todos os pacientes que apresentaram alguma alteração na avaliação primária.

Na monitoração dos pacientes cardiológicos deve ser preconizado o monitor de eletrocardiograma, para identificação precoce de possíveis distúrbios de ritmo. O eletrocardiograma de 12 derivações pode ser realizado, mas não deve atrasar os demais cuidados, podendo ser deixado para um segundo momento. Os valores de frequência cardíaca variam conforme a idade, sendo apresentados na Tabela 15.1. É importante ressaltar a maior prevalência de alterações de ritmo na população dos cardiopatas e, por isso, a pronta monitoração cardíaca deve ser uma prioridade. As alterações de ritmo serão abordadas em capítulo específico.

TABELA 15.1 Frequência cardíaca conforme a idade

Idade	FC em vigília	Média	FC no sono
RN-3 meses	85-205	140	80-160
3 meses-2 anos	100-190	130	75-160
2 anos-10 anos	60-140	80	60-90
> 10 anos	60-100	75	50-90

FC: frequência cardíaca; RN: recém-nascido. A oximetria de pulso é uma ferramenta de monitoração do percentual de hemoglobina saturada com oxigênio (SpO_2). Relembrando os cuidados na interpretação já expostos na parte de cianose, é importante ressaltar também a necessidade de uma curva adequada para interpretação.

Outro aspecto que deve ser aferido precocemente é a pressão arterial. Sabe-se que, de forma geral, a pressão arterial nas crianças é um dos últimos aspectos a descompensar, porém algumas ressalvas são importantes na nossa população. Pressões com diferenciais sistólicos e diastólicos grandes, com pressão diastólica muito baixa, geralmente indicam cardiopatias com roubo de fluxo (persistência do canal arterial, colaterais sistêmico-pulmonares, insuficiência aórtica, cirurgia de Blalock-Taussig modificada). Nesses casos, não deve se considerar a pressão arterial média como valor de referência e, em vez disso, atentar-se ao valor da pressão sistólica, tomando medidas para tentar controlar o roubo de fluxo. Por outro lado, pressões arteriais com diferenciais muito baixos entre os valores sistólico e diastólico podem indicar condições como estenose aórtica. Por último, assim que possível, deve-se tentar uma pressão em quatro membros, pois gradientes de pressão entre membros superiores e inferiores podem indicar obstruções como coarctação de aorta ou interrupção do arco aórtico. A Tabela 15.2 mostra os valores de referência para definição de hipotensão.

TABELA 15.2 Definição de hipotensão arterial por pressão sistólica e idade

Idade	Pressão arterial sistólica
Neonatos a termo	< 60 mmHg
1-12 meses de vida	< 70 mmHg
1-10 anos	< 70 + (idade em anos x2) mmHg
> 10 anos	< 90 mmHg

Outro aspecto da avaliação secundária é uma história dirigida, buscando fatores precipitantes. O mnemônico SAMPLE ajuda a pontuar os fatores mais importantes:

- S – sinais e sintomas (atentar para piora de sintomas em relação ao quadro clínico basal).
- A – alergias.
- M – medicações (atentar para medicações de uso contínuo, posologia e administração correta).
- P – passado médico (cardiopatia de base, antecedentes cirúrgicos, programação de próximas intervenções, complicações prévias).
- L – líquidos/última refeição (atentar para pacientes com diarreia e vômitos, sem aceitação alimentar e usando diuréticos).
- E – eventos (início súbito ou gradual).

Na avaliação secundária também é importante realizar um exame físico direcionado. A seguir, serão ressaltados aspectos particulares dos pacientes com cardiopatia congênita a serem ponderados.

Já na inspeção é importante a avaliação do precórdio, que pode estar hiperdinâmico, com *ictus* visível e desviado e ainda apresentar cicatrizes cirúrgicas. Essa rápida avaliação já permite ponderar sobre uma possível insuficiência cardíaca descompensada.

Na ausculta cardíaca a presença de sopro é muito comum na cardiologia pediátrica, porém é importante uma descrição desse sopro, pois mudanças nas suas características podem indiciar mudança do quadro, como piora de sopros ejetivos indicando possível piora de obstruções, ou ausência de sopro na tetralogia de Fallot, indício de crise de hipóxia.

Outro aspecto muito importante é a avaliação das extremidades. Temperatura, tempo de perfusão, qualidade e simetria dos pulsos são indícios de instabilidade hemodinâmica.

Por último, exames complementares devem ser solicitados para estratificação de risco, definição de etiologia e programação de tratamento. Ressaltam-se alguns exames que são válidos no contexto da cardiologia pediátrica:

- Gasometria arterial: permite uma adequada avaliação da oxigenação arterial, além de avaliação sobre ventilação e troca gasosa. Permite identificar acidose ou alcalose tecidual e instituir medidas para tratá-las.
- Lactato arterial: avaliação da micro-hemodinâmica e perfusão tecidual.
- Gasometria venosa central: permite avaliação da saturação venosa central. Deve-se ressaltar que, nos pacientes com cianose crônica, não se pode usar o mesmo valor de referência na sua intrepretação.
- BNP: permite distinguir dispneias de origem respiratória ou cardiológica.
- Função renal e eletrólitos: nos pacientes em uso de diuréticos (como furosemida, espironolactona, hidroclorotiazida) e inibidores da enzima cardioversora de angiotensina II (como captopril), são importantes para avaliação de gravidade, presença

de distúrbio de eletrólitos e necessidade de descontinuação dos medicamentos se houver alterações muito graves.

- Radiografia de tórax: permite estimar área cardíaca e realizar avaliação de fluxo pulmonar (congestão ou hipofluxo).
- Eletrocardiograma: permite identificação de alterações de ritmo, que serão abordadas em capítulo específico.
- Ecocardiograma: permite avaliação da função miocárdica, avaliação de defeitos cardíacos, avaliação de insuficiências valvares, avaliação de derrame pericárdico e avaliação indireta de volemia, entre diversas outras informações úteis no manejo do paciente.

Outros exames complementares devem ser pedidos conforme direcionamento da história clínica e exame físico.

Por fim, é importante realizar avaliações e reavaliações de forma sistemática para detecção precoce de deterioração clínica.

REFERÊNCIAS BIBLIOGRÁFICAS

1. Van der Bom T, Zomer AC, Zwinderman AH, Meijboom FJ, Bouma BJ, Mulder BJ. The changing epidemiology of congenital heart disease. Nat Rev Cardiol. 2011;8(1):50-60.
2. Van der Linde D, Konings EE, Slager MA, Witsenburg M, Helbing WA, Takkenberg JJ, Roos-Hesselink JW. Birth prevalence of congenital heart disease worldwide: a systematic review and meta-analysis. J Am Coll Cardiol. 2011;58(21):2241-7.
3. Pavan J, Garth M. Congenital heart disease in pediatric patients: recognizing the undiagnosed and managing complications in the emergency department. Pediatr Emerg Med Pract. 2016; 13(5).
4. Dahine J, Hébert PC, Ziegler D, Chenail N, Ferrari N, Hébert R. Practices in triage and transfer of critically ill patients: a qualitative systematic review of selection criteria. Crit Care Med. 2020 Nov;48(11):e1147-e1157.
5. Khoury M, Kavey RW, St Pierre J, McCrindle BW. Incorporating risk stratification into the practice of pediatric preventive cardiology. Can J Cardiol. 2020 Sep;36(9):1417-28. doi: 10.1016/j.cjca.2020.06.025. Epub 2020 Jul 14.
6. Balamuth F, Schlapbach LJ. Paediatric patient stratification in the emergency department. Lancet Child Adolesc Health. 2020;4(8):557-8.
7. Baracat ECE. Protocolos de triagem e classificação de risco em emergência pediátrica. Rev Paul Pediatr. 2016;34(3):249-50.
8. Teheux L, Verlaat CW, Lemson J, Draaisma JMT, Fuijkschot J. Risk stratification to improve Pediatric Early Warning Systems: it is all about the context. Eur J Pediatr. 2019;178:1589-96.
9. Horeczko T, Park JK, Mann C, Milazzo A. Pediatric Emergency Department Study of Cardiac Risk in the Novel Patient (PED SCReeN), Pediatr Emerg Care. 2017;33(10):e79-e86.
10. Macicek SM, Macias CG, Jefferies JL, Kim JJ, Price JF. Acute heart failure syndromes in the pediatric emergency department. Pediatrics. 2009;124(5):e898-e904.
11. Ebrahimi M, Mirhaghi A, Najafi Z, Shafaee H, Hamechizfahm Roudi M. Are pediatric triage systems reliable in the Emergency Department? Emerg Med Int. 2020 Jul 10;2020:9825730.
12. Mick NW, Williams RJ. Pediatric cardiac arrest resuscitation. Emerg Med Clin North Am. 2020 Nov;38(4):819-39.

13. Ciccone EJ, Tilly AE, Chiume M, Mgusha Y, Eckerle M, Namuku H, et al. Lessons learned from the development and implementation of an electronic paediatric emergency and acute care database in Lilongwe, Malawi. BMJ Glob Health. 2020 Jul;5(7):e002410.
14. Maconochie IK, Aickin R, Hazinski MF, Atkins DL, Bingham R, Couto TB, et al.; Pediatric Life Support Collaborators. 2020 International Consensus on Cardiopulmonary Resuscitation and Emergency Cardiovascular Care Science with Treatment Recommendations. Pediatrics. 2020 Oct 21:e2020038505B.
15. Menon K, Schlapbach LJ, Akech S, Argent A, Chiotos K, Chisti MJ, et al. Pediatric Sepsis Definition-A Systematic Review Protocol by the Pediatric Sepsis Definition Taskforce. Crit Care Explor. 2020 Jun 11;2(6):e0123.
16. Rohit M, Kasinadhuni G. Management of arrhythmias in Pediatric Emergency. Indian J Pediatr. 2020 Apr;87(4):295-304.
17. Topjian AA, de Caen A, Wainwright MS, Abella BS, Abend NS, Atkins DL, et al. Pediatric Post--Cardiac Arrest Care: A Scientific Statement from the American Heart Association. Circulation. 2019 Aug 6;140(6):e194-e233.

16 Abordagem do recém-nascido com cardiopatia na sala de parto

Juliana Zoboli Del Bigio
Ana Paula Andrade Telles
Camila Lúcia Dedivitis Tiossi Wild

APÓS LER ESTE CAPÍTULO, VOCÊ ESTARÁ APTO A:

- Reconhecer a indicação e a importância da realização de ecocardiograma fetal.
- Identificar as cardiopatias fetais com potencial risco de instabilidade hemodinâmica na sala de parto.
- Reconhecer quais as cardiopatias dependentes de canal arterial (uso da prostaglandina E1).
- Reconhecer quais cardiopatias necessitam de intervenção clínica e cirúrgica urgente.

INTRODUÇÃO

O diagnóstico pré-natal de defeitos cardíacos congênitos é um processo complexo e que envolve inicialmente uma suspeita diagnóstica durante a realização da ultrassonografia obstétrica e, consequentemente, um ecocardiograma fetal e o acompanhamento com a cardiologia pediátrica.

Os avanços na imagem (ultrassonografia e ecocardiograma fetal) durante o pré-natal e o aumento da experiência em cardiologia fetal proporcionam atualmente melhor definição do sistema cardiovascular fetal[1]. A ecocardiograma fetal é capaz de obter detalhes das alterações estruturais e hemodinâmicas de fetos com cardiopatia congênita (CC). Exames sequenciais durante a gestação podem prever a evolução da doença no útero e durante a transição para o período pós-natal no momento do parto. Esta abordagem permite um aconselhamento pré-natal detalhado e permite o planejamento para definir o manejo perinatal, selecionando os fetos com risco de desenvolver instabilidade e que podem exigir um plano de atendimento especializado[2,3].

O diagnóstico pré-natal e o tratamento da CC crítica demonstraram desempenhar um papel importante na melhora dos resultados dos recém-nascidos com essas condições, permitindo estabilização da doença antes da cirurgia cardíaca e reduzindo a morbidade[4-9], incluindo o risco de insultos neurológicos perioperatórios[10]. Apesar das evidências de que o diagnóstico fetal melhorou o resultado de algumas CC, formas críticas ainda podem estar associadas à morbidade e mortalidade significativas causadas por instabilidade que ocorre após o nascimento, muitas vezes logo após a separação da circulação placentária[11]. Portanto, a avaliação pré-natal da gravidade da lesão e as recomendações na sala de parto específicas para doenças tornam-se necessárias para um melhor cuidado desses pacientes, evitando, assim, atrasos no tratamento. O manejo perinatal de recém-nascidos com um diagnóstico pré-natal de CC requer uma estreita colaboração entre obstetrícia, serviços neonatais e de cardiologia, e uma rede bem delineada com comunicação entre a maternidade e o centro terciário pediátrico.

EPIDEMIOLOGIA

No Brasil, estimam-se 28.846 novos casos de cardiopatias congênitas a cada ano. Entretanto, as notificações relacionadas às malformações congênitas do aparelho circulatório notificadas no Sistema Único de Saúde (SUS) e na saúde suplementar indicam a incidência de 0,06%, ou seja, aproximadamente 1.680 casos por ano, refletindo que a real incidência ainda é desconhecida, possivelmente porque o diagnóstico não é realizado[12].

ECOCARDIOGRAMA FETAL

O exame pode ser realizado no primeiro trimestre gestacional, por via tanto transvaginal como transabdominal. Entretanto, é a partir da 18ª semana de gestação, até o termo, que todas as alterações estruturais ou funcionais do coração fetal podem ser identificadas.

As indicações de ecocardiograma fetal são[13]:

- Translucência nucal aumentada no primeiro trimestre.
- Detecção ou suspeita de alterações cardíacas à ultrassonografia obstétrica.
- Presença de alterações do ritmo cardíaco.
- Presença de fatores de risco materno-familiar para cardiopatias.
- Cariótipo alterado.
- Diabete materno.

- Lúpus eritematoso sistêmico ou outra colagenose materna.
- Exposição a agentes teratogênicos.
- Uso materno de indometacina, aspirina, anti-inflamatórios e outros medicamentos que interfiram no metabolismo da prostaglandina.
- Anormalidades extracardíacas detectadas à ultrassonografia obstétrica.
- História de perdas fetais anteriores.
- Retardo do crescimento intrauterino.
- Oligodrâmnio ou polidrâmnio.
- Hidropsia fetal não imunológica.
- Idade materna avançada.
- Uso materno de substâncias com potencial efeito deletério sobre o coração fetal (álcool, fumo e drogas com ação sobre o sistema nervoso central).
- Infecções virais ou parasitárias maternas.

CLASSIFICAÇÃO

A abordagem inicial em sala de parto depende do risco de instabilidade hemodinâmica ao nascimento ou nos primeiros dias de vida, previsto pelo ecocardiograma fetal.

A maioria das CC é bem tolerada no período intrauterino, não apresentando risco de instabilidade hemodinâmica ao nascimento ou nos primeiros dias de vida, e não requer cuidados de parto especializados. Contudo, algumas CC críticas apresentam risco aumentado de instabilidade hemodinâmica após o parto e podem requerer manutenção da patência dos *shunts* fetais e/ou intervenção[2].

As CC podem ser divididas em três categorias principais, de acordo com o risco previsto de tratamento hemodinâmico e instabilidade ao nascimento: CC sem risco de instabilidade hemodinâmica durante ou imediatamente após o parto ou no período neonatal; CC com risco mínimo de instabilidade hemodinâmica; e CC com alto risco de instabilidade[14].

Cardiopatia Congênita sem Risco Previsto de Instabilidade Hemodinâmica ao Nascimento

Este grupo inclui lesões com *shunt* da esquerda para a direita, como defeitos do septo ventricular, defeito do septo atrial, defeitos septais atrioventriculares e anormalidades valvares leves. Lesões de *shunt* esquerda-direita frequentemente se tornam hemodinamicamente instáveis semanas após o nascimento, quando a diminuição da resistência vascular pulmonar causa significativo aumento do *shunt* esquerda-direita e sobrecarga pulmonar associada[15]. Da mesma forma, as crianças diagnosticadas com anomalia discreta de válvula isolada e função cardíaca normal permanecem estáveis após o nascimento. Estas condições não requerem cuidados especializados no momento do parto, e os bebês muitas vezes podem ser encaminhados para centros habituais de nascimento.

Cardiopatia Congênita com Risco Mínimo de Instabilidade Hemodinâmica ao Nascimento

Este grupo inclui principalmente as CC que dependem da permeabilidade do canal arterial (CA) para manutenção da circulação sistêmica ou pulmonar após o nascimento. O canal arterial geralmente não fecha imediatamente ao nascimento, mas após 12 a 72 horas[16], e, portanto, esses bebês não apresentam instabilidade na sala de parto ou no período perinatal imediato. Nestes casos, pode ser administrada a terapia com prostaglandina E1 para manutenção da permeabilidade ductal. Após estabilização inicial, o transporte do recém-nascido para o centro cardíaco de cuidados terciários para intervenção antecipada e/ou cirurgia deve ser programado.

A previsão da necessidade de manter pérvio o canal arterial após o nascimento pode ser difícil, mas existem vários critérios disponíveis (Tabela 16.1)[14]. Em caso de obstrução do trato de saída pulmonar, como estenose ou atresia pulmonar crítica, atresia ou estenose severa da válvula tricúspide, com ou sem um pequeno defeito do septo ventricular, ou tetralogia de Fallot (T4F) grave, os seguintes achados mostraram-se preditores bastante confiáveis da necessidade de perviedade do CA além de cianose significativa, com necessidade de intervenção neonatal para melhorar o fluxo sanguíneo pulmonar após o nascimento:

- Fluxo invertido no ducto arterioso, descrito como fluxo da aorta para a artéria pulmonar pelo ducto[17,18].
- Orientação invertida do CA, definida como o ângulo de junção entre o *ductus arteriosus* e a aorta sendo menor que 90°[19].
- Escore Z de valva pulmonar menor que 3 medido após 16 semanas de gestação (em casos de TF)[20].

Nos casos de obstrução à circulação sistêmica, a inadequação do coração esquerdo para manter a saída sistêmica após o nascimento pode ser prevista com base nos seguintes achados:

- Fluxo invertido através do forame oval (FO), definido como fluxo direcionado do átrio esquerdo para o átrio direito[17,21].
- Reversão do fluxo sistólico no arco aórtico transverso distal, implicando a perfusão do arco aórtico pelo ducto arterioso[17,21].

Cardiopatia Congênita com Alto Risco de Instabilidade Hemodinâmica ao Nascimento

Este grupo inclui defeitos cardíacos que requerem estabilização imediata após o nascimento com intervenção no período perinatal imediato. Fetos com estas condições devem nascer em hospital com neonatologia e cardiologia pediátrica, de preferência no local, com acesso rápido a um serviço de cateterismo cardíaco intervencionista e cirurgia cardíaca. Exemplos de CC nessa categoria incluem síndrome da hipoplasia do coração esquerdo (SHCE) com forame oval restritivo ou fechado, transposição das grandes artérias (d-TGA), arritmias não controladas, bloqueio cardíaco completo, T4F com válvula pulmonar ausente e risco para obstrução das vias aéreas ou com hidropsia grave, anomalia de Ebstein com hidropsia e drenagem anômala das veias pulmonares[14].

Na SHCE, a presença dos seguintes achados aumenta a probabilidade de necessidade de intervenção para abrir o septo atrial ao nascimento:

- Relação entre o fluxo da veia pulmonar para a frente e o fluxo reverso menor que 3 (em que o fluxo pulmonar é expresso como integral velocidade-tempo)[5].
- Falta de vasorreatividade no ramo fetal da artéria pulmonar durante o teste de hiperoxigenação materna realizado no terceiro trimestre.

Em fetos com d-TGA, as características ecocardiográficas específicas do *septum primum* demonstraram ter alta especificidade para predizer a necessidade de septostomia atrial, embora a especificidade não seja adequada[22]:

- Ângulo do *septum primum* menor que 30° ao septo atrial[23].
- Curvamento do *septum primum* no átrio esquerdo maior que 50%[19].
- Falta de movimento normal de balanço do *septum primum*[23].
- Hipermobilidade do *septum primum*[24].

Dado que o valor preditivo desses achados em relação à necessidade de urgência da septostomia atrial em d-TGA ainda é limitado, é razoável considerar que todos os fetos com d-TGA estão em risco de instabilidade hemodinâmica ao nascimento e, portanto, recomenda-se que todos os fetos com d-TGA nasçam em um hospital com acesso rápido a um cirurgião cardíaco pediátrico capaz de realizar uma septostomia, se necessário.

Atualmente, existem dados limitados disponíveis para orientar as decisões relativas ao local de nascimento de doenças raras complexas que se considera estarem em risco de morte e mau prognóstico neonatal por comorbidade pulmonar, insuficiência cardíaca e/ou comprometimento do débito cardíaco, como T4F com válvula pulmonar ausente, anomalia de Ebstein complexa e grave. Entretanto, pela rápida deterioração que pode acontecer nessas condições no período perinatal[25], é prudente realizar o parto em um ambiente que disponha de acesso imediato a equipes especializadas, incluindo neonatologia, cardiologia pediátrica e cirurgia cardiotorácica, se houver qualquer evidência pré-natal de comprometimento fetal.

TABELA 16.1

Cardiopatia congênita	Achados ecocardiográficos	Recomendações
Dependente de canal arterial	▪ Circulação pulmonar dependente do canal: 1) Fluxo aortopulmonar pelo canal 2) Fluxo reverso pelo canal ▪ Circulação sistêmica dependente do canal: 1) Fluxo esquerda-direita pelo forame	Rotina de sala de parto Iniciar prostaglandina E1
Síndrome do coração hipoplásico esquerdo com forame oval restritivo ou septo atrial intacto	▪ Relação entre o fluxo da veia pulmonar para a frente e o fluxo reverso menor que 3 (em que o fluxo pulmonar é expresso como integral velocidade-tempo) ▪ Falta de vasorreatividade no ramo fetal da artéria pulmonar durante o teste de hiperoxigenação materna realizado no terceiro trimestre	Plano para possibilidade de intervenção urgente para descomprimir átrio esquerdo (cateterismo com balão ou *stent*/cirurgia)
Transposição de grandes artérias	▪ Ângulo do *septum primum* menor que 30° ao septo atrial ▪ Curvamento do *septum primum* no átrio esquerdo maior que 50% ▪ Falta de movimento normal de balanço do *septum primum* ▪ Hipermobilidade do *septum primum*	Plano para realizar septostomia atrial com balão urgente, se possível em sala de parto ou na UTI neonatal Iniciar prostaglandina
Tetralogia de Fallot com atresia de valva pulmonar	▪ Achados sugestivos de enfisema pulmonar lobar em imagem de ressonância magnética	Ventilação especializada Considerar ECMO
Anomalia de Ebstein	▪ Hidropsia fetal ▪ Arritmias não controladas	Considerar medidas precoces para diminuir resistência pulmonar, tratamento de arritmias, suporte cardíaco
Drenagem anômala total de veias pulmonares	▪ Veia descompressiva abaixo do diafragma ▪ Fluxo acelerado na veia descompressiva	Considerar ECMO
Taquiarritmias	▪ Frequência cardíaca acelerada ▪ Função cardíaca diminuída ▪ Efusão pericárdica/hidropsia fetal	Se idade gestacional adequada, considerar iniciar precocemente terapia de cardioversão elétrica ou química em sala de parto, se possível
Bloqueio cardíaco completo	▪ Escore cardiovascular < 7 ▪ Taxa ventricular muito baixa ▪ Diminuição da função cardíaca/fibroelastose endocardíaca ▪ Hidropsia fetal	Considerar início precoce de medicamentos cronotrópicos ou colocação de marca-passo

ECMO: oxigenação por membrana extracorpórea.

PLANO DE PARTO

A determinação do local do parto pode depender da disponibilidade de uma unidade cardíaca pediátrica nas proximidades. Em algumas regiões onde o número de centros cardíacos é limitado, estratégias devem ser desenvolvidas para planejar com segurança o manejo perinatal desses pacientes com risco de instabilidade hemodinâmica, evitando seu transporte integrando o local do parto com o local de internação e intervenção cardíaca.

Na ausência de indicações fetais ou maternas para o parto precoce, as vantagens potenciais de um parto eletivo após o termo de fetos com CC devem ser cuidadosamente consideradas (Tabela 16.2)[14].

Dois estudos retrospectivos concluíram que o trabalho de parto é seguro para fetos com CC na maioria dos casos[26,27], mas o impacto sobre os resultados funcionais e de desenvolvimento neurológico a longo prazo é desconhecido.

CONCLUSÕES

O diagnóstico pré-natal de cardiopatia congênita grave tem a finalidade de garantir uma melhor condição pré-operatória, com redução da morbidade, incluindo hipoxemia

TABELA 16.2

Definição	CC	Recomendação	Recomendação para sala de parto
CC com cuidados paliativos	CC com anormalidades cromossômicas graves/fatal ou doença multissistêmica	Providenciar apoio familiar; serviços de cuidados paliativos Parto normal	—
CC sem risco de instabilidade hemodinâmica na sala de parto ou nos primeiros dias de vida	Defeito de septo ventricular; defeito de septo atrioventricular; tetralogia de Fallot de boa anatomia	Avaliação por cardiologista hospitalar ou ambulatorial Parto normal	Rotina de sala de parto Avaliação neonatal
CC com risco mínimo de instabilidade hemodinâmica em sala de parto, exigindo cateterização/cirurgia pós-natal	Cardiopatias dependentes do canal arterial: - Síndrome do coração hipoplásico esquerdo; coarctação grave; estenose aórtica grave; interrupção do arco aórtico; atresia pulmonar/septo ventricular intacto; tetralogia de Fallot	Considerar indução de parto próximo ao termo Parto em centro com UTI neonatal e cardiologista disponível	Neonatologista presente em sala de parto Iniciar infusão de prostaglandina quando indicado Transporte para cateterização/cirurgia

(continua)

TABELA 16.2 *(continuação)*

Definição	CC	Recomendação	Recomendação para sala de parto
CC com provável instabilidade hemodinâmica em sala de parto requerendo cuidados especializados imediatos para estabilização	Transposição de grandes artérias sem defeito de septo atrioventricular; arritmias graves; bloqueio atrioventricular total	Indução do parto com 38-39 semanas. Considerar cesariana, se necessário para melhor dinâmica de cuidados do RN Parto em hospitais que executam cuidados rápidos, incluindo procedimentos necessários para estabilização	Neonatologista e cardiologista em sala de parto, incluindo todos os equipamentos necessários Plano de intervenção conforme diagnóstico Plano de transporte de urgência quando indicado para centro com cardiologista/UTI neonatal
CC com esperada instabilidade hemodinâmica logo ao nascimento, com necessidade de cateterização imediata ou cirurgia na sala de parto para sobrevida	Síndrome do coração hipoplásico esquerdo com FO restritivo ou septo atrial intacto Transposição de grandes artérias com FO restritivo ou septo atrial intacto Drenagem anômala total de veias pulmonares com CA fechado Anomalia de Ebstein com hidropsia Tetralogia de Fallot com atresia de valva pulmonar e obstrução vias aéreas Arritmias graves com hidropsia Bloqueio atrioventricular total com bradicardia Fibroelastose endocardíaca com/sem hidropsia	Cesariana com 38-39 semanas com necessidade de neonatologista e cardiologista em sala de parto	Centros especializados em neonatologia/cardiologia pediátrica Plano de intervenção conforme diagnóstico, podendo incluir cateterismo, cirurgia ou ECMO

CC: cardiopatia congênita; ECMO: oxigenação por membrana extracorpórea; FO: forame oval.

neonatal, necessidade de tratamento invasivo, suporte respiratório e acidose metabólica, e um aumento da sobrevida em defeitos selecionados, incluindo SHCE e d-TGA. Além disso, a detecção da CC intraútero permite um melhor aconselhamento dos pais e planejamento do parto, especialmente quando há necessidade de uma urgente intervenção pós-natal. O manejo perinatal deve ser adaptado às necessidades específicas da mãe e do feto e deve incluir decisões relativas à localização, idade gestacional e via de parto, que, em geral, deve minimizar o risco de parto precoce ou operatório.

A colaboração entre serviços especializados em obstetrícia, pediatria e cardiologia pediátrica, visando ao planejamento do parto com uma atenção cuidadosa ao manejo perinatal, pode melhorar o estado perinatal de recém-nascidos com potencial de melhora tanto na sobrevida quanto no resultado funcional e neurodesenvolvimento a longo prazo.

REFERÊNCIAS BIBLIOGRÁFICAS

1. Allan LD, Sharland GK, Milburn A, Lockhart SM, Groves AM, Anderson RH, et al. Prospective diagnosis of 1,006 consecutive cases of congenital heart disease in the fetus. J Am Coll Cardiol. 1994;23:1452-8.
2. Donofrio MT, Moon-Grady AJ, Hornberger LK, Copel JA, Sklansky MS, Abuhamad A, et al.; American Heart Association Adults with Congenital Heart Disease Joint Committee of the Council on Cardiovascular Disease in the Young and Council on Clinical Cardiology, Council on Cardiovascular Surgery and Anesthesia, and Council on Cardiovascular and Stroke Nursing. Diagnosis and treatment of fetal cardiac disease: a scientific statement from the American Heart Association. Circulation. 2014;129:2183-242.
3. Brown KL, Sullivan ID. Prenatal detection for major congenital heart disease: a key process measure for congenital heart networks. Heart. 2014;100:359-60.
4. Tworetzky W, McElhinney DB, Reddy VM, Brook MM, Hanley FL, Silverman NH. Improved surgical outcome after fetal diagnosis of hypoplastic left heart syndrome. Circulation. 2001;103:1269-73.
5. Divanović A, Hor K, Cnota J, Hirsch R, Kinsel-Ziter M, Michelfelder E. Prediction and perinatal management of severely restrictive atrial septum in fetuses with critical left heart obstruction: clinical experience using pulmonary venous Doppler analysis. J Thorac Cardiovasc Surg. 2011;141:988-94.
6. Tzifa A, Barker C, Tibby SM, Simpson JM. Prenatal diagnosis of pulmonary atresia: impact on clinical presentation and early outcome. Arch Dis Child Fetal Neonatal Ed. 2007;92:F199-203.
7. Franklin O, Burch M, Manning N, Sleeman K, Gould S, Archer N. Prenatal diagnosis of coarctation of the aorta improves survival and reduces morbidity. Heart. 2002;87:67-9.
8. Eapen RS, Rowland DG, Franklin WH. Effect of prenatal diagnosis of critical left heart obstruction on perinatal morbidity and mortality. Am J Perinatol. 1998;15:237-42.
9. Kumar RK, Newburger JW, Gauvreau K, Kamenir SA, Hornberger LK. Comparison of outcome when hypoplastic left heart syndrome and transposition of the great arteries are diagnosed prenatally versus when diagnosis of these two conditions is made only postnatally. Am J Cardiol. 1999;83:1649-53.
10. Kipps AK, Feuille C, Azakie A, Hoffman JI, Tabbutt S, Brook MM, Moon-Grady AJ. Prenatal diagnosis of hypoplastic left heart syndrome in current era. Am J Cardiol 2011;108:421-7.
11. Donofrio MT, Levy RJ, Schuette JJ, Skurow-Todd K, Sten MB, Stallings C, et al. Specialized delivery room planning for fetuses with critical congenital heart disease. Am J Cardiol. 2013;111:737-47.
12. Brasil. Ministério da Saúde. Secretaria de Ciência, Tecnologia e Insumos Estratégicos. Departamento de Ciência e Tecnologia. Síntese de evidências para políticas de saúde: diagnóstico precoce de cardiopatas congênitas/Ministério da Saúde, Secretaria de Ciência, Tecnologia e Insumos Estratégicos, Departamento de Ciência e Tecnologia. Brasília: Ministério da Saúde; 2017. 44 p: il.
13. Diretriz para Indicações e Utilização da Ecocardiografia na Prática Clínica. Arq Bras Cardiol. 2004;82(suplemento II).
14. Sanapo L, Moon-Grady AJ, Donofrio MT. Perinatal and delivery management of infants with congenital heart disease. Clin Perinatol. 2016 Mar;43(1):55-71.
15. Rudolph AM. The fetal circulation and postnatal adaptation. In: Rudolph AM, editor. Congenital diseases of the heart: clinical-physiological considerations. Armonk (NY): Futura Publishing Company; 2001. p.3-44.
16. Lim MK, Hanretty K, Houston AB, Lilley S, Murtagh EP. Intermittent ductal patency in healthy newborn infants: demonstration by colour Doppler flow mapping. Arch Dis Child. 1992;67:1217-8.
17. Berning RA, Silverman NH, Villegas M, Sahn DJ, Martin GR, Rice MJ. Reversed shunting across the ductus arteriosus or atrial septum in utero heralds severe congenital heart disease. J Am Coll Cardiol. 1996;27:481-6.

18. Quartermain MD, Glatz AC, Goldberg DJ, Cohen MS, Elias MD, Tian Z, Rychik J. Pulmonary outflow tract obstruction in fetuses with complex congenital heart disease: predicting the need for neonatal intervention. Ultrasound Obstet Gynecol. 2013;41:47-53.
19. Hinton R, Michelfelder E. Significance of reverse orientation of the ductus arteriosus in neonates with pulmonary outflow tract obstruction for early intervention. Am J Cardiol. 2006;97:716-9.
20. Arya B, Levasseur SM, Woldu K, Glickstein JS, Andrews HF, Williams IA. Fetal echocardiographic measurements and the need for neonatal surgical intervention in tetralogy of Fallot. Pediatr Cardiol. 2014;35:810-6.
21. Mäkikallio K, McElhinney DB, Levine JC, Marx GR, Colan SD, Marshall AC, et al. Fetal aortic valve stenosis and the evolution of hypoplastic left heart syndrome: patient selection for fetal intervention. Circulation. 2006;113:1401-5.
22. Donofrio MT, Skurow-Todd K, Berger JT, McCarter R, Fulgium A, Krishnan A, Sable CA. Risk-stratified postnatal care of newborns with congenital heart disease determined by fetal echocardiography. J Am Soc Echocardiogr. 2015;28(11):1339-49.
23. Jouannic JM, Gavard L, Fermont L, Le Bidois J, Parat S, Vouhé PR, et al. Sensitivity and specificity of prenatal features of physiological shunts to predict neonatal clinical status in transposition of the great arteries. Circulation. 2004;110:1743-6.
24. Punn R, Silverman NH. Fetal predictors of urgent balloon atrial septostomy in neonates with complete transposition. J Am Soc Echocardiogr. 2011;24:425-30.
25. Freud LR, Escobar-Diaz MC, Kalish BT, Komarlu R, Puchalski MD, Jaeggi ET, et al. Outcomes and predictors of perinatal mortality in fetuses with Ebstein anomaly or tricuspid valve dysplasia in the current era: a multi-center study. Circulation. 2015;132(6):481-9.
26. Walsh CA, MacTiernan A, Farrell S, Mulcahy C, McMahon CJ, Franklin O, et al. Mode of delivery in pregnancies complicated by major fetal congenital heart disease: a retrospective cohort study. J Perinatol. 2014;34:901-5.
27. Reis PM, Punch MR, Bove EL, van de Ven CJ. Obstetric management of 219 infants with hypoplastic left heart syndrome. Am J Obstet Gynecol. 1998;179:1150-4.

17 Baixo débito cardíaco

Solange Coppola Gimenez

APÓS LER ESTE CAPÍTULO, VOCÊ ESTARÁ APTO A:
• Reconhecer quadro de baixo débito cardíaco.
• Fazer diagnóstico clínico laboratorial.
• Reconhecer as principais causas de baixo débito.
• Tratar baixo débito.

INTRODUÇÃO

Baixo débito cardíaco é a manifestação clínica do desbalanço entre oferta e consumo de oxigênio pelo miocárdio levando à incapacidade de manter as funções vitais do organismo[1]. Na população pediátrica, o baixo débito geralmente está relacionado às cardiopatias congênitas e às miocardiopatias.

Nas miocardiopatias, podemos ter o quadro de baixo débito, relacionado aos quadros agudos (miocardite) ou descompensação de miocardiopatia dilatada crônica.

Nas cardiopatias congênitas, as lesões obstrutivas esquerda (síndrome da hipoplasia do coração esquerdo, interrupção do arco aórtico) sem diagnóstico levam ao baixo débito com o fechamento do canal arterial. Atualmente, com o diagnóstico fetal, essa descompensação tem sido evitada pelo uso de prostaglandina logo após o nascimento.

A maior incidência de baixo débito nesse grupo ocorre no pós-operatório das correções de cardiopatia congênita que utilizam circulação extracorpórea (CEC). O primeiro relato da incidência de baixo débito no pós-operatório foi descrito por Parr et al. em 1975. Após 20 anos, Wernovsky et al. observaram quadro de baixo débito em 25% dos neonatos submetidos à correção de transposição das grandes artérias, em um período de 9 a 12 horas após a saída da CEC[1,2]. Em geral é uma condição transitória, porém está relacionada com o aumento na morbidade e mortalidade das correções cirúrgicas. Neste capítulo, vamos dar ênfase ao baixo débito que ocorre no pós-operatório da correção das cardiopatias congênitas.

ETIOLOGIA

A etiologia do baixo débito pode ser dividida de forma didática em fatores pré, intra e pós-operatórios. A Figura 17.1 mostra um resumo da etiologia do baixo débito.

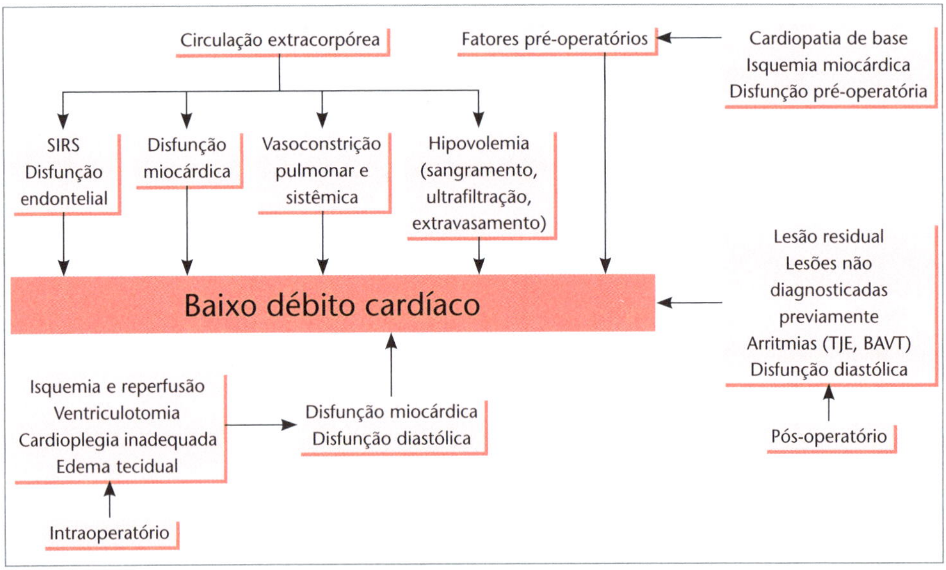

FIGURA 17.1 Esquema resumido da etiologia do baixo débito cardíaco. BAVT: bloqueio atrioventricular total; TJE: taquicardia juncional ectópica.

Fatores Pré-operatórios

O momento do diagnóstico da cardiopatia (p. ex., diagnóstico fetal), permite o preparo da equipe para dar a melhor assistência ao recém-nascido evitando descompensação cardíaca, como presença de acidose que tem impacto na morbidade e mortalidade, presença de disfunção ventricular pré-operatória por hipoxemia crônica, ventrículo único funcional, hipertrofia ventricular e isquemia miocárdica, como a que ocorre na origem anômala da coronária esquerda do tronco pulmonar. Essas alterações terão repercussão na recuperação da criança no pós-operatório.

Fatores Intraoperatórios

As alterações no intraoperatório podem estar relacionadas à CEC ou à cirurgia.

A CEC acarreta síndrome de resposta inflamatória, desencadeada pelo contato do sangue com uma superfície não endotelizada, levando à ativação da coagulação com produção de fibrina e da calicreína com produção de cininas, além da ativação direta do complemento[3].

A ativação do complemento leva à liberação de substâncias inflamatórias primárias, anafilatoxinas C3a e C5a, opsonina C3b e complexo de ataque de membrana C5b-9. As anafilatoxinas C3a e C5a são potentes estimuladores de neutrófilos, monócitos e plaquetas, resultando na liberação de citocinas pró-inflamatórias (IL1, IL6, IL8 e fator de necrose tumoral alfa), radicais livres oxidativos e proteases. O componente C5a é regulador de moléculas de adesão em células polimorfonucleares, induzindo granulação e liberação de enzimas pró-inflamatórias. As moléculas de adesão também estão envolvidas na interação entre leucócitos, plaquetas e células endoteliais. Estas últimas, quando ativadas, sequestram leucócitos que então mediam a inflamação e a lesão tecidual. Além disso, C3a e C5a estimulam a quimiotaxia dos mastócitos e a liberação de histamina, proteases e leucotrienos, favorecendo a permeabilidade vascular, a vasoconstrição e a inflamação tecidual[3,4].

Associadas ao procedimento cirúrgico há lesão de isquemia e reperfusão decorrente do clampeamento da aorta, proteção miocárdica inadequada e hipotensão durante a CEC. Em algumas cirurgias, é necessária a realização de ventriculotomia, outro fator associado à presença de baixo débito cardíaco.

Fatores Pós-operatórios

No período pós-operatório decorrente de trauma cirúrgico, CEC etc., pode-se haver arritmias (bloqueio atrioventricular total, taquicardia juncional ectópica), nas quais ocorre perda de sincronia atrioventricular, levando ao quadro de baixo débito.

Podem ocorrer ainda sangramento, diurese aumentada pelas medicações utilizadas no intraoperatório (p. ex., corticosteroide) e, com isso, há uma diminuição na pré-carga ventricular, além da presença de lesões residuais ou não, diagnosticadas anteriormente.

Disfunção contrátil geralmente não é a causa primaria do baixo débito; portanto, aumentar o suporte inotrópico não melhora o quadro clínico. As causas relacionadas ao baixo débito são lesões residuais, alteração no enchimento ventricular e arritmias (bradi ou taqui).

FISIOPATOLOGIA

O débito cardíaco é determinado pela frequência cardíaca e pelo volume sistólico:

$$DC = VS \times FC$$

O volume sistólico é representado pela pré-carga, pós-carga e contratilidade.

O débito cardíaco é determinado por fatores diretos, que incluem contratilidade miocárdica, pré-carga, pós-carga, frequência cardíaca e relaxamento ou complacência diastólica. Depende também de fatores indiretos, como idade, ansiedade, dor, temperatura, nível de hemoglobina, catecolaminas endógenas e exógenas e composição bioquímica do sangue, alterando a relação entre a oferta e o consumo de oxigênio tecidual.

Contratilidade Miocárdica

A contratilidade miocárdica inadequada é a principal causa de baixo débito no pós-operatório. O próprio defeito estrutural cardíaco pode ser um dos principais fatores determinantes da disfunção, como nos casos de reimplante da coronária anômala esquerda, operação de Norwood, operação de Jatene ou correção de tronco arterial comum. Entretanto, complicações respiratórias, infecções, distúrbios eletrolíticos e metabólicos e condições adversas de nascimento ou de transporte podem ter participação na disfunção observada no pós-operatório. Além disso, a função cardiocirculatória pode ser influenciada pela anestesia e pela técnica cirúrgica, incluindo incisões miocárdicas extensas, colocação de retalhos, proteção miocárdica e CEC. Finalmente, a função cardiocirculatória sofre influência das complicações e dos defeitos residuais anatômicos.

Pré-carga

A segunda causa de baixo débito pós-operatório é a hipovolemia determinada pela síndrome de resposta inflamatória sistêmica, vasodilatação sistêmica após reaquecimento, débito urinário e perdas sanguíneas[5,6].

A volemia adequada permite que haja um volume sistólico mais efetivo, segundo o princípio de Frank-Starling, até um limite que, quando ultrapassado, causa extravasamento, provocando edema, derrame pleural etc. (Figura 17.2)[5]. Na ausência de lesão valvar atrioventricular, a pressão diastólica final dos ventrículos corresponde à pressão média nos átrios e, assim, a volemia pode ser estimada pelas pressões atriais, que auxiliam na conduta terapêutica pós-operatória.

Outros fatores que interferem na pré-carga são tamponamento cardíaco, que afeta o enchimento ventricular, assim como derrame pleural e pneumotórax, que aumentam a pressão intratorácica e diminuem o retorno venoso, levando ao baixo débito.

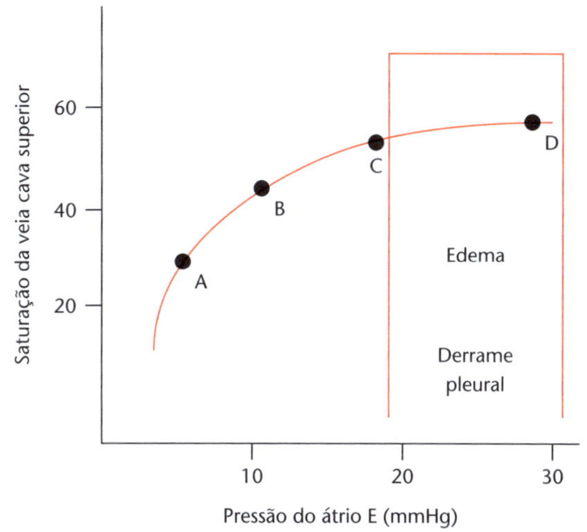

FIGURA 17.2 Pré-carga na administração de volume. Do ponto A ao B ocorre melhora do débito, porém, ao continuar administrando volume nos pontos C e D ocorre extravasamento sem melhora significativa do débito, uma vez que a complacência ventricular não é linear.

Pós-carga

Em geral, a pós-carga encontra-se elevada pela hipotermia durante a CEC, vasoconstrição secundária à síndrome de resposta inflamatória e presença de catecolaminas endógenas liberadas pelo estresse ou pela administração de aminas vasoativas. Nessa situação, a criança com algum grau de disfunção miocárdica prévia, submetida a elevada pós-carga, pode ter redução significativa do volume sistólico e, consequentemente, baixo débito[7]. Acidose também contribui para a liberação de catecolamina e o consequente aumento da pós-carga.

A hipertensão pulmonar representa a pós-carga do ventrículo direito. Crianças com cardiopatias congênitas com hiperfluxo pulmonar ou lesão obstrutiva esquerda, quando corrigidas, podem apresentar disfunção endotelial aguda. Essas alterações são induzidas pela CEC, por meio do desbalanço entre substâncias vasodilatadoras (óxido nítrico) e vasoconstritoras (tromboxano, endotelina 1). O aumento da pressão pulmonar no pós-operatório leva a um aumento da morbidade pela disfunção ventricular direita que acarreta. Em algumas situações que provocam estímulo adrenérgico, como aspiração endotraqueal, poderá ocorrer aumento agudo da pressão pulmonar ocasionando crise de HP, que, se não tratada, prontamente levará ao óbito.

Frequência Cardíaca

A frequência cardíaca é o primeiro mecanismo compensatório nas situações de comprometimento hemodinâmico. Pode ser influenciada por volemia, temperatura, dor, ansiedade, anemia, distúrbios metabólicos, dentre outros.

A incidência de arritmias varia de acordo com a idade, o tipo de cirurgia e o serviço onde é realizada, oscilando de 27 a 48%, segundo dados da literatura.

Os principais fatores de risco são: hipertrofia ventricular, ventriculotomia, isquemia miocárdica, distúrbios hidroeletrolíticos, utilização de CEC, aumento do tônus adrenérgico produzido pelo procedimento cirúrgico e/ou utilização de medicamentos inotrópicos. Também podem decorrer de manipulação cirúrgica próxima ao sistema de condução, múltiplas linhas de sutura, processo inflamatório pericárdico ou irritação miocárdica pela presença de cateteres intracardíacos. A perda da sincronia atrioventricular que ocorre nas arritmias como bloqueio atrioventricular e na taquicardia juncional ectópica (JET) levam ao baixo débito[8].

Relaxamento Diastólico

O relaxamento diastólico é um fator de suma importância na determinação do débito cardíaco, podendo estar alterado nos neonatos, ventrículo único, nas cardiopatias com hipertrofia ou fibrose miocárdica direita ou esquerda. Por exemplo, na tetralogia de Fallot, a hipertrofia ventricular direita aliada ao edema miocárdico após CEC compromete o relaxamento diastólico e reduz o débito cardíaco, propiciando efusões pleurais e pericárdicas.

Fisiologia – Miocárdio Neonatal

O coração neonatal imaturo apresenta força contrátil e complacência ventricular reduzidas e, em consequência, menor reserva diastólica. O miocárdio caracteriza-se por menor número de miofibrilas, sarcômeros e mitocôndrias, pela redução no armazenamento de cálcio e redução no fenômeno de excitação-contração. Os principais substratos energéticos são a glicose e o lactato e o armazenamento de glicogênio encontra-se elevado. As mitocôndrias, em número reduzido, tornam o coração neonatal facilmente adaptável às condições anaeróbias, mas, apesar disso, a criança no período neonatal é mais suscetível à hipoglicemia e às alterações no pH em situações de estresse[4,9].

Nesse período, também se observa imaturidade do sistema nervoso simpático, com reserva diminuída de catecolaminas endógenas. O adequado débito cardíaco depende, fundamentalmente, da frequência cardíaca por ação das catecolaminas circulantes nos primeiros dias.

As transformações são gradativas e a completa maturação miocárdica ocorre somente após os dois anos. Essas alterações levam à maior incidência de baixo débito em neonatos.

DIAGNÓSTICO

O diagnóstico de baixo débito é de extrema importância para que o tratamento seja instituído o mais rapidamente possível, para a reversão do quadro. Dessa forma, utilizamos parâmetros clínicos, incluindo exame clínico e monitoração invasiva e não invasiva, e laboratorial. O objetivo é determinar o balanço entre oferta e consumo de oxigênio, para determinar o melhor tratamento[3,5,7]. A Tabela 17.1 resume o diagnóstico de baixo débito.

TABELA 17.1 Diagnóstico de baixo débito

Categoria	Parâmetro	Achados
Exame físico	Perfusão periférica	Extremidades frias Pulsos diminuídos Perfusão lentificada
	Respiratório	Taquipneia Aumento do trabalho respiratório Retração intercostal
	Cardíaco	Presença de terceira ou quarta bulha Bulhas abafadas Taquicardia ou bradicardia
	Neurológico	Agitação psicomotora, letargia
Monitoração	Onda de pulso	Diminuição da pressão, elevação lenta da curva, pequena oscilação com a respiração
	Pressão venosa central	Elevada ou baixa
	Eletrocardiograma	Taquicardia, bradicardia, alteração do ritmo, alteração do segmento ST
	Temperatura	Aumento do gradiente de temperatura central-periférica

(continua)

TABELA 17.1 Diagnóstico de baixo débito *(continuação)*

Categoria	Parâmetro	Achados
Monitoração	Saturação venosa mista ou saturação venosa	Baixa SvO2 ou ScvO2 < 50%
	Espectroscopia no infravermelho próximo	Oxigenação cerebral baixa, rSO2< 50%, oxigenação somática (renal) baixa, rSO2 < 10% abaixo cerebral
Laboratório	Lactato	Aumentado ou persistentemente elevado acima de 2 mmol/L
	Déficit de base	Aumentada ou > 5 mEq/L
	Peptideo natriurético cerebral Troponina I	Acima de 100 pg/mL e aumentando Acima de 0,15 ng/mL e aumentando
	Ecocardiograma	Fração de ejeção < 50% ou fração de encurtamento < 35%, dilatação de VE, disfunção diastólica

Clínico

O diagnóstico clínico muitas vezes é prejudicado no pós-operatório pelas condições no intraoperatório, como hipotermia e medicações utilizadas na CEC, como diuréticos. Ao exame clínico, devem-se observar cor e temperatura das extremidades, amplitude dos pulsos, tempo de enchimento capilar e temperatura.

A monitoração também auxilia no diagnóstico da criança com baixo débito. A monitoração da frequência cardíaca, além de avaliar o ritmo e a oscilação da frequência, pode indicar as mudanças na pré-carga ventricular, função e débito, assim como refletir a demanda metabólica, apesar de inespecífica.

Pressão arterial invasiva pode significar baixo débito. Quando houver ascensão lenta da onda de pulso, essa alteração pode estar presente na estenose aórtica ou em situações de aumento da resistência vascular sistêmica[10], lembrando que a PA é um dos últimos parâmetros que se alteram em crianças.

A pressão venosa central é medida por meio de cateter na veia cava superior ou átrio direito. Auxilia na estimação da pressão de enchimento ventricular, sendo afetada pela ventilação pulmonar mecânica e diminuição da complacência ventricular. Pode-se colocar o cateter com sensor para medida da saturação venosa contínua, como será visto mais adiante nesse capítulo[10].

Temperatura central, que pode ser retal ou esofágica, pode ser um dos marcadores de baixo débito, geralmente quando comparada com a temperatura axilar. A diferença de temperatura central e periférica já foi descrita como preditivo de piora no prognóstico.

A presença de cateter em artéria pulmonar com termistor inserido diretamente pode ser útil para a medida da pressão pulmonar e diretamente na medida do débito cardíaco. Com as medidas das pressões nas câmaras direitas ou esquerdas e com o cálculo do índice cardíaco, obtêm-se os índices de resistência vascular sistêmica e pulmonar.

Laboratorial

As alterações laboratoriais muitas vezes antecedem as manifestações clínicas do baixo débito. A seguir, são citados os principais métodos para diagnóstico.

Lactato sérico

O lactato, produzido em condições anaeróbias ou de agressão tecidual por toxinas bacterianas e citocinas, acumula-se no organismo pelo número reduzido de processos depurativos, que ocorrem basicamente nos hepatócitos. Assim, o lactato consiste em um marcador de agressão tecidual secundário à hipóxia ou aos agentes tóxicos. A depuração do lactato não é alterada pelo comprometimento da função hepática, o que não inviabiliza sua dosagem mesmo diante da insuficiência hepática[11,12].

Os níveis séricos de lactato normalmente não ultrapassam 2 mmol/L, mas podem ser encontrados níveis de 6 a 10 mmol/L somente pela parada circulatória total ou hipotermia profunda. A dosagem seriada de lactato e a presença ou não de acidose metabólica concomitante podem estratificar a agressão tecidual e ter valor preditivo na evolução pós-operatória. A hiperlactatemia é considerada de grau leve a moderado quando os níveis oscilam entre 2 e 5 mmol/L, em geral sem acidose pela ação dos sistemas tampões compensatórios. Acima desses valores, a acidose láctica é significativa, reflexo do comprometimento hemodinâmico.

Troponina

Troponina tem origem específica no miocárdio, sendo importante nas lesões cardíacas. Está aumentada nos primeiros dias de vida em neonatos saudáveis, com pico no terceiro dia. A troponina ainda é aumentada no primeiro ano de vida, diminuindo gradualmente até adolescência quando se torna semelhante à do adulto. As troponinas T e I são componentes proteicos da interação entre actina e miosina miocárdicas e caracterizam-se como marcadores específicos da lesão miocárdica pelo infarto agudo em adultos. Taggart et al., estudando população pediátrica submetida à CEC, observaram que os níveis séricos de troponina elevavam-se 6 horas após a operação e permaneciam elevados por 72 horas, relacionados diretamente à agressão miocárdica. A troponina estaria relacionada ao tempo de CEC e pinçamento da aorta, técnica de cardioplegia, ventriculotomia, complexidade da cirurgia e manutenção do esterno aberto. O valor isolado não tem valor adequado ideal e observarmos se ocorre elevação principalmente nas primeiras 24 horas[4,11,12].

Peptídeo natriurético cerebral

O peptídeo natriurético cerebral (BNP) é secretado pelos miócitos que aumenta com o estresse da parede ventricular. Em pacientes adultos, a elevação está relacionada à piora do prognóstico no pós-operatório e, em crianças, essa correlação não é tão significativa. Os níveis do BNP podem diminuir transitoriamente após CEC, com picos entre 6 e 24 horas. Em estudo realizado em um único centro, Kanazawa et al. observaram relação entre o aumento do BNP perioperatório acima de 1.000 pg/mL com baixo débito cardíaco, aumento tempo de ventilação, aumento do tempo de permanência em UTI. Afshani et al., em revisão sistemática, observaram que o aumento do BNP está relacionado com baixo débito cardíaco, aumento no tempo de ventilação e permanência em UTI e mortalidade no pós-operatório[13].

Gasometria

A utilização de gasometria arterial e venosa é frequente no baixo débito. A gasometria arterial é utilizada para observação de pO_2, pH, excesso de base e pCO_2. A hipóxia pode levar à piora da função miocárdica, assim como elevar a pressão pulmonar. A oxigenação tem importância especialmente nas correções univentriculares, nas quais é necessário o equilíbrio entre fluxos sistêmico e pulmonar. O desequilíbrio pode levar ao baixo débito. Deve-se manter a relação entre fluxo pulmonar (Qp) e sistêmico (Qs) em 1, para isso a saturação de O_2 deve se manter entre 75 e 85%.

A acidose metabólica pode ser sinal de baixo débito, devendo ser corrigida de forma ativa; em geral, com excesso de base menor que 5, está indicada a reposição com bicarbonato de sódio.

A saturação venosa pode ser medida de forma contínua com instalação de cateter específico colocado na veia cava superior; com isso, há uma estimativa da perfusão tecidual. A saturação venosa de oxigênio, facilmente obtida pela coleta sanguínea por cateter colocado na veia cava superior, permite a estimativa do débito cardíaco. O ideal é o cálculo da saturação venosa mista; para isso, é necessário utilizar o sangue coletado da artéria pulmonar.

A oxigenação tecidual pode ser estimada pelo simples cálculo da diferença arteriovenosa, do consumo, do transporte e da extração de oxigênio. A terapêutica clínica nas crianças em baixo débito pode ser monitorada e otimizada, sequencialmente, por meio desses índices, com valor prognóstico[14]. Por exemplo, nos estudos de Rossi et al., a extração de oxigênio inferior a 50% foi fator de risco para mortalidade.

$$\text{Extração de oxigênio} = SaO_2 - SvcO_2/SaO_2$$

SaO_2: saturação arterial de oxigênio
$ScvO_2$: saturação venosa central de oxigênio
Nas crianças com *shunt*, a acurácia da saturação venosa como determinante de baixo débito é imprecisa.

NIRS

NIRS (espectroscopia no infravermelho próximo, do inglês *near-infrared spectroscopy*) é uma tecnologia que permite a medida de oxi e desoxiemoglobina de forma não invasiva contínua na oxigenação tecidual por meio da coloração do sangue com a utilização de um probe. Em geral, é utilizada para avaliação da oxigenação cerebral e somática; nesta última, o probe poderá ser posicionado na região esplâncnica (flanco E) ou renal (entre vértebras T10-L1). Os dados da NIRS cerebral têm boa correlação com a saturação venosa do bulbo jugular, sendo correlacionados com evolução da criança[15,16].

Medida direta

A medida direta do débito cardíaco ocorre pela termodiluição com cateter de Swan-Ganz. Na população pediátrica e em particular nos recém-nascidos, a medida direta raramente tem sido empregada pelas limitações técnicas nessa faixa etária, como calibre dos cateteres de Swan-Ganz, sua manutenção e necessidade de administração de volumes adicionais. O método também não é aplicável a crianças portadoras de desvios intracardíacos ou corações univentriculares.

Na avaliação da criança menor, a alternativa acaba sendo a colocação direta de cateteres nos átrios e na artéria pulmonar e implante de um termistor locado na artéria pulmonar durante o ato operatório. Por essa técnica, é possível a medida do débito cardíaco e a obtenção indireta do índice cardíaco, relacionando-se o débito medido à superfície corpórea da criança:

$$\text{Índice cardíaco} = \text{débito cardíaco/superfície corpórea (L/min/m}^2\text{)}$$

O índice cardíaco pode ser considerado normal quando superior a 3 L/min/m^2, moderadamente reduzido entre 2 e 3 L/min/m^2 e gravemente reduzido se abaixo de 2 L/min/m^2.

Ecocardiograma bidimensional com Doppler

A ecocardiograma tornou-se o método auxiliar de maior relevância na avaliação funcional e estrutural cardíaca. Permite análise da função sistólica e diastólica ventricular, análise da pressão pulmonar e principalmente detecção de defeitos residuais. A maior dificuldade na realização do exame no pós-operatório é pela limitação da janela ecocardiográfica ocasionada por curativos, manutenção de esterno aberto, dentre outros.

Angiotomografia do coração e vasos da base

A angiotomografia não faz o diagnóstico de baixo débito, porém é uma ferramenta importante para o diagnóstico de lesão residual no pós-operatório, responsável pelo baixo débito. É um exame não invasivo, que além do diagnóstico auxilia no planejamento do melhor tratamento, seja intervenção cirúrgica, seja cateterismo intervencionista, apesar do uso de contraste, que pode ser limitante pela sua nefrotoxicidade.

Estudo hemodinâmico

No pós-operatório, o estudo hemodinâmico é importante para diagnóstico e tratamento das lesões residuais, apesar de ser exame invasivo e utilizar contraste. Em alguns casos substitui a reoperação para correção de lesões residuais, apesar da gravidade da criança.

TERAPÊUTICA

As medidas terapêuticas no baixo débito cardíaco são baseadas no equilíbrio entre a oferta e o consumo de oxigênio; para isso, o diagnóstico e terapêutica precoces são fatores fundamentais para o restabelecimento da criança. As principais estratégias são otimização da pré-carga, medicações vasoativas, ventilação pulmonar mecânica, tratamento dos distúrbios do ritmo e suporte circulatório mecânico.

A pré-carga ventricular determina o enchimento ventricular, sendo influenciada pela complacência ventricular. Apesar da melhora no enchimento ventricular, existe um limite a partir do qual a administração de volume acarretará extravasamento e edema.

O objetivo na utilização das medicações vasoativas é a melhora na função sistólica e de preferência sem o aumento no consumo de oxigênio pelo miocárdio. Wernovsky et al. demonstraram que no pós-operatório o débito cardíaco diminui com o aumento da resistência sistêmica e pulmonar, portanto a redução da pós-carga ventricular também contribui para a melhora da função sistólica.

Podem-se dividir as principais medicações em catecolaminas, inodilatadores, vasodilatadores sistêmicos e pulmonares, betabloqueadores e hormônio tireoidiano[4,6,7].

Catecolaminas

As catecolaminas são agentes terapêuticos que podem ser endógenos, como a dopamina e a adrenalina, ou sintéticos, como o isoproterenol e a dobutamina. Todas, entretanto, estimulam os receptores beta-adrenérgicos miocárdicos, aumentando a adenilato ciclase e a adenosina monofosfato cíclica (AMPc).

Dopamina

Mecanismo de ação: a dopamina aumenta a contratilidade miocárdica por meio de vários mecanismos: estimulação dos receptores beta-1-adrenérgicos pós-sinápticos, aumento da liberação de noradrenalina dos locais de estoque simpáticos pré-sinápticos do miocárdio, diminuição da degradação enzimática e reabsorção de noradrenalina. A dopamina também atua como vasoconstritor, sistêmico e pulmonar, por meio da ação em receptores alfa-1 e alfa-2 pós-sinápticos. Em receptores dopaminérgicos, atua como vasodilatador em território renal, esplâncnico, coronariano e cerebral. Em experimentação animal, mostra-se menos eficaz em recém-nascidos do que em animais adultos, provavelmente em razão de maior *clearance*, reduzida inervação adrenérgica miocárdica, densidade também reduzida de receptores beta-1-adrenérgicos miocárdicos e maturação diferente entre os receptores periféricos alfa e miocárdicos beta-2 e dopaminérgicos. Em recém-nascidos a termo e pré-termo, a dopamina aumenta o débito cardíaco, a frequência cardíaca e a pressão arterial sistêmica.

Indicações: indica-se a dopamina para baixo débito cardíaco moderado, em especial em recém-nascidos, e quando houver retenção hídrica pelo próprio baixo débito ou pela CEC.

Dose: nas doses de 1 a 2 mcg/kg/min, exerce ação vasodilatadora sobre as circulações mesentérica e renal. Nas doses entre 2 e 10 mcg/kg/min, atua em receptores beta-1 miocárdicos, produzindo aumento da contratilidade e do fluxo coronariano com consequente melhora da pressão arterial média e do índice cardíaco. Driscoll et al., entretanto, observaram que o miocárdio de recém-nascidos parece ser menos sensível à ação da dopamina do que o de crianças maiores e doses mais elevadas são necessárias para obtenção dos mesmos efeitos. Em outra avaliação, Lang et al. observaram que, em doses superiores a 15 mcg/kg/min, a dopamina aumenta a frequência, o índice cardíaco e a pressão arterial sistêmica após a cirurgia cardiovascular pediátrica, sem que tenha ação significativa sobre a resistência vascular sistêmica.

Efeitos colaterais: em altas doses, aumenta a resistência vascular pulmonar, razão pela qual deve ser evitada quando houver hipertensão pulmonar prévia. Aumenta o consumo de oxigênio pelo miocárdio, desproporcionalmente à perfusão miocárdica. Pode causar disritmias em doses superiores a 10 mcg/kg/min. Reduz a resposta ventilatória à hipoxemia e hipercarbia. Administrada em veia periférica, o extravasamento pode causar necrose.

Dobutamina

Mecanismo de ação: a dobutamina é uma amina simpaticomimética sintética, agonista beta-1-adrenérgica. Difere da dopamina por não liberar noradrenalina endógena e ter pouca ação em vasos periféricos. A dobutamina eleva o volume sistólico e, em consequência, o débito cardíaco. Reduz a resistência vascular sistêmica e a pressão de enchimento ventricular. Tem efeito cronotrópico positivo menos intenso que a dopamina, embora possa elevar a frequência cardíaca.

Indicações: a dobutamina está indicada no baixo débito cardíaco não acompanhado de hipotensão grave. É a terapêutica de eleição nas sepses sem insuficiência cardíaca e, quando já houver comprometimento cardíaco, pode ser associada com um vasoconstritor como a noradrenalina.

Dose: o aumento do débito cardíaco e a redução da resistência vascular sistêmica podem ser obtidos a partir de baixas doses como 2,5 mcg/kg/min. Em geral, doses de 2 a 20 mcg/kg/min são efetivas.

Efeitos colaterais: em doses mais elevadas, pode induzir taquicardia sinusal e arritmias atriais e ventriculares.

Adrenalina

Mecanismo de ação: a adrenalina é uma catecolamina endógena, liberada da medula adrenal e derivada da noradrenalina. Atua em receptores alfa, beta-1 e beta-2. Assim, em doses menores, aumenta a frequência cardíaca e a pressão arterial sistólica, diminui a pressão arterial diastólica e com vasodilatação do leito vascular periférico. Em altas doses, predomina o efeito alfa-adrenérgico, comprometendo perfusão cutânea, esplâncnica e renal.

Indicações: a adrenalina é indicada para baixo débito cardíaco acompanhado de hipotensão arterial sistêmica grave e comprometimento da perfusão coronariana, em especial em pós-operatório cardíaco, choque cardiogênico ou séptico não responsivo à dopamina e à dobutamina. É também efetiva na parada cardíaca.

Dose: nas doses entre 0,03 e 0,1 mcg/kg/min, os efeitos beta-1 e beta-2 predominam. Entre 0,1 e 0,2 g/kg/min, há efeito misto alfa e beta. Em doses acima de 0,2 até 1 mcg/kg/min, a resposta alfa é predominante.

Efeitos colaterais: disritmias ventriculares pela possível isquemia subendocárdica e vasoconstrição periférica. Tem efeito sobre o sistema nervoso central, com aparecimento de náuseas e ansiedade, dentre outros sintomas.

Noradrenalina

Mecanismo de ação: é um neurotransmissor do sistema nervoso simpático. Tem ação beta-1 e alfa, aumentando tanto a pressão arterial sistólica quanto a diastólica. O débito cardíaco pode ser aumentado ou diminuído, dependendo da reserva miocárdica. Eleva a resistência vascular pulmonar e a pós-carga ventricular direita, com indicação limitada em casos de hipertensão arterial pulmonar e disfunção ventricular direita.

Dose: inicial de 0,05 a 0,1 mg/kg/min.

Efeitos colaterais: semelhantes aos da adrenalina.

Isoproterenol

Mecanismo de ação: o isoproterenol é um análogo sintético da noradrenalina, um agonista que estimula não somente os receptores beta-1 miocárdicos, com ação inotrópica direta e cronotrópica, mas também os receptores beta-2 periféricos, com vasodilatação. Aumenta o débito cardíaco e a pressão arterial sistólica, e favorece a vasodilatação do território renal, esplâncnico e esquelético, com redução da resistência vascular sistêmica e da pressão arterial diastólica. Atua como broncodilatador e vasodilatador pulmonar.

Indicações: o isoproterenol está indicado principalmente para bradicardia sinusal ou bloqueio atrioventricular transitório. No pós-transplante cardíaco tem indicação pelo efeito cronotrópico no coração desnervado. Na população neonatal, pode ser indicado no controle do baixo débito cardíaco secundário à hipertensão arterial pulmonar persistente quando o óxido nítrico não estiver disponível.

Dose: para bradicardia sintomática, dose inicial de 0,01 a 0,05 mcg/kg/min; como inotrópico positivo, de 0,05 a 0,1 mcg/kg/min.

Efeitos colaterais: com o aumento da frequência cardíaca, pode haver aumento acentuado do consumo de oxigênio miocárdico e isquemia transitória. Podem surgir arritmias supraventriculares ou ventriculares por comprometimento do fluxo coronariano.

Inodilatadores

Neste grupo temos os inibidores da fosfodiesterase e os sensibilizadores do canal de cálcio. A principal característica deste grupo é não aumentarem o consumo de oxigênio pelo miocárdio, tendo ação inotrópica e vasodilatadora.

Milrinona

Atualmente a milrinona é a principal medicação utilizada para prevenção e tratamento do baixo débito cardíaco no pós-operatório.

Mecanismo de ação: o inibidor da fosfodiestease tipo 3 é um agente não glicosídico e não simpaticomimético que inibe de modo seletivo a nucleotídeo fosfodiesterase cíclica, aumentando a AMPc miocárdica e vascular, independentemente dos receptores beta. A elevação da AMPc favorece a contração miocárdica por dois mecanismos: primeiro, pela ativação da proteína quinase, que facilita a entrada rápida de cálcio pelos canais de cálcio, e segundo, pela ativação dos estoques de cálcio do retículo sarcoplasmático[17]. Ocorre a ativação do fosfolambano pelo AMPc, acelera a remoção de cálcio que diminui o tempo de contração e com aumento do tempo de relaxamento. Dessa forma, os inibidores da fosfodiesterase têm três ações principais:

1. Aumento do inotropismo e da contratilidade.
2. Vasodilatação sistêmica e pulmonar.
3. Aumento do relaxamento ventricular durante a diástole (efeito lusitrópico).

Os inibidores da fosfodiesterase elevam o índice cardíaco e reduzem a pressão diastólica final do ventrículo esquerdo, do capilar pulmonar e do átrio direito.

Indicações: os inibidores da fosfodiesterase podem ser indicados para o baixo débito cardíaco com disfunção miocárdica e elevação da resistência vascular sistêmica e pulmonar, mas sem hipotensão arterial grave.

Dose: a dose de ataque é 50 mcg/kg (25 a 75 mc/kg) em 60 min, seguida de 0,25 a 0,75 mcg/kg/min para manutenção, em pacientes com função renal preservada.

Efeitos colaterais: hipotensão pela vasodilatação, com necessidade de administração de volume, e aumento das enzimas hepáticas.

Levosimendana

Mecanismo de ação: sensibilizador dos canais de cálcio com aumento da força contrátil do miocárdio por ação nos miofilamentos, sem elevação da concentração intracelular de cálcio, do consumo de oxigênio pelo miocárdio e do risco de arritmia. Tem efeito imunomodulador reduzindo citoquinas inflamatórias IL6 e TNF. Apresenta efeito inotrópico e vasodilatador pulmonar e sistêmico. O metabólito OR-1896 também é ativo, o que determina a ação prolongada desta medicação[17].

Indicação: no tratamento da insuficiência cardíaca congestiva em crianças e adultos e no pós-operatório de revascularização do miocárdio em adultos. Em crianças, os estudos não mostraram superioridade em relação à milrinona, porém são estudos com pequeno número de crianças.

Dose: ataque com 12 mcg/kg e manutenção com 0,1 a 0,2 mcg/kg/min, durante 24 horas.

Efeitos colaterais: geralmente é bem tolerada. Os principais efeitos colaterais são cefaleia, hipocalemia, hipotensão e taquicardia.

Vasodilatadores

Os vasodilatadores endovenosos atuam diminuindo a pós-carga ventricular, auxiliando no tratamento do baixo débito. Possuem também vasodilatação pulmonar, porém podem aumentar o *shunt* pulmonar.

Nitroprussiato de sódio

Mecanismo de ação: o nitroprussiato de sódio atua no relaxamento vascular, por meio da guanosina monofosfato cíclica (GMPc), com vasodilatação arteriolar e venosa. O início de ação, após administração por via endovenosa, ocorre em poucos minutos. Os principais metabólitos do nitroprussiato são tiocianato e cianato.

Indicação: é o agente vasodilatador mais utilizado não somente no controle de estados hipertensivos sistêmicos e pulmonares, mas também na redução da pós-carga em situações de baixo débito cardíaco, principalmente após cirurgia cardiovascular. Atualmente tem sido substituído pelos inibidores da fosfodiesterase, que, além de inotrópicos, são vasodilatadores arteriolares e venosos.

Dose: 0,5 a 8 mcg/kg/min.

Efeitos colaterais: intoxicação por cianato e tiocianato. O cianato causa acidose metabólica, elevação da saturação venosa de oxigênio, alterações no sistema nervoso central caracterizadas por desorientação, agitação, letargia, convulsão e coma. O tiocianato causa fadiga, alterações gastrointestinais, hipotireoidismo e alterações no sistema nervoso central semelhantes às do cianato. Quando o nitroprussiato é administrado sem monitoração adequada da pressão arterial, pode haver hipotensão arterial.

Nitroglicerina

Mecanismo de ação: é um vasodilatador que atua na via de liberação do óxido nítrico. O principal efeito hemodinâmico é de venodilatação, com redução da pressão de enchimento ventricular.

Indicação: em situações de aumento da pré-carga e sinais de congestão venosa sistêmica e pulmonar.

Dose: 0,5 a 20 mcg/kg/min.

Efeitos colaterais: redução da pré-carga, comprometendo o débito cardíaco. Pode causar hipotensão, taquicardia, náuseas e vômitos.

Betabloqueadores

A utilização de betabloqueadores no baixo débito cardíaco é controversa nas crianças com baixo débito por disfunção sistólica. Alguns serviços acreditam que utilizando betabloqueadores haveria uma diminuição na frequência cardíaca e com isso um menor gasto metabólico, em especial no pós-operatório dos univentriculares.

Nas correções como tetralogia de Fallot, que evoluem com disfunção diastólica, os betabloqueadores teriam ação importante com inodilatadores, na melhora do débito pelo aumento do volume sistólico. São utilizados em crianças com hipertensão arterial sistêmica no pós-operatório de correção de coartação de aorta[18].

Esmolol

Mecanismo de ação: bloqueio beta-1 seletivo, com meia-vida curta, de alguns minutos.

Dose: 25 a 200 mcg/kg/min.

Efeito colateral: hipotensão, bradicardia, hipercalemia, hipoglicemia.

Hormônio Tireoidiano

Crianças submetidas a cirurgia cardíaca com CEC podem ter alterações na dosagem dos hormônios tireoidianos, caracterizando a síndrome do eutireoidiano doente.

Alguns serviços advogam a reposição de hormônio tireoidiano nos quadros de baixo débito persistente. Flores et al., observaram em metanálise que a administração de hormônio tireoidiano endovenoso levaria a uma pequena diminuição na utilização de medicações inotrópicas e nos tempos de internação na UTI e hospitalar, porém sem alteração no desfecho pós-operatório[19].

Dose: 1 a 5 mcg/kg/dia, via endovenosa. No Brasil, não há hormônio endovenoso; a alternativa é a administração via retal[20].

Ventilação Pulmonar Mecânica

A ventilação pulmonar mecânica pode interferir de modo positivo ou negativo no tratamento do baixo débito. A ventilação com pressão positiva aumenta a pressão intratorácica, ocasionando a diminuição na pós-carga ventricular sistêmica, auxiliando no tratamento da disfunção sistólica do ventrículo esquerdo. Por outro lado, ocorre o aumento na pós-carga do ventrículo direito, ocasionando piora no débito cardíaco nas correções como tetralogia de Fallot, que se beneficiam com a retirada da ventilação.

Nas correções univentriculares, a ventilação tem papel principal no equilíbrio entre o fluxo pulmonar e sistêmico, fazendo com que a criança não descompense e apresente baixo débito cardíaco.

Hipertensão Pulmonar

A terapêutica anti-hipertensiva pulmonar tem objetivos que visam a reduzir a pressão arterial pulmonar. aliados à redução da relação entre pressão arterial pulmonar e pressão arterial sistêmica (PAP/PAS). A relação PAP/PAS = 1 desencadeia disfunção e isquemia ventricular direita[4].

As principais condutas para o controle da hipertensão pulmonar incluem:

- Sedação adequada.
- Adequação ventilatória e oxigenação. Elevação da fração inspirada de oxigênio (FiO_2), para aumento da pressão alveolar de O_2. Entretanto, o oxigênio após a CEC não é tão efetivo quanto a redução da pressão arterial de dióxido de carbono ($PaCO_2$) e a elevação do pH.
- Alcalinização: elevação do pH sérico até 7,5 ou 7,6 com administração de bicarbonato de sódio, por ser primordial na redução da resistência vascular pulmonar.
- Volume corrente de 6 a 10 mL/kg para redução do desvio intrapulmonar.
- Frequência respiratória de 15 a 25 por minuto.
- Pressão positiva expiratória final (PEEP) de 5 a 7 cmH_2O e valores maiores se houver áreas de atelectasia ou edema.

- Correção dos distúrbios metabólicos.
- Hipercapnia permissiva somente se corrigida com bicarbonato de sódio para obtenção de alcalose metabólica.

As medidas anteriores devem ser suficientes para estabilizar o paciente, proporcionando queda na pressão pulmonar, mas muitas vezes é necessária a utilização de vasodilatadores pulmonares endovenosos ou inalatórios.

A. Vasodilatadores pulmonares endovenosos: os inibidores da fosfodiesterase, milrinona, são de escolha entre os vasodilatadores venosos. Os mecanismos de ação e doses foram citados anteriormente.
B. Vasodilatadores pulmonares inalatórios: o óxido nítrico é a opção principal dentre os vasodilatadores pulmonares inalatórios. A dose de inalação oscila entre 5 e 20 ppm, iniciada com 20 ppm e titulada até que se estabeleça a menor dose terapêutica efetiva, evitando-se efeitos colaterais e uso desnecessário. A dose ideal para a criança deve ser mantida até estabilização hemodinâmica e saturação arterial de oxigênio (SaO2) sistêmico adequadas. Posteriormente, com o controle do quadro clínico, programam-se a redução e a retirada. A dose do gás é reduzida em 20% por hora, até a dose de 2 ppm, mas, diante de uma piora clínica ou instabilidade pela redução parcial do gás, retorna-se à dose anterior, que deve ser mantida por 12 horas. Para a prevenção do efeito rebote administram-se dipiridamol ou sildenafila na dose de 1 a 2 mg/kg/dia.

Crise de hipertensão pulmonar

A crise hipertensiva é um episódio agudo de elevação da pressão pulmonar, acima da sistêmica, com diminuição da PAS, da frequência cardíaca e da oxigenação, podendo haver parada cardiorrespiratória e óbito. As crises de hipertensão arterial pulmonar caracterizam-se por uma sequência de eventos, iniciada por elevação da pressão pulmonar, seguida de diminuição da saturação arterial de oxigênio e pressão arterial sistêmica, em geral acompanhada por broncoespasmo. Pode surgir de modo espontâneo ou relacionar-se à agitação durante procedimentos ou à aspiração da cânula endotraqueal e, em geral, ocorre em crianças com histologia arteriolar pulmonar normal ou pouco alterada e ainda reversível.

A incidência é variável na literatura, entre 18 e 55% das crianças operadas; entretanto, essas crianças merecem especial atenção porque a mortalidade pode chegar a até 54% quando a crise for grave. Na prevenção das crises, as crianças de risco devem ser ventiladas e sedadas por 24 a 48 horas.

Distúrbio do Ritmo Cardíaco

Os distúrbios de ritmo podem ser causas direta do baixo débito. As principais arritmias nesse grupo são a taquicardia juncional ectópica e o bloqueio atrioventricular total.

Taquicardia juncional ectópica

Diagnóstico de taquicardia juncional ectópica (JET) é feito utilizando eletrocardiograma (ECG), com frequência de 170 a 260 bpm e dissociação atrioventricular e complexo QRS estreito. É importante ressaltar que, após correção de tetralogia de Fallot ou correções na via de saída ventricular, pode-se ter QRS alargado como imagem de bloqueio ou distúrbio de condução do ramo direito ou esquerdo. A Figura 17.3 mostra um ECG com diagnóstico de JET; neste exemplo, pode-se observar a onda P retrógrada. Havendo dificuldade no diagnóstico, pode-se administrar adenosina; não haverá alteração na frequência do QRS[8,21].

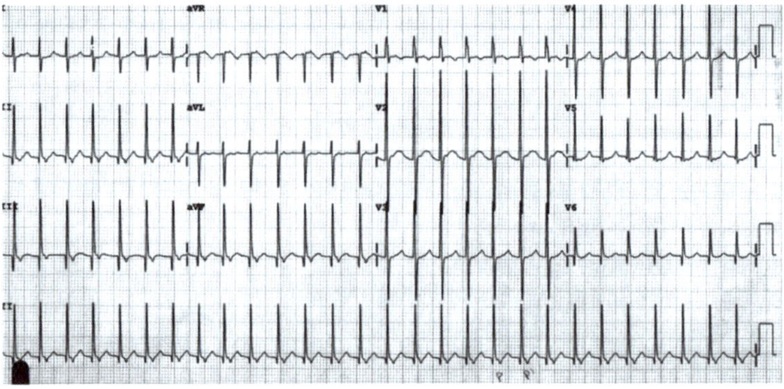

FIGURA 17.3 ECG 12 derivações – diagnóstico de JET com onda P retrógrada.

A terapêutica consiste em medidas gerais e medidas para reversão ou controle da frequência cardíaca. O objetivo do tratamento é a diminuição da frequência cardíaca e o controle do baixo débito, uma vez que se trata de arritmia autolimitada.

Medidas gerais consistem na correção dos distúrbios metabólicos especialmente relacionados a potássio e magnésio, adequação da volemia, sedação, diminuição dos inotrópicos.

As principais medidas para reversão ou controle da frequência cardíaca são descritas a seguir, e na Figura 17.4 há um esquema representando as principais condutas na JET.

A. Resfriamento – mantendo a temperatura de 31 a 35oC (em geral de 33oC), obtida utilizando colchão e/ou com solução salina endovenosa a 4oC.
B. Marca-passo – utilização de marca-passo para sincronizar o ritmo visando à melhora do débito cardíaco em geral é empregada quando a frequência é inferior a 200 bpm ou após resfriamento por sua diminuição. Em geral pacing atrial em modo AAI ou DDD.
C. Medicações – amiodarona é a droga de escolha para reversão e diminuição da frequência cardíaca. Seu efeito colateral é hipotensão, que em geral responde a volume e cálcio, e bloqueio atrioventricular total.

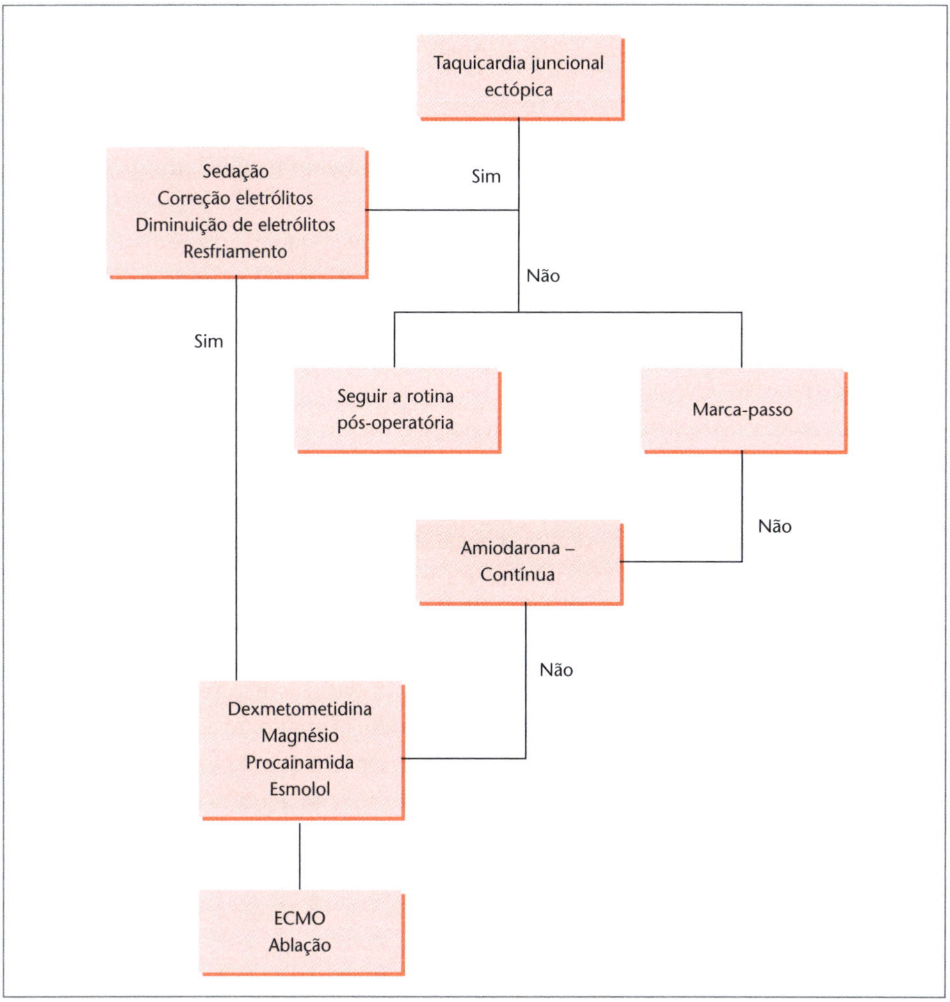

FIGURA 17.4 Esquema terapêutico da JET.
Sim – Recuperação do ritmo sinusal ou FC controlada
Não – JET mantida.

D. Alternativas medicamentosas para tratamento da arritmia são procaimanida e esmolol. A utilização de dexmetomedina tem se demonstrado útil no controle da arritmia, como efeito sedativo e diminuição da frequência pelo bloqueio alfa-adrenérgico. Na Tabela 17.2 são descritas as doses dos medicamentos citados.

TABELA 17.2 **Doses das medicações utilizadas no controle de JET**

Medicamento	Dose de ataque	Dose de manutenção
Amiodarona	1 a 5 mg/kg em 1h	5-10 mg/kg/h
Dexmetometidina	0,5-1 mcg/kg/min	0,2-1 mcg/kg/min
Procainamida	7-10 mg/kg em 30-40 min	40-60 mcg/kg/min
Esmolol		50-300 mcg/kg/min
Sulfato de magnésio	25-50 mg/kg em 10 min	

E. Terapia profilática – estudos mostram que a administração de sulfato de magnésio na dose de 50 mg/kg, durante a fase de reaquecimento na CEC, diminuiu a incidência de JET no pós operatório.

F. ECMO e ablação – nos casos de falha nas terapêuticas anteriores com deterioração hemodinâmica, pode-se indicar ablação ou instalar ECMO visando à recuperação hemodinâmica e ao controle da arritmia.

Bloqueio atrioventricular pós-operatório

O bloqueio atrioventricular pós-cirúrgico é a maior causa de implante de marca-passo definitivo na faixa etária pediátrica, chegando a 80% de todas as indicações. Essa alta incidência é explicada pela alta mortalidade relacionada à presença de bloqueios no pós-operatório, quando não abordados, chegando a 100% em algumas séries de casos. Em geral é uma complicação temporária, ou seja, parte dos pacientes com bloqueio atrioventricular pós-cirúrgico podem reverter a alteração do ritmo espontaneamente e, deste modo, não necessitaria de um novo procedimento cirúrgico. Esses quadros em geral estão associados a processo inflamatório secundário à manipulação cirúrgica, e não à lesão anatômica do sistema de condução, sendo, portanto, reversíveis[8].

O momento de indicação do implante do marca-passo definitivo é motivo de grandes discussões, pois, se o bloqueio pós-cirúrgico não tratado tem alta mortalidade, parte desses pacientes representa parcela de bloqueios que iriam ou poderiam reverter espontaneamente. A grande maioria dos pacientes deve reverter o bloqueio nos primeiros dias de pós-operatório, em um intervalo que varia de 7 a 10 dias (existem relatos de recuperação mais tardia, mas em geral com alterações residuais do sistema de condução – bloqueios de ramo, bloqueios de primeiro grau e bloqueios de segundo grau), ou até mesmo apresentar novo bloqueio atrioventricular. Quando indicado, o marca-passo deve ser atrioventricular, evitando assim alterações na função cardíaca que podem ocorrer se for utilizado marca-passo apenas ventricular.

Assistência Circulatória Mecânica

A assistência circulatória faz parte da terapêutica do baixo débito. Em geral utiliza-se oxigenação por membrana extracorpórea (ECMO), que pode ser instalada no centro cirúrgico ou na unidade de terapia intensiva, nos casos de baixo débito persistente, não responsivo às medidas descritas. É importante citar que, mesmo em ECMO, sempre se deve procurar a causa do baixo débito, especialmente as lesões residuais. Os detalhes a respeito de assistência circulatória serão tratados em capítulo específico.

CONCLUSÕES

O baixo débito cardíaco é uma complicação esperada, tornando-se um desafio fisiológico no pós-operatório das correções das cardiopatias congênitas. Esse desafio requer conhecimento fisiopatológico, acompanhamento constante à beira do leito utilizando todas as ferramentas disponíveis no serviço para diagnóstico, possibilitando o melhor tratamento com intervenções precisas, visando à melhora na morbidade e mortalidade da criança.

REFERÊNCIAS BIBLIOGRÁFICAS

1. Chandler HK, Kirsch R. Management of low cardiac output syndrome following surgery for congenital heart disease. Curr Cardiol Rev. 2016;12,107-11.
2. Epting CL, McBride ME, Wald EL, Costello JM. Pathophysiology of post-operative low cardiac output syndrome. Curr Vasc Pharmacol. 2016;14:14-23.
3. Bronicki RA, Hall M. Cardiopulmonary bypass-induced inflammatory response: pathophysiology and treatment. Pediatr Crit Care Med. 2016;17(Suppl. 8).
4. Ferreiro CF, Abellan DM, Gimenez SC. Aspectos gerais e específicos no pós-operatório de cirurgia cardiovascular pediátrica. In: Croti UA, Mattos, S, Pinto Jr WC, Aiello VD, Moreira VM. Cardiologia e cirurgia cardiovascular pediátrica. 2. ed. São Paulo: Roca; 2012.
5. Flores S, Elias BA, Sekerdemian LS. Acute circulatory failure. In: Wernovsky G, Anderson RH, Krishna K, Mussato KA, Redington A, Tweddell JS, Tretter J, editors. Anderson's pediatric cardiology. 4th ed. Philadelphia, PA: Elsevier; 2019.
6. Byrnes JW, Nelson DP. Recognition and treatment of low cardiac output states in pediatric cardiac intensive care. In: Jefferies JL, Chnga AC, Rossano JW, Shaddy RE, Towbin JA. Heart failure in the child and young adult from bench to bedside. London: Elsevier; 2018
7. Andropoulos DB, Shekerdemian LS, Checchia PA, Chang AC. Cardiovascular intensive care. In: Allen HD, Shaddy RE, Penny DJ, Feltes TF, Cetta F, editors. Moss and Adam's Heart disease in infants, children and adolescents, including the fetus and the young adult. 9th ed. Baltimpre: Wolters Kluwer; 2016. p.1227.

8. Gimenez SC, Foronda G. Arritmia no pós-operatório. In: Magalhães LC, Saad EB, Melo SL. Como orientar o cardiologista e o pediatra sobre arritmias em crianças e em pacientes com cardiopatia congênita. SOBRAC. São Paulo: Atheneu; 2015. Vol. 9.
9. Bautista-Hernandes V, Karamanlidis G, McCully JD, Del Nido PJ. Cellular and molecular mechanism of low cardiac output syndrome after pediatric cardiac surgery. CurrVasc Pharmacol. 2016;14:5-13.
10. Tsang R, Checchia P, Bronicki RA. Hemodynamic monitoring in acute management of pediatric heart failure. Curr Cardiol Rev. 2016;12:112-6.
11. Bronicki RA. Hemodynamic monitoring. Pediatr Crit Care Med. 2016;17(Suppl 8).
12. Domico M, Allen M. Biomarkers in pediatric cardiac critical care. Pediatr Crit Care Med. 2016;17(8 Suppl. 1).
13. Afshani N, Schülein S. Clinical utility of B-type natriuretic peptide (NP) in pediatric cardiac surgery – a systematic review. Pediatr Anesth. 2015;25:115-26.
14. Sugimoto M, Kuwata S, Kurishima C, Kim JH, Iwamoto Y, Senzaki H. Cardiac biomarkers in children with congenital heart disease. World J Pediatr. 2015;11(4).
15. Ghanayem NS, Hoffman GM. Near-infrared spectroscopy as a hemodynamic monitor in critical illness. Pediatr Crit Care Med. 2016;17(4 Suppl.).
16. Hickok RL, Sapeder MC, Berger JT, Schuette JJ, Klugman D. Postoperative abdominal NIRS values predict low cardiac output syndrome in neonates. World J Pediatr Congenit Heart Surg. 2016;72:180-4.
17. Ferrer-Barba A, Gonzalez-Rivera I, Bautista-Hernandez V. Inodilators in the management of low cardiac output syndrome after pediatric cardiac surgery. Curr Vasc Pharmacol. 2016;14:48-57.
18. Klauwer D, Neuhaeuser C. Cardiovascular monitoring and cardiovascular drug therapy. In: Klauwer D, Neuhaeuser C, Thul J, Zimmermann R, editors. A practical handbook on pediatric cardiac intensive care therapy. Cham: Springer; 2019.
19. Flores S, Loomba RS, Checchia PA, Graham EM, Bronicki RA. Thyroid hormone therapy in children after congenital heart surgery: meta-analysis. Semin Thorac Cardiovasc Surg. 2020;32(1):87-95.
20. Ybarra M, dos Santos TJ, Pinheiro CTC, Dichtchekenian V, Damiani D. Rectal levothyroxine for treatment of hypothyroidism: a case study. Pediatrics. 2018;142(2).
21. Batra AS, Mohari N. Junctional ectopic tachycardia: current strategies for diagnosis and management. Progr Pediatr Cardiol. 2013;35:49-54.

18 Arritmias e síncope

Sissy Lara de Melo
Marcela Santana Devido
Mauricio Ibrahim Scanavacca

APÓS LER ESTE CAPÍTULO, VOCÊ ESTARÁ APTO A:

- Reconhecer e tratar as principais arritmias cardíacas presentes na faixa etária pediátrica.
- Conhecer os parâmetros eletrocardiográficos normais para cada faixa etária.
- Familiarizar-se com as arritmias mais prevalentes em pacientes portadores de cardiopatias congênitas.
- Reconhecer parâmetros eletrocardiográficos sugestivos de canalopatias.
- Diferenciar episódios de síncope benignos de episódios patológicos e reconhecer quando a mesma merece investigação complementar ou não.
- Conduzir a investigação inicial de crianças com arritmias e/ou síncopes.

INTRODUÇÃO

Tanto as arritmias cardíacas quanto os quadros de síncopes respondem por uma parcela significativa de procura ao pronto atendimento infantil e são motivos de inquietação tanto para os pais quanto para os próprios pediatras.

As arritmias cardíacas constituem um grande desafio para o pediatra, principalmente porque seu diagnóstico depende de um traçado adequado, seja por eletrocardiograma (ECG), seja por Holter, algo que, embora seja simples em um adulto colaborativo, pode não ser tarefa fácil em uma criança, principalmente em uma situação de emergência. Outros complicadores devem-se ao fato de que tanto a faixa de normalidade da frequência cardíaca quanto o referencial de eixo cardíaco variam conforme a faixa etária. Não podemos nos esquecer também dos pacientes com cardiopatias congênitas, um grupo crescente de pacientes nos quais a anatomia do sistema de condução não raramente está deformada, bem como a presença de cicatriz, o que os predispõe a arritmias.

Já a síncope caracteriza-se por uma perda súbita de consciência e de tônus postural e por definição é causada por hipofluxo cerebral global transitório. Apesar de gerar grande medo em pacientes, pais e cuidadores, na maioria das vezes trata-se de um episódio isolado e de causa benigna.

ARRITMIAS

As arritmias cardíacas são responsáveis por aproximadamente 5% dos atendimentos de emergência da faixa etária pediátrica. Porém, é esperado que esse número aumente aos poucos em virtude da progressiva melhora na sobrevida dos pacientes portadores de cardiopatias congênitas.

Arritmias em Corações Estruturalmente Normais

Arritmias podem ocorrer por distúrbios na despolarização formadora do impulso, alterações m sua propagação, automatismo ou atividade deflagrada.

O impulso é preferencialmente originado no nó sinusal, mas em condições patológicas também pode ser originado em outros grupos de miócitos, como no nó atrioventricular. À capacidade de gerar despolarização miocárdica espontaneamente dá-se o nome de automatismo cardíaco. Condições nas quais as fibras do nó sinusal ou do nó atrioventricular apresentam atividade excessiva com automatismo aumentado ocasionam taquicardia sinusal inapropriada ou taquicardia juncional.

Oscilações do potencial de membrana que atingem o potencial de despolarização são denominadas atividades deflagradas e podem ser responsáveis pela origem de taquicardias polimórficas.

Bradiarritmias

Disfunção do nó sinusal

A disfunção do nó sinusal (DNS) consiste em um ritmo sinusal com frequência cardíaca inapropriadamente baixa para determinada idade ou situação. Pode-se adotar conduta expectante nesses pacientes, porém, caso a criança apresente síncopes recorrentes, déficit do desenvolvimento ou disfunção miocárdica, o implante de marca-passo deve ser considerado.

Bradicardia sinusal

Trata-se de um ritmo sinusal, ou seja, com ondas P positivas em DII, DIII e aVF, com frequência cardíaca (FC) inferior à considerada normal para a idade. A Tabela 18.1 auxilia na avaliação de bradicardia sinusal conforme a faixa etária. Deve ser preocupante quando associada a disfunção miocárdica, desenvolvimento abaixo do esperado ou em associação com sintomas de baixo débito. Pode ser efeito colateral esperado e desejado de medicações como betabloqueadores, amiodarona e digoxina, estar presente em situações pontuais ou de forma transitória, como durante aspiração de vias aéreas, hipoglicemia, hipoxemia e distúrbios hidroeletrolíticos.

TABELA 18.1 Bradicardia sinusal em crianças

Idade	FC (bpm)
Latentes e crianças até 2 anos	< 90
Crianças entre 2 e 6 anos	< 80
Crianças entre 6 e 11 anos	< 70
Crianças maiores de 11 anos	< 60

Parada sinusal

Parada sinusal é definida como um atraso na geração do impulso elétrico no nó sinusal. Quando a pausa é prolongada, O ritmo cardíaco é assumido por outro foco (nó atrioventricular ou sistema de His-Purkinje) até que o nó sinoatrial (NSA) esteja novamente apto a reassumir o ritmo. Assim como em adultos, pausas maiores que 3 segundos podem provocar sintomas e devem ser avaliadas cuidadosamente pelo médico especialista.

Bloqueios atrioventriculares

O bloqueio atrioventricular (BAV) é definido quando a despolarização iniciada no NSA ou não é conduzida aos ventrículos ou é conduzida com atraso. Tal situação pode ser fisiológica e não dar repercussões, ser intermitente, transitória ou definitiva, podendo até mesmo ser indicativa de implante de marca-passo.

O BAV é classificado em três categorias:

- BAV de primeiro grau: todos os impulsos originados no NSA são conduzidos para os ventrículos, porém com intervalo maior ao que seria esperado para a idade do paciente. No ECG, é representado por PR longo. É uma condição benigna e não requer nenhuma intervenção (Tabela 18.2).
- BAV de segundo grau: a condução da despolarização atrial é bloqueada aos ventrículos de forma intermitente. A variação com a qual esse bloqueio ocorre divide essa categoria em dois subgrupos:

TABELA 18.2 Intervalo QTc normal, limítrofe e prolongado de acordo com a idade e o sexo (não existe diferença em relação ao sexo na população pediátrica)

	1 a 15 anos	Homens	Mulheres
Normal	440 mseg	< 430 mseg	< 450 mseg
Limítrofe	440 a 460 mseg	430 a 450 mseg	450 a 470 mseg
Prolongado	> 460 mseg	> 450 mseg	> 470 mseg

  - Mobitz tipo 1 (ou fenômeno de Wenckebach): ocorre um prolongamento progressivo do intervalo PR até o bloqueio de um impulso. Geralmente não apresenta significado patológico e raramente progride para BAV completo. Pode ocorrer em situações de tônus parassimpático aumentado (sono, atletas, etc.), ser secundário a drogas com cronotropismo negativo (betabloqueadores ou bloqueadores dos canais de cálcio) ou estar presente em pacientes com doenças que podem afetar intrinsecamente o sistema de condução, como cardite reumática, após cirurgias cardíacas ou determinadas cardiopatias congênitas.
  - Mobitz tipo II: interrupção súbita da condução AV, ou seja, o intervalo PR é constante antes que a onda P seja subitamente bloqueada e deixe de conduzir um impulso. Diferentemente do BAV Mobitz I, trata-se de uma condição mais grave e de frequente evolução para BAV de terceiro grau. Quando associado a escape ventricular baixo ou persistente por mais de sete dias de pós-operatório, é indicativo de implante de marca-passo.
- BAV de terceiro grau (ou bloqueio atrioventricular total): é definido pela dissociação completa entre átrios e ventrículos, ou seja, não há relação entre as ondas P e os complexos QRS. O ritmo das contrações ventriculares é determinado por escape ventricular ou juncional. Quando o BAVT ocorre em nível pré-hissiano, a frequência do escape ventricular encontra-se entre 40 e 90 bpm e o QRS é estreito, sendo, assim, uma condição de menor gravidade. Já bloqueios em nível pós-hissiano apresentam FC < 40 bpm e QRS largos, tendo maior chance de evoluir para períodos de assistolia. Podem ser congênitos – como nos casos de lúpus materno, secundário a cardiopatia congênita – principalmente TGA, ou secundários a sua correção cirúrgica.

  Implante de marca-passo está indicado sempre que houver bradicardia inapropriada para a idade, associada a sintomas de baixo débito ou disfunção ventricular.

TAQUIARRITMIAS

Taquicardias Supraventriculares

São relativamente comuns em crianças e na maioria das vezes não estão associadas a arritmias malignas. Podem ser percebidas pelos pais ou cuidadores ao notarem batimentos acelerados em contato com a criança ou serem referidos pelos próprios pacientes quando maiores. Caracterizam-se por FC aumentada para a idade e sempre requerem avaliação do estado hemodinâmico do paciente, bem como do ritmo cardíaco. Na maioria das vezes trata-se de taquicardia sinusal decorrente de febre, desidratação ou ansiedade. Distúrbios do ritmo são incomuns, mas podem acontecer e serão abordados a seguir.

As taquicardias apresentam complexo QRS estreito na maioria das vezes, sendo o QRS alargado apenas nos casos de condução aberrante. Têm origem considerada alta, normalmente nos átrios ou na junção AV. Depois da taquicardia sinusal, corresponde ao grupo de taquicardias mais comuns na faixa etária pediátrica.

Merece atenção especial em neonatos e lactentes, pois a persistência de uma taquicardia supraventricular pode manifestar-se inicialmente apenas como irritabilidade aumentada, mas pode evoluir para taquicardiomiopatia e deterioração da função ventricular.

Taquicardia sinusal

Consiste em uma taquicardia em ritmo sinusal com ondas P evidentes, mas FC excedendo o esperado para a idade. Mais comumente ocorre como consequência de febre, desidratação, tireotoxicose, uso de medicações ou quadros ansiosos, mas também pode estar associada a uma situação mais grave, como hipóxia ou falência ventricular. Quando associada a mudança de decúbito, caracteriza a síndrome postural taquicárdica e quando não se encontra nenhuma causa aparente, denomina-se taquicardia sinusal inapropriada.

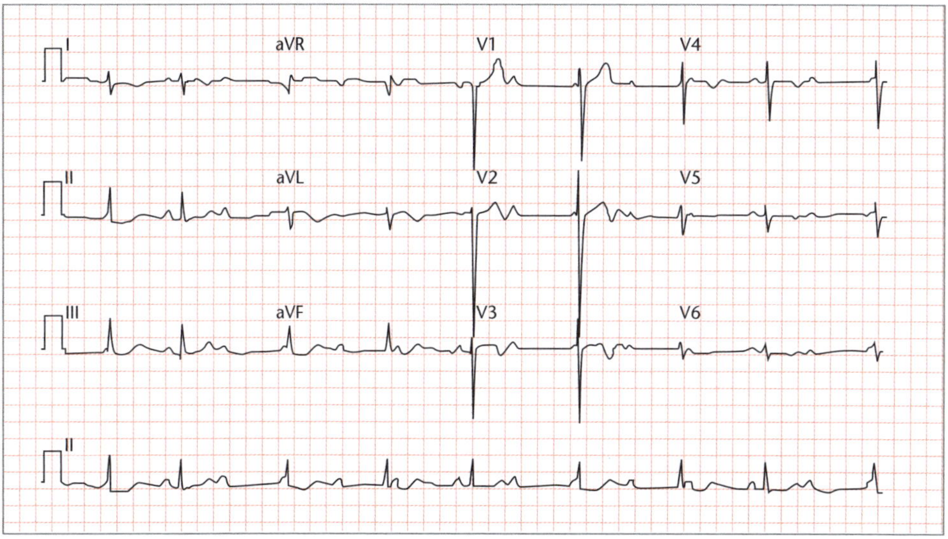

FIGURA 18.1 Eletrocardiograma de paciente com bloqueio atrioventricular de terceiro grau.

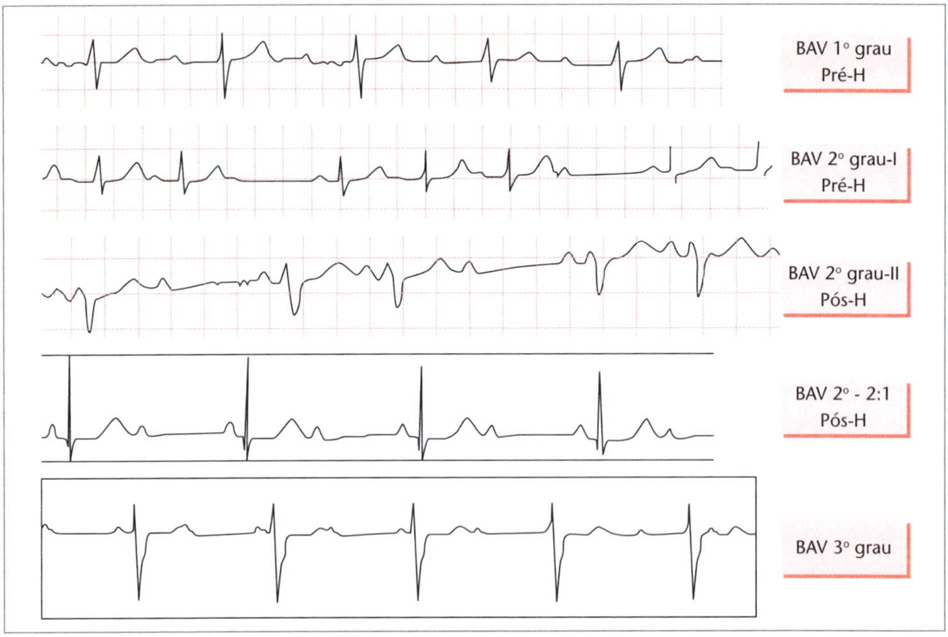

FIGURA 18.2 Eletrocardiogramas com diferentes graus de bloqueios atrioventriculares.

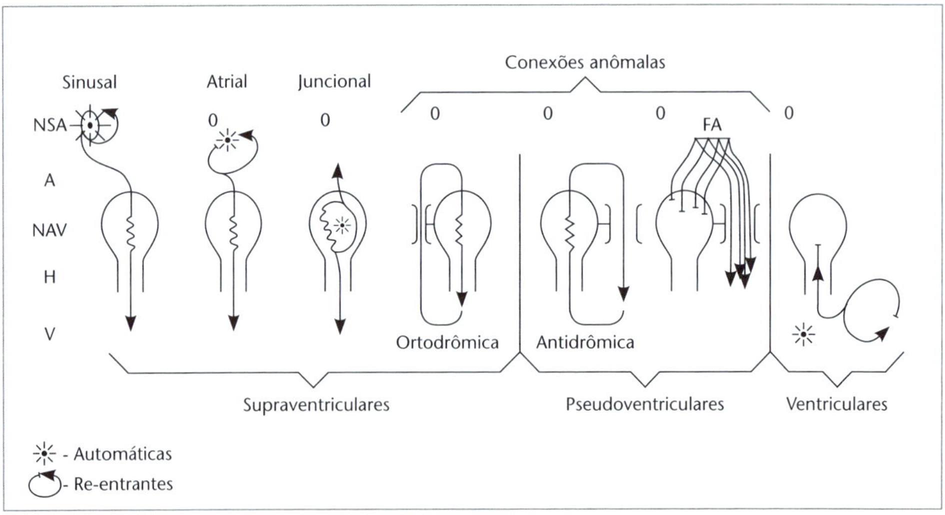

FIGURA 18.3 Mecanismo das taquicardias.

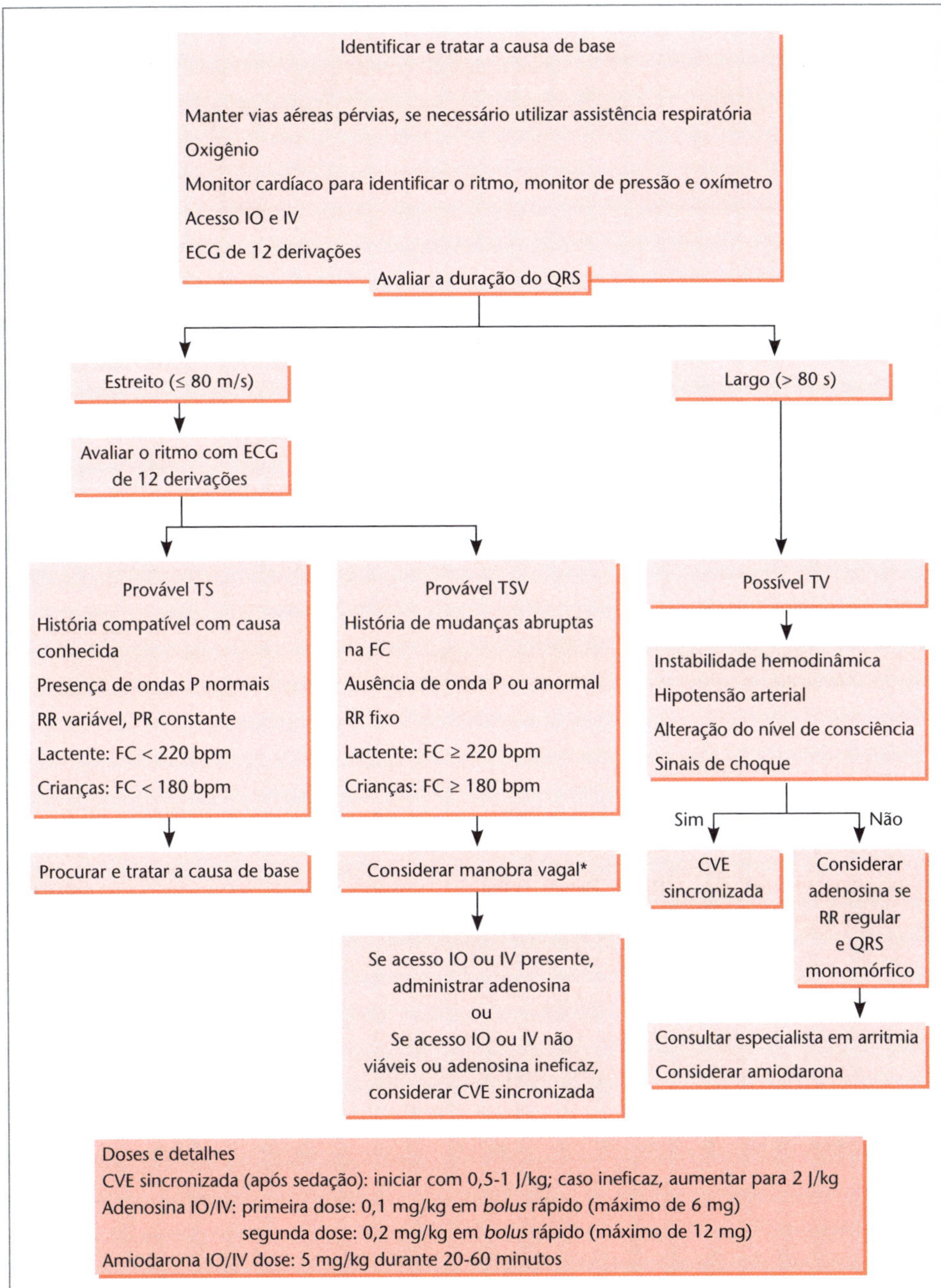

FIGURA 18.4 Avaliação inicial da criança com taquicardia.

CVE: cardioversão elétrica; ECG: eletrocardiograma; FC: frequência cardíaca; IO: intraósseo; IV: intravenoso; TS: taquicardia sinusal; TSV: taquicardia supraventricular; TV: taquicardia ventricular.

Manobra vagal*: em lactentes e crianças menores, colocar uma bolsa de gelo ou água gelada na face por 15 a 30 segundos ou realizar um estímulo no reto com um termômetro. Para crianças maiores, ensinar alguma manobra vagal. Compressão do seio carotídeo ou pressão na órbita ocular não devem ser realizados em crianças.

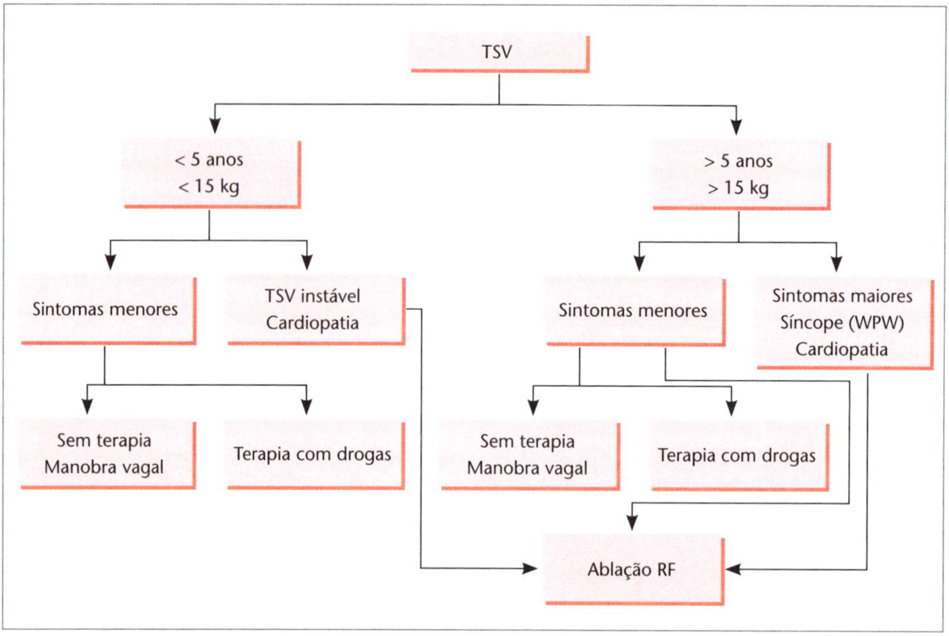

FIGURA 18.5 Manejo da taquicardia supraventricular.
TSV: taquicardia supraventricular; RF: radiofrequência; WPW: síndrome de Wolff-Parkinson-White.

Taquicardia por reentrada nodal

Ocorrem mais comumente na ausência de cardiopatia estrutural. Mais comum em adolescentes e adultos, caracteriza-se pela presença de duas vias eletrofisiológicas distintas: uma via rápida (com período refratário longo) e uma via lenta (com período refratário curto). Normalmente é desencadeada por um batimento atrial precoce cuja condução é inicialmente bloqueada na via rápida, mas conduzido pela via lenta e em seguida retornando pela via rápida. Ocorre assim um círculo vicioso com perpetuação da taquicardia: a via rápida despolariza os átrios enquanto os ventrículos são simultaneamente despolarizados por impulso anterógrado. Tal situação se traduz no ECG como uma onda P que não pode ser vista, pois ocorre no mesmo momento que o QRS, mas em alguns casos se evidencia pseudo S em DII, DIII e VF e pseudo r em V1.

Taquicardia por reentrada atrioventricular

A taquicardia mais comum em lactentes e crianças. Seu mecanismo eletrofisiológico consiste em um circuito de arritmia por reentrada com envolvimento do nó atrioventricular (NAV) e a via acessória (Figura 18.6). Denomina-se síndrome de Wolff-Parkinson-White (WPW) quando o paciente apresenta ECG de superfície com pré-excitação ventricular (Figuras 18.6 e 18.7), a qual é a representação da condução anterógrada da via acessória e crises de palpitação.

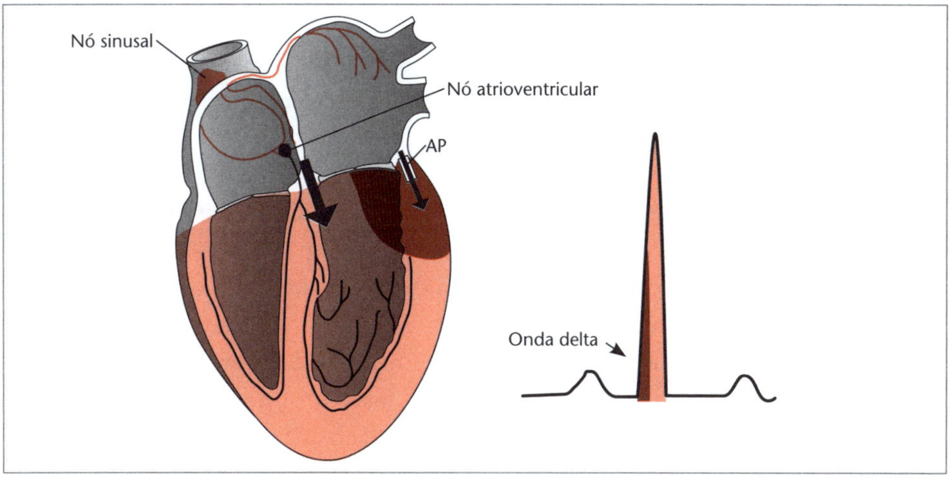

FIGURA 18.6 Pré-excitação ventricular e onda delta.

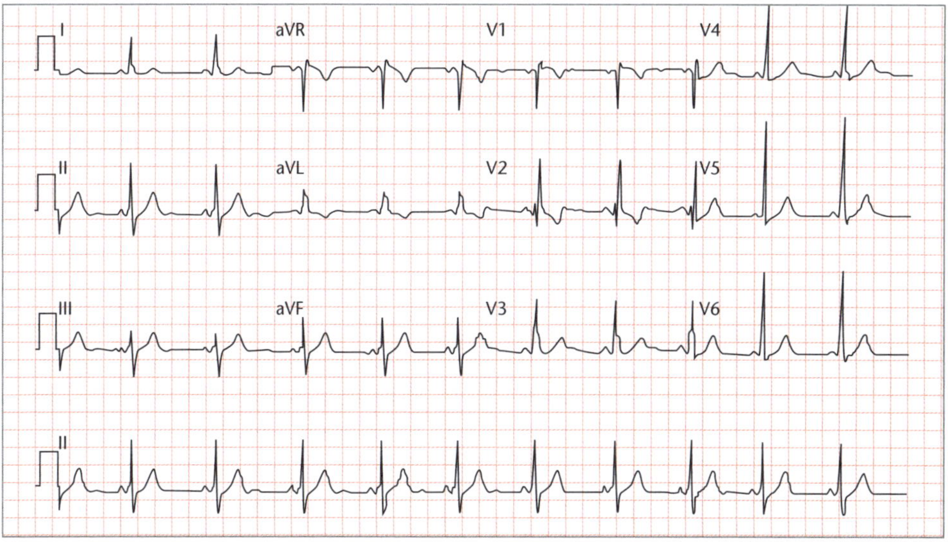

FIGURA 18.7 Eletrocardiograma de pré-excitação ventricular.

Flutter atrial

Raro em crianças sem cardiopatia estrutural e mais comumente visto no período neonatal. A frequência atrial pode estar acima de 200 bpm, podendo chegar a 500 bpm e o ECG de 12 derivações apresenta ondas tipo serra denteada, mais visíveis em DII, DIII e aVF. O diagnóstico é mais frequente intraútero. Se ao nascimento ainda se observa o flutter atrial (FLA), deve-se realizar cardioversão elétrica (CVE), 1 J/kg, e não necessita ser mantido com drogas antiarrímicas. Geralmente não apresenta recorrência.

Taquicardia juncional não paroxística

Resultante de automatismo anormal de miócitos localizados próximo aos tecidos de condução (NAV e feixe de His). Rara em crianças sem cardiopatia estrutural, sendo mais comum sua ocorrência no pós-operatório de correção cirúrgica de tetralogia de Fallot, Fontan e defeito do septo atrioventricular (DSAV), por se tratarem de cirurgias com manipulação na região septal, na altura do NAV. No ECG são vistos QRS estreito e dissociação AV. Associa-se ao uso de drogas vasoativas, tem início e término graduais e resposta insatisfatória a medicações antiarrítmicas. Seu tratamento consiste principalmente na correção de distúrbios eletrolíticos e redução de drogas vasoativas, quando associadas ao pós-operatório. Se necessário, podem-se introduzir betabloqueadores e/ou amiodarona. Como o mecanismo consiste em automatismo, pela perda da inibição eletrotônica, causada pelo sangramento na região septal, alguns grupos preconizam hipotermia para diminuir a inflamação, algo não realizado em nossa instituição.

Em alguns pacientes, observa-se uma taquicardia juncional ativa (JET) (Figura 18.8), arritmia decorrente do automatismo anormal da junção, mas não relacionada ao processo inflamatório. A JET pode ser suspeitada por uma arritmia intraútero, devendo-se fazer diagnóstico diferencial com taquicardia ventricular. Alguns autores preconizam medidas de fluxos entre a aorta e a cava, para tal diagnóstico diferencial intraútero. Já ao nascimento, evidencia-se ECG com taquicardia de QRS estreito e dissociação atrioventricular, e na taquicardia ventricular o QRS é largo. O objetivo terapêutico consiste

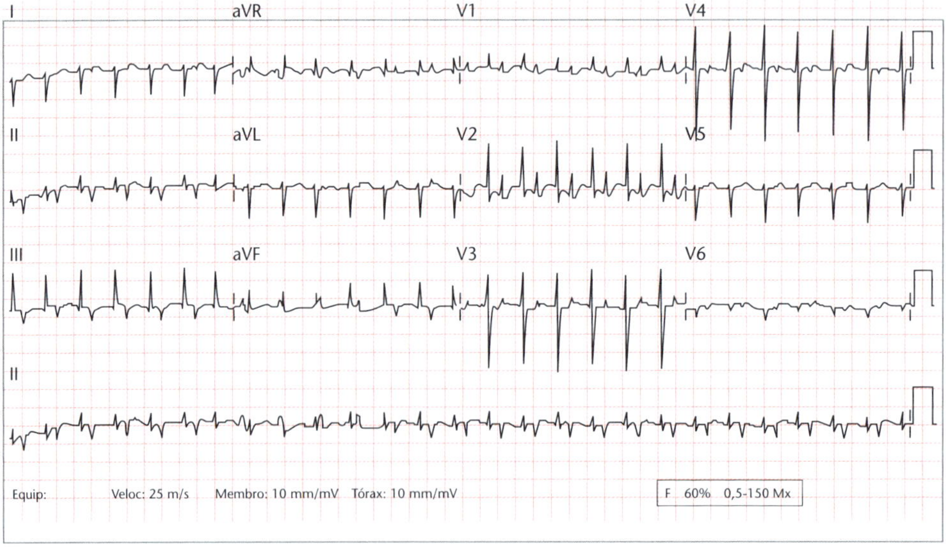

FIGURA 18.8 Eletrocardiograma de taquicardia ectópica juncional (JET).

em diminuir a frequência ventricular e não o retorno ao nó sinusal, para evitar a taquicardiomiopatia. As drogas de eleição são os betabloqueadores associados à amiodarona.

Vale a pena destacar também a taquicardia juncional reciprocante permanente (TJRP), mais conhecida como taquicardia de Coumel. Trata-se de uma forma rara de taquicardia supraventricular – cerca de 1 a 6% dos casos de taquicardia supraventricular desse grupo etário – e, apesar de poder ser encontrada em qualquer idade, a maior parte dos casos apresenta-se durante os primeiros anos de vida ou no período pré-natal. Tal taquicardia envolve uma via acessória, comumente localizada na região posterosseptal, próximo ao óstio do seio coronário. A condução dessa via dá-se de forma exclusivamente retrógrada e decremental, o que por sua vez origina taquicardias com frequências mais baixas, de caráter incessante e por vezes assintomáticas, que podem levar a um quadro de taquicardiomiopatia. No ECG de superfície é diagnosticada como uma taquicardia regular com complexos QRS estreitos, FC entre 130 e 220 bpm, ondas P retrógradas e negativas em DII, DIII e aVF e intervalo RP' longo (RP' > P'R') , superior a 150 ms, com relação P'R/RP' < 1. O diagnóstico diferencial se dá com taquicardia atrial e taquicardia por reentrada nodal atípica (rápida-lenta).

Fibrilação atrial

Consiste em uma desorganização difusa da contração atrial, decorrente de múltiplas frentes de ondas, sem visualização de ondas P ao ECG de 12 derivações. É extremamente rara em crianças, sendo mais comum em adolescentes e adultos com cardiopatias estruturais previamente submetidos à correção cirúrgica.

Taquicardia atrial

Ritmo regular com QRS estreito e ondas P com morfologia diferente do que habitualmente se encontra no ritmo sinusal. Geralmente ocorre por automatismo atrial de células atriais localizadas fora do NSA. O tratamento é preferencialmente com antiarrítmicos da classe IC (propafenona) ou III (amiodarona e sotalol). Outras opções são a cardioversão elétrica sincronizada (CVES) e a ablação por cateter, quando apresentar comportamento monomórfica. Nos casos de apresentação multifocal, a principal conduta consiste em avaliar doença de base ou se consiste apenas em imaturidade do automatismo. O tratamento nestes casos deve ser bem parcimonioso, uma vez que a supressão do automatismo pode acarretar maiores danos ao paciente.

Taquicardia ventricular

Ritmo com origem abaixo do feixe de His. Pode ser classificada em monomórfica ou polimórfica, sustentada ou não sustentada se a duração for inferior a 30 segundos, estável ou instável. Em crianças é rara, mas quando presente merece atenção especial não só pelo potencial desencadeamento de uma situação deletéria, mas também por poder ser a primeira manifestação de uma cardiopatia ou canalopatia. É comumente associada com distúrbios eletrolíticos, metabólicos ou intoxicação por drogas que sabidamente prolongam o intervalo QT (amiodarona, digitálicos, entre outras).

Quando associada a QT longo, temos ocorrência de *torsades de pointes*, um tipo de TV polimórfica caracterizado pela inversão das pontas do complexo QRS ao longo do traçado eletrocardiográfico. É especialmente preocupante por poder degenerar para fibrilação ventricular.

Fibrilação ventricular

Arritmia rápida na qual há desorganização difusa da atividade miocárdica e incompatibilidade com pulso. O tratamento deve ser imediato e consiste na desfibrilação elétrica e administração de drogas (epinefrina, lidocaína e amiodarona), conforme o preconizado pelo Pediatric Advanced Life Support (PALS).

Extrassístoles atriais e ventriculares

Extrassístoles são batimentos cardíacos precoces que normalmente se originam de um foco ectópico. São as arritmias mais comuns, podendo ocorrer tanto em corações estruturalmente normais quanto em portadores de cardiopatia estrutural, com tendências maiores neste último grupo. São classificadas pelo local de sua origem, podendo ser supraventriculares ou ventriculares.

Extrassístoles supraventriculares

As extrassístoles supraventriculares (ESSV) normalmente têm QRS estreito e/ou com morfologia semelhante ao ritmo cardíaco de base. No entanto, não são definidas pela presença de um complexo QRS estreito, mas sim pela ocorrência de uma onda P ectópica, ou seja, uma despolarização atrial de foco diferente do habitual, cuja condução pode ser normal, aberrante com bloqueio de ramo transitório ou mesmo ausente por bloqueio atrioventricular funcional (caso quando a P ectópica encontra os ventrículos em período refratário). É preciso analisar com atenção o traçado eletrocardiográfico e atentar não só para a morfologia diferente do habitual da onda P, mas também atentar eventualmente para a possibilidade de estar oculta na onda T precedente. As ESSV podem ocorrer pelos mecanismos de reentrada, automatismo anormal ou mesmo atividade deflagrada.

Têm alta prevalência na população adulta, sendo mais frequentes em pacientes com doenças da valva mitral e com disfunção ventricular esquerda.

Assim como a fibrilação atrial (FA) e o *flutter*, as extrassístoles atriais também se originam na emergência das veias pulmonares e supõe-se que antecedam a degeneração do rimo atrial. Sabe-se que há maior prevalência de extrassístoles atriais em pacientes com estenose mitral, cardiomiopatia hipertrófica e quaisquer outras condições que levem a elevação da pressão ou dilatação de quaisquer dos átrios. Raramente produzem sintomas, mas, quando o fazem, a queixa mais comum costuma ser de palpitação.

Extrassístoles ventriculares

Nas extrassístoles ventriculares (ESV), o estímulo não percorre o feixe de His e suas ramificações normais e, portanto, caracterizam-se por complexos QRS anômalos, desviados e mais alargados do que o habitual. As extrassístoles ventriculares são mais frequentes no sexo masculino, em negros e em pacientes com doenças cardíacas estruturais. Também se sabe que a prevalência das extrassístoles ventriculares tende a ser maior com a idade e na presença de determinadas situações como ritmo sinusal acelerado, hipocalemia, hipomagnesemia e hipertensão.

Os mecanismos são semelhantes aos das extrassístoles atriais, podendo ser desencadeados por reentrada, automatismo anormal ou atividade deflagrada.

A ocorrência de extrassístoles ventriculares pode correlacionar-se com achados típicos da história e pode também ser o único indício de doença cardíaca herdada ou adquirida. Extrassístoles ventriculares são mais frequentemente encontradas em pacientes com hipertrofia do ventrículo esquerdo, insuficiência cardíaca, miocardite, cardiomiopatia hipertrófica, cardiopatias congênitas, taquicardia ventricular idiopática e hipertensão pulmonar.

As ESV causam poucos ou nenhum sintoma. Quando sintomáticas, a manifestação referida mais comum é de palpitação. Em pacientes com fração de ejeção reduzida, também pode se manifestar como sintomas de baixo débito. ESV frequentes, mesmo na ausência de sintomas, correlacionam-se cardiomiopatia e perda da função cardíaca (a qual pode ser potencialmente reversível).

Dentre as cardiopatias congênitas, as ESV têm particular importância sempre que houver cicatrizes ventriculares por correções cirúrgicas previas, pois tal "caminho" aumenta as chances de uma eventual taquicardia ventricular sustentada. Atenção especial deve ser dada aos pacientes portadores de tetralogia de Fallot corrigida, devendo nesse grupo as ESV e taquicardias serem investigadas ativamente de rotina para todos pacientes, independentemente da presença de sintomas. Além disso, sempre que houver dúvidas, pode-se lançar mão do uso de eletrocardiograma de alta resolução (ECG AR), o qual basicamente dirá qual a chance de um paciente sustentar uma arritmia maligna.

Já as ESV sem cardiopatia estrutural, como não acarretam risco de morte súbita, a atenção se dará para sintomas e a incidência, uma vez que é possível evoluir para taquicardiomiopatia. Se sintomático, devem-se utilizar drogas para melhora da qualidade de vida. Como primeira linha dispõe-se de betabloqueadores e bloqueadores dos canais de cálcio, seguidos por sotalol e propafenona. O uso da amiodarona consiste em última opção. Nos casos em que o tratamento visa a diminuir o risco de taquicardiomiopatia, pode-se observar clinicamente com controles com ecocardiograma bidimensional quando incidência

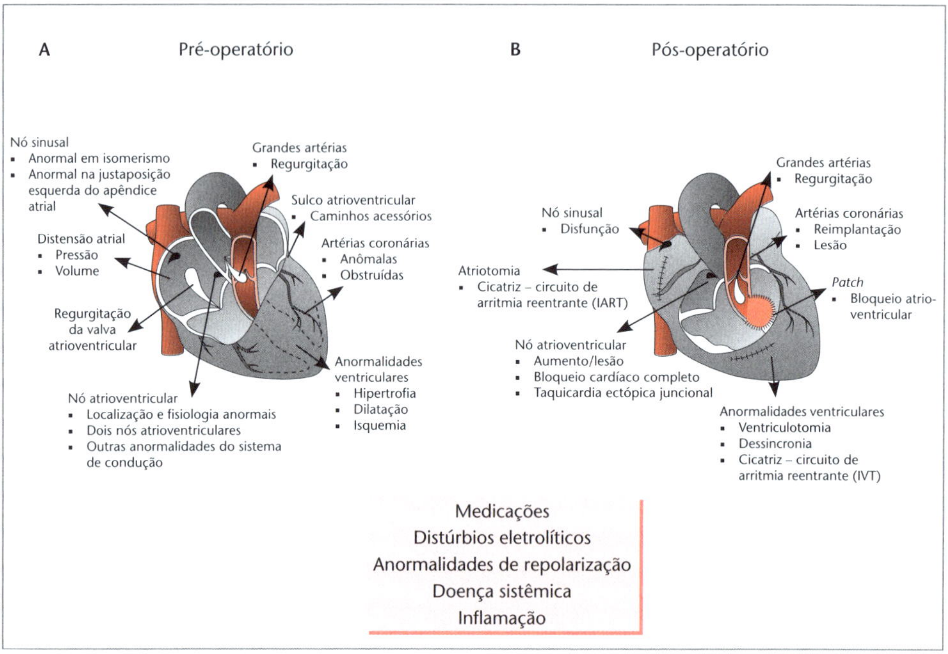

FIGURA 18.9 A e B: fatores pré e pós-operatórios resultando em arritmias nos pacientes com cardiopatias congênitas.

ao Holter < de 20% e já início de antiarrítmico se incidência maior que 20%. A indicação de ablação por cateter dependerá da evolução clínica. É importante ressaltar que acima de 98% apresentam remissão espontânea em seguimento de 10 anos a partir do diagnóstico.

ARRITMIAS EM CARDIOPATIAS CONGÊNITAS

Há uma correlação conhecida entre cardiopatias congênitas e arritmias. Muitas vezes as arritmias podem se manifestar já na infância, como parte da malformação, ou tardiamente na vida adulta, como consequência das cirurgias corretivas ou paliativas.

Muitas vezes a anatomia e o manejo de arritmias em pacientes adultos não podem ser aplicados a pacientes portadores de cardiopatias congênitas. São várias as peculiaridades possíveis neste grupo, sendo as principais alterações anatômicas nó sinusal em posição anormal e/ou malformado, malformação do sistema de condução AV, hemodinâmica anormal, cicatrizes pós-operatórias, dentre outras.

Algumas cardiopatias congênitas correlacionam-se com arritmias específicas. Como não apresentam nó sinusal, pacientes com isomerismo atrial esquerdo podem evoluir com BAVT ao longo da vida. Já pacientes com isomerismo atrial direito apresentam dois nós sinusais competindo entre si e podem apresentar dois nós atrioventriculares (*twin node*). BAV são mais comumente encontrados em pacientes com transposição congenitamente corrigida das grandes artérias (TCGA), e até 5% podem apresentar BAVT já ao nascimento. BAVT também pode ser a consequência indesejada de um procedimento cirúrgico, como no caso de cirurgias de Senning, Fontan ou correção de tetralogia de Fallot. Vias acessórias são comumente associadas com anomalia de Ebstein, e 30% desses pacientes apresentam WPW.

Pacientes com arritmias cardíacas devem ser avaliados quanto ao seu risco antes da correção cirúrgica, não só pela possibilidade de ocorrência da arritmias no pós-operatório imediato – as quais muitas vezes são mal toleradas, e principalmente em casos nos quais a correção cirúrgica impossibilita a via de acesso do endocárdio pelo sistema venoso, como na cirurgia cavopulmonar com tubo extracardíaco e na cirurgia do cone. Outra situação consiste nos pacientes com FA e que se submeterão a cirurgia de correção ou de lesão residual ou mesmo primeira intervenção: deve-se discutir a ablação cirúrgica da FA, a cirurgia de Maze, que consiste na realização de linhas de bloqueio nos átrios, bem como redução da massa crítica atrial.

Dentre as arritmias cardíacas mais frequentes em adultos com cardiopatia congênita, as taquicardias atriais são as mais frequentes. Taquicardias atriais por macrorreentrada, como *flutter* e FA, são comumente encontradas no pós-operatório de diversos procedimentos e normalmente decorrem da presença de suturas em átrio, cicatrizes, tecido fibroso ou protético. Os defeitos cardíacos cuja correção pode levar a arritmias atriais por macrorreentrada são comunicação interatrial (CIA), tetralogia de Fallot, anomalia de Ebstein, procedimento de Fontan e cirurgia de Senning-Mustard.

Assim como as arritmias atriais, as arritmias ventriculares também podem decorrer de incisões e materiais protéticos ou serem inerentes à própria cardiopatia. Nessa categoria, atenção especial deve ser dada à tetralogia de Fallot, tanto em pacientes submetidos à correção quanto em pacientes com evolução natural. Com a evolução da técnica cirúrgica, esta população atualmente apresenta boa sobrevida, mas com risco de morte súbita e mesmo ocorrência de arritmias durante o seguimento clínico. Há arsenais não invasivos e invasivos para investigar risco de arritmia e morte súbita neste grupo, mas nenhum com fator de sensibilidade e especificidade adequados para realmente identificar os de maior risco. O ECG de alta resolução (ECGAR) nesses casos pode ser especialmente útil pelo seu valor preditivo negativo, ou seja, o paciente com ECGAR ausente tem probabilidade muito baixa de apresentar arritmia ventricular sustentada. Já o paciente com ECGAR presente deve receber atenção especial e ser submetido a exames complementares, como ressonância magnética cardíaca com realce e eventualmente até mesmo a estudo eletrofisiológico.

Quando indicada, a realização de estudo eletrofisiológico e/ou ablação por cateter deve preferencialmente ser realizada em centros de referência. A peculiaridade inerente da anatomia faz com que o uso de mapeamento eletroanatômico seja recomendado.

Canalopatias e Outras Doenças Genéticas

O conhecimento das canalopatias é uma área relativamente recente dentro da aritmologia, cujo desenvolvimento se deu graças aos conhecimentos crescentes em genética e biologia molecular. As canalopatias são alterações dos canais iônicos cardíacos e resultam de mutações nos genes codificadores das proteínas desses canais. As mutações podem ser familiares ou adquiridas, atingem até 1 a cada 1000 pessoas e por vezes podem apresentar indícios eletrocardiográficos apenas de forma intermitente. Tais mutações podem passar despercebidas por décadas ou podem se manifestar precocemente, como síndrome da morte súbita infantil.

Síndrome do QT Longo Congênito

A prevalência da síndrome do QT longo congênito (SQTL) é estimada entre 1:2000 a 1:2500 nascidos vivos. Clinicamente caracteriza-se pelo prolongamento do intervalo QT corrigido. Há quatro diferentes fórmulas bem estabelecidas para a correção do intervalo QTc: Bazett, Fridericia, Hodges e Framingham. A fórmula de Bazett é a mais usada, mas sofre influência da FC e, portanto, há críticas quanto ao seu uso na presença de FC elevadas, tendo sido inicialmente indicada nos casos de FC entre 60 e 100 bpm. Para FC elevadas ou lentas, há tendência a se considerar as demais fórmulas. Porém, Stramba-Badiale et al.[8] demonstraram recentemente que, independentemente da fórmula escolhida, todas preveem resultados relativamente semelhantes em termos de

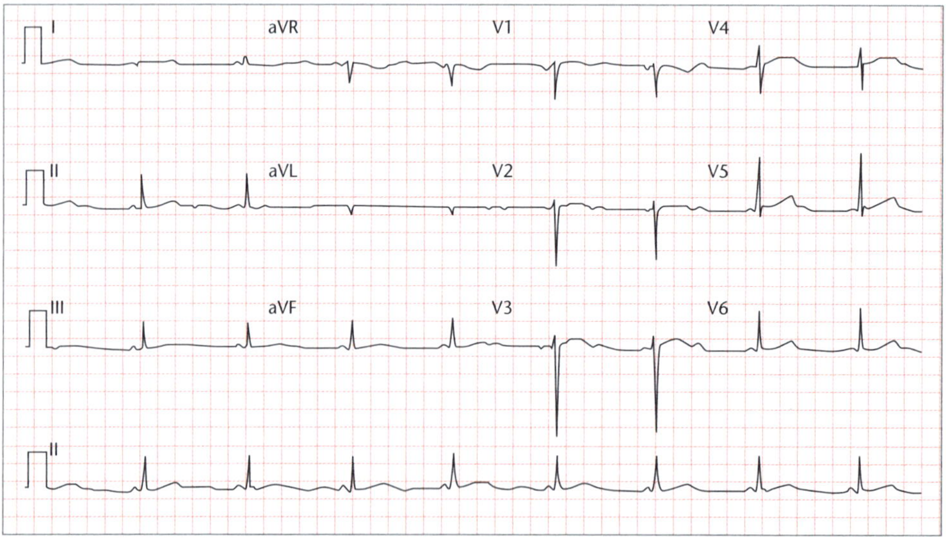

FIGURA 18.10 Eletrocardiograma em paciente com síndrome do QT longo.

correção pela FC e a habilidade de identificar adequadamente neonatos e lactentes com SQTL. A exceção limita-se à fórmula de Hodges, a qual exacerbou o efeito da correção do QTc em função da FC e demonstrou ter valor preditivo positivo pobre na identificação de SQTL nessa faixa etária. Nesse estudo, dentre as todas as quatro fórmulas testadas, a tradicional fórmula proposta por Bazett em 1920 mostrou-se a melhor.

Pela fórmula de Bazett, SQTL se caracteriza quando QTc > 440 ms em homens e 460 ms em mulheres, sem que haja nenhuma causa explicável, como distúrbios eletrolíticos ou uso de medicações que sabidamente prolongam o intervalo QT. A forma mais comum de herança é autossômica dominante e é importante buscar ativamente histórico familiar de morte súbita, bem como planejar rastreio nos outros membros da família.

O intervalo QT deve ser medido preferencialmente nas derivações D2 e V5 ou aVR e aVL, traçando-se uma tangente da descendente da onda T – Figura 18.11 – e então aplica-se a formula de Bazzet (QTc = QT/√RR). Se arritmia sinusal, medir QT no ciclo mais curto de RR. Em crianças menores de 1 ano, o QTc deve preocupar quando acima de 600 ms. Já em pacientes portadores de tetralogia de Fallot, diante do comprometimento da via de saída, bem como em outras doenças que acometam esta região, o QTc é aceitável até 500 ms. Caso haja alta suspeita, mas ECG dentro da normalidade, pode-se valer de teste de esforço, com medida do intervalo QT no 4º minuto da recuperação, teste provocativo com infusão de epinefrina ou ainda realizando-se um ECG com o paciente em ortostase, nos primeiros 30 segundos da posição em pé. Testes genéticos para identificação da mutação também estão disponíveis, apesar de ainda serem pouco acessíveis em nosso meio, em especial no sistema público de saúde.

Existem mais de dez fenótipos clínicos descritos para a doença, sendo os mais comuns:

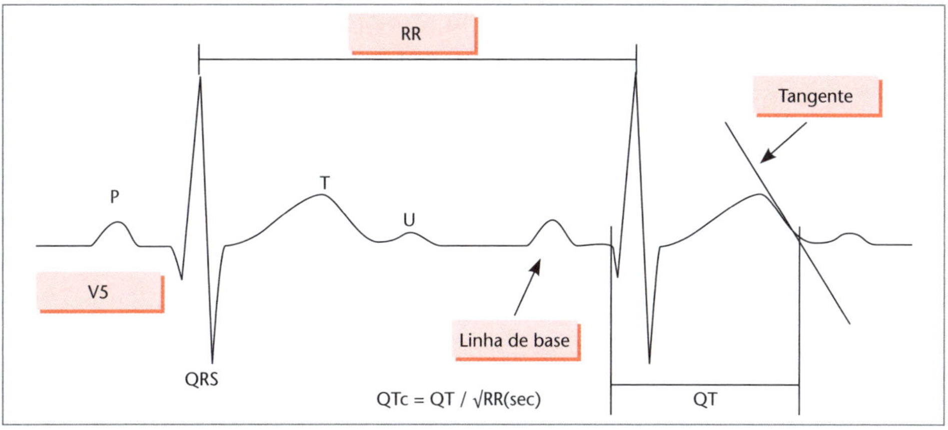

FIGURA 18.11 Medida do intervalo QT e como calcular o QTc (corrigido).

- SQTL1: mutação na subunidade alfa do canal lento de potássio (KCNQ1) ou IKs, com perda de função; é a forma mais frequente, em até 35% dos casos. Eventos desencadeadores são estímulos adrenérgicos, particularmente a natação.
- SQTL2: mutação na subunidade alfa do canal retificador de saída rápida de potássio (KCNH2) ou IKr, com perda de função; presente em até 30% dos casos. Desencadeada por ruído ou estresse.
- SQTL3: mutação na subunidade alfa do canal de sódio (SCN5A), com ganho de função; presente em 10% dos casos. Os eventos ocorrem no repouso noturno.

O tratamento é feito conforme a categoria de risco do paciente. Pacientes de baixo risco devem ser orientados a não praticarem atividades físicas competitivas; a mesma recomendação é válida para portadores de risco intermediário, mas nessas situações se deve introduzir betabloqueadores de ação central (idealmente propranolol 2-6 mg/kg/dia) e suplementação com magnésio via oral. Quando o paciente apresenta histórico de morte súbita abortada ou eventos sincopais recorrentes apesar do uso de betabloqueadores em dose plena, ele é considerado de alto risco e, além das medidas já mencionadas, indica-se o implante de cardioversor desfibrilador implantável (CDI).

Síndrome do QT Curto Congênito

Bem mais rara que a SQTL, a síndrome do QT curto congênito (SQTC) também apresenta três subtipos mais prevalentes e se correlaciona com mutações nos canais KCNH2, KCNQ1 e KCNJ2. O resultado dessas mutações é uma aceleração da repolarização cardíaca e um achado eletrocardiográfico de um QTc < 350 ms para homens e < 360 ms para mulheres, além de ondas T simétricas e apiculadas na ausência de distúrbios eletrolíticos. Pacientes portadores de SQTC têm maior tendência ao aparecimento de FA paroxística (mesmo sem cardiopatia estrutural) e taquicardia ventricular/fibrilação ventricular (TV/FV), arritmias facilmente induzidas em estudo eletrofisiológico. É mais comumente encontrada em adolescentes do sexo masculino.

O tratamento farmacológico inclui drogas que ajudam no prolongamento do intervalo QT e reduzem o risco de TV/FV, sendo propafenona, quinidina e sotalol as mais utilizadas. A terapia de escolha, no entanto, é o implante de CDI. Vale ressaltar, porém, que esses pacientes têm maior risco de terapias inapropriadas em razão da conformidade da onda T.

Síndrome de Brugada

A síndrome de Brugada (SBr) é uma canalopatia autossômica dominante e caracteriza-se pela associação de um padrão eletrocardiográfico típico de elevação do segmento ST com morfologia de bloqueio de ramo direito (BRD) e risco aumentado de morte súbita. Há um espectro de eventuais manifestações clínicas, podendo os pacientes serem assintomáticos, apresentarem síncope, respiração agônica noturna, palpitações (por taquicardia ventricular não sustentada ou arritmias atriais) e histórico de parada cardiorrespiratória recuperada. Em geral, as manifestações clínicas são encontradas a partir da quarta década de vida, predominantemente em homens, sendo um diagnóstico raro na faixa etária pediátrica. No entanto, o conhecimento dessa condição é importante, pois a presença de febre exacerba o fenótipo eletrocardiográfico e pode deflagrar arritmias; especula-se inclusive uma possível correlação entre convulsão febril benigna na infância e SBr.

Há três padrões eletrocardiográficos típicos de SBr (Figura 18.12):

- SBr1: supradesnivelamento do segmento ST ≥ 2 mm, padrão triangular tipo "barbatana de tubarão" e onda T negativa. É o padrão eletrocardiográfico associado a maior risco.
- SBr2: supradesnivelamento do segmento ST ≥ 2 mm e padrão em "sela de montaria" que persiste por pelo menos 1 mm acima da linha de base e onda T variável.
- SBr3: supradesnivelamento do segmento ST ≤ 1 mm com padrão côncavo e onda T variável.

O diagnóstico é certo quando o paciente apresenta o padrão eletrocardiográfico de SBr1, mas quando a apresentação clínica é atípica e o padrão encontrado é o tipo SBr2 ou SBr3, há indicação para realização de ECG com derivações superiores (ou seja,

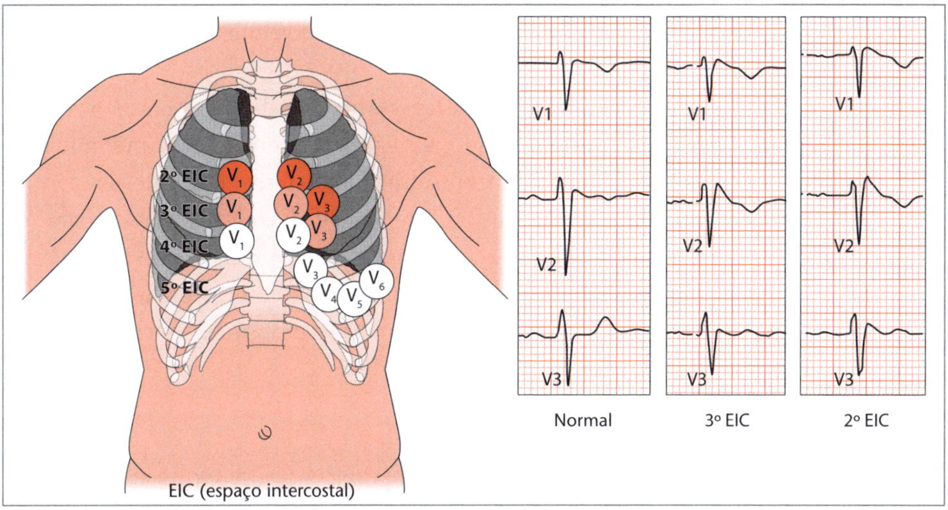

FIGURA 18.12 Uso de derivações superiores auxiliando no diagnóstico de síndrome de Brugada.

posicionam-se V1, V2 e V3 1 ou dois espaços intercostais acima da sua posição tradicional), ou teste provocativo com infusão de ajmalina.

A SBr afeta o sarcolema dos cardiomiócitos do epicárdio da via de saída do ventrículo direito. Assim como na SQTL3, a mutação também ocorre na subunidade alfa do canal de sódio (SCN5A), mas com perda de função, que leva ao desequilíbrio entre a entrada rápida de sódio na fase 0 do potencial de ação e a saída transitória de potássio. Há dispersão transmural da repolarização entre epicárdio e endocárdio, o que no ECG de superfície estará representado como elevação do segmento ST.

Pacientes sabidamente portadores de SBr devem evitar atividades físicas competitivas e situações potencialmente desencadeadoras de arritmias, como hipertermia, refeições copiosas, libação alcoólica e uso de medicações antiarrítmicas classe IC (propafenona e flecainida). O arsenal medicamentoso resume-se a isoproterol na tempestade elétrica e quinidina se arritmias supraventriculares. CDI ainda é a única opção terapêutica eficaz, estando indicado para paciente de alto risco e eventualmente associado a possíveis ablações de arritmias ventriculares caso o paciente apresente terapias apropriadas pelo CDI.

TV polimórfica catecolaminérgica

Trata-se de uma síndrome genética, esporádica ou familiar, normalmente com padrão autossômico dominante. Caracteriza-se pelo aparecimento de TV (bidirecional ou polimórfica) ou FV desencadeada por estresse adrenérgico e consequentemente síncopes recorrentes ou até mesmo morte súbita, sempre na ausência de cardiopatia estrutural ou intervalo QTc prolongado. Apesar de rara, é de grande importância na faixa etária pediátrica, pois a TV polimórfica catecolaminérgica (TVPC) está associada a altas taxas de mortalidade. O diagnóstico pode ser confirmado através de teste de esforço, exame esse que, caso necessário, deve imprescindivelmente ser realizado em ambiente hospitalar.

Betabloqueadores de ação central são a terapia de escolha, mas como a TVPC, apesar de assemelhar-se à SQTL1, tem perfil mais agressivo, terapia concomitante com bloqueadores dos canais de cálcio não diidropiridínicos (preferencialmente verapamil), flecainida ou propafenona pode ser necessária. Implante de CDI está indicado para pacientes de alto risco, ou seja, com início de sintomas em idade precoce e/ou em vigência de terapia otimizada com betabloqueador, mas jamais deve ser a terapia única, dado o risco de tempestade elétrica. Crianças com essa condição devem ser orientadas a não praticarem esportes competitivos e quanto à importância do uso correto da medicação.

Doença progressiva do sistema de condução

A doença progressiva do sistema de condução (DPSC) de origem genética acomete pacientes < 50 anos e pode acometer faixa etária pediátrica. Correlaciona-se com defeitos em correntes iônicas da geração do impulso cardíaco e tem padrão autossômico dominante, podendo associar-se a mutações nos genes *SCN5A*, *TRPM4* e *LMNA*. Pacientes acometidos por essa síndrome podem se apresentar com bradicardia sinusal ou FA em idade precoce. Não raro, há histórico familiar de bradicardia, marca-passo em jovens ou morte súbita. Trata-se de uma doença cuja base genética foi descoberta apenas recentemente, e ainda não há dados suficientes quanto a terapêuticas possivelmente eficazes além do implante de marca-passo.

Displasia arritmogênica do ventrículo direito

A displasia arritmogênica do ventrículo direito (DAVD) é uma cardiomiopatia que envolve predominantemente o ventrículo direito, com infiltração progressiva do miocárdio por fibrose e tecido gorduroso. Clinicamente pode se apresentar como arritmia ventricular sintomática – TV monomórfica com padrão de bloqueio de ramo esquerdo – ou morte súbita, normalmente sendo desencadeada por esforço físico. É mais prevalente em indivíduos jovens do sexo masculino.

Alterações eletrocardiográficas estão presentes em até 90% dos pacientes, podendo se manifestar pela presença de onda épsilon e/ou ondas T invertidas nas derivações precordiais direitas em pacientes maiores de 12 anos na ausência de distúrbio de condução pelo ramo direito. Ressonância magnética pode mostrar infiltração gordurosa, pontuando para os critérios diagnósticos de DAVD.

Implante de CDI está indicado para pacientes com morte súbita abortada, TV espontânea ou induzida em estudo eletrofisiológico, fração de ejeção do ventrículo esquerdo reduzida ou história familiar de DAVD com morte súbita. Terapia farmacológica e ablações devem ser sempre consideradas, e são adjuvantes importantes no tratamento dos pacientes de alto risco. Drogas antiarrítmicas mais usadas são betabloqueadores ou antiarrítmicos classe III (amiodarona e sotalol). Esportes competitivos estão contraindicados.

SÍNCOPE

A síncope é relativamente comum em crianças, podendo ocorrer em até 20% das pessoas até a segunda década de vida, sendo mais prevalente em meninas com idade entre 15 e 19 anos.

A etiologia da síncope é variável e abrange desde causas benignas até causas com risco potencial de morte súbita. Uma das etiologias, conhecida como síndrome da perda de fôlego, é típica da infância, presente especialmente em crianças com idade entre 6 e 18 meses. Essa situação, tradicionalmente ligada a episódio emocional, muitas vezes ocorre após choro muito intenso, ao qual segue-se então um episódio de apneia com palidez e/ou cianose e perda da consciência. Este tipo de síncope pode ou não ser sucedido de movimentos convulsivos. Há resolução espontânea na maioria das vezes até os cinco

QUADRO 18.1 Classificação dos tipos de síncope
Síndrome da perda de fôlego
Síncope reflexa (neuromedida) ▪ Neurocardiogênica (vasovagal) ▪ Situacional
Síndrome postural ortostática taquicardizante
Síncope por hipotensão ortostática
Síncopes cardíacas ▪ Arritmias: bradicardias, taquicardias, canalopatias ▪ Cardiopatia estrutural: cardiopatias congênitas, cardiomiopatia hipertrófica, anomalias de coronárias ▪ Outras: síndrome de Eisenmenger, hipertensão pulmonar idiopática

anos de idade. A prevalência estimada é de 4,6 a 4,7%, sendo em geral de 3 meninos para 1 menina, e há história familiar positiva para essa síndrome em até 38% dos casos.

Na maioria dos casos, a síndrome é considerada benigna. É importante o diagnóstico diferencial com epilepsia, o qual se dá por meio da história clínica, em que sempre é verificado o relato de choro inicial. Por vezes, a realização de eletroencefalograma pode ser útil. Mas, independentemente da história, a realização de um eletrocardiograma sempre é imprescindível, pois é essencial para diagnóstico diferencial com síndrome do QT longo e detecção de bradiarritmias. O tratamento da síndrome da perda do fôlego consiste essencialmente na orientação dos pais quanto à benignidade da situação e ao posicionamento da criança em decúbito lateral esquerdo durante as crises. O uso de anticolinérgicos como atropina e escopolamina pode ser interessante, pois antagonizam a hiperatividade vagal e o reflexo cardioinibitório.

A síncope reflexa ou neuromediada também pode ser desencadeada por estresse emocional, dor, medo ou situações de tônus vagal exacerbado, como refluxo gastroesofágico ou alimentação inadequada. Normalmente decorre do represamento de sangue no sistema venoso dos membros inferiores com queda súbita de pressão arterial. Está associada a temperaturas elevadas e posição ortostática ou sentada por tempo prolongado. A síncope neurocardiogênica, também denominada como vasovagal, é tipicamente precedida por pródromos como sudorese fria, tontura e sensação inespecífica de mal-estar. Quando associada a episódios de tosse, espirro, gargalhada, soluço, micções, evacuações ou após exercício físico, é classificada como síncope situacional. A síncope neuromediada é mais frequente em adolescentes. A realização do eletrocardiograma é mandatória para exclusão de outras condições. O diagnóstico é clínico, identificado sobretudo pela anamnese.

A síncope postural ortostática taquicardizante e a síncope por hipotensão ortostática são mais comuns em adultos. A síndrome postural ortostática taquicardizante define-se por um aumento na frequência cardíaca durante os primeiros minutos ao se assumir posição ortostática. Esse aumento da frequência cardíaca é definido como > 30 bpm em adultos, > 35-40 bpm em crianças e adolescentes ou FC maior que 120 bpm durante

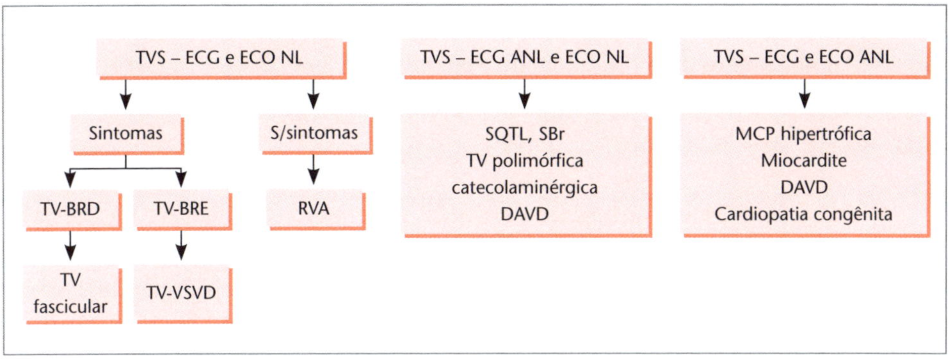

FIGURA 18.13 Avaliação diagnóstica de crianças com taquicardia ventricular sustentada.
ANL: anormal; DAVD: displasia arritmogênica do ventrículo direito; MCP: miocardiopatia; NL: normal; RVA: ritmo ventricular acelerado; SQTL: síndrome do QT longo; VSVD: via de saída do ventrículo direito.

os primeiros 10 minutos de ortostase. Essa alteração da FC pode ser acompanhada ou não de sintomas como palpitações, tontura ou mal-estar inespecífico (pré-síncope). Já síncope por hipotensão ortostática caracteriza-se pela redução de 20 mmHg na pressão arterial sistólica e/ou 10 mmHg na pressão arterial diastólica aferida após 5 minutos de mudança de decúbito, seja deitado para sentado, seja em pé. Tal condição muitas vezes associa-se ao uso excessivo de diuréticos e/ou desidratação.

A síncope cardíaca é a mais rara (5-6% dos casos), mas também a mais preocupante, pois em muitos casos pode relacionar-se a risco aumentado de morte súbita. Nesse grupo, a síncope quando ocorre durante o esforço físico é um preditor de risco (já a síncope que ocorre após o término do esforço físico é provavelmente vaso vagal, como já abordamos anteriormente). Essa categoria pode ser decorrente de coronária anômala, cardiomiopatia hipertrófica, displasia arritmogênica de ventrículo direito, miocardite, WPW ou canalopatias.

INVESTIGAÇÃO E EXAMES COMPLEMENTARES

História Clínica

A anamnese deve incluir a história detalhada e possíveis fatores desencadeantes da arritmia e/ou sincope. Deve-se atentar também para história familiar e questionar ativamente quanto a arritmias e morte súbita.

Exame Físico

Em uma primeira consulta, o exame físico deve ser detalhado e além da ausculta cardíaca cuidadosa, que por si só pode levar à suspeita de cardiopatia estrutural, deve-se aferir saturação periférica de oxigênio, frequência cardíaca, palpação dos pulsos e pressão arterial nos quatro membros, deitado e em pé.

ECG

A realização do eletrocardiograma é mandatória em todos pacientes com queixa de arritmias e/ou síncope. Trata-se de um exame acessível, de baixo custo, altamente disponível e, apesar de baixa sensibilidade, é fundamental para a triagem de cardiopatias estruturais e canalopatias. É importante atentar para o fato de que frequência cardíaca, eixo e intervalos variam conforme a idade do paciente.

No ECG de um recém-nascido normal, encontra-se predomínio de ventrículo direito, o qual evolui progressivamente ao longo da vida até um predomínio do ventrículo esquerdo, que é o padrão característico observado no ECG do adulto normal.

TABELA 18.3 Limites normais da frequência cardíaca (FC) para a idade

Idade	FC (bpm)	
	Vigília	Sono
Recém-nascido	100-180	80-160
1 semana a 3 meses	100-220	80-200
3 meses a 2 anos	80-170	70-120
2 anos a 10 anos	70-110	60-90
Acima de 10 anos	55-90	50-90

TABELA 18.4 Intervalos eletrocardiográficos normais em crianças

Idade	PR (MS-II)	QRS (MS-V5)	QT (ms-V5)
0-1 dia	79-161	21-76	210-370
1-3 dias	81-139	22-67	223-346
3-7 dias	74-135	21-68	220-327
7-30 dias	72-138	22-79	220-301
1-3 meses	72-130	23-75	222-317
3-6 meses	73-146	22-79	221-305
6-12 meses	73-157	25-76	218-324
1-3 anos	82-148	27-76	248-335
3-5 anos	84-161	31-72	264-354
5-8 anos	90-163	32-79	278-374
8-12 anos	87-171	32-85	281-390
12-16 anos	92-175	34-88	292-390

Onda P

Corresponde à ativação elétrica atrial e seu eixo e morfologia permitem localizar o NSA. No *situs solitus* encontra-se o eixo da onda P ao redor de +60° e no *situs inversus* próximo a +120°. Assim, onda P negativa em DI é resultado de dextrocardia. A onda P dura em média 60 ms durante o primeiro ano de vida e aos poucos chega a 90 ms aos 10 anos.

Eixo do QRS

Varia com a idade, estando em média em +120° nas primeiras semanas e +60° na idade escolar. A duração no recém-nascido é de 60 ms, progredindo até 90 ms.

Onda T

Nas primeiras horas de vida, pode ser negativa em DI e positiva em aVR; nas primeiras 48 horas de vida, a onda T costuma ser positiva em V1, mas torna-se negativa depois de 3 a 7 dias de vida, voltando a ser positiva na pré-adolescência.

Holter

Permite a avaliação contínua do ritmo cardíaco nas atividades do dia a dia e correlação direta com sintomas (caso o diário seja adequadamente preenchido).

Monitor de Eventos (*Looper*)

Diferentemente do Holter (que registra aproximadamente 24 horas do ritmo cardíaco), o monitor de eventos possibilita monitoração prolongada por semanas e é uma ferramenta fundamental para pacientes que não apresentam sintomas diários. Posicionam-se eletrodos no tórax do paciente, os quais são conectados a um gravador de eventos. A peculiaridade do *looper* deve-se ao fato de possibilitar um acionamento (seja pelos pais, seja pela própria criança) quando da presença de sintomas. Ao ser acionado, o *looper* inicia a gravação do ritmo cardíaco e, em alguns modelos, os minutos anteriores e os posteriores ao momento do acionamento.

Tilt-test

Exame que possibilita o diagnóstico de síncope neuromediada, principalmente em pacientes com apresentação atípica ou duvidosa. Também é uma ferramenta útil para o diagnóstico de síncope por resposta postural ortostática taquicardizante ou hipotensão postural. A classificação da síncope neurocardiogênica depende da resposta ao *tilt-test*:

- Resposta cardioinibitória: pausa maior que 3 segundos acompanhada de hipotensão postural.
- Resposta vasodepressora: queda da pressão arterial sem alteração significativa da frequência cardíaca.
- Resposta mista: hipotensão arterial acompanhada de queda na frequência cardíaca.
- Hipotensão postural: hipotensão imediata (> 20 mmHg) logo após inclinação da mesa.
- Síndrome postural ortostática taquicardizante: aumento superior a 30% em relação à frequência cardíaca basal durante período prolongado ou frequência cardíaca maior que 120 bppm nos primeiros 10 minutos, acompanhados de sintomas de pré-síncope e/ou síncope.

Teste Ergométrico

Exame que deve ser reservado para pacientes com história de arritmias, dor torácica ou síncope durante ou após o esforço físico, bem como diagnóstico de TVPC. Pode ser realizado em crianças acima de 1,10 m e com coordenação motora adequada para correr na esteira ou pode-se utilizar a bicicleta ergométrica.

Ecocardiograma

Deve ser realizado em todo paciente com suspeita de cardiopatia estrutural e/ou cardiopatia congênita e quando da presença de síncope cardiogênica.

Angiotomografia de Coronárias

Exame especialmente útil para o diagnóstico e avaliação de anomalia de coronárias.

Outros Exames

Exames complementares invasivos, como estudo eletrofisiológico e cineangiocoronariografia, devem ser reservados para pacientes com alta suspeita de arritmias malignas e/ou síncope cardiogênica com investigação inconclusiva após testes não invasivos. Exceção para pacientes com tetralogia de Fallot, grupo que sabidamente tem risco aumentado de taquicardias ventriculares malignas e morte súbita. Nesse grupo, QRS > 180 ms com aumento anual progressivo de sua largura e presença de fragmentações do QRS em pelo menos cinco derivações do ECG constituem fatores de maior risco para morte súbita. A presença isolada desses fatores por si só pode ser controversa para indicação de estudo quando o paciente for assintomático, mas é mandatória quando há relato de palpitações taquicárdicas, tonturas, síncopes de origem inexplicada ou Holter com presença de taquicardia ventricular não sustentada muito frequente ou muito rápida.

CONCLUSÕES

As arritmias cardíacas podem ser idiopáticas, decorrentes de alterações genéticas ou ainda secundárias a distúrbios tóxico-metabólicos, efeito colateral de medicamentos ou decorrente de cardiopatias estruturais (ou de seu tratamento cirúrgico). Os mecanismos que levam à formação e condução anormal dos estímulos elétricos são os mesmos nas diferentes faixas etárias, mas é importante lembrar que o padrão de normalidade é distinto em cada idade. O manejo de uma arritmia pode ser complexo para o pediatra e até mesmo para o cardiopediatra, mas é sempre importante ressaltar a importância de um exame físico e história clínica detalhadas e sempre priorizar o registro eletrocardiográfico por intermédio de um ECG de 12 derivações.

Com relação às síncopes, na maior parte das vezes o mais importante será tranquilizar os pais quanto à benignidade da maior parte dos episódios. Porém, é importante lembrar que elas podem ser a manifestação inicial de uma cardiopatia congênita ou canalopatia e, portanto, a realização de ECG de 12 derivações é sempre mandatória.

REFERÊNCIAS BIBLIOGRÁFICAS

1. Saad EB, Melo SL. Como orientar o cardiologista e o pediatra sobre arritmias em crianças e em pacientes com cardiopatia congênita. São Paulo: Atheneu; 2015. SOBRAC – Séries Clínicas Brasileiras de Arritmias Cardíacas; ano 9; volume 9.
2. Allen HD, Driscoll DJ, Shaddy RE, Feltes TF. Moss and Adams heart disease in infants, children and adolescents. 8. ed. Baltimore: Lippincott Williams & Wilkins; 2013.
3. Egbe AC, Miranda WR, Mehra N, Ammash NM, Missula VR, Madhavan M, et al. Role of QRS fragmentation for risk stratification in adults with tetralogy of Fallot. J Am Heart Assoc. 2018;7:e010274.
4. Olshansky B, Chung MK, Pogwizd SM, Goldschlanger N. Arrhythmia essentials. 2. ed. Elsevier 2017.
5. Arrhythmias in congenital heart disease: a position paper of the European Heart Rhythm Association (EHRA), Association for European Paediatric and Congenital Cardiology (AEPC), and the European Society of Cardiology (ESC) Working Group on Grown-up Congenital heart disease, endorsed by HRS, PACES, APHRS, and SOLAECE. Europace. 2018;1;20(11):1719-1753.
6. Brugada J, Blom N, Sarquella-Brugada G, Blomstrom-Lundqvist C, Deanfield J, Janousek J, et al.; European Heart Rhythm Association; Association for European Paediatric and Congenital Cardiology. Pharmacological and non-pharmacological therapy for arrhythmias in the pediatric population: EHRA and AEPC-Arrhythmia Working Group joint consensus statement. Europace. 2013;15(9):1337-82.
7. Epstein AE, DiMarco JP, Ellenbogen KA, Estes NA 3rd, Freedman RA, Gettes LS, et al. ACC/AHA/HRS 2008 Guidelines for Device-Based Therapy of Cardiac Rhythm Abnormalities A Report of the American College of Cardiology/American Heart Association Task Force on Practice Guidelines (Writing Committee to Revise the ACC/AHA/NASPE 2002 Guideline Update for Implantation of Cardiac Pacemakers and Antiarrhythmia Devices). Circulation. 2008;e350-e408.

8. Stramba-Badiale M, Karnad DR, Goulene KM, Panicker GK, Dagradi F, Spazzolini C, et al. For neonatal ECG screening there is no reason to relinquish old Bazett's correction. Eur Heart J. 2018;39(31):2888-95.
9. Maor R, Mazor S. Approach to the child with palpitations. Uptodate 2019. Disponível em: https://www.uptodate.com/contents/approach-to-the-child-with-palpitations [Acesso em: 02 fev. 2020].
10. Manolis AS in Supraventricular premature beats. Uptodate 2019. Disponível em: https://www.uptodate.com/contents/supraventricular-premature-beats [Acesso em: 02 fev. 2020].
11. Manolis, AS in Ventricular premature beats. Uptodate 2019. Disponível em: https://www.uptodate.com/contents/ventricular-premature-beats [Acesso em: 02 fev. 2020].

Anexo

Dosagem das principais drogas antiarrítmicas

Droga	Dose	*Infusão*	Nível sérico	Efeito colateral
Adenosina	50-300 µg/kg	Rápida, IV em bolus		↓PA, ↓FC, assistolia, FA, cefaleia, dor torácica e broncoespasmo
Digoxina	DTD (µg/kg/24 horas) VO / IV/IM PT: 20 / 15 TM: 30 / 20 < 2 anos: 40/50 / 30/40 2-10 anos: 30-40 / 20-30 > 10 anos: 10-15 / 8-12 Dar metade da dose de DTD inicialmente e após 1/4 da dose de DDT a cada 8-18 horas, 2 vezes DM (µg/kg/dia) VO / IV/IM PT: 5 / 3-4 TM: 8-10 / 6-8 < 2 anos: 10-12 / 6-8 2-10 anos: 8-10 / 6-8 > 10 anos: 2,5-5 / 2-3 < 10 anos: 2 vezes/dia; > 10 anos: 4 vezes/dia		1-3ng/ml	↓FC, BAV, taquiarritmia atrial e ventricular, diarreia, náusea, vômitos, sonolência
Verapamil	0,05-0,15 mg/kg por 3 min	Bolus IV lento; pode repetir após 15 min	100-300 ng/mL	↓PA (pode ser revertida com infusão de CaCl2 10%)
Lidocaína	IV bolo: 1mg/kg, repetir em 10 min s/n Manutenção: 20-50 µg/kg/min	IV bolus e manutenção	1-7 µg/mL	↓PA, convulsão, depressão do SNS
Sulfato de Mg	15-30 mg/kg	IV bolus		↓PA, letargia

(continua)

Continuação

Droga	Dose	*Infusão*	Nível sérico	Efeito colateral
Esmolol	500 μg/kg IV bolus, após 100-1000 μg/kg/min (a cada 2 min)	IV bolus e infusão	0,15-0,2 μg/mL	↓PA, broncoespasmo, piora de ICC, hipoglicemia
Propranolol	0,01-0,1 mg/kg, bolus lento	IV bolus	20-150 ng/mL	↓PA, assistolia, broncoespasmo, piora de ICC, hipoglicemia
Amiodarona	Dose inicial IV: 5 mg/kg por 25-45 min, pode repetir 2 vezes Dose inicial VO: 10 mg/kg/dia a cada 8 ou 12 horas por 7-10 dias Dose de manutenção IV: 0,42 mg/kg/hora Dose de manutenção VO: 5 mg/kg/dia (máximo de 200 a 400 mg/dia)	IV e VO		Aguda IV: ↓PA, TV tipo *torsade de pointes*, náusea, ↓FC ou BAV, se presença de doença intrínseca do sistema de condução
Propafenona	10 mg/kg/dia, a cada 8 horas	VO	Avaliar duração do QRS (não mais que 25%)	Pró-arritmia, náusea, parestesias, tremores e ↓PA
Sotalol	2-6 mg/kg/dia a cada 8 ou 12 horas	VO	Avaliar o QTc a cada 48 horas após aumento da dose; se aumento do intervalo QTc, suspender a medicação	TV tipo *torsade de pointes* e as mesmas do propranolol (veja anteriormente)
Atropina	0,01 mg/kg (não exceder 0,1 mg)	IV, IM		Taquicardia, boca seca, efeito no SNC e rubor
Isoproterenol	0,1-2 μg/kg/min	IV		Taquicardia, náusea, ESV e ↓PA

DTD: dose total digoxina; PT: pré-termo; TM: termo; DM: dose de manutenção.

Classificação dos agentes antiarrítmicos

Classe	Subclasse	Droga	Efeito farmacológico
	IA	Quinidina, procainamida, disopiramida	↓ aumento do PA (QRS largo), duração do PA, PRE do A e V, ação vagolítica, intervalo JT
I	IB	Lidocaína, mexiletina	↓ duração do PA, mas PRE do V, não altera o QRS e o intervalo JT
	IC	Propafenona, flecainide	↓ aumento do PA (QRS largo), não altera a duração do PA, PRE dos A e V, não altera o intervalo JT
II		Betabloqueadores	Inibe os receptores beta-adrenérgicos
III		Amiodarona, sotalol	↑ duração do PA, ↑ intervalo JT
IV		Verapamil, diltiazem	Bloqueia os canais de Ca

PA: potencial de ação; PRE: período refratário efetivo; A: átrio, V: ventrículo.

19 Hipoxemia

Carolina Vieira de Campos
Paula Vieira de Vincenzi Gaiolla

APÓS LER ESTE CAPÍTULO, VOCÊ ESTARÁ APTO A:

- Compreender os mecanismos fisiopatológicos causadores de hipoxemia.
- Entender as possíveis causas cardiológicas para hipoxemia e suas apresentações clínicas.
- Diagnosticar hipoxemia e solicitar os exames complementares adequados para a investigação e o manejo clínico da criança cardiopata hipoxêmica.
- Conhecer as principais etapas do tratamento clínico da hipoxemia na criança portadora de cardiopatia congênita

INTRODUÇÃO

Hipoxemia é a situação clínica na qual o conteúdo arterial de oxigênio está diminuído, limitando o transporte e a oferta de oxigênio para os tecidos e, consequentemente, a produção celular energética e o metabolismo celular aeróbico. Trata-se de importante causa de morbidade e mortalidade em pacientes portadores de cardiopatias congênitas; assim, seu reconhecimento e o entendimento dos mecanismos fisiopatológicos causadores de hipoxemia no paciente cardiopata é de suma importância para o adequado manejo dessa população.

FISIOPATOLOGIA

A hipoxemia pode ser decorrente de causas pulmonares ou cardíacas, por meio de cinco mecanismos fisiopatológicos distintos, enumerados a seguir. Vale ressaltar que mais de um mecanismo pode estar presente simultaneamente:

1. Hipoventilação: a ventilação alveolar inadequada leva a aumento da pressão parcial de gás carbônico no sangue ($PaCO_2$) e no alvéolo ($PACO_2$). O aumento da $PACO_2$ ocasiona uma consequente diminuição da pressão parcial de oxigênio no alvéolo (PAO_2), já que o somatório das pressões parciais dos gases no alvéolo deve permanecer constante. Assim, a hipoventilação gera hipoxemia e hipercapnia, em geral responsivas ao aumento da fração inspirada de oxigênio (FiO_2).
   - Causas: rebaixamento do nível de consciência, doenças neuromusculares, alterações da caixa torácica.
2. Distúrbio ventilação/perfusão: desbalanço entre o fluxo sanguíneo e a ventilação nas áreas pulmonares, gerando áreas que são ventiladas, porém não perfundidas (espaço morto) ou áreas que são perfundidas, mas não ventiladas (*shunt*).
   - Causas: doença vascular pulmonar, pneumopatias intersticiais, doença pulmonar obstrutiva.
3. *Shunt* direita-esquerda: passagem de sangue não oxigenado para a circulação sistêmica. Principal mecanismo de hipoxemia nas cardiopatias congênitas.
   - Causas: cardiopatias congênitas cianogênicas, malformações arteriovenosas pulmonares, síndrome hepatopulmonar.
4. Alteração da difusão: diminuição da passagem de oxigênio do alvéolo para o capilar pulmonar, em geral decorrente de inflamação ou fibrose intersticial.
5. Diminuição da fração inspirada de oxigênio: diminuição da difusão de oxigênio decorrente da diminuição do gradiente arterioalveolar de oxigênio.
   - Causas: altitude, inalação de gases artificiais (óxido nítrico).

APRESENTAÇÃO CLÍNICA

A intensidade dos sintomas depende da velocidade de instalação da hipoxemia: quadros agudos são mais sintomáticos. O quadro clínico inclui cianose, taquidispneia, taquicardia e agitação psicomotora. Quadros mais graves podem cursar com rebaixamento do nível de consciência, síncope, convulsões e parada cardiorrespiratória.

Vale lembrar que a cianose só se faz presente quando há mais de 5 g/dL de desoxiemoglobina no sangue periférico. Assim, a ausência de cianose não exclui o diagnóstico de hipoxemia, e quadros como anemia podem retardar o surgimento deste sinal clínico.

DIAGNÓSTICO

O diagnóstico e a investigação da causa de hipoxemia podem ser feitas por meio de algumas medidas descritas a seguir:

- Saturação arterial de oxigênio: cálculo da proporção de hemácias cuja hemoglobina está ligada ao oxigênio, mais comumente medida pela oximetria de pulso. Não há definição exata de qual nível de saturação corresponde a hipoxemia, mas em geral valores abaixo de 95% em ar ambiente são considerados anormais. Este método tem suas limitações, pois diversos interferentes podem gerar medidas não fidedignas (movimentação do paciente, hipotermia, perfusão inadequada, pigmentação (esmaltes). Além disso, medidas abaixo de 75 a 80% de saturação não são aferidas diretamente, mas sim pela extrapolação de dados, o que torna esta medida pouco precisa para os casos de hipoxemia acentuada.
- Pressão parcial de oxigênio no sangue arterial (PaO_2): quantidade de oxigênio dissolvida no plasma sanguíneo, após a difusão desse gás através do alvéolo. Assim como a saturação arterial, não há definição precisa do nível de corte para hipoxemia, porque o limiar abaixo do qual ocorre hipóxia tecidual não é bem definido. De maneira geral, valores abaixo de 80 mmHg devem ser considerados anormais.
- Gradiente arterioalveolar de oxigênio (G(A-a)): diferença entre a quantidade de oxigênio no alvéolo (PAO_2) e o oxigênio dissolvido no plasma (PaO_2), calculado pela fórmula:

$$G(A\text{-}a) = PAO_2 - PaO_2 = FiO_2 \times (P_{atm} - PH_2O) - PaCO_2/R$$

em que:
P_{atm} = pressão atmosférica
PH_2O = pressão parcial de água
R = coeficiente respiratório. R = 0,8 em condições normais (varia de acordo com a ingesta de carboidratos, proteínas e gorduras).

Investigação Diagnóstica

Para investigação da hipoxemia de origem cardíaca, os seguintes exames estão indicados:

- Radiografia de tórax: exame inicial na avaliação cardiovascular e pulmonar. Nos quadros exclusivamente cardíacos, há baixo desenvolvimento da trama vascular pulmonar (hipertransparência dos campos pulmonares), nos casos de obstrução ao fluxo pulmonar (Figura 19.1).

- ECG: as alterações eletrocardiográficas dependerão da cardiopatia de base. Por exemplo, na tetralogia de Fallot haverá sobrecarga ventricular direita, representada pelo desvio do eixo do QRS para a direita no plano frontal e R amplo em V1 no plano horizontal (Figura 19.2).

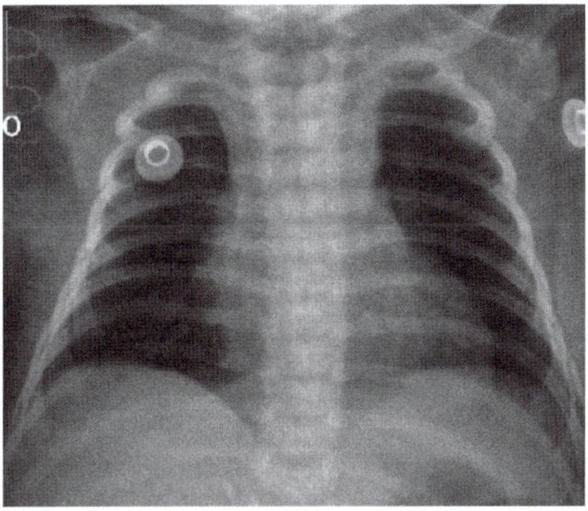

FIGURA 19.1 Radiografia de tórax de lactente portador de tetralogia de Fallot. Notam-se aumento da área cardíaca à custa de silhueta cardíaca direita, arco médio escavado e trama vascular pulmonar diminuída.

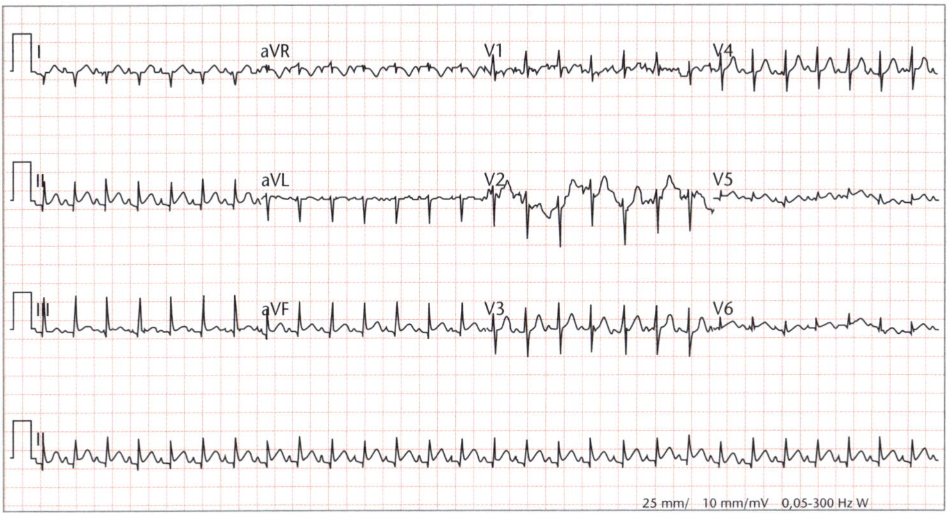

FIGURA 19.2 Eletrocardiograma de 12 derivações de lactente de 2 meses portador de tetralogia de Fallot. Nota-se o desvio do eixo do QRS para a direita e para a frente, denotando sobrecarga ventricular direita.

- Laboratório: a avaliação laboratorial inicial visa ao diagnóstico de condições que contribuam para a acentuação da hipoxemia, como acidose metabólica, anemia e distúrbios hidroeletrolíticos (Quadro 19.1).
- Ecocardiograma: mandatório para o diagnóstico anatômico e definição da conduta terapêutica adequada. Os achados ecocardiográficos dependerão da cardiopatia de base, mas é sempre fundamental a avaliação da via de saída do ventrículo direito, artérias pulmonares centrais e canal arterial (quando presente).

TRATAMENTO

Dentre as cardiopatias congênitas, o mecanismo de hipoxemia por *shunt* direita-esquerda pode ser decorrente de alterações anatômicas distintas, o que interfere no manejo clínico. Assim, abordaremos a seguir cada um desses mecanismos, acompanhados de suas correspondentes anatômicas e o respectivo manejo clínico.

Obstrução da Via de Saída do Ventrículo Direito com Comunicação Interventricular

Quando há obstrução ao fluxo anterógrado do pulmonar na presença de concomitante *shunt* intracardíaco, o sangue desoxigenado é direcionado do ventrículo direito para a circulação sistêmica através da comunicação interventricular (CIV), causando hipoxemia. O mecanismo de obstrução ao fluxo pulmonar pode ser estático, como no caso da estenose valvar pulmonar, ou dinâmico, como no caso da tetralogia de Fallot. No segundo caso, a obstrução ao fluxo pulmonar se deve a espasmo do infundíbulo, mediado por catecolaminas, acidose metabólica e hipoxemia. Outras cardiopatias que compartilham desses mecanismos fisiopatológicos são a atresia tricúspide com concordância ventrículo-arterial e estenose pulmonar (tipo Ib), dupla via de saída de ventrículo direito tipo Fallot, transposição das grandes artérias com estenose pulmonar e transposição corrigida das grandes artérias com obstrução na via de saída do ventrículo esquerdo.

Manejo clínico

Os objetivos do tratamento clínico incluem o tratamento da causa desencadeante da crise e o equilíbrio entre o fluxo sistêmico e pulmonar, levando a um aumento do flu-

QUADRO 19.1 Exames laboratoriais

Hemograma	Função renal e eletrólitos
Gasometria arterial e lactato	Coagulograma
Glicemia	PCR e culturas (suspeita de infecção)

xo pulmonar e consequente reversão da hipoxemia. Tal equilíbrio é atingido por meio do aumento do retorno venoso, aumento da resistência vascular sistêmica e diminuição da obstrução dinâmica ao fluxo pulmonar (espasmo infundibular), pela seguinte sequência de passos (Figura 19.3):

- Posição genupeitoral (joelhos flexionados sobre o abdome): aumento da resistência vascular sistêmica e aumento do retorno venoso sistêmico, possibilitando melhora do fluxo anterógrado pulmonar.
- Oxigenioterapia: vasodilatação pulmonar e melhora da constrição infundibular.
- Sedação: diminuição do consumo de oxigênio e do estímulo catecolaminérgico ao espasmo infundibular. As medicações mais utilizadas são morfina (0,1-0,2 mg/kg, IV ou IM), midazolam (0,1 mg/kg, IV, ou 0,3 mg/kg IN) ou fentanil (1 mcg/kg IN). No momento do preparo da sedação, também se deve preparar material para via aérea avançada, em caso de necessidade.
- Expansão volêmica: expansão com cristaloide 10-20 mL/kg pode otimizar o débito anterógrado do ventrículo direito, além de reverter possível desidratação e acidose metabólica desencadeante do espasmo infundibular.

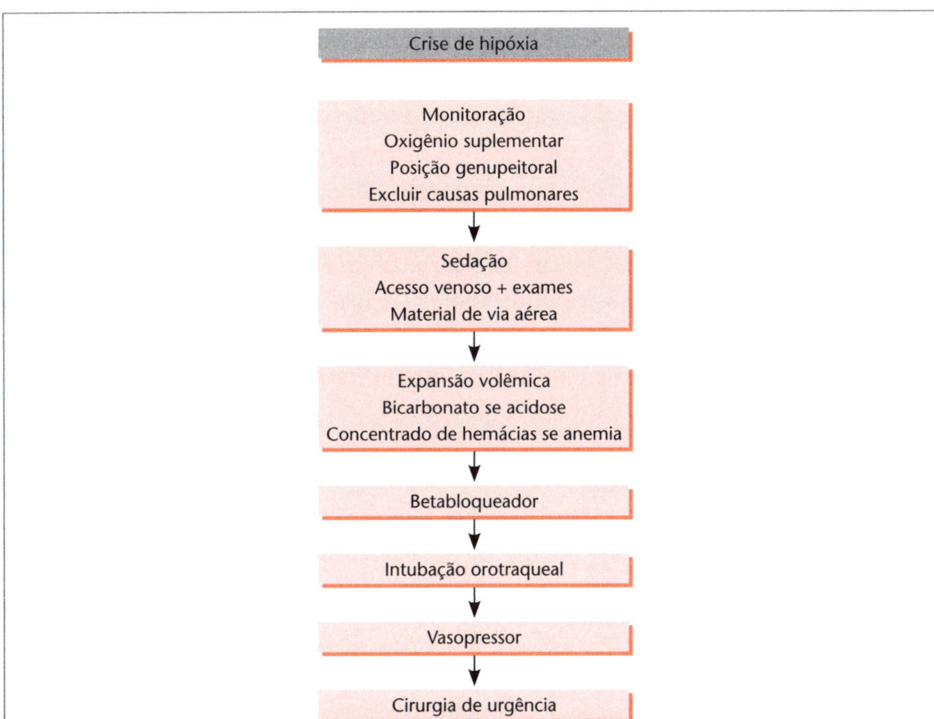

FIGURA 19.3 Sequência de atendimento ao paciente com crise de hipóxia por obstrução dinâmica na VSVD.

- Correção de distúrbios metabólicos e hidreletrolíticos: como são possíveis desencadeantes da obstrução dinâmica da via de saída do ventrículo direito (VSVD), devem ser diagnosticados e corrigidos prontamente. Atenção especial deve ser dada à correção de hipoglicemia (*push* de glicose 10%) e acidose metabólica (infusão de bicarbonato de sódio 1-2 mEq/kg).
- Betabloqueador: atua no espasmo infundibular, além do controle do estímulo catecolaminérgico. As drogas mais utilizadas são o metoprolol (0,1-0,2 mg/kg EV em 10 minutos), esmolol (100 mcg/kg EV em ataque e 50-500 mcg/kg/min em manutenção) e propranolol (0,1-1 mg/kg EV em 5-10 min).
- Vasoconstritor sistêmico: o aumento da resistência vascular sistêmica diminui o *shunt* através da CIV e dá preferência ao fluxo pulmonar em detrimento do fluxo sistêmico. Tal efeito pode ser obtido pela infusão de drogas alfa-adrenérgicas puras, como a fenilefrina (5-20 mcg/kg/min) e a norepinefrina (0,1-2 mg/kg/min), sempre em acesso venoso central.
- Entubação orotraqueal e ventilação mecânica: nos casos de hipoxemia acentuada refratária às medidas anteriores, deve-se prosseguir à entubação para ventilação com concentrações de oxigênio maiores. Importante lembrar que os parâmetros pressóricos devem ser os menores possíveis, para minimizar o efeito da pressão positiva intratorácica no retorno venoso sistêmico e na função ventricular direita, de modo a otimizar o fluxo pulmonar anterógrado.
- Cirurgia de urgência: a colocação de *shunt* pulmonar cirúrgico como medida de salvamento é a linha final de tratamento das crises de hipóxia refratárias.
- Medicações contraindicadas: como a hipovolemia, a vasodilatação periférica e a taquicardia são mecanismos acentuadores da diminuição do fluxo pulmonar, medicações com tais efeitos não devem ser utilizadas em pacientes com crise de hipóxia. Dessa maneira, diuréticos, vasodilatadores (inibidores da enzima conversora da angiotensina, alfabloqueadores, milrinona) e beta-adrenérgicos (dopamina, dobutamina, adrenalina, isoproterenol) são contraindicados na crise de hipóxia.

Fluxo pulmonar dependente do canal arterial

O fechamento do canal arterial durante a transição da circulação fetal para a circulação neonatal leva ao encerramento do suprimento sanguíneo pulmonar em cardiopatias com fluxo pulmonar dependente do canal arterial. Tais cardiopatias têm como marco anatômico-funcional a atresia da valva pulmonar e incluem: atresia pulmonar com septo interventricular íntegro, atresia pulmonar com CIV e ausência de colaterais sistêmico-pulmonares, atresia tricúspide com concordância ventrículo-arterial e atresia pulmonar (tipo Ib) ou com discordância ventrículo-arterial e atresia pulmonar (tipo IIa), anomalia de Ebstein grave e cardiopatias univentriculares com atresia da valva pulmonar.

Manejo clínico

A medida fundamental no manejo destes pacientes é a infusão de prostaglandina E1 (alprostadil 0,01-0,1 mcg/kg/min) para a manutenção da patência do canal arterial e do fluxo sanguíneo pulmonar, com objetivo de saturação entre 75 e 85% para manutenção do equilíbrio entre o fluxo sanguíneo sistêmico e pulmonar. Efeitos colaterais incluem hipertermia, apneia, taquicardia, sangramento, hipotensão e eritema cutâneo a curto prazo. A longo prazo, ocorrem proliferação cortical óssea e alterações de extremidades. Os efeitos geralmente são dose-dependentes e podem ser revertidos com a diminuição da dose empregada, quando há possibilidade clínica.

Medidas concomitantes incluem correção de desidratação e distúrbios hidroeletrolíticos. O tratamento inicial deve culminar na programação de intervenção invasiva para estabelecimento de fonte de fluxo sanguíneo pulmonar, seja por intermédio de procedimento cirúrgico (cirurgia de Blalock-Taussig modificada) ou de procedimento hemodinâmico (p. ex., colocação de *stent* no canal arterial).

Congestão Venocapilar em Cardiopatias de Hiperfluxo Pulmonar

A congestão retrógrada pulmonar gera aumento da pressão nas veias pulmonares, que pode ser transmitido a montante, gerando aumento da pressão arterial pulmonar, levando a hipoxemia. As principais cardiopatias representativas deste grupo são a drenagem anômala de veias pulmonares obstrutiva, a hipoplasia do coração esquerdo e a transposição das grandes artérias com comunicação interatrial restritiva.

Manejo clínico

O tratamento inicial inclui o manejo da congestão pulmonar com diuréticos endovenosos (furosemida 1 mg/kg). A ventilação pulmonar invasiva leva a aumento da pressão alveolar, diminuindo o extravasamento sanguíneo alveolar e melhorando a hipoxemia transitoriamente. Drogas inotrópicas positivas devem ser empregadas para a melhora do débito cardíaco. O alívio da causa da congestão venocapilar pulmonar se dá pela criação de uma comunicação interatrial ampla, pelo procedimento de atriosseptostomia por balão, até programação cirúrgica definitiva (Figura 19.4).

CONCLUSÕES

A hipoxemia é situação clínica frequentemente encontrada em pacientes portadores de cardiopatias congênitas. Dependendo da causa, a hipoxemia pode ser progressiva e até letal. Assim, seu reconhecimento, identificação da causa e tratamento precoce são de fundamental importância na redução da mortalidade e prevenção de sequelas.

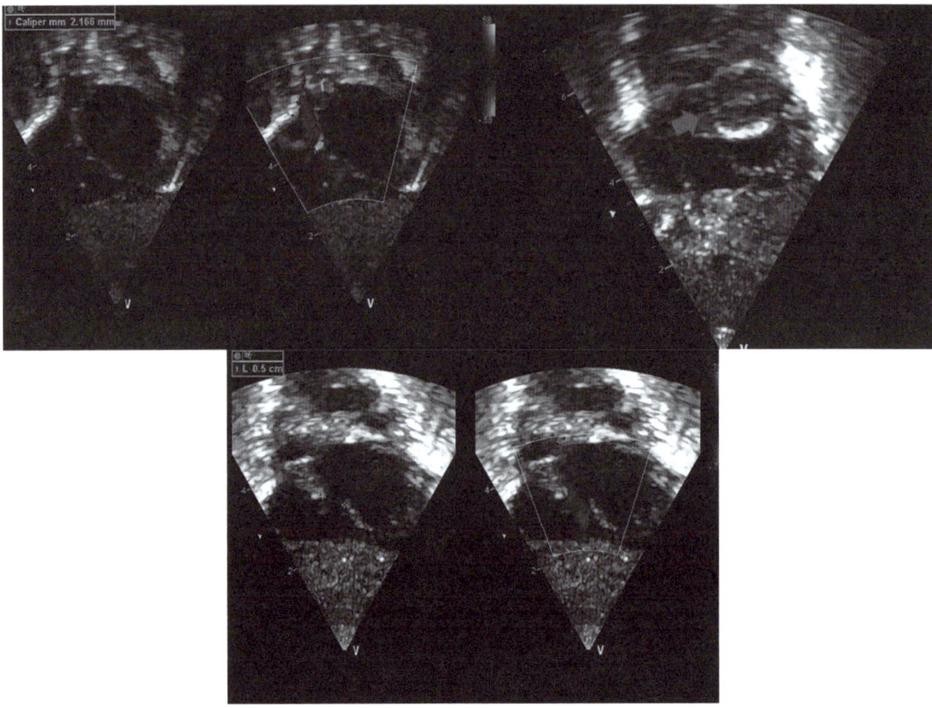

FIGURA 19.4 Sentido horário: A: comunicação interatrial pequena pré-procedimento. B: realização de atriosseptostomia por balão (seta vermelha). C: resultado: comunicação interatrial ampla pós-procedimento. (Veja imagem colorida no encarte.)

REFERÊNCIAS BIBLIOGRÁFICAS

1. Theodore AC. Oxygenation and mechanisms of hypoxemia. Disponível em: https://www.uptodate.com/contents/oxygenation-and-mechanisms-of-hypoxemia [Acesso em: 11 fev. 2019].
2. Atik E. Crises de hipóxia. In: Ramires JAF, Filho RK. Cardiopatias congênitas: guia prático de diagnóstico, tratamento de conduta geral. São Paulo: Atheneu; 2014. p.19-24.
3. Bach J. A quick reference on hypoxemia. Vet Clin Small Anim Pract. 2017;47(2):175-9.
4. Barata IA. Cardiac emergencies. Emerg Med Clin N Am. 2013;31:677-704.
5. DeBoer S, Indiana D. The case of the blue baby: ED management of tetralogy of Fallot. J Emerg Nurs. 1996;22:73-6.
6. Fanous E, Mogyorósy G. Does the prophylactic and therapeutic use of beta-blockers in preoperative patients with tetralogy of Fallot significantly prevent and treat the occurrence of cyanotic spells? Interact Cardiovasc Thorac Surg. 2017;25:647-50.
7. Kothari SS. Mechanism of cyanotic spells in tetralogy of Fallot – the missing link? Int J Cardiol. 1992;37:1-5.
8. Lima EL. Estados hipoxêmicos: reconhecimento clínico e abordagem no paciente pediátrico. In: Lopes AAB, Tanaka ACS. Emergências em cardiologia pediátrica. São Paulo: Atheneu; 2007. p.27-50.
9. Mechem CC. Pulse oximetry. Disponível em: https://www.uptodate.com/contents/pulse-oximetry?topicRef=1647&source=see_link [Acesso em: 11 fev. 2019].

10. Montero JV, Nieto EM, Vallejo IR, Montero SV. Intranasal midazolam for the emergency management of hypercyanotic spells in tetralogy of Fallot. Pediatr Emergency Care. 2015;31(4):269-71.
11. O'Brien P, Marshall AC. Tetralogy of Fallot. Circulation. 2014;130:e26-e29.
12. Rao PS. Diagnosis and management of cyanotic congenital heart disease: part I. Indian J Pediatr. 2009;76:57-70.
13. Rao PS. Diagnosis and management of cyanotic congenital heart disease: part II. Indian J Pediatr. 2009;76:297-308.
14. Senzaki H, Ishido H, Iwmoto Y, Taketazu M, Kobayashi T, Katogu T, et al. Sedation of hypercyanotic spells in a neonate with tetralogy of Fallot using desmedetomidine. J Pediatr (Rio J). 2008;84(4):377-80.
15. Tsze DS, Vitberg YM, Berezow J, Starc TJ, Dayan PS. Treatment of tetralogy of Fallot hypoxic spell with intranasal fentanyl. Pediatrics. 2014;134:e266.
16. Van Roekens CN, Zuckerberg AL. Emergency management of hypercyanotic crises in tetralogy of Fallot. Ann Emerg Med. 1995;25(2):256-8.

20 Parada cardiorrespiratória/oxigenação por membrana extracorpórea

Luiz Fernando Caneo
Mônica Satsuki Shimoda

APÓS LER ESTE CAPÍTULO, VOCÊ ESTARÁ APTO A:

- A parada cardíaca em crianças geralmente é secundária ao agravo hipóxico-isquêmico.
- Reconhecer e tratar precocemente os pacientes pediátricos com sinais de insuficiência respiratória e choque de qualquer etiologia é a melhor forma de prevenir a parada cardíaca
- Diante de uma parada cardíaca, o início imediato do suporte básico de vida com compressões cardíacas eficazes é crucial para o prognóstico.
- É essencial reconhecer e tratar os ritmos de colapso: assistolia, atividade elétrica sem pulso, fibrilação ventricular e taquicardia ventricular sem pulso.
- Entender o benefício e a indicação de ECMO em parada cardíaca.
- Reconhecer os fatores necessários para estabelecer um programa de E-CPR de sucesso.

INTRODUÇÃO/EPIDEMIOLOGIA/SOBREVIDA

A parada cardiorrespiratória (PCR) é definida como a interrupção inesperada da circulação e ventilação efetivas.

O diagnóstico de PCR é feito com três sinais clínicos: inconsciência, ausência de respiração efetiva (apneia ou respiração agônica – *gasping*) e pulsos ausentes em grandes artérias (carótida, braquial, femoral). A observação de assistolia, atividade elétrica sem pulso (AESP), fibrilação ventricular (FV) ou taquicardia ventricular (TV) ao monitor cardíaco corrobora o diagnóstico[1].

Nos adultos, sua ocorrência é súbita ou primária, frequentemente decorrente de arritmias cardíacas (TV sem pulso e FV). Nas crianças, diferentemente do adulto, na maioria das vezes é o resultado da deterioração da função respiratória ou choque, que leva a hipoxemia e acidose progressivas, com parada cardíaca secundária. Dessa forma, havendo o reconhecimento precoce dos distúrbios cardiorrespiratórios, a PCR na criança muitas vezes pode ser prevenida ou pelo menos ter sua incidência reduzida de modo significativo. Consequentemente, o ritmo cardíaco terminal mais comum é a bradicardia com progressão para assistolia e AESP. A parada cardíaca primária súbita é evento raro na faixa etária pediátrica[2-4].

É estimado que 20 mil crianças nos Estados Unidos sofram uma PCR pré-hospitalar todos os anos[2,5]. As taxas de sobrevida da parada cardíaca pediátrica variam de acordo com o local onde ocorreu a parada (ambiente intra ou extra-hospitalar) e o ritmo de apresentação inicial da parada. As taxas de sobrevida à alta hospitalar são maiores se ela ocorre em ambiente intra-hospitalar e houve melhora significativa na sobrevida de 2001 a 2013 (de 24 para 36 a 46%), com 60% dos casos sem sequelas neurológicas[2,5-7].

Diferente da PCR intra-hospitalar, o prognóstico da PCR pré-hospitalar é ruim e não apresentou melhora significativa nos últimos anos, com sobrevida entre 8,3% para todas as idades, mas apresenta sobrevida dependente da idade (3,3% para menores de 1 ano, 10,5% para crianças de 1 a 11 anos e 15,8% para crianças de 12 a 18 anos)[6], com sequela neurológica grave em mais de metade dos pacientes. A sobrevida é mais elevada (em média 25 a 33%) quando o ritmo inicial de parada é fibrilação ventricular ou taquicardia ventricular (FV/TV) sem pulso se comparada a um ritmo não chocável (média de sobrevida entre 7 e 11%). Embora a FV/TV sem pulso esteja associada à melhor sobrevida apresentando-se como ritmo inicial, quando se desenvolve durante a ressuscitação cardiopulmonar (RCP) de crianças hospitalizadas, está associada com sobrevida pior do que a observada nos ritmos não chocáveis (11 contra 27% de sobrevida à alta)[8-11].

PCR necessitando de ressuscitação ocorre a cada 7/1.000 hospitalizações de crianças com doença cardiovascular, uma taxa 10 vezes maior que a observada em crianças hospitalizadas sem doença cardiovascular[12,13]. A frequência de PCR também é maior em unidades intensivas cardiológicas pediátricas (4 a 6% das admissões) que em unidades intensivas cirúrgicas pediátricas (2 a 4% das admissões)[13-15].

Segundo o Registro Nacional de Ressuscitação Cardiopulmonar da American Heart Association (*AHA National Registry of Cardiopulmonary Resuscitation*), as taxas de risco ajustado de sobrevida em crianças com PCR intra-hospitalar melhoraram três vezes durante uma década (de 14,3% para 43,4% durante o período de 2000 a 2009)[13]. No mesmo registro, a sobrevida à alta hospitalar dos pacientes pediátricos cardíacos cirúrgicos foi maior (37%) que os dados reportados para pacientes pediátricos cardíacos clínicos (28%) ou não cardíacos (23%)[16]. Em outro registro KIDS (*Kids' In-hospital Database*), a sobrevida pós-PCR foi maior também em pacientes pediátricos cardiológicos cirúrgicos (52%) quando comparados a pacientes pediátricos clínicos (43%)[17]; no entanto, crianças com coração univentricular tiveram uma baixa taxa de sobrevida (35%) comparadas às crianças com outras formas de doença cardiovascular (45%). Possíveis causas de diferença na sobrevida relacionadas a causas específicas de PCR são: disponibilidade de monitoração invasiva especializada e acesso a intervenções e manejo subsequente à PCR.

A American Heart Association (AHA) tem publicado diretrizes para o suporte básico de vida em pediatria (SBVP) desde 1980 e para o suporte avançado de vida (SAVP) desde 1986. Estes *guidelines* são baseados em pesquisas envolvendo animais, bebês, crianças e adultos humanos e fornecem recomendações para bebês e crianças com coração estruturalmente normal. A mais recente atualização de 2020 se concentra na qualidade da RCP, com ênfase na minimização das interrupções das compressões, fornecendo frequência e profundidade adequadas e evitando ventilação excessiva[9,10,14].

SUPORTE BÁSICO E AVANÇADO DE VIDA

A RCP compreende o suporte básico e avançado de vida. O suporte básico de vida inclui abertura das vias aéreas, ventilação artificial e compressão torácica. Esse atendimento inicial não requer equipamentos sofisticados e pode ser executado em qualquer circunstância. O êxito depende da destreza e rapidez com que as manobras são aplicadas, principalmente a qualidade das compressões torácicas. O suporte avançado de vida implica o aperfeiçoamento das técnicas utilizadas no suporte básico, obtenção de via de acesso vascular, administração de fluidos e medicamentos, monitoração cardíaca e emprego da terapia elétrica (desfibrilação). As manobras de suporte básico de vida devem ser efetivas, pois são fundamentais para o sucesso do suporte avançado de vida[1,2,5].

Vias Aéreas

O relaxamento dos músculos do pescoço, da parede posterior da faringe e da língua, em razão da inconsciência e hipoxemia, provoca obstrução à passagem do ar, podendo causar ou contribuir para a deterioração aguda e PCR na criança.

Para abertura das vias aéreas, é fundamental posicionar a criança em posição supina (rosto para cima) sobre uma superfície firme e utilizar as manobras de inclinação da cabeça e/ou a elevação do mento ou tração da mandíbula (Figura 20.1). Nos lactentes e crianças, além do relaxamento da língua, deve-se ressaltar a proeminência da região occipital, que favorece a flexão do pescoço e contribui para a obstrução das vias aéreas quando a criança está inconsciente e em posição supina (Figura 20.2). Esse procedimento deve ser executado com suavidade nos lactentes, tomando-se o cuidado de não hiperestender o pescoço (Figura 20.3).

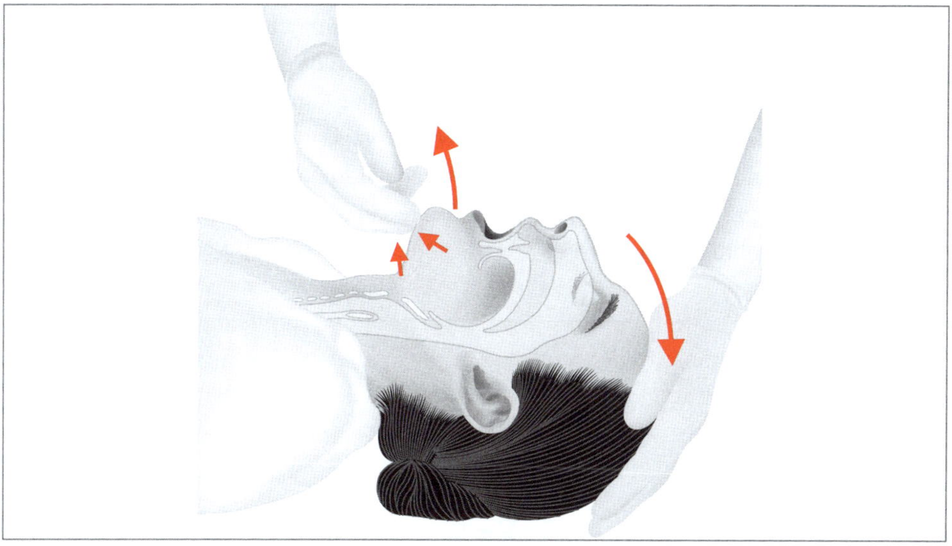

FIGURA 20.1 Manobra de abertura das vias aéreas com inclinação da cabeça e elevação do queixo. O queixo é elevado com uma mão e a testa é empurrada com a outra mão.

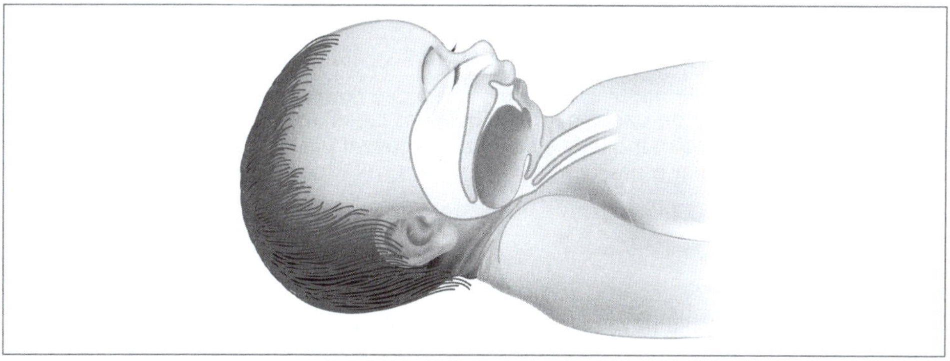

FIGURA 20.2 Obstrução de vias aéreas superiores pela queda da língua para trás e pela proeminência do occipício.

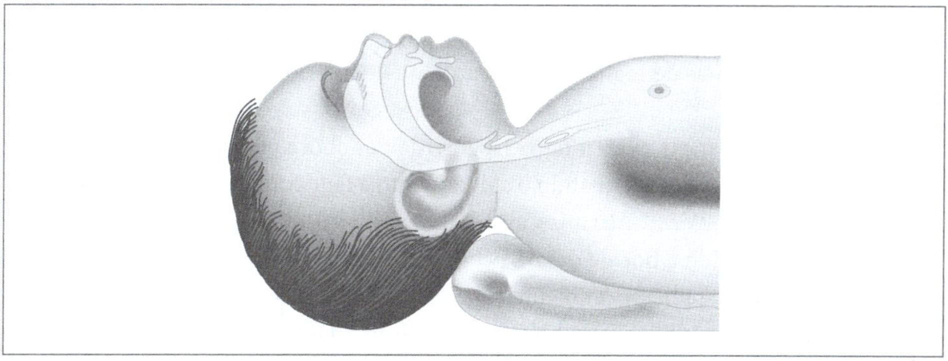

FIGURA 20.3 Abertura da via aérea do lactente facilitada pela colocação de coxim embaixo dos ombros.

Nos casos de trauma com suspeita de lesão da coluna cervical, deve-se utilizar a manobra de tração da mandíbula para minimizar o risco de agravar uma possível lesão da coluna cervical. A manobra de tração da mandíbula é também utilizada para abrir as vias aéreas quando se realiza a ventilação com bolsa-valva-máscara (BVM). A manobra é efetuada colocando-se dois ou três dedos sob cada lado do ângulo da mandíbula inferior e elevando-a para cima e para fora. Idealmente são necessários dois socorristas para realizar essa manobra (Figura 20.4).

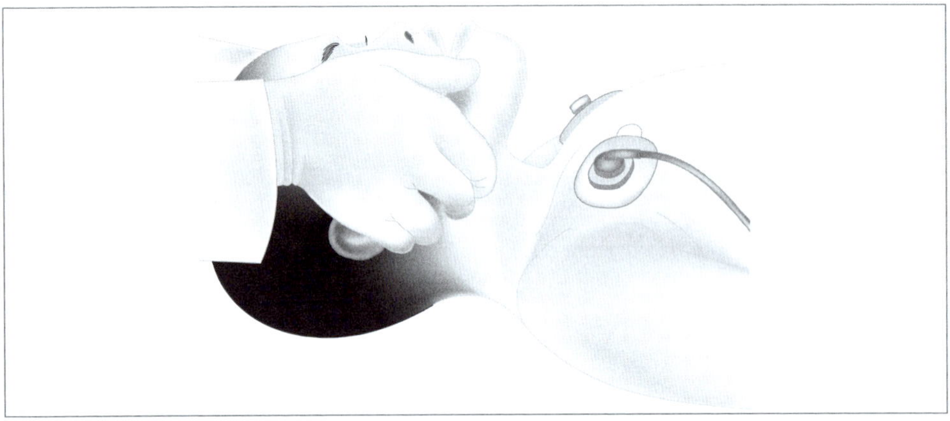

FIGURA 20.4 Manobra de tração da mandíbula nos casos de trauma: eleve os ângulos da mandíbula, dessa forma a mandíbula e a língua se movem para a frente e ocorre a abertura da via aérea sem dobrar o pescoço.

Respiração

A ventilação artificial deve ser iniciada logo após a abertura da via aérea. Cada ventilação deve ser realizada suavemente em 1 segundo e produzir uma elevação visível do tórax. Com base em dados recentemente disponíveis de ressucitações pediátricas[2,5], a taxa de ventilação artificial recomendada foi aumentada para uma ventilação a cada 2-3 segundos (20-30 ventilações por minutos) para todos os casos de resuscitação em pediatria.

Há várias maneiras de realizar a respiração ou ventilação artificial:

- Boca a boca (criança), boca a nariz (socorrista com boca pequena) ou boca a boca/nariz (lactente): realizada quando o atendimento é feito fora do ambiente hospitalar.
- Ventilação com BVM: uma máscara de tamanho adequado é adaptada à face da criança envolvendo a boca e o nariz, com a ventilação sendo realizada por meio de uma bolsa-valva, preferencialmente conectada à fonte de oxigênio. Para recém-nascidos prematuros, utilizam-se bolsas com volume de 250 mL; bolsas com volume mínimo de 450 a 500 mL são indicadas para recém-natos de termo e lactentes, e bol-

sas com volumes acima de 750 mL são recomendadas para crianças a partir de 1 ano de idade. Para os adolescentes, a BVM para adultos é adequada (Figura 20.5 A e B).

O uso do balão autoinflável permite uma fração de oxigênio inspirada próxima de 100%, mantida com fluxo de oxigênio de 10 a 15 L/minuto e uso de reservatório a ela acoplado (Figura 20.6). Volume e pressão excessivos podem comprometer o débito cardíaco por aumento da pressão intratorácica, distensão alveolar e barotrauma. Volume excessivo também pode causar distensão gástrica e comprometer a ventilação e aumentar o risco de regurgitação e aspiração[18].

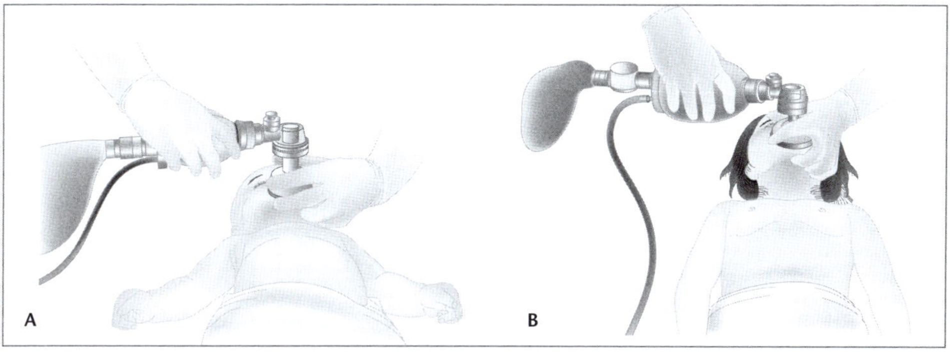

FIGURA 20.5 Ventilação com bolsa-valva-máscara A: lactente; B: criança.

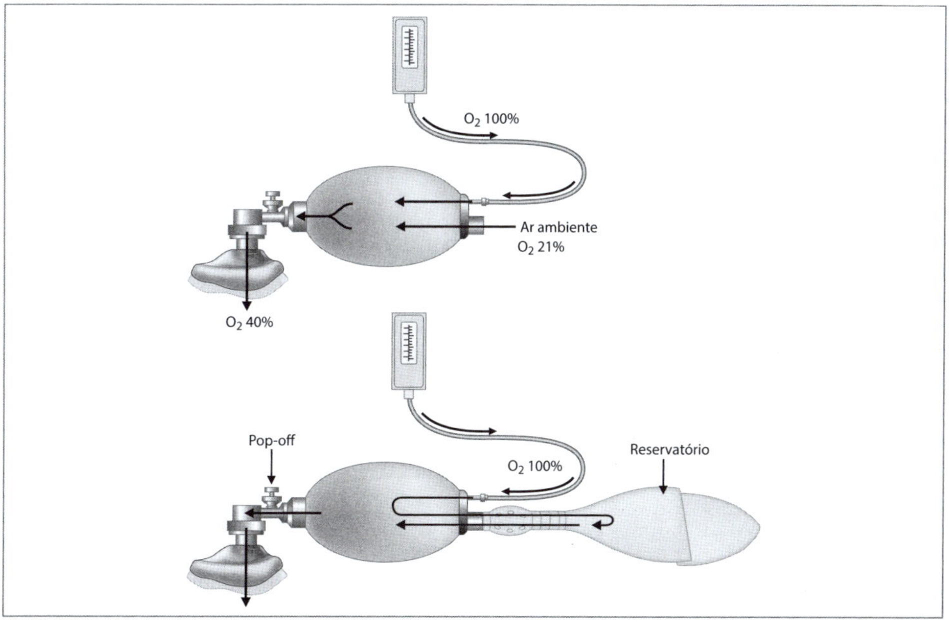

FIGURA 20.6 Balão autoinflável. Observa-se aumento da FiO_2 quando a válvula pop-off é ocluída durante a ventilação, além do reservatório acoplado ao balão.

A máscara laríngea (ML) é uma opção na PCR para assegurar a via aérea e promover a ventilação no paciente inconsciente, quando a intubação traqueal não é possível, pela presença de via aérea difícil e/ou inexperiência do profissional. Trata-se de uma cânula com uma projeção tipo máscara na extremidade distal, com um *cuff*. A ML é introduzida na faringe até encontrar resistência, à medida que alcança a hipofaringe. Então, o balonete é inflado, vedando a hipofaringe, deixando a abertura distal da cânula justamente sobre a abertura glótica e mantendo a via aérea pérvia e segura (Figura 20.7)[18].

Intubação traqueal é a forma segura de garantir adequada oxigenação quando realizada por profissional experiente. Podem ser utilizadas cânulas de intubação traqueal para crianças com e sem *cuff*, sendo preferíveis as cânulas com *cuff* segundo a última diretriz por reduzir o vazamento de ar e a necessidade de troca de tubos para pacientes de qualquer idade com necessidade de intubação[2]. É necessário realizar a mensuração

A

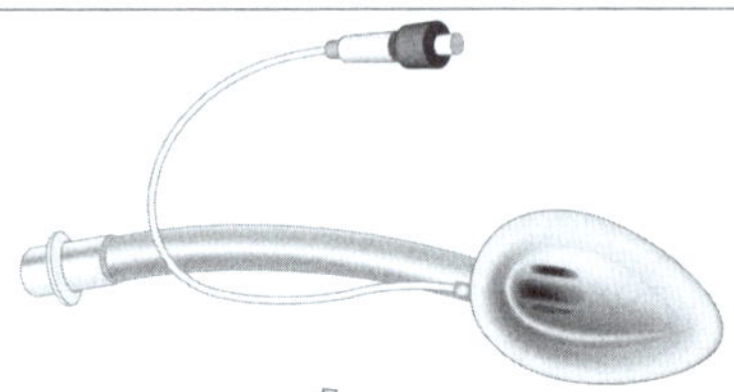

B

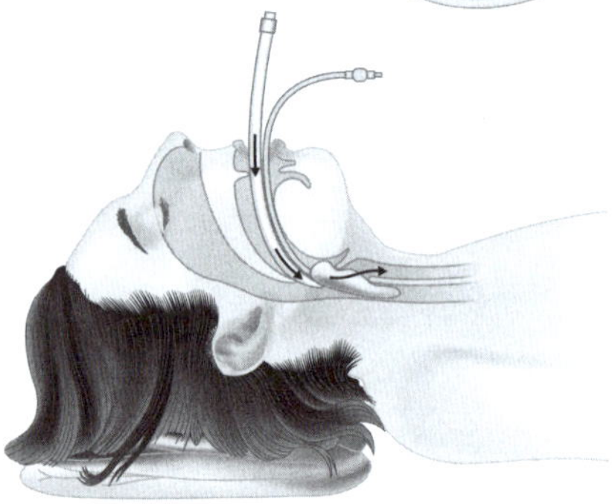

FIGURA 20.7 A: máscara laríngea (ML). B: a abertura da ML é posicionada na glote, a insuflação do cuff ajuda a segurar a cânula na posição correta para que o ar passe através da cânula até a traqueia.

TABELA 20.1 Cálculo do diâmetro da cânula de intubação traqueal

Idade da criança	Diâmetro interno da cânula de intubação orotraqueal sem *cuff* (mm)	Diâmetro interno da cânula de intubação orotraqueal com *cuff* (mm)
Recém-nascido	2,5 a 3	
1 mês a 1 ano	3,5	3
1 a 2 anos	4	3,5
Acima de 2 anos	([idade em anos/4] + 4)	([idade em anos/4] + 3,5)
Adolescente		7 a 8

de pressão de insuflação do *cuff* e esta deve ser mantida abaixo de 20 a 25 cmH_2O, ou seja, 15 a 17 mmHg[19-21].

O diâmetro interno varia com as diferentes idades, conforme indicado na Tabela 20.1. Cânulas 0,5 cm menores e 0,5 cm maiores devem estar disponíveis, como medida de segurança, antes de se proceder à intubação.

As lâminas podem ser retas ou curvas (Figura 20.8) e estão disponíveis em vários tamanhos.

A lâmina reta é preferível em crianças com até 4 anos de idade porque promove melhor visualização da glote, que se encontra em posição anterior e cefálica nessa faixa etária. Em crianças acima de 4 anos, é preferível a lâmina curva porque sua base é mais larga e seu flange permite um maior deslocamento da língua e melhor visualização da glote (Figura 20.9).

A maioria das cânulas traqueais tem uma marca de prega vocal. Quando essa marca está colocada nas pregas vocais, a cânula deve estar inserida na profundidade adequada, quando a cabeça da criança está em posição neutra. A profundidade de inserção da cânula também pode ser estimada por meio da fórmula:

$$\text{Profundidade de inserção (cm)} = \text{diâmetro interno do tubo traqueal} \times 3$$

A confirmação da intubação traqueal é feita pela visualização da cânula, passando entre as pregas vocais, saída de vapor d'água pela cânula durante sua introdução, observação de expansibilidade torácica bilateral, ausculta simétrica nos campos pulmonares, ausência de sons em epigástrio e detecção de CO_2 expirado no capnógrafo. O uso rotineiro de pressão cricoide durante a intubação não é mais recomendado[2,5].

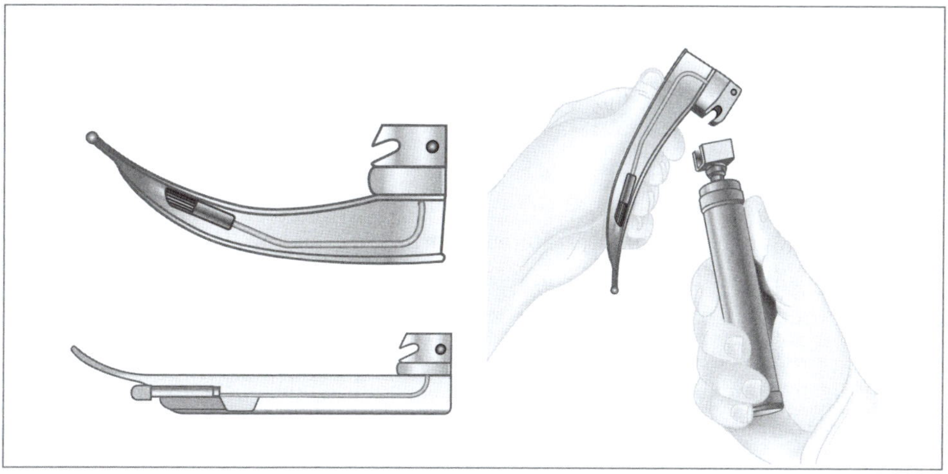

FIGURA 20.8 A: lâmina curva; B: lâmina reta; C: adaptação da lâmina no cabo do laringoscópio.

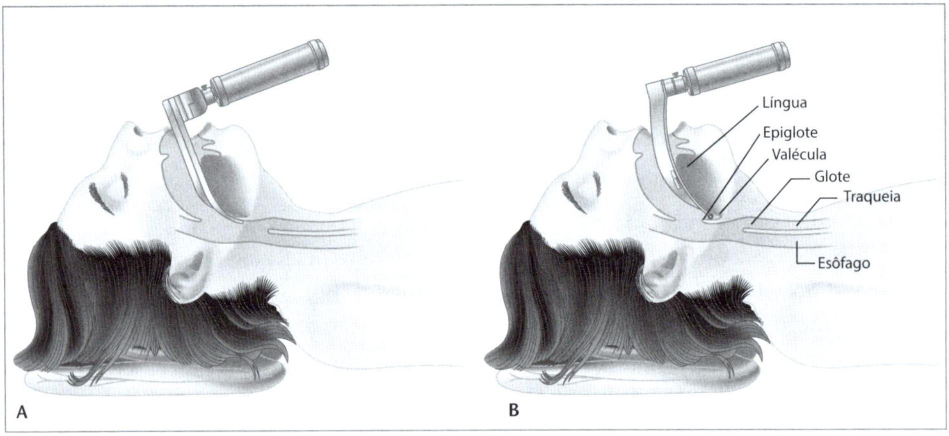

FIGURA 20.9 Posição da lâmina de laringoscópio quando se usa (A) lâmina reta e (B) lâmina curva.

No paciente em parada cardíaca, o CO_2 expirado ($ETCO_2$) confirma a localização traqueal da cânula, mas sua ausência não confirma nem exclui a adequada localização da cânula, pois nesses pacientes o fluxo sanguíneo pulmonar é limitado e, assim, o CO_2 expirado pode não estar detectável, apesar da intubação adequada. A recomendação atual do ILCOR (International Liaison Committee on Resuscitation) é a que a monitoração de $ETCO_2$ pode ser considerada para avaliar a qualidade das compressões torácicas, mas valores específicos para guiar a terapêutica não estão estabelecidos para crianças[2,5].

Os dispositivos de detecção esofágica são muito sensíveis em identificar localização apropriada da cânula em adolescentes e adultos. Os dados não são suficientes para recomendar o uso rotineiro em crianças e somente devem ser considerados para confirmar a intubação traqueal em pacientes acima de 20 kg.

Circulação

Débito cardíaco ausente ou inefetivo resulta em ausência de pulsos em grandes artérias, assim, por meio da palpação dessas artérias, é feito o diagnóstico de parada cardíaca. A palpação dos pulsos centrais em crianças menores de 1 ano de idade deve ser realizada de preferência nas artérias braquial e femoral, ao passo que nas maiores de 1 ano a artéria carótida também pode ser utilizada. A ausculta cardíaca não se correlaciona obrigatoriamente com a geração de pulso, não devendo, portanto, ser usada para diagnosticar parada cardíaca. A circulação artificial é realizada por meio da compressão torácica, a qual deve ser iniciada na ausência de pulso central ou na bradicardia (FC < 60/min) com hipoperfusão que não reverteram com ventilação e oxigenação adequadas.

Para que ocorra retorno da circulação espontânea, é essencial que as compressões sejam de alta qualidade[2,5]:

- As compressões torácicas devem ser seriadas, rítmicas, vigorosas e com o mínimo de interrupções.
- Na criança que não tem via aérea invasiva (intubação traqueal ou máscara laríngea), a compressão torácica deve ser coordenada com a respiração, isto é, a cada 15 compressões torácicas se faz uma pausa para realizar 2 ventilações de 1 segundo de duração cada (2 socorristas) ou 30 compressões para 2 ventilações de 1 segundo de duração cada (1 socorrista). Em recém-nascidos, a relação compressões/ventilação deve ser de 3/1.
- Na criança com via aérea invasiva, a compressão torácica deve ser contínua (100 a 120 por minuto) sem interrupção para ventilação (1 ventilação a cada 2-3 segundos)[2].
- A profundidade de compressão é de pelo menos um terço do diâmetro anteroposterior, o que equivale a aproximadamente 4 cm no lactente, 5 cm na criança e 5-6 cm no adolescente.
- Deve-se tomar cuidado para não comprimir o apêndice xifoide e a junção condrocostal.
- Ao final de cada compressão, a pressão sobre o tórax deve ser totalmente liberada, mas sem que o socorrista retire a mão ou os dedos da superfície do tórax da criança, assim o movimento de compressão e relaxamento se dá suavemente sem "socos" sobre o esterno. Na fase de relaxamento, a descompressão deve ser completa para permitir o retorno sanguíneo ao coração.
- As compressões devem ser executadas com a criança sobre uma superfície firme.

Farmacoterapia

Vias de acesso para a infusão de drogas

O melhor acesso vascular na PCR é aquele mais acessível, que não atrapalhe as manobras de ressuscitação e apresente o maior calibre. Para que a droga administrada alcance rapidamente a circulação central, deve-se infundir 5 a 10 mL de solução salina em *bolus* logo a seguir[22].

- Veia periférica: a venopunção periférica em braços, mãos, pernas ou pés, se alcançada rapidamente, é extremamente útil.
- Acesso intraósseo: na parada cardíaca, deve-se estabelecer acesso vascular intraósseo se o acesso venoso periférico não for conseguido imediatamente.

Em crianças acima de 6 anos e em adultos, a taxa de sucesso de canalização intraóssea tende a ser menor, mas ainda representa uma boa alternativa. Pela via intraóssea podem ser administrados medicamentos, fluidos, soluções cristaloides, soluções coloides e derivados de sangue e ainda coletar material para análises laboratoriais. A punção é realizada preferencialmente na porção proximal da tíbia ou distal do fêmur com agulha apropriada ou agulha de punção de medula óssea (Figura 20.10).

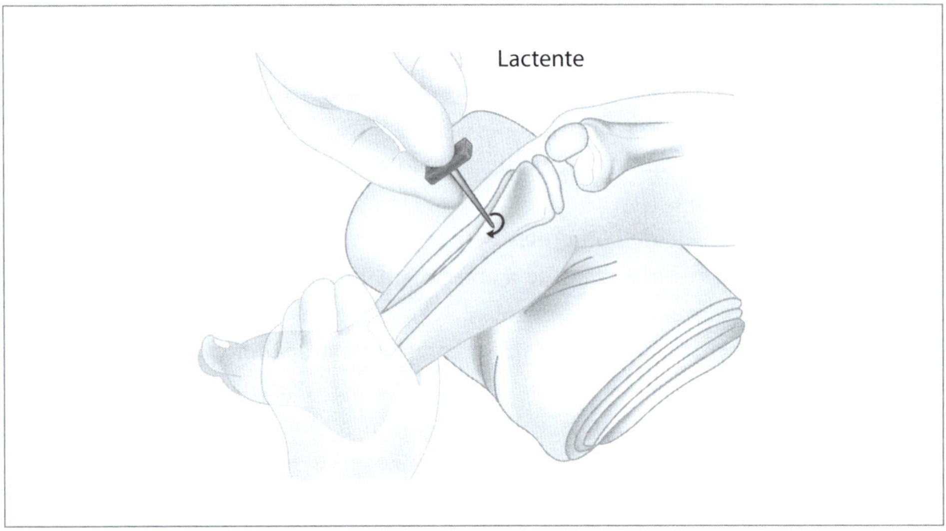

FIGURA 20.10 Técnica de punção intraóssea em lactentes na porção proximal da tíbia.

- Cânula traqueal: a administração de drogas por esta via é cada vez mais desaconselhada pela falta de dados na literatura que comprovem sua eficácia[23]. É usada somente quando os acessos intravascular e intraósseo não forem possíveis. Drogas lipossolúveis (epinefrina, lidocaína, atropina e naloxona) podem ser administradas por via traqueal, embora sua eficácia e as doses ideais não tenham sido determinadas. No caso da epinefrina, recomenda-se uma dose dez vezes maior que a utilizada por via intravenosa; para as demais drogas, recomenda-se o dobro da dose habitual.
- Veia central: a punção da veia femoral é técnica segura e acessível nessa situação. Embora não tenham sido observados, em modelos pediátricos de ressuscitação, início de ação mais rápido ou pico mais elevado das drogas quando administradas centralmente, o acesso venoso central é mais seguro por diminuir a chance de infiltração de soluções irritantes em tecidos periféricos.

Medicações

As medicações têm papel secundário na RCP, e há inclusive questionamento sobre seu benefício; entretanto, até que as evidências científicas contribuam para resolver essa questão, elas devem ser administradas. A Tabela 20.2 apresenta um resumo das principais medicações.

TABELA 20.2 Principais medicações usadas durante a RCP

Medicação	Indicação	Dose preconizada
Epinefrina	Todos os ritmos de colapso Bradicardia sintomática	IV/IO: 0,01 mg/kg (0,1 mL/kg da solução 1:10.000) a cada 3-5 min ET: 0,1 mg/kg (0,1 mL/kg da solução 1:1.000)
Bicarbonato de sódio	Hiperpotassemia suspeita ou comprovada Acidose metabólica PCR prolongada	IV/IO: 1 mEq/kg/dose (1 mL/kg da solução de $NaHCO_3$ 8,4%) Dose máxima de 50 mEq
Cálcio	Hipocalcemia Hiperpotassemia Hipermagnesemia Intoxicação por bloqueadores dos canais de cálcio	IV: 5-7 mg/kg de Ca (0,2 mL/kg de CaCl 10%) (0,5-1 mL/kg de gluconato de cálcio 10%)
Magnésio	Hipomagnesemia *Torsades de pointes*	IV: 25-50 mg/kg (MgSO4 50% = 500 mg/mL)
Glicose	Hipoglicemia	IV/IO: 0,5-1 g/kg de glicose (2-4 mL/kg de glicose 25%) (5-10 mL/kg de glicose 10%)
Atropina	Bradicardia sintomática	IV/IO: 0,02 mg/kg (máximo de 0,5 mg para crianças e 1 mg para adolescentes) ET: 0,04-0,06 mg/kg 1 amp. = 0,25 ou 0,50 mg/mL
Amiodarona	FV e TV sem pulso não responsivas à desfibrilação	IV: ataque 5 mg/kg (máximo de 300 mg); as doses podem ser repetidas até a dose máxima diária (15 mg/kg) 1 amp. = 150 mg
Lidocaína	FV e TV sem pulso não responsivas à desfibrilação	IV/IO: ataque = 1 mg/kg, seguido de manutenção de 20-50 mcg/kg/min ET: 2-3 mg/kg Lidocaína 2%: 1 mL = 0,02 mg

amp.: ampola; ET: endotraqueal; FV: fibrilação ventricular; IV: intravenoso; IO: intraósseo; TV: taquicardia ventricular.

Epinefrina

Trata-se de uma catecolamina endógena com ação estimulante nos receptores alfa e beta; a ação alfa é a mais importante durante a parada cardíaca por causar vasoconstrição e restaurar a pressão diastólica na aorta, propiciando assim melhor perfusão miocárdica e cerebral, que é determinante no sucesso da ressuscitação. As indicações para a administração de epinefrina são: parada cardíaca independentemente do ritmo e bradicardia sintomática não responsiva à ventilação e oxigenação.

A dose ideal de epinefrina no paciente pediátrico não é completamente conhecida. Recomenda-se administração intraóssea ou intravenosa, de 0,01 mg/kg, que é equivalente a 0,1 mL/kg da concentração de 0,1 mg/mL (dose máxima de 1 mg) a cada 3 a 5 minutos durante a RCP. Essa solução é obtida por meio da diluição de 1 mL de epinefrina pura (1:1.000) em 9 mL de água destilada ou solução fisiológica. A primeira dose deve ser infundida tão logo seja obtido o acesso vascular na assistolia e AESP (sendo o ideal em até 5 minutos depois do início da PCR) e após o segundo ou terceiro choque na FV ou TV sem pulso[2,5]. Caso a epinefrina seja administrada por via endotraqueal, deve-se utilizar a dose de 0,1 mg/kg, ou seja, 0,1 mL/kg da concentração 1:1.000, seguida de 5 mL de solução salina e 5 ventilações com pressão positiva.

A epinefrina pode conduzir a um estado tóxico hiperadrenérgico pós-ressuscitação, agravando a disfunção cardíaca nesse período e, ainda, estar associada com pior evolução neurológica[24].

Os benefícios da epinefrina em relação à melhora da perfusão miocárdica durante a RCP e, talvez, uma melhora inicial na taxa de ressuscitação, devem ser ponderados contra os perigos potenciais. Estudos recentes sugerem que administração muito frequente está associada com pior prognóstico[25].

A epinefrina e outras catecolaminas endógenas são inativadas em soluções alcalinas e, portanto, não devem ser administradas com bicarbonato de sódio. A via de acesso deve ser lavada com soro fisiológico entre as medicações.

Bicarbonato de sódio

O benefício do bicarbonato durante a RCP não está comprovado e sua administração rotineira não melhora consistentemente os resultados na parada cardíaca[26,27]. Embora o bicarbonato de sódio seja indicado quando há acidose metabólica prévia à parada cardíaca, a prioridade no tratamento é a aplicação da RCP de alta qualidade. Embora algumas diretrizes indiquem o bicarbonato na parada prolongada, não há estudos que demonstrem essa eficácia. A indicação do bicarbonato tem comprovação mais bem definida na parada cardíaca associada à hiperpotassemia e em intoxicações por antidepressivos tricíclicos e outros bloqueadores de canais de sódio.

Preconiza-se a dose de 1 mEq/kg/dose, o que equivale a 1 mL/kg do bicarbonato de sódio 8,4% em 10 a 20 segundos. Para os recém-nascidos, recomenda-se 0,5 mEq/kg/dose da solução 4,2%, pelo risco de hemorragia intracraniana com soluções hiperosmolares.

Cálcio

É preconizado quando houver suspeita ou comprovação de hipocalcemia, hiperpotassemia, hipermagnesemia e superdosagem de bloqueadores dos canais de cálcio[24]. Apesar de o cálcio ser essencial na associação excitação-contração miocárdica, seu uso rotineiro não está indicado na parada cardiorrespiratória, pois o aumento de cálcio citoplasmático ativa os sistemas de enzimas intracelulares, resultando em necrose celular. Nas situações específicas, recomenda-se a dose de 5 a 7 mg/kg de cálcio elementar, o que equivale a 0,6 mL/kg de gluconato de cálcio a 10% (1 mL = 9 mg de Ca elementar) ou 0,2 mL/kg de carbonato de cálcio (1 mL = 27 mg de Ca elementar). Na parada cardíaca, a infusão deve ser administrada por via intravenosa, em 10 a 20 segundos, e pode ser repetida em 5 a 10 minutos. Doses adicionais devem ser administradas com base na dosagem sérica de cálcio ionizado. O cálcio pode causar esclerose de veias periféricas e, se houver infiltração, pode provocar queimaduras nos tecidos.

A administração simultânea de bicarbonato de sódio e cálcio forma precipitados insolúveis; assim, a via de acesso venoso deve ser irrigada com solução salina entre a infusão de um e outro íon.

Magnésio

A ação do magnésio na hipomagnesemia e *torsades de pointes* (arritmia relacionada à parada cardíaca) foi confirmada por relatos de casos[28]. A dose recomendada é 25 a 50 mg/kg (até 2 g) por meio de infusão intravenosa em 10 a 20 segundos.

Glicose

A hipoglicemia pode ocorrer durante episódios de falência cardiorrespiratória nos lactentes jovens e em crianças com doenças crônicas. Além disso, como a glicose é o principal substrato para o miocárdio do recém-nascido, pode levar a grave disfunção cardíaca. Contudo, a administração rotineira de glicose não é recomendada, pois não há dados científicos convincentes sobre o efeito da hiperglicemia após a parada[29]. Na suspeita ou comprovação de hipoglicemia, recomenda-se a dose de 0,5 a 1,0 g/kg, o que corresponde a 2 a 4 mL/kg de glicose a 25% ou 5 a 10 mL/kg de glicose 10%. A solução de glicose hipertônica a 25 ou 50% é hiperosmolar e pode causar esclerose das veias periféricas. Em recém-nascidos, a concentração de glicose intravenosa não deve exceder 12,5%.

Atropina

A recomendação atual aplica-se apenas ao uso da atropina como pré-medicação para lactentes e crianças durante intubação de emergência em situações específicas quando há um alto risco de bradicardia (p. ex., quando utiliza-se succinilcolina como bloqueador neuromuscular para facilitar a intubação). As evidências disponíveis não suportam o uso de rotina da atropina como pré-medicação na intubação[23].

A dose de 0,02 mg/kg de atropina (sem dose mínima) deve ser considerada como pré-medicação para intubação de emergência[23,30].

Amiodarona

A amiodarona é um antiarrítmico lipossolúvel inibidor não competitivo de receptores alfa e beta-adrenérgicos. Essa droga é efetiva no tratamento de fibrilação e taquicardia ventricular em adultos e, embora para crianças com parada cardíaca não haja dados científicos suficientes, recomenda-se a dose de 5 mg/kg/dose em *bolus* nos casos de fibrilação ventricular ou taquicardia ventricular resistentes ao choque elétrico[31].

Lidocaína

A lidocaína é um bloqueador do canal de sódio, que suprime arritmias ventriculares e, embora tenha sido recomendada há muito tempo para o tratamento de arritmias ventriculares no lactente e na criança. Pode ser considerada em crianças na parada cardíaca quando o ritmo é FV ou TV sem pulso resistente ao choque elétrico. A dose recomendada é 1 mg/kg por via intravenosa, seguida por infusão contínua de 20 a 50 mcg/kg/min. Se houver um tempo maior que 15 minutos entre a primeira dose e o início da infusão, uma segunda dose de 1 mg/kg deve ser administrada para que se restaure rapidamente o nível terapêutico[31].

Embora não haja evidências definitivas, estudo na população pediátrica revelou efetividade semelhante entre amiodarona e lidocaína[31].

Terapia Elétrica

A desfibrilação é a despolarização assíncrona de uma massa crítica de células miocárdicas e está indicada na parada cardíaca em que o ritmo de colapso é fibrilação ventricular ou taquicardia ventricular sem pulso (Figura 20.11). A desfibrilação não é efetiva na assistolia, na atividade elétrica sem pulso e na bradicardia.

As pás de adultos (8 a 13 cm de diâmetro) são adequadas para crianças acima de 10 kg; abaixo desse peso, devem ser usadas pás infantis (4,5 cm de diâmetro). As pás nunca devem ser aplicadas diretamente na pele da criança; pasta ou creme apropriado deve ser utilizado como interface entre a superfície da pá e a pele para evitar queimaduras. As pás devem ser colocadas firmemente sobre o tórax, uma no lado superior direito do tórax abaixo da clavícula e outra à esquerda do mamilo esquerdo, no maior eixo do coração. A quantidade de energia a ser utilizada em crianças não está completamente estabelecida, mas se preconiza a carga inicial de 2 a 4 J/kg, segunda carga de 4 J/kg e considerar aumento da carga até 10 J/kg ou carga máxima de adulto[32-34]. Enfatiza-se a superioridade e a maior segurança dos choques bifásicos sobre os monofásicos para a desfibrilação; no entanto, as doses preconizadas são as mesmas nos dois casos, pois não há dados consistentes sobre as doses eficazes de desfibrilação bifásica em crianças[35,36].

Na Figura 20.12, encontra-se o resumo do suporte avançado em pediatria.

QUADRO 20.1 Ressuscitação cardiopulmonar
Qualidade da RCP
Comprimir forte e rapidamente (≥ 1/3 AP, 100-120/min)
Garantir retorno completo de tórax
Minimizar interrupções
Evitar ventilação excessiva
Trocar "compressor" a cada 2 minutos
Sem via aérea avançada: 15:2
Desfibrilação: choque
Primeiro: 2-4 J/kg
Segundo: 4 J/kg
Demais: ≥ 4 J/kg
Máximo: 10 J/kg
Medicações
Epinefrina: 5 minutos
Amiodarona ou lidocaína (FV/TV sem pulso)
Via aérea avançada
Intubação traqueal ou via aérea supraglótica
Capnografia ou capnometria (10 ventilações/min)
Causas reversíveis
Hipovolemia
Hipóxia
Hidrogênio
Hipoglicemia
Hipo/hiper K
Hipotermia
Pneumotórax
Tóxicos
Tamponamento cardíaco
TEP
Trombo de coronária

Pacientes internados em unidades de terapia intensiva (UTI) e com acessos arteriais, a monitoração contínua de pressão arterial pode melhorar a qualidade da RCP. Após o retorno ao ritmo cardíaco espontâneo, devem ter avaliação neurológica e qualquer crise convulsiva deve ser tratada.

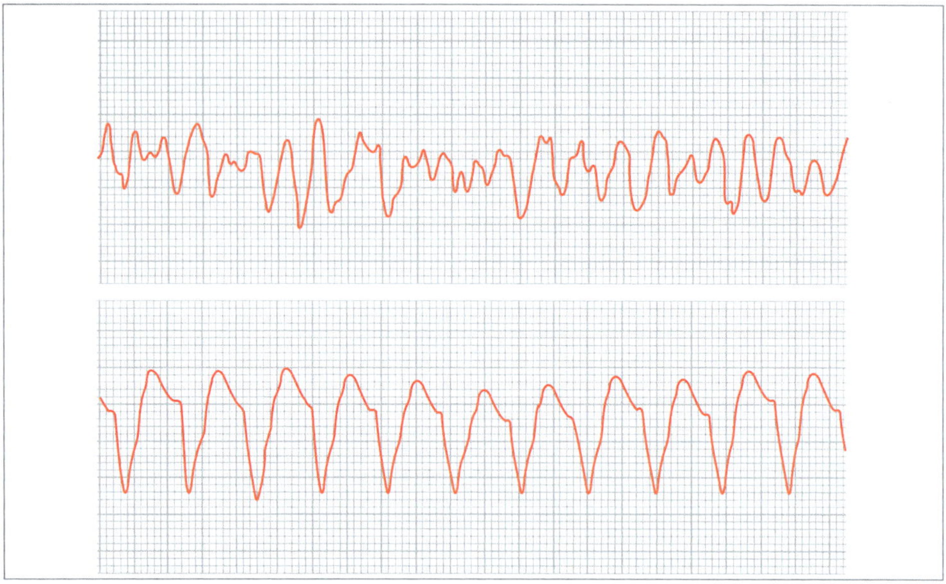

FIGURA 20.11 Ritmos eletricamente tratáveis. A: fibrilação ventricular. B: taquicardia ventricular.

Manuseio de Pacientes Críticos com Cardiopatia Congênita ou Adquirida

Embora a mesma ênfase também seja recomendada em bebês e crianças com doenças cardíacas, há considerações adicionais importantes[37]:

- A frequência de PCR é maior em bebês e crianças com cardiopatias congênitas (CC) e a patogênese desses eventos pode ser diferente de bebês e crianças sem cardiopatia congênita.
- Defeitos cardíacos congênitos têm uma gama variada de efeitos hemodinâmicos e fisiológicos que influenciam no débito cardíaco, e as interações cardiorrespiratórias e respostas à ressuscitação podem ser variáveis.
- A resposta do recém-nascido e do paciente em pós-operatório de cirurgia cardíaca com CC complexa às intervenções farmacológicas podem diferir da resposta de bebês e crianças sem doença cardíaca.

Há um largo espectro de doenças cardíacas em bebês e crianças. A doença cardíaca nessa faixa etária pode ser congênita ou adquirida. Em várias circunstâncias, o defeito cardíaco foi corrigido cirurgicamente ou submetido à correção paliativa, mas as vias de fluxo sanguíneo não são normais. Esses pacientes podem apresentar lesões residuais ou desenvolver novos problemas ao longo do tempo, com risco elevado de PCR. Essa população comumente desenvolve disfunção miocárdica, arritmia, desbalanço da cir-

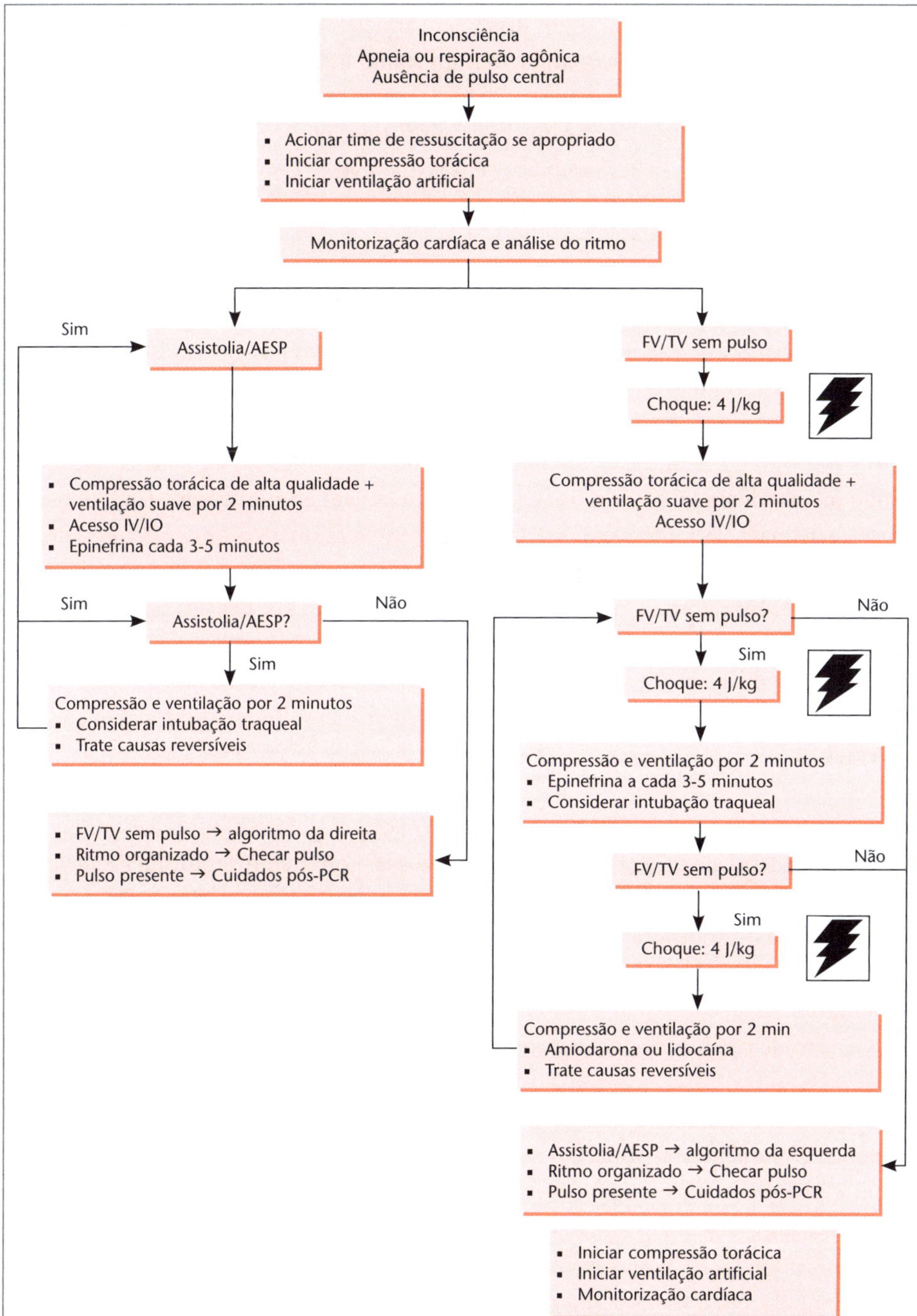

FIGURA 20.12 Ressucitação cardiopulmonar avançada em pediatria. AESP: atividade elétrica sem pulso; FV: fibrilação ventricular; IO: intraóssea; IV: intravenosa; PCR: parada cardiorrespiratória; TV: taquicardia ventricular.

culação pulmonar e sistêmica. Além disso, há variações de CC e os substratos fisiológicos subjacentes podem ter um impacto importante na perfusão sistêmica e no fluxo sanguíneo pulmonar.

Para crianças com miocardite ou cardiomiopatia e baixo débito refratário ao tratamento inicial, o uso pré-PCR de suporte ventricular extracorpóreo ou de suporte circulatório mecânico pode ser benéfico para suporte do órgão e evitar PCR. Essa condição corresponde a 2% das mortes cardiovasculares repentinas em bebês e 5% das mortes cardiovasculares repentinas em crianças[2-5].

Hipertensão pulmonar está associada a morbidade e mortalidade significativas em pacientes pediátricos e requer tratamento especializado. No pós-operatório de crianças com hipertensão pulmonar, deve-se evitar a hipóxia e a acidose; administrar analgésicos, sedativos e agentes de bloqueio neuromuscular e tratar com administração de oxigênio e indução de alcalemia (hiperventilação ou administração de solução alcalina), até que os vasodilatadores pulmonares específicos sejam administrados (óxido nítrico ou prostaciclina)[2-5]. Suporte ventricular extracorpóreo também deve ser ponderado.

Um exemplo único de um espectro da CC é o paciente com coração univentricular. Esses pacientes são submetidos a uma série de procedimentos cirúrgicos culminando em uma paliação funcional única: a operação de Fontan, na qual o retorno venoso sistêmico está conectado diretamente à circulação pulmonar e não há ventrículo pulmonar[37].

São fatores de risco para morte precoce de recém-nascidos e lactentes com coração univentricular:

- Diagnóstico anatômico de síndrome do coração esquerdo hipoplásico, drenagem anômala total de veias pulmonares, atresia pulmonar com septo interventricular íntegro com circulação coronariana dependente do ventrículo direito (VD).
- Disfunção do ventrículo principal.
- Insuficiência hemodinamicamente significativa da valva atrioventricular ou semilunar.
- Comorbidades incluindo prematuridade e síndrome genética[38,39].

O substrato anatômico e fisiológico das CC pode limitar a efetividade da RCP convencional. Na melhor das situações, a RCP é ineficiente, com compressões fornecendo apenas 10 a 30% do fluxo sanguíneo normal para o coração e 30 a 40% do fluxo normal de sangue para o cérebro[6]. A ineficiência inerente associada à RCP pode ser exacerbada no paciente com CC, na qual as limitações da anatomia limitam a efetividade do fluxo sanguíneo pulmonar, fluxo sanguíneo sistêmico e perfusão cerebral. Dados esses problemas, a sobrevida pós-PCR pode ser baixa em bebês e crianças com doença cardíaca.

Para melhorar a sobrevida da RCP, uma forte ênfase deve ser dada na fase pré-PCR para sua prevenção e na fase de PCR, deve-se fornecer RCP de alta qualidade. O uso, em centros altamente especializados, de oxigenação por membrana extracorpórea (ECMO) para apoiar a falência da RCP convencional, conhecido como E-CPR, tem permitido a ressuscitação de pacientes que poderiam ter morrido e pode ser particularmente útil naqueles cuja causa de PCR seja potencialmente reversível (p. ex., pós-cirurgia cardíaca) ou como ponte para outra terapia, como transplante cardíaco.

Recomendações para Ventrículo Único

É difícil de obter fluxo sanguíneo pulmonar (FSP) efetivo durante a ressuscitação, pois o FSP é dependente do *shunt* e será afetado pela relação entre resistência vascular pulmonar (RVP) e a pressão diastólica da aorta (para Blalock-Taussig modificada) ou a resistência vascular sistêmica (para Blalock-Taussig modificado e conduto (ou tubo) ventrículo direito-pulmonar nos casos de Norwood). Durante a PCR em pacientes com anatomia cardíaca normal, as compressões geram apenas 10 a 30% do fluxo de sangue normal para o coração e 30 a 40% do fluxo de sangue para o cérebro. Em pacientes com fisiologia de *shunt* de VU, o débito sistêmico (Qs) é ainda menor, pois há perda de potencial fluxo sanguíneo sistêmico (FSS) para os pulmões fornecido pela circulação em paralelo (Tabela 20.4). Como resultado, o FSS frequentemente tem baixo conteúdo de oxigênio e, na presença de perfusão coronariana reduzida, resultará em isquemia coronariana persistente e provavelmente grave. PCR prolongada em VU dependente do *shunt* estará associada com hipoxemia, isquemia sistêmica e injúria grave em órgãos-alvo, particularmente injúria neurológica[37,38].

TABELA 20.3 Perfil de ressuscitação para corações estruturalmente normais e aqueles que foram submetidos à paliação univentricular

Fisiologia	Descrição da circulação	Circulação do sangue	Compressões torácicas	Recolhimento do tórax	Ventilação com pressão positiva
Coração estruturalmente normal	Circulação em série biventricular sem doença cardíaca	Veias sistêmicas-pulmão-veias pulmonares-circulação sistêmica	1. Compressão do VD resulta em FSP 2. Compressão do VE resulta em FSS	Aumenta o gradiente transtorácico das veias sistêmicas para o AD, aumentando o enchimento do VD	Reduz o gradiente transtorácico das veias sistêmicas para o AD, reduzindo o enchimento do VD
Estágio 1 (Norwood) ou fisiologia dependente de *shunt*	Circulação em paralelo do VU com fluxo sanguíneo pulmonar dependente de *shunt*	Veias sistêmicas-VU-pulmão (via *shunt*) ou circulação sistêmica	Compressão do VU resulta em FSP (*shunt* +/- RVP) e FSS	Aumenta o enchimento do VU dependente de pré-carga	Reduz o enchimento do VU dependente de pré-carga

(continua)

TABELA 20.3. Perfil de ressuscitação para corações estruturalmente normais e aqueles que foram submetidos à paliação univentricular (continuação)

Fisiologia	Descrição da circulação	Circulação do sangue	Compressões torácicas	Recolhimento do tórax	Ventilação com pressão positiva
Glenn bidirecional e hemi-Fontan	Circulação em paralelo do VU com FSP dependente de vários leitos arteriolares vasculares	VCI-VU-corpo/cérebro-VCS--pulmões-veias pulmonares--corpo	Compressão do VU resulta em FSS	1. Predominantemente enche o AD da VCI 2. Fluxo da VCS dependente da RV cerebral e RVP	Reduz o enchimento do VU impedindo o fluxo da VCS e enchimento da VCI
Fontan	Circulação em série do VU	Veias sistêmicas-pulmão--veias pulmonares-corpo	Compressão do VU resulta em FSS	1. Enche predominantemente as AP com fluxo de sangue da VCI (RVP) 2. Fluxo da VCS depende da RV cerebral e RVP	Reduz o enchimento do VU, impedindo o fluxo de ambos (VCS e VCI)

AD: átrio direito; FSP: fluxo sanguíneo pulmonar; FSS: fluxo sanguíneo sistêmico; RVP: resistência vascular pulmonar; VCI: veia cava inferior; VCS: veia cava superior; VD: ventrículo direito; VU: ventrículo único.

Diante da PCR, a AHA recomenda RCP de alta qualidade. Se o paciente estiver em terapia intensiva, é adequada a monitoração de pressão arterial e pressão venosa central e seus traçados durante as manobras de reanimação.

Por causa das limitações já descritas, é importante considerar medidas adicionais durante os primeiros minutos de ressuscitação. Isso inclui a abertura urgente do esterno (no período de pós-operatório imediato), tratamento de arritmias e uso de marca-passo se indicado, tratamento de possível trombose de *shunt* e ativação precoce do time de ECMO se disponível na instituição.

Recomendações para Glenn/Hemi-Fontan e Fontan

Como citado anteriormente, durante a PCR de pacientes com anatomia cardíaca normal, o débito cardíaco é aproximadamente 1/3 do normal. Em pacientes com Glenn ou Fontan, compressões torácicas aumentam o FSS, mas minimamente o FSP. Essa redução no FSP limita a oxigenação e a pré-carga para o ventrículo sistêmico, reduzindo ainda mais o débito cardíaco.

O débito cardíaco nesses pacientes pode ser mais limitado ainda na presença de regurgitação da valva atrioventricular (VAV) ou semilunar. Outra consideração adicional importante é a elevação da pressão venosa na veia cava superior e cerebral durante as compressões cardíacas, que limitará o fluxo sanguíneo cerebral e aumentará o risco de injúrias neurológicas[37,38].

E-CPR

Apesar dos progressos na área de ressuscitação cardiopulmonar (RCP) os resultados dela em geral, como visto anteriormente, se mantêm desfavoráveis tanto em adultos como na população pediátrica[40,41].

A utilização de um circuito extracorpóreo com oxigenador de membrana (ECMO) em alguns pacientes que não responderam às manobras de ressuscitação cardíaca convencional (RCP), conhecido como E-CPR, tem se mostrado eficaz, sendo responsável pelo aumento da sobrevida hospitalar desses indivíduos[42]. Como demonstrado por diversos estudos não randomizados, essa estratégia, além do aumento da sobrevida na parada refratária, está associada à melhora neurológica dos pacientes como parte de uma estratégia da RCP[43-46].

Nesses últimos anos, observamos um grande incremento na utilização da ECMO ao redor do mundo como suporte cardiopulmonar[47]. Associado aos novos dispositivos mais compactos, que permitem a instalação de ECMO de forma mais rápida durante a PCR dentro e fora do hospital, esse aumento tem contribuído para o uso mais frequente da E-CPR[47].

Em pediatria, a E-CPR tem sido mais frequentemente utilizada em pós-operatório de cirurgia cardíaca pediátrica, durante a progressão do baixo débito cardíaco ou aparecimento de arritmias, embora casos de parada por outras causas não cardíacas tenha surgido na literatura[48]. O uso de ECMO em PCR em situações de PCR em UTI pediátricas demonstram uma sobrevida entre 33 e 42% em pacientes clínicos e 23 a 55% em cardiopatas[41].

Nas diretrizes do Pediatric Life Support (PALS) da American Heart Association, a E-CPR consta no capítulo C, parte 6, do documento 2015 International Consensus Statment on CPR and Emergency Cardiovascular Care: "E-CPR pode ser considerada para crianças com diagnóstico de doença cardíaca que apresentam parada cardíaca dentro do hospital em centros que tenham experiência com ECMO durante e após ressuscitação (grau de recomendação fraco, nível de evidência muito baixo)"[49].

Tanto a revisão de 2018 do International Consensus Statment on CPR and Emergency Cardiovascular Care como a Atualização da Diretriz de Ressuscitação Cardiopulmonar e Cuidados Cardiovasculares de Emergência, da Sociedade Brasileira de Cardiologia de 2019, reforçam que a ECMO deve ser considerada em parada cardíaca refratária[48,50].

Muitos centros de ECMO, em especial os localizados em instituições com cirurgia cardíaca pediátrica, oferecem E-CPR e estão estruturados para atender pacientes em parada cardíaca refratária às manobras de ressuscitação convencional. Embora seja uma prática clínica aceita, ainda existem variabilidade e insuficiente consenso quanto ao candidato ideal, o momento da iniciação e o manejo da ECMO concomitante às manobras de ressuscitação nesse grupo de pacientes.

Definição de E-CPR

A E-CPR é definida pela Extracorporeal Life Support Organization (ELSO) no seu banco de dados (ELSO Registry – Data Definitions, Forms and Instructions) como utilização de circuito extracorpóreo venoarterial com membrana de oxigenação (ECMO), no qual ela é rapidamente instalada para fornecer suporte circulatório em pacientes nos quais a RCP não tem sucesso em alcançar o retorno da circulação espontânea (ROSC)[47]. Considera-se que o ROSC sustentado ocorre quando as compressões torácicas não são necessárias por 20 minutos consecutivos e os sinais de circulação persistem. Pacientes hemodinamicamente instáveis colocados em ECMO de forma emergencial, porém que não estão em parada cardíaca no momento da canulação, não são considerados como E-CPR. Da mesma forma, pacientes que retornaram à circulação espontânea (ROSC) e não estão recebendo massagem cardíaca no momento da canulação não entram na definição de E-CPR[42].

Indicações

Existe uma grande variabilidade na definição de PCR refratária entre os centros que utilizam E-CPR, ou do momento em que a ECMO deve ser iniciada. Alguns centros indicam ECMO quando não existe ROSC após 10 a 15 minutos de parada cardíaca (PC), enquanto outros grupos consideram a instalação mais precoce[42].

A ECMO rapidamente aumenta a oferta de oxigênio tecidual, pois estabelece o fluxo e troca gasosa durante a fase de baixo fluxo na PCR, contudo não reverte a lesão isquêmica já estabelecida durante a fase de ausência de fluxo ou de baixo fluxo. Dessa forma, a instalação de ECMO no momento preciso e precoce pode minimizar as lesões isquêmicas de órgãos-alvo na fase de baixo fluxo da PC, contribuindo com melhores resultados. Deve-se lembrar ainda que as manobras de RCP, como massagem cardíaca efetiva, sem interrupções durante a fase de baixo fluxo antes da iniciação da ECMO, têm um papel importante nos resultados obtidos com a E-CPR. Tanto o momento preciso quanto a qualidade da massagem cardíaca explicam as diferenças observadas nos pacientes atendidos e assistidos com ECMO na PCR dentro do hospital comparada àqueles nos quais a ECMO se iniciou fora do ambiente hospitalar.

Essa variabilidade do momento da indicação, condições e locais pré-canulação, diagnóstico de base, qualidade da reanimação, condições locais e de logística interfere nos resultados observados.

O número de casos de E-CPR no ELSO Registry, publicado no International Summary da ELSO, vem demonstrando um aumento significativo, em que a E-CPR em 2016 representava 9% (n=6.421) de 73.596 casos reportados e mais recentemente, no relatório internacional da ELSO, em um total de 133.371 casos reportados, 15.724 (11,78%) representam casos de E-CPR[47]. Desses, 2.080 foram realizados em neonatos e 5.086 em pacientes pediátricos, com alta hospitalar em 43% de ambos os grupos etários.

Dados de outros registros, como o Get With The Guidelines-Ressuscitation Registry (GWTG-R), mostrou utilização de ECMO em 16% dos casos entre os 3.756 indivíduos com idade inferior a 18 anos que apresentaram parada cardíaca refratária em que a E-CPR foi iniciada 10 minutos após o início das manobras de ressuscitação cardíaca[41]. Embora todos os pacientes que apresentam parada cardíaca sejam elegíveis para E-CPR, na maioria das experiências publicadas a E-CPR é utilizada em maior frequência em crianças e adultos, quando comparados aos neonatos, na sua maioria com diagnóstico de doenças cardíacas.

Resultados

A sobrevida das crianças submetidas à E-CPR é motivo de diversas publicações científicas resultado de experiências clínicas isoladas de diferentes grupos; contudo, até o momento não se dispõe de nenhum estudo avaliando a eficácia da E-CPR comparada à massagem cardíaca convencional. O registro da ELSO reflete o resultado da ECMO em PC quando empregada no mundo real; contudo, pode-se observar, em serviços selecionados, alta hospitalar em cerca de 75% dos casos, bastante superior aos encontrados pela ELSO. Por outro lado, não há registros da sobrevida da massagem cardíaca convencional observada no mesmo serviço que tenham publicadas suas experiências de ECMO em PC.

Apesar de alguns estudos mostrarem resultados favoráveis imediatos, também não há estudos avaliando os resultados neurológicos e a sobrevida dessas crianças a longo prazo. Em estudo observacional, Lasa et al.[41] demostraram melhores resultados neurológicos (*odds ratio* ajustada [AOR] 2.64 [IC 95%, 1.91-3.67]; *propensity analysis* AOR 1.78 [IC 95%, 1,31-2,41) e maior sobrevida hospitalar (AOR 2,76 [IC 95% 2,08-3,66]) em crianças submetidas à E-CPR quando comparadas à RCP convencional. Outro estudo demonstrou maior sobrevida no grupo em que a E-CPR foi empregada quando comparado ao grupo de RCP convencional, tanto em pacientes clínicos (AOR 2,76 [IC 95%, 2,08-3,66]127; AOR 3,80 [IC 95%, 1,40-10,32] quanto em pacientes cirúrgicos (AOR 2,50 [IC 95% 1,3-4,81])[51].

Até o momento não há nenhuma publicação avaliando os resultados de ECMO utilizados em PC refratária fora do ambiente hospitalar em crianças, mas publicações relativas à população adulta demonstram resultados inferiores aos observados na PC intra-hospitalar.

Infelizmente, a taxa de sobrevivência em pediatria está entre 6,7 e 10,2%. A sobrevivência é maior nos grupos perinatal (25%) e adolescente (17,3%). Fatores favoráveis para sobrevivência são ritmo passível de choque (cerca de 20%), com um desfecho neurológico mais favorável, e a localização geográfica em decorrência do tempo de resposta dos serviços de ambulância. As regiões com maior sobrevida tiveram mais casos de PCR testemunhada por paramédicos, RCP por espectadores e maior índice de desfibrilação[52].

Fora do ambiente hospitalar, muitas PCR não são testemunhadas ou não recebem RCP por expectadores. Além disso, muitas delas são relacionadas a traumas e à síndrome da morte súbita infantil (SMSI). Exceção se faz para PCR em situação de hipotermia. Nesses casos, a experiência de muitos centros é positiva com E-CPR como parte da terapia desses pacientes.

O tempo limitado disponível para a decisão de iniciar a ECMO na parada é um complicador na seleção de pacientes. Pacientes que se encontravam em melhores condições clínicas, com ausência de acidose metabólica grave ou insuficiência renal antes da canulação apresentaram melhores resultados, assim como naqueles em que as manobras de reanimação foram realizadas de forma mais efetiva. Existem dados conflitantes quanto ao impacto da duração da massagem cardíaca externa no RCP, em relação à sobrevida e às sequelas neurológicas[42]. Alguns estudos sugerem que a mortalidade aumenta quando o tempo de RCP é maior que 30 minutos[53-56]. O tempo de RCP não deve ser motivo de exclusão na indicação de E-CPR; contudo, todo esforço deve ser feito para que a decisão e o início da ECMO ocorra no menor tempo possível, preferencialmente nos primeiros 30 minutos[57].

Já se sabe que, para cada 5 minutos de demora para iniciar a ECMO após o início da RCP, a chance de morte aumenta em 4%[58].

Estudo recente em adultos demonstrou uma diminuição de 25% na chance de sobrevida para cada 10 minutos adicionais de parada após os primeiros 30 minutos de RCP antes da iniciação da ECMO[59].

Fatores relacionados a um pior desfecho na E-CPR em RCP intra-hospitalar, de acordo com o estudo multicêntrico da GWG[41]:

- Diagnóstico não cardíaco (OR: 1,85 [IC 95%: 1,29-2,89]).
- Insuficiência renal pré-existente (OR: 4,74 [IC 95% 2,06-10,9]).
- Tempo prolongado desde o início da RCP e a canulação.
- Eventos adversos durante o curso da ECMO (p. ex., neurológico, pulmonar, renal, metabólico, cardiovascular e hemorrágico).

Interessante observar que esse estudo demonstrou que 30% das crianças com RCP com mais de uma hora de duração ainda sobreviveram.

Os resultados de E-CPR dependem, portanto, de um amplo treinamento de toda a equipe, visando otimizar a mobilização precoce do time de atendimento às paradas, canulação e início da ECMO. Esse time deve estar preparado para dar um atendimento de qualidade e ser treinado para realizar a RCP contínua durante toda a canulação, de acordo com os protocolos do PALS e ACLS (do inglês *advanced cardiac life support*).

ECMO em Parada em Crianças com Cardiopatia Congênita

A E-CPR em pacientes com cardiopatia congênita, em especial após seu tratamento cirúrgico, consiste na indicação mais frequente de ECMO em parada cardíaca. A causa de parada cardíaca nessa população é multifatorial, incluindo disfunção miocárdica causada por arritmia, tamponamento cardíaco, hipertensão pulmonar, hipoxemia causada por obstrução aguda do fluxo pulmonar ou decorrente de lesões residuais, muitas vezes não diagnosticadas. Os neonatos e crianças pequenas com anomalias complexas são as mais suscetíveis à parada cardíaca e fazem parte da maior parte da experiência clínica publicada. Crianças com fisiologia univentricular, doenças genéticas associadas ou outras anomalias não estruturais apresentam os piores resultados. Pacientes que apresentam parada cardíaca decorrente de hipoxemia aguda e grave como na oclusão de *shunt* sistêmico-pulmonar (*shunt* de Blalock-Taussig) são candidatos à E-CPR e apresentam os melhores resultados. A ECMO tem um papel importante como suporte de procedimentos percutâneos complexos, porém complicações desses procedimentos causadas por rotura de estruturas seguida de parada cardíaca apresentam um prognóstico reservado. Pacientes com doença cardíaca adquirida que apresentem PC refratária e aqueles com disfunção cardíaca resultante de doenças sistêmicas podem ser considerados candidatos à E-CPR. A parada cardíaca como consequência de miocardite aguda fulminante apresenta um excelente resultado e, nesses casos, a indicação de E-CPR deve ser sempre considerada.

Organização de um Programa de E-CPR

A realização de E-CPR requer uma rápida mobilização de recursos humanos e materiais e deve ser muito bem organizada de forma a garantir bons resultados. Mesmo em um serviço de ECMO bem estabelecido, um programa de E-CPR representa um estágio avançado do serviço e deve ser estruturado para garantir eficiência e rapidez no atendimento à RCP, como complemento a ela.

O equipamento necessário para a instalação da ECMO na parada cardíaca refratária inclui cânulas, circuitos e oxigenadores. Esse material deve estar disponível em locais de fácil acesso, de preferência dentro da unidade de terapia intensiva. Os circuitos mais complexos, utilizados em crianças menores, nos quais se necessita de maior número de acessórios para a monitoração e condução da ECMO, que consomem maior tempo para seu preparo, devem estar prontos e com prime já realizado para sua pronta instalação. Preferencialmente o prime desses circuitos é feito com soluções cristaloides e pode ser mantido no circuito durante 30 dias. Cânulas venosas e arteriais, campos cirúrgicos, instrumental e demais material necessário para a canulação à beira-leito devem estar disponíveis para pronta utilização.

Equipe treinada em ECMO e E-CPR é a peça fundamental para o sucesso dessa terapia. A equipe deve ser acionada já no primeiro ciclo de massagem cardíaca externa e o implante da ECMO deve acontecer nos primeiros 15 minutos de RCP. Protocolos específicos de E-CPR com definição de função de cada membro da equipe, checklist da canulação e iniciação da ECMO devem estar bem estabelecidos e claros a todos os membros da equipe. Devem fazer parte do treinamento da equipe de ECMO simulações com cenário de parada cardíaca, que deve ser feito de forma regular envolvendo toda a equipe de ECMO e dos profissionais que atuam na unidade de terapia intensiva pediátrica. A E-CPR é um evento de alto risco e de baixa frequência no qual o treinamento estruturado e contínuo tem um papel fundamental no resultado. Após o evento, a utilização de técnicas de *debriefing* são fundamentais para a identificação de pontos de melhoria necessária para um melhor atendimento em situação semelhante no futuro. A criação de métricas e avaliação regular do desempenho da equipe na realização do E-CPR, como tempo de parada ao início da ECMO, pode ser útil para monitoração e planejamento de melhoria da qualidade.

Fatores Importantes para o Sucesso da E-CPR

1. Estar preparado para a instalação da ECMO na PC refratária: recursos humanos e materiais disponíveis e preparados, equipe treinada e preparada, circuito montado e preenchido com solução cristaloide, protocolos bem estabelecidos e conhecidos por toda a equipe, cirurgião treinado para canulação dentro do hospital ou em local de muito fácil acesso, comunicação adequada e trabalho em equipe.
2. RCP otimizada: equipe treinada e preparada para realizar o atendimento à PC de acordo com os protocolos do PALS e ACLS, massagem cardíaca efetiva e otimizada.
3. Local da PC: os resultados do E-CPR são influenciados pelo local de atendimento à parada e, dentro do ambiente hospitalar, na parada cardíaca assistida em ambientes como centro cirúrgico, unidade de terapia intensiva ou laboratório de hemodinâmica, observam-se os melhores resultados. A unidade de terapia intensiva cardíaca pediátrica apresenta um dos cenários mais favoráveis para o atendimento à PC, pois os pacientes estão em sua grande maioria com o tórax aberto, já se encontram bem monitorados, com acessos vasculares presentes e com cirurgião no local.

4. Tempo de parada antes de entrar em ECMO: os melhores resultados parecem estar relacionados com tempo entre início da parada cardíaca e início da ECMO inferior a 30 minutos. Protocolos bem estabelecidos definindo o momento de acionamento da equipe de ECMO para a canulação parecem ter um papel fundamental tanto na sobrevida da ECMO quanto em relação ao risco de lesão neurológica.

Para a obtenção de resultados adequados, deve-se ainda definir critérios de exclusão para os pacientes com potencial risco de resultado desfavorável, como aqueles com potencial risco de sangramento incontrolável, hemorragia cerebral recente e doenças terminais.

Na formação da equipe, é importante definir os papéis de cada membro, sendo o líder da equipe definido no início do plantão, assim como o pessoal que estará autorizado a solicitar a instalação da ECMO, dando início ao protocolo de E-CPR.

Esse processo deverá ocorrer da seguinte forma:

1. Líder da equipe solicita instalação de ECMO (E-CPR).
2. Dez minutos após o início do RCP sem resposta adequada (ROSC), solicitar equipe de ECMO para canulação (cirurgião e especialista em ECMO).
3. Fazer o *checklist*: nomes e telefones a ser chamados, solicitar equipamento, banco de sangue, equipe de ECMO na casa, *primer*, cirurgião etc.
4. Disponibilizar material cirúrgico: campos, instrumental, bisturi elétrico, aspirados etc.
5. Se o paciente estiver fora da unidade de terapia intensiva e não for possível a canulação no local, transferir para unidade onde será feita a canulação.
6. Heparinização, canulação e início da ECMO.
7. Estabilização hemodinâmica em ECMO.
8. *Debriefing* após estabilização do paciente.

Alguns pontos devem ser observados antes de iniciar ECMO em pacientes com PC refratária. São dilemas morais e éticos que se devem ter sempre, no intuito de não causar um potencial dano ao paciente crítico, causando um estado vegetativo naqueles com maior chance de lesão cerebral pelo tempo prévio de parada ou doença de base. Nessa mesma direção, é de grande importância avaliar a irreversibilidade da causa que levou à PC, considerando quais serão os próximos passos da terapia de suporte cardíaco caso não ocorra melhora da função cardíaca. O objetivo do E-CPR é aumentar a chance de vida da criança e não deve ser o prolongamento da morte. Nessas terapias de alto custo, sempre se deve considerar seu custo-benefício e entender seu impacto no tempo de internação hospitalar, em especial nos casos de mau prognóstico. A E-CPR pode ainda ser uma terapia a ser utilizada visando ao aumento de potenciais doadores de órgãos, em especial em países nos quais a morte por causa circulatória se encontra bem definida e permite esse tipo de doação.

Pacientes que apresentam PC refratária fora do ambiente hospitalar só devem ser considerados candidatos à E-CPR em situações excepcionais com equipes bem preparadas e protocolos bem definidos.

No final do atendimento, o *debriefing* tem um papel muito importante, pois é uma ferramenta que permite que toda a equipe discuta os pontos positivos, as oportunidades de melhora e as sugestões de mudanças para um próximo atendimento.

A simulação clínica com cenários de E-CPR deve ser considerada como parte integrante dos cursos regulares de treinamento da equipe, incluindo sempre todo o pessoal clínico e especialistas em ECMO para a construção de grupo integrado e familiarizado com esse tipo de atendimento.

O suporte hemodinâmico, de oxigenação e ventilação fornecido pela RCPE elimina a necessidade de ROSC e evita lesões em curso causadas pelo choque ou novas paradas. No entanto, a E-CPR deve ser vista como um componente de um todo um sistema completo de atendimento à PCR, necessário para obter resultados positivos na RCP. Os intensos recursos necessários exigem que os critérios de elegibilidade do paciente sejam bem delineados para direcionar a E-CPR aos pacientes com probabilidade de se beneficiarem. Os outros componentes do sistema, incluindo serviços médicos de emergência, equipes de canulação e equipes de atendimento pós-parada, também exigem treinamento e dedicação substanciais[59].

CONCLUSÕES

A parada cardíaca (PC) na criança, na maioria das vezes, é o resultado da deterioração da função respiratória ou choque, que leva a hipoxemia e acidose progressivas, com PC secundária. Dessa forma, o reconhecimento precoce da deterioração clínica pode reduzir significativamente a incidência de PC. A RCP compreende o suporte básico e avançado de vida. O suporte básico de vida inclui a abertura das vias aéreas, a respiração artificial e a circulação artificial (compressão torácica). O suporte avançado de vida implica o aperfeiçoamento das técnicas utilizadas no suporte básico, obtenção de via de acesso vascular, administração de fluidos e medicamentos, monitoração cardíaca e emprego da terapia elétrica (desfibrilação).

Para pacientes pediátricos portadores de doença cardíaca, existem situações especiais com recomendações que devem ser seguidas conforme a fisiologia da doença de base.

A utilização de ECMO em parada cardíaca refratária vem crescendo nos últimos anos, em especial nos serviços de cirurgia cardiovascular. Em casos selecionados e realizada no momento adequado, a ECMO pode aumentar a sobrevida de pacientes em

PC e garantir adequada evolução de pacientes que não sobreviveriam ao tratamento convencional da PC.

O reconhecimento precoce da parada, a assistência com massagem cardíaca adequada e a rápida instalação de ECMO, quando necessária, modificam os resultados gerais de um serviço onde a E-CPR está disponível.

Um programa de E-CPR estruturado, com protocolos bem estabelecidos e equipe treinada, é fundamental para o sucesso e a segurança na realização de ECMO em PC refratária.

A seleção do paciente é fundamental para que a grande quantidade de recursos necessários na realização do E-CPR seja empregada nos pacientes que provavelmente se beneficiarão desse tipo de assistência.

REFERÊNCIAS BIBLIOGRÁFICAS

1. Reis AG, Shimoda MS. Ressuscitação cardiopulmonar pediátrica. In: Consolim-Colombo FM, Saraiva JFK, Izar COM (eds.). Tratado de Cardiologia SOCESP. Barueri: Manole; 2019.
2. Maconochie IK, Aickin R, Hazinski MF, Atkins DL, Bingham R, Couto TB, et al. Pediatric Life Support: 2020 International Consensus on Cardiopulmonary Resuscitation and Emergency Cardiovascular Care Science With Treatment Recommendations. Circulation. 2020;142(suppl 1):S140-S184.
3. Young KD, Seidel JS. Pediatric cardiopulmonary resuscitation: A collective review. Ann Emerg Med. 1999;33:195-205.
4. Topjian AA, Nadkarni VM, Berg RA. Cardiopulmonary resuscitation in children. Curr Opin Crit Care. 2009;15:203-8.
5. Lavonas EJ, Magid DJ, Aziz K, Berg KM, Cheng A, Hoover AV, et al. Highlights of the 2020 American Heart Association Guidelines for CPR and ECC. Available from: https://cpr.heart.org/-/media/cpr-files/cpr-guidelines-files/highlights/hghlghts_2020_ecc_guidelines_english.pdf
6. Girotra S, Spertus JA, Li Y, Berg RA, Nadkarni VM, Chan PS. American Heart Association Get With The Guidelines–Resuscitation Investigators. Survival trends in pediatric in-hospital cardiac arrests: an analysis from Get With The Guidelines-Resuscitation. Circ Cardiovasc Qual Outcomes. 2013;6:42-9.
7. de Caen AR, Berg MD, Chameides L, Gooden CK, Hickey RW, Scott HF, et al. Part 12: Pediatric Advanced Life Support: 2015 American Heart Association Guidelines Update for Cardiopulmonary Resuscitation and Emergency Cardiovascular Care. Circulation. 2015;132(suppl 2):S526-S542.
8. Sutton RM, Case E, Brown SP, Atkins DL, Nadkarni VM, Kaltman J, et al.; ROC Investigators. A quantitative analysis of out-of-hospital pediatric and adolescent resuscitation quality. A report from the ROC Epistry-Cardiac Arrest. Resuscitation. 2015;93:150-7.
9. Reis AG, Nadkarni V, Perondi MB, Grisi S, Berg RA. A prospective investigation into the epidemiology of in-hospital pediatric cardiopulmonary resuscitation using the International Utstein reporting style. Pediatrics. 2002;109:200-9.
10. Kitamura T, Iwami T, Kawamura T, Nagao K, Tanaka H, Nadkarni VM, et al. Conventional and chest-compression-only cardiopulmonary resuscitation by bystanders for children who have out-of-hospital cardiac arrests: a prospective, nationwide, cohort study. Lancet. 2010;375:1347-54.
11. Atkins DL, Everson-Stewart S, Sears GK, Daya M, Osmond MH, Warden CR, et al. Epidemiology and outcomes from out-of-hospital cardiac arrest in children: The Resuscitation Outcomes Consortium Epistry-Cardiac Arrest. Circulation. 2009;119:1484-91.

12. Kleinman ME, Chameides L, Schexnayder SM, Samson RA, Hazinski MF, Atkins DL, et al. Part 14: pediatric advanced life support: 2010 American Heart Association guidelines for cardiopulmonary resuscitation and emergency cardiovascular care. Circulation. 2010;122(suppl 3):S876–S908.
13. Marino BS, Tabbutt S, MacLaren G, Hazinski MF, Adatia I, Atkins DL, et al. Cardiopulmonary Resuscitation in Infants and Children With Cardiac Disease. A Scientific Statement from the American Heart Association. Circulation. 2018;137:e691–e782.
14. Peddy SB, Hazinski MF, Laussen PC, Thiagarajan RR, Hoffman GM, Nadkarni V, Tabbutt S. Cardiopulmonary resuscitation: special considerations for infants and children with cardiac disease. Cardiol Young. 2007;17(suppl 2):116-26.
15. Ortmann L, Prodhan P, Gossett J, Schexnayder S, Berg R, Nadkarni V, Bhutta A; for the American Heart Association's Get with the Guidelines–Resuscitation Investigators. Outcomes after in-hospital cardiac arrest in children with cardiac disease: a report from Get With the Guidelines–Resuscitation. Circulation. 2011;124:2329-37.
16. Meaney PA, Bobrow BJ, Mancini ME, Christenson J, de Caen AR, Bhanji F, et al.; on behalf of the CPR Quality Summit Investigators, the American Heart Association Emergency Cardiovascular Care Committee, and the Council on Cardiopulmonary, Critical Care, Perioperative and Resuscitation. Cardiopulmonary resuscitation quality: improving cardiac resuscitation outcomes both inside and outside the hospital: a consensus statement from the American Heart Association [published corrections appear in Circulation. 2013;128:e120 and Circulation. 2013;128:e408]. Circulation. 2013;128:417-35.
17. Lowry AW, Knudson JD, Cabrera AG, Graves DE, Morales DL, Rossano JW. Cardiopulmonary resuscitation in hospitalized children with cardiovascular disease: estimated prevalence and outcomes from the Kids' Inpatient Database. Pediatr Crit Care Med. 2013;14:248-55.
18. Hansen ML, Lin A, Eriksson C, Daya M, McNally B, Fu R, Yanez D, Zive D, Newgard C; the CARES surveillance group. A comparison of pediatric airway management techniques during out-of-hospital cardiac arrest using the CARES database. Resuscitation. 2017;120:51-6.
19. de Caen AR, Berg MD, Chameides L, Gooden CK, Hickey RW, Scott HF, et al. Part 12: pediatric advanced life support: 2015 American Heart As- sociation guidelines update for cardiopulmonary resuscitation and emergency cardiovascular care. Circulation. 2015;132(suppl 2):S526-S542.
20. Boerboom SL, Muthukrishnan SM, de Graaff JC, Jonker G. Cuffed or uncuffed endotracheal tubes in pediatric anesthesia: a survey of current practice in the United Kingdom and The Netherlands. Paediatr Anesthesia. 2015;25(4):431-2.
21. De Orange FA, Andrade RG, Lemos A, Borges PS, Figueiroa JN, Kovatis PG. Cuffed versus uncuffed endotracheal tubes for general anesthesia in children aged eight years and under. Cochrane Database Syst Rev. 2017 Nov 17;11(11):CD011954.
22. Kanter RK, Zimmerman JJ, Strauss RH, Stoeckel KA. Pediatric emergency intravenous access. Evaluation of a protocol. Am J Dis Child. 1986;140:132-4.
23. Jones P, Peters MJ, Pinto da Costa N, Kurth T, Alberti C, Kessous K, et al. Atropine for critical care intubation in a cohort of 264 children and reduced mortality unrelated to effects on bradycardia. PLoS One. 2013;8:e57478.
24. Perkins GD, Ji C, Deakin CD, Quinn T, Nolan JP, Scomparin C, et al. A randomized trial of epinephrine in out-of-hospital cardiac arrest. N Engl J Med. 2018,379:711-21.
25. Hoyme DB, Patel SS, Samson RA, Raymond TT, Nadkarni VM, Gaies MG, Atkins DL; for the American Heart Association Get With the Guidelines–Resuscitation Investigators. Epinephrine dosing interval and survival outcomes during pediatric in-hospital cardiac arrest. Resuscitation. 2017;117:18-23.
26. Vukmir RB, Katz L. Sodium bicarbonate improves outcome in prolonged prehospital cardiac arrest. Am J Emerg Med. 2006;24:156-61.
27. Lokesh L, Kumar P, Murki S, Narang A. A randomized controlled trial of sodium bicarbonate in neonatal resuscitation-effect on immediate outcome. Resuscitation. 2004;60:219-23.

28. Hassan TB, Jagger C, Barnett DB. A randomised trial to investigate the efficacy of magnesium sulphate for refractory ventricular fibrillation. Emerg Med J. 2002;19:57-62.
29. Callaway CW, Donnino MW, Fink EL, Geocadin RG, Golan E, Kern KB, Zimmerman JL. Part 8: Post-cardiac arrest care. Circulation. 2015;132(18 suppl 2):S465-S482.
30. Jones P, Dauger S, Denjoy I, Pinto da Costa N, Alberti C, Boulkedid R, Peters MJ. The effect of atropine on rhythm and conduction disturbances during 322 critical care intubations. Pediatr Crit Care Med. 2013;14:e289-e297.
31. Valdes SO, Donoghue AJ, Hoyme DB, Hammond R, Berg MD, Berg RA, Samson RA; American Heart Association Get With The Guidelines-Resuscitation Investigators. Outcomes associated with amiodarone and lidocaine in the treatment of in-hospital pediatric cardiac arrest with pulseless ventricular tachycardia or ventricular fibrillation. Resuscitation. 2014;85:381-6. doi: 10.1016/j.Resuscitation.2013.12.008.
32. Gutgesell HP, Tacker WA, Geddes LA, Davis S, Lie JT, McNamara DG. Energy dose for ventricular defibrillation of children. Pediatrics. 1976;58:898-901.
33. Berg MD, Samson RA, Meyer RJ, Clark LL, Valenzuela TD, Berg RA. Pediatric defibrillation doses often fail to terminate prolonged out-of-hospital ventricular fibrillation in children. Resuscitation. 2005;67:63-7.
34. Meaney PA, Nadkarni VM, Atkins DL, Berg MD, Samson RA, Hazinski MF, Berg RA; American Heart Association National Registry of Cardiopulmonary Resuscitation Investigators. Effect of defibrillation energy dose during in-hospital pediatric cardiac arrest. Pediatrics. 2011;127:e16-e23.
35. Rodríguez-Núñez A, López-Herce J, del Castillo J, Bellón JM; Iberian-American Paediatric Cardiac Arrest Study Network RIBEPCI. Shockable rhythms and defibrillation during in-hospital pediatric cardiac arrest. Resuscitation. 2014;85:387-91.
36. Rossano JW, Quan L, Kenney MA, Rea TD, Atkins DL. Energy doses for treatment of out-of-hospital pediatric ventricular fibrillation. Resuscitation. 2006;70:80-9.
37. Tweddell JS, Hoffman GM, Fedderly RT, Ghanayem NS, Kampine JM, Berger S, et al. Patients at risk for low systemic oxygen delivery after the Norwood procedure. Ann Thorac Surg. 2000;69:1893-9.
38. Tweddell JS, Hoffman GM, Mussatto KA, Fedderly RT, Berger S, Jaquiss RD, et al. Improved survival of patients undergoing palliation of hypoplastic left heart syndrome: lessons learned from 115 consecutive patients. Circulation. 2002;106(suppl 1):I82-I89.
39. Tabbutt S, Dominguez TE, Ravishankar C, Marino BS, Gruber PJ, Wernovsky G, et al. Outcomes after the stage I reconstruction comparing the right ventricular to pulmonary artery conduit with the modified Blalock Taussig shunt. Ann Thorac Surg. 2005;80:1582-90.
40. Zive DM, Schmicker R, Daya M, Kudenchuk P, Nichol G, Rittenberger JC, et al. Survival and variability over time from out of hospital cardiac arrest across large geographically diverse communities participating in the Resuscitation Outcomes Consortium. Resuscitation. 2018;131:74-82.
41. Lasa JJ, Rogers RS, Localio R, Shults J, Raymond T, Gaies M, et al. Extracorporeal cardiopulmonary resuscitation (E-CPR) during pediatric in-hospital cardiopulmonary arrest is associated with improved survival to discharge: a report from the American Heart Association's Get With The Guidelines-Resuscitation (GWTG-R) Registry. Circulation. 2016;133:165-76.
42. Thiagarajan RR, Brediger S, Larsen S, Fynn-Thompson F, Alexander PMA. Extracorporeal cardiopulmonary ressuscitation in children. In: Brogan TV, Lequier L, Larusso R, MacLaren G and Peek G (eds.). Extracorporeal Life Support: The ELSO Red Book. 5th ed. Ann Arbor, MI: Extracorporeal Life Support Organization; 2017.
43. Stub D, Bernard S, Pellegrino V, Smith K, Walker T, Sheldrake J, et al. Refractory cardiac arrest treated with mechanical CPR, hypothermia, ECMO and early reperfusion (the CHEER trial). Resuscitation. 2015;86:88-94.
44. Sakamoto T, Morimura N, Nagao K, Asai Y, Yokota H, Nara S, et al. Extracorporeal cardiopulmonary resuscitation versus conventional cardiopulmonary resuscitation in adults with out-of-hospital cardiac arrest: a prospective observational study. Resuscitation. 2014;85:762-8.

45. Yannopoulos D, Bartos JA, Martin C, Raveendran G, Missov E, Conterato M, et al. Minnesota Resuscitation Consortium's advanced perfusion and reperfusion cardiac life support strategy for out-of-hospital refractory ventricular fibrillation. J Am Heart Assoc. 2016;5:e003732.
46. Bartos JA, Grunau B, Carlson C, Duval S, Ripeckyj A, Kalra R, et al. Improved survival with extracorporeal cardiopulmonary resuscitation despite progressive metabolic derangement associated with prolonged resuscitation. Circulation. 2020;141:877-86.
47. elso.org [Internet]. Ann Arbor, MI: Extracorporeal Life Support Organization; 2020 [cited 2020 Oct.] Available from: http://www.elso.org
48. Soar J, Maconochie I, Wyckoff MH, Olasveengen TM, Singletary EM, Greif R, et al. 2019 International Consensus on Cardiopulmonary Resuscitation and Emergency Cardiovascular Care Science With Treatment Recommendations: Summary From the Basic Life Support; Advanced Life Support; Pediatric Life Support; Neonatal Life Support; Education, Implementation, and Teams; and First Aid Task Forces. Circulation. 2019 Dec 10;140(24):143-55.
49. Maconochie IK, de Caen AR, Aikin R, Atkins DL, Biarent D, Guerguerian AM, et al. Pediatric Basic Life Support and Pediatric Advanced Life Support Chapter C. Part 6: Pediatric basic life support and pediatric advanced life support: 2015. International Consensus on Cardiopulmonary Resuscitation and Emergency Cardiovascular Care Science with Treatment Recommendations. Resuscitation. 2015;95:e147-68.
50. Bernoche C, Timerman S, Polastri TF, Giannetti NS, Siqueira AWDS, Piscopo A, et al. Atualização da Diretriz de Ressuscitação Cardiopulmonar e Cuidados Cardiovasculares de Emergência da Sociedade Brasileira de Cardiologia – 2019. Arq Bras Cardiol. 2019:1-215.
51. Ortmann L, Prodhan P, Gossett J, Schexnayder S, Berg R, Nadkarni V, et al. Outcomes after in-hospital cardiac arrest in children with cardiac disease. Circulation. 2011;124:2329-37.
52. Fink EL, Prince DK, Kaltman JR, Atkins DL, Austin M, Warden C, et al. Unchanged pediatric out-of-hospital cardiac arrest incidence and survival rates with regional variation in North America. Resuscitation. 2016;107:121-8.
53. Tajik M, Cardarelli M. Extracorporeal membrane oxygenation after cardiac arrest in children: what do we know? Eur J Cardiothorac Surg. 2008;33(3):409-17.
54. Cardarelli MG, Young AJ, Griffith B. Use of extracorporeal membrane oxygenation for adults in cardiac arrest (E-CPR): a meta-analysis of observational studies. Asaio J. 2009;55:581-6.
55. Silvarajan VB, Best D, Brizard CP, Shekerdemian LS, D'Udekem Y, Horton SB, Butt W. Improved outcomes of pediatric extracorporeal support associated with technology change. Interact Cardiovasc Thorac Surg. 2010;11:400-5.
56. Chen Y-S, Lin J-W, Yu H-Y, Ko W-J, Jerng J-S, Chang W-T, et al. Cardiopulmonary resuscitation with assisted extracorporeal life-support versus conventional cardiopulmonary resuscitation in adults with in-hospital cardiac arrest: an observational study and propensity analysis. The Lancet. 2008;372:554-1.
57. Koen 'T Joncke, Nathanaël T, Philippe D. A systematic review of current ECPR protocols. A step towards standardisation. Resusc Plus. 2020;3:100018.
58. Bembea MN, Ng DK, Rizkalla N, Rycus P, Lasa JJ, Dalton H, et al. Outcomes after extracorporeal cardiopulmonary resuscitation of pediatric in-hospital cardiac arrest: a report from the Get With the Guidelines-Resuscitation and the Extracorporeal Life Support Organization Registries. Crit Care Med. 2019 Apr;47(4):e278-e285.
59. Bartos JA, Yannopoulos D. Refractory cardiac arrest: where extracorporeal cardiopulmonary resuscitation fits. Curr Opin Crit Care. 2020;26:596-602.

Seção V

Outros temas em Cardiologia Pediátrica

21 Insuficiência cardíaca

Deipara Monteiro Abellan

APÓS LER ESTE CAPÍTULO, VOCÊ ESTARÁ APTO A:

- Reconhecer os principais sintomas e sinais da IC nos pacientes pediátricos.
- Compreender os mecanismos fisiopatológicos da IC nessa faixa etária.
- Implementar condutas iniciais para controle da IC na fase aguda e participar das condutas adotadas pelo cardiologista pediátrico na fase crônica.

INTRODUÇÃO

A insuficiência cardíaca (IC) é uma síndrome clínica complexa, decorrente de injúria cardíaca estrutural ou funcional que determina incapacidade em manter o débito cardíaco adequado.

O diagnóstico em recém-nascidos (RN), crianças e adolescentes é fundamentalmente clínico, com respaldo da avaliação complementar para elucidação etiológica, anatômica e funcional. As manifestações clínicas nessa faixa etária são variáveis e requerem especial atenção dos profissionais, principalmente em unidades de emergência pediátrica não ligadas a centros cardiológicos pediátricos. Além dos sintomas clássicos, podem ser observados quadros sugestivos de infecção sistêmica, respiratória ou gastrointestinal, com desvio de atenção e atraso para o diagnóstico e início das condutas para controle da insuficiência cardíaca.

OBJETIVOS

Os objetivos deste capítulo, direcionado a pediatras e profissionais envolvidos na assistência pediátrica, são:

- Expor, de maneira sistematizada, os principais sintomas e sinais para o reconhecimento clínico da IC.
- Relacionar as principais causas de IC com seus mecanismos fisiopatológicos.
- Auxiliar no desenvolvimento de competências necessárias a condutas em fase de descompensação aguda e evolução crônica.

DEFINIÇÃO

A IC é definida como uma síndrome clínica complexa, caracterizada pela incapacidade cardíaca em manter o débito adequado às necessidades metabólicas teciduais – incluindo crescimento e desenvolvimento –, acompanhada de alterações moleculares progressivas que podem causar deterioração cardíaca e desaparecimento prematuro dos miócitos[1,2].

ETIOLOGIA

As cardiopatias congênitas são a principal causa de IC na faixa etária pediátrica, seguidas pelas miocardiopatias e miocardites[1,3,4], conforme apresentado no Quadro 21.1.

Dentre os RN nascidos vivos, aproximadamente 0,8% apresentam alguma alteração cardíaca anatômica ou estrutural e, desses, 20% evoluem com IC ainda no primeiro ano de vida. Nas primeiras horas ou semanas, cardiopatias congênitas dependentes do canal arterial para manutenção de fluxo sistêmico (como estenose aórtica crítica, coartação de aorta e síndrome de hipoplasia de ventrículo esquerdo) apresentam sinais precoces de baixo débito logo após a redução ou fechamento do canal arterial. Além dessas, outras causas não cardíacas, como hipoxemia grave, distúrbios eletrolíticos, metabólicos e hematológicos e infecções, têm expressiva participação na gênese da IC no RN.

Entre 30 e 45 dias de vida, cardiopatias associadas a comunicações interventriculares com *shunt* esquerda-direita e hiperfluxo pulmonar, após redução fisiológica da resistência vascular pulmonar, são as principais responsáveis pela IC. Posteriormente, em lactentes ou crianças maiores, as miocardites, miocardiopatias, infecções e doenças sistêmicas ou genéticas predominam como causas de IC, além de cardiopatias congênitas não operadas, com defeitos residuais pós-operatórios ou submetidas a tratamentos cirúrgicos paliativos.

As miocardiopatias são raras, com incidência anual de 1,1-1,5 por 100.000 crianças e adolescentes abaixo de 18 anos de idade, sendo dilatadas em 0,57 e hipertróficas em 0,47 por 100.000[5].

A incidência de miocardite na população pediátrica é muito variável, com referência entre 0,12% a 12%, em razão da notificação de casos subclínicos não incluídos em algumas estatísticas. Ela está geralmente associada a infecções virais (adenovírus, coxsackie, parvovírus B19, influenza, Epstein-Barr, HIV e herpes), responsáveis por elevadas morbidade e mortalidade, internações em UTI e indicações de transplante cardíaco. As miocardites ainda são a causa de 17% das mortes súbitas em crianças abaixo de 16 anos[6].

MECANISMOS FISIOPATOLÓGICOS

Qualquer um dos principais fatores determinantes do débito cardíaco, quando alterado, pode ser o agravo inicial para desencadeamento de IC: pré-carga, pós-carga, contratilidade, relaxamento diastólico e frequência cardíaca. Em adultos, doenças coronarianas, hipertensão arterial e diabetes são geralmente responsáveis pela IC, relacionadas a disfunções sistólicas ou diastólicas. No entanto, a IC em crianças e adolescentes está associada não somente ao comprometimento da contratilidade, mas também a outros fatores determinantes do débito cardíaco, o que exige do pediatra um raciocínio fisiopatológico mais amplo e individualizado.

Para melhor compreensão da fisiopatologia e do quadro clínico da IC na faixa etária pediátrica, é interessante analisar os fatores que frequentemente desequilibram a função cardiovascular, associados a cardiopatias congênitas ou adquiridas: sobrecargas de volume ou elevação da pré-carga; elevação de pós-carga; alteração de contratilidade propriamente dita; alteração de relaxamento diastólico; e alterações de ritmo ou arritmias[1,7]:

- Elevação da pré-carga ou sobrecarga de volume pode ser observada em lactentes portadores de cardiopatias com comunicações e *shunts* da esquerda para a direita, como comunicação interventricular, defeito do septo atrioventricular, *truncus arteriosus*, persistência de canal arterial ou mesmo drenagem anômala total de veias pulmonares. Essas cardiopatias apresentam desvio de fluxo para o território pulmonar em detrimento do território sistêmico e graus variados de hipoperfusão, principalmente coronariana, cerebral, renal e mesentérica.
- Elevação da pós-carga que ocorre em cardiopatias obstrutivas esquerdas, como estenose aórtica, coartação de aorta, interrupção de arco aórtico e síndrome de hipoplasia de ventrículo esquerdo, com sobrecarga sistólica esquerda. No início do

QUADRO 21.1 Principais causas de insuficiência cardíaca em crianças e adolescentes

a) Cardiopatias congênitas:
- Cardiopatias com *shunt* esquerda-direita:
  - Persistência de canal arterial
  - CIV, CIA, DSAV
  - *Truncus arteriosus comunis*
  - Fístulas arteriovenosas – veia de Galeno e outras
- Cardiopatias obstrutivas da via de saída esquerda:
  - Estenose aórtica crítica
  - Coartação de aorta grave
  - Hipoplasia ou interrupção de arco aórtico
  - Síndrome de hipoplasia do coração esquerdo
- Transposição das grandes artérias
- Drenagem anômala de veias pulmonares
- Origem anômala de coronária esquerda
- Valvopatias congênitas – anomalia de Ebstein, estenose aórtica ou mitral, insuficiência mitral
- Operações cavopulmonares – Glenn ou Fontan

b) Miocardiopatias dilatadas:
- Asfixia perinatal
- Anemias – isoimunização, transfusão feto-fetal
- Persistência do padrão fetal
- Distúrbios metabólicos (glicose, cálcio, magnésio)
- Sepse
- Febre reumática
- Miocardites
- Doença de Kawasaki
- Doenças neuromusculares (Duchenne ou Becker)
- Miocardiotoxicidade por quimioterápicos (antracíclicos)
- Ventrículo esquerdo não compactado
- Insuficiência renal
- Glomerulonefrite aguda
- Hipertensão arterial sistêmica
- Insuficiência adrenal
- Doenças reumatológicas
- Hipotireoidismo congênito
- Hipertireoidismo
- Déficit de carnitina
- Intoxicação medicamentosa

c) Miocardiopatias hipertróficas:
- Diabetes gestacional
- Síndrome de Noonan
- Glicogenoses
- Doenças mitocondriais
- Miocardiopatia hipertrófica familiar
- Miocardiopatia restritiva

d) Taqui/bradiarritmias:
- Taquicardia supraventricular
- Bloqueio atrioventricular total
- Outras

CIA: comunicação interatrial; CIV: comunicação interventricular; DSAV: defeito do septo atrioventricular.

quadro, observa-se hipertrofia e, ao longo da evolução, progressão para dilatação e disfunção sistólica.

- Alteração na contratilidade ou disfunção sistólica ventricular propriamente dita observada em crianças com origem anômala de coronária esquerda, disfunção miocárdica pós-operatória com circulação extracorpórea, miocardites, miocardiopatias, cardiotoxicidade aos antracíclicos ou alterações metabólicas e acidobásicas.

- Alteração de relaxamento ventricular ou disfunção miocárdica diastólica em uma série de cardiopatias ou miocardiopatias hipertróficas, restritivas ou derrame pericárdico.
- Alterações de ritmo, de frequência cardíaca ou arritmias, como taquicardia supraventricular e bloqueio atrioventricular total congênito ou pós-operatório cardíaco.

Dessa maneira, é importante que o pediatra esteja atento às manifestações clínicas sugestivas de IC na criança ou no adolescente, mas não correlacione o quadro observado com a necessária participação de disfunção sistólica.

Na Figura 21.1, está esquematizada a correlação entre algumas etiologias responsáveis por IC e função miocárdica.

Do ponto de vista fisiopatológico, o comprometimento significativo de qualquer fator relacionado ao débito cardíaco pode levar à IC. Na tentativa de restabelecer a função cardiovascular, dois mecanismos fisiopatológicos compensatórios hemodinâmicos e neuro-hormonais são ativados: o sistema nervoso simpático (SNS) e o sistema renina-angiotensina-aldosterona (SRAA). Em resposta à ativação do SNS ocorrem vasoconstrição e elevação da frequência cardíaca e da pressão arterial. À ativação do SRAA, observa-se aumento de renina, angiotensina II e aldosterona, com subsequente retenção

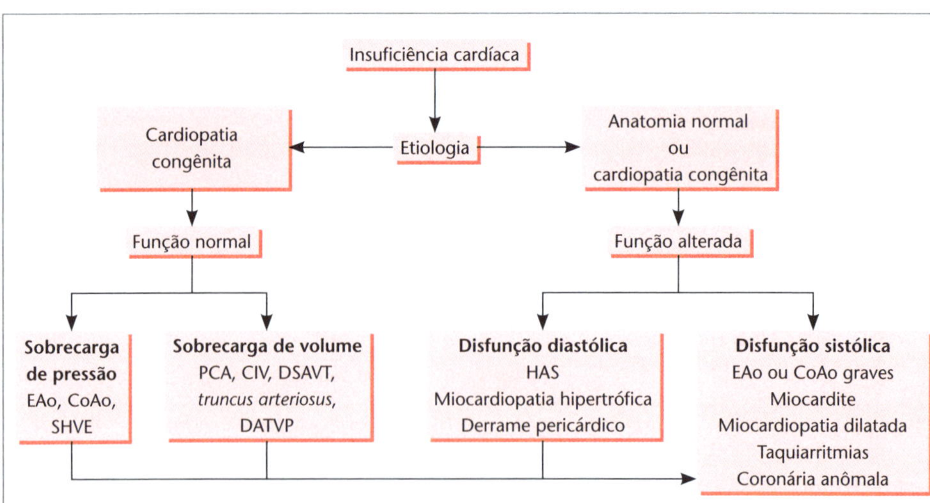

FIGURA 21.1 Correlação entre fatores etiológicos e função miocárdica em crianças com insuficiência cardíaca. CIV: comunicação interventricular; CoAo: coarctação da aorta; DATVP: drenagem anômala total de veias pulmonares; DSAVT: defeito de septo atrioventricular total; EAo: estenose aórtica; HAS: hipertensão arterial sistêmica; PCA: persistência do canal arterial; SHVE: síndrome de hipoplasia de ventrículo esquerdo.

hidrossalina e vasoconstrição. Além disso, a angiotensina II diminui a produção de bradicinina, um vasodilatador potente, elevando ainda mais a vasoconstrição[7].

Em conjunto, essas ações permitem a recuperação inicial do débito cardíaco por aumento da pré-carga, da frequência cardíaca e da contratilidade pelos mecanismos de efeito Anrep e de Frank-Starling. Com o tempo, a sustentação desses mesmos mecanismos determina acentuação do remodelamento ventricular, perda de miócitos, aumento da fibrose intersticial, disfunção sistólica e/ou diastólica e descompensação cardíaca[1,7].

A compreensão do mecanismo fisiopatológico e sua participação durante as diversas fases evolutivas da IC é importante para que a equipe médica possa decidir e adotar condutas terapêuticas individualizadas, respeitando os mecanismos desencadeantes e a fase evolutiva.

CLASSIFICAÇÃO

Várias classificações têm sido propostas para crianças e adolescentes no sentido de estratificar a gravidade e permitir a adoção de condutas terapêuticas, todas baseadas em etiologia, função cardíaca e tempo de evolução após o agravo.

A classificação funcional da New York Heart Association (NYHA), a mais difundida e aplicada em adultos, não poderia ser considerada para lactentes e crianças menores, pois correlaciona sintomas em repouso e durante exercícios físicos em adultos. Na tentativa de encontrar critérios semelhantes, a classificação de Ross[8] e o estadiamento de IC proposto pela American Heart Association (AHA) e pelo American College of Cardiology (ACC)[1] foram ajustados e tornaram-se aplicáveis ao grupo pediátrico:

- A classificação funcional de Ross, semelhante à classificação NYHA, é baseada em sintomas clínicos subjetivos como desconforto respiratório, tolerância a mamadas e a exercícios físicos, e foi referendada após ter sido observada uma correlação significativa entre a classe funcional e os níveis séricos elevados de catecolaminas, bem como a reduzida densidade de betarreceptores na membrana celular em crianças com insuficiência cardíaca[9].
- Sistema de estadiamento da American Heart Association e do American College of Cardiology, incluindo classe funcional e risco iminente de descompensação, foi adotado pela International Society for Heart and Lung Transplantation. Esta estratificação para estadiamento, de forma semelhante ao sistema introduzido pela ACC/AHA para adultos, é baseada na progressão da IC, desde a fase assintomática e sem disfunção até fases mais avançadas de descompensação clínica com disfunções.

Nos Quadros 21.2 e 21.3, encontram-se, respectivamente, a classificação de Ross e o sistema de estadiamento de IC para crianças e adolescentes.

QUADRO 21.2 Classificação funcional de Ross para insuficiência cardíaca em crianças

Classe	Interpretação
I	Assintomático
II	Taquipneia ou sudorese leves às mamadas, em lactentes, ou dispneia leve aos exercícios, em crianças maiores
III	Taquipneia ou sudorese acentuadas às mamadas, em lactentes, ou dispneia acentuada aos exercícios, em crianças maiores
IV	Taquipneia, retrações intercostais, estridor ou sudorese em repouso

QUADRO 21.3 Sistema de estadiamento da insuficiência cardíaca em crianças (AHA e ACC)

Estágio	Interpretação
A	Pacientes com risco para IC, com função cardíaca normal, sem sintomas de IC Ex.: exposição a cardiotóxicos, miocardiopatia familiar hereditária, coração univentricular, transposição corrigida das grandes artérias
B	Pacientes com morfologia ou função cardíaca anormal, sem sintomas de IC Ex.: insuficiência aórtica com VE dilatado, uso de antracíclicos com disfunção sistólica de VE
C	Pacientes com doença estrutural ou funcional, com IC anterior ou atual
D	Pacientes em estágio final de IC, necessitando de agentes inotrópicos contínuos, assistência circulatória, transplante ou cuidados hospitalares

QUADRO CLÍNICO

O diagnóstico de IC na criança é fundamentalmente clínico e informações da história e do exame físico são de suma importância para o diagnóstico e a solicitação dos exames complementares que possam auxiliar na elucidação etiológica, anatômica e funcional.

As manifestações clínicas clássicas da IC são: taquicardia, taquipneia ou dispneia, hepatomegalia e cardiomegalia. No entanto, outras manifestações podem ser observadas no grupo pediátrico, dependendo de idade, cardiopatia, função ventricular e velocidade de instalação do quadro[1,10]. Com frequência, crianças em IC são levadas pelos pais ou responsáveis a unidades de emergência pediátrica com queixas que se assemelham a quadros de origem respiratória ou gastrointestinal, desviando a atenção médica, mascarando o diagnóstico e retardando o início de condutas terapêuticas[11].

Em RN e lactentes, são comuns manifestações inespecíficas semelhantes às observadas em infecções, distúrbios metabólicos e outras doenças sistêmicas. Nas cardiopatias com *shunt* esquerda-direita, a IC pode ter evolução insidiosa e tornar-se evidente ao redor da terceira ou quarta semana, ocasião em que ocorrem redução da resistência vascular pulmonar e início do hiperfluxo pulmonar. Por outro lado, em cardiopatias obstrutivas graves da via de saída do ventrículo esquerdo, as manifestações ocorrem logo nas primeiras horas ou dias de vida, após início do fechamento do canal arterial, com rápida evolução para choque cardiogênico.

A história clínica e o exame físico minucioso direcionam a investigação para a detecção de sinais de congestão sistêmica ou pulmonar, alterações de pressão arterial e quadros de hipoperfusão sistêmica ou baixo débito, presença de cardiopatias congênitas e repercussão cardiovascular aos diversos sistemas.

Em relação à história clínica, todas as informações referentes à condição materna, gestação, evolução no período neonatal, ganho ponderoestatural, aceitação alimentar, infecções pregressas, coloração da pele, episódios de síncope e sinais sugestivos de IC ou baixo débito são relevantes.

Antecedentes familiares como consanguinidade, doenças genéticas ou sistêmicas, cardiopatias na família e morte súbita de familiar jovem são dados significativos e sugestivos de cardiopatia com herança genética.

A avaliação clínica geral deve abranger peso, estatura, aspecto fenotípico, coloração da pele, palpação de pulsos, enchimento capilar, aferição de pressão arterial em membros superiores e inferiores, padrão e frequência respiratórios, e avaliações hepática e esplênica.

A avaliação clínica cardiológica deve ser sistematizada incluindo inspeção do tórax, palpação do precórdio, pesquisas de ictus e frêmitos, frequência, ritmo, ausculta de bulhas e de sopros.

De maneira resumida, as principais manifestações clínicas observadas em crianças e adolescentes são apresentadas no Quadro 21.4.

QUADRO 21.4 Quadro clínico da insuficiência cardíaca nas diversas faixas etárias

a) Recém-nascidos e lactentes:
- História clínica:
  - Sudorese
  - Hipoatividade, letargia
  - Irritabilidade, cansaço aos esforços
  - Desconforto respiratório, tosse
  - Recusa ou interrupção das mamadas
  - Anorexia, náuseas, vômitos
  - Dor abdominal ou cólicas
  - Baixo ganho ponderal ou elevação abrupta de peso
- Avaliação clínica e complementar:
  - Taquicardia ou ritmo de galope
  - Bradicardia
  - Taquipneia ou taquidispneia, retrações subcostais
  - Estertoração pulmonar
  - Hepatomegalia
  - Cardiomegalia
  - Palidez, cianose ou aspecto acinzentado da pele
  - Débito urinário reduzido
  - Anasarca
  - Redução dos pulsos periféricos
  - Diferencial pressórico entre membros superiores e inferiores
  - Pressão arterial elevada ou reduzida
  - Sinais clínicos de choque
  - Sopros cardíacos

(continua)

QUADRO 21.4 Quadro clínico da insuficiência cardíaca nas diversas faixas etárias (continuação)

b) Pré-escolares, escolares e adolescentes:
- História clínica:
  - Graus variados de cansaço aos esforços
  - Baixo ganho ponderal ou ganho abrupto de peso
  - Anorexia
  - Ortopneia
- Avaliação clínica e complementar:
  - Quadro clínico similar ao de lactentes
  - Estertoração pulmonar, principalmente nas bases
  - Hepatomegalia
  - Ascite
  - Edema em membros inferiores
  - Anasarca

Os principais diagnósticos diferenciais são quadros infecciosos e metabólicos, além de doenças respiratórias, gastrointestinais e renais.

EXAMES COMPLEMENTARES

A avaliação complementar tem por objetivo a elucidação etiológica, anatômica e funcional, bem como o grau de repercussão e a estratificação de risco da IC[12,13], conforme resumido na sequência mostrada a seguir.

Avaliação Básica

Eletrocardiograma (ECG), radiografia de tórax (posição PA e perfil) e ecodopplercardiograma são exames indicados no início da avaliação cardíaca.

- Radiografia de tórax: avaliação do índice cardiotorácico, formato e silhueta cardíacos, trama vascular pulmonar, presença de congestão ou infiltrado pulmonar, detecção de derrame pleural ou atelectasia. Todavia, é importante enfatizar que a ausência de alterações radiológicas torácicas não exclui o diagnóstico de IC. Na Figura 21.2, é apresentada uma típica radiografia de tórax (posição posteroanterior) de um menino de dois anos, previamente hígido, em IC por miocardite com congestão pulmonar, cardiomegalia e índice cardiotorácico aumentado.
- Eletrocardiograma: a análise do ECG de 12 derivações permite avaliação de frequência, ritmo, sobrecargas, alterações de repolarização e arritmias. É uma ferramenta diagnóstica essencial, embora não haja sinal específico ou patognomônico para IC.
- Ecodopplercardiograma: a avaliação ecocardiográfica é imprescindível em todas as crianças com suspeita de cardiopatia congênita ou IC de início recente. O exame

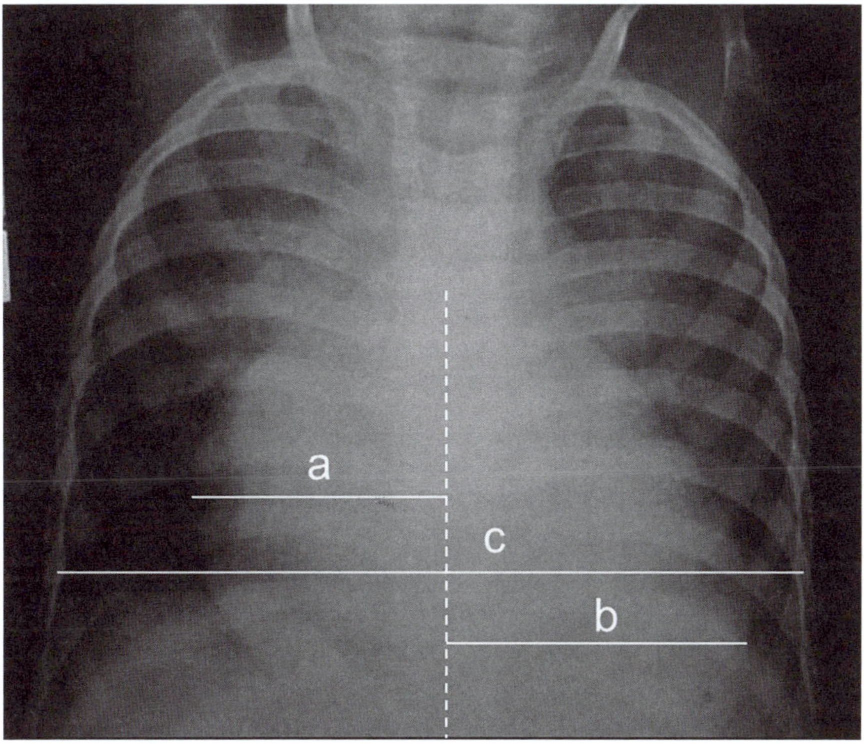

FIGURA 21.2 Radiografia de tórax (posição posteroanterior) de menino de dois anos com congestão venosa pulmonar, cardiomegalia e índice cardiotorácico a+b/c > 0,5.

permite elucidação anatômica detalhada das cavidades, valvas e conexões arteriais e venosas. São estimados, também, a função ventricular, pressões, fluxos intercavitários arteriais e venosos e volemia. A função sistólica pode ser calculada pelo modo unidimensional (modo M), mais utilizado na prática clínica, e pelo modo bidimensional (modo 2D), que estima o volume ventricular e a fração de ejeção (FE) esquerda. No tocante ao lado direito, as estimativas de volume e função sistólica são prejudicadas pela geometria ventricular, mas uma ótima correlação de função sistólica pode ser obtida pela excursão sistólica do plano do anel da valva tricúspide (TAPSE, do inglês *tricuspid annular plane systolic excursion*), que analisa o deslocamento do anel da valva tricúspide em direção ao ápice (ideal acima de 16 mm)[12]. No entanto, crianças portadoras de cardiopatias elucidadas, em acompanhamento periódico e sem evidências de instabilidade hemodinâmica, não têm indicação sistemática de avaliações complementares para ajustes terapêuticos. Nas Figuras 21.3 e 21.4, são apresentadas avaliações ecocardiográficas de crianças portadoras de cardiomiopatia dilatada e hipertrófica, respectivamente, com aspectos anatômicos e funcionais característicos.

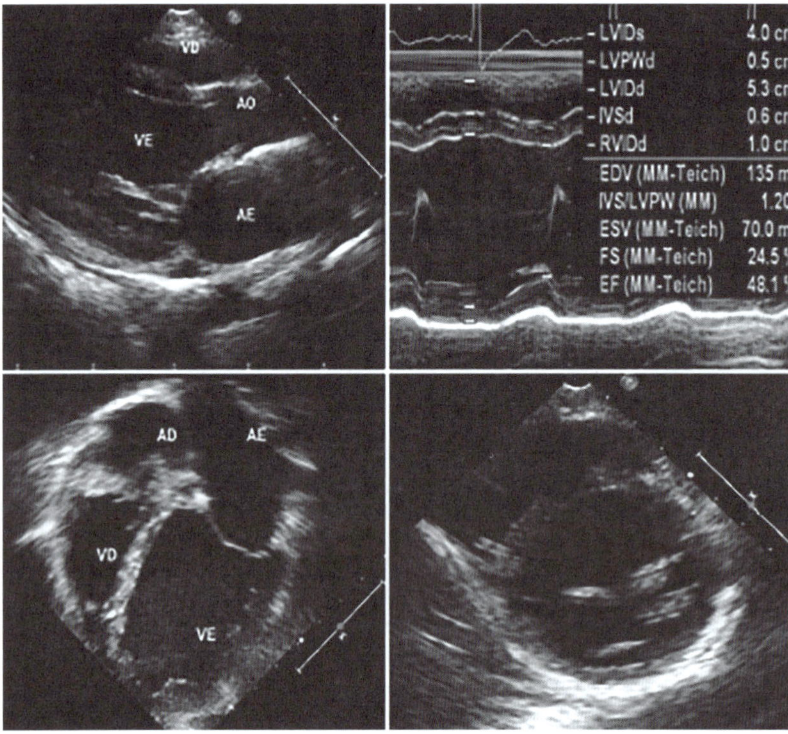

FIGURA 21.3 Ecocardiograma de criança com miocardiopatia dilatada de VE e déficit contrátil. A: imagem bidimensional no plano paraesternal longitudinal, com dilatação do AE e VE. B: imagem modo M demonstrando diâmetro sistólico e diastólico do VE com cálculo da fração de ejeção (EF) e da fração de encurtamento (FS). C: imagem bidimensional no plano apical quatro câmaras com dilatação das cavidades esquerdas. D: imagem bidimensional no plano paraesternal transversal com dilatação do VE.

AD: átrio direito; AE: átrio esquerdo; AO: aorta; VD: ventrículo direito; VE: ventrículo esquerdo.

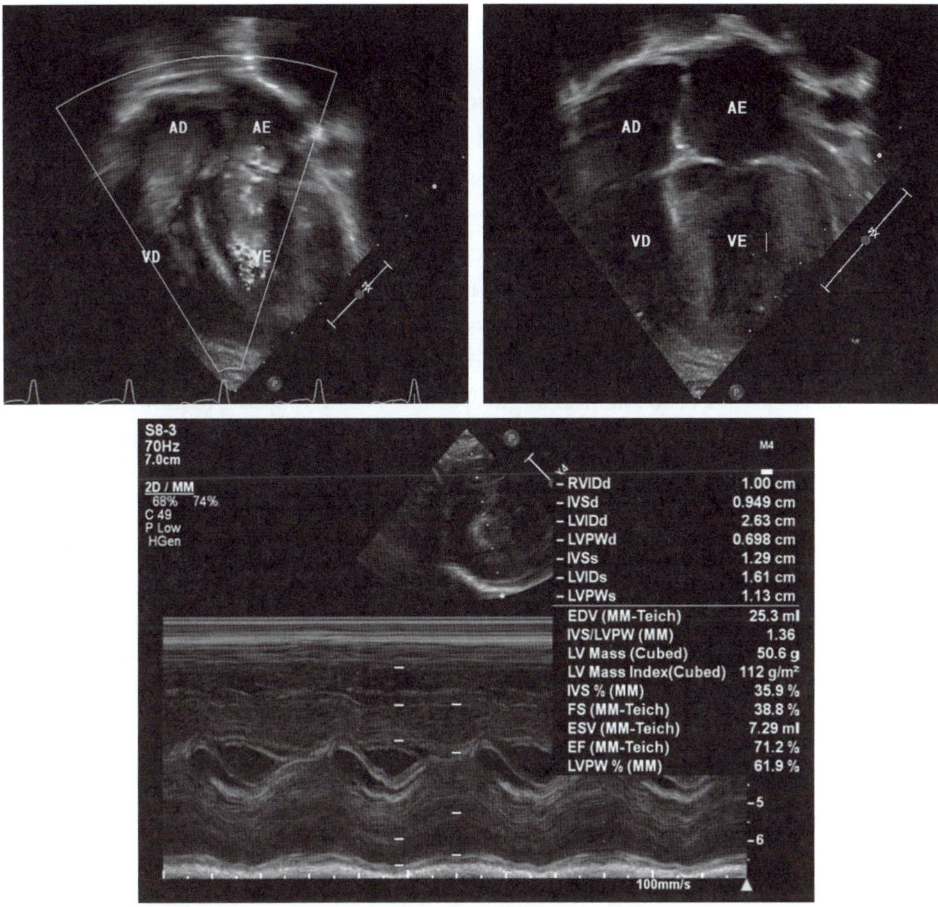

FIGURA 21.4 Ecocardiograma de criança com cardiomiopatia hipertrófica biventricular e função contrátil normal. A e B: imagem bidimensional no plano apical quatro câmaras evidenciando hipertrofia de VE. C: imagem modo M demonstrando os diâmetros sistólico e diastólico do VE com cálculo da fração de encurtamento (FS) e da fração de ejeção (EF). (Veja imagem colorida no encarte.)

AD: átrio direito; AE: átrio esquerdo; VD: ventrículo direito; VE: ventrículo esquerdo.

Avaliação Laboratorial

As principais investigações laboratoriais, solicitadas de maneira individualizada, têm por objetivo: diagnóstico, esclarecimento diferencial e estimativas de gravidade, repercussão clínica e resposta terapêutica. Nas fases agudas ou de descompensação, podem ser recomendados níveis séricos de eletrólitos, hemograma, gasometria arterial e/ou venosa, lactato e controle de funções renal, hepática e tireoidiana.

Avaliações Complementares

A avaliação complementar pode ser indicada se houver necessidade de dados anatômicos adicionais ao ecocardiograma, estimativa da função ventricular, estratificação de risco e elucidação de eventuais isquemias miocárdicas.

A. Anatômica e funcional:
   - Angiotomografia (ângio-TC) e angioressonância (ângio-RNM) – indicadas como método adicional aos dados ecocardiográficos para avaliação anatômica intra e extracardíaca de aorta, tronco pulmonar, artérias pulmonares, coronárias e função ventricular. A ângio-TC tem a capacidade de demonstrar, de maneira precisa, os detalhes anatômicos das cavidades cardíacas, as circulações aórtica e arterial pulmonar e os retornos venosos sistêmico e pulmonar. Para a avaliação de função ventricular existem limitações metodológicas da ângio-TC quando comparada à ângio-RM, mas utiliza-se menos radiação ionizante, sendo relevante na faixa etária pediátrica. A ângio-RNM, além da elucidação anatômica ou estrutural, é o método padrão para medidas de volume e massa miocárdica e análises funcionais global e segmentar, do ventrículo tanto esquerdo como direito. As imagens de realce tardio do contraste fornecem informações sobre perfusão e viabilidade miocárdicas, presença de áreas de fibrose miocárdica e sua extensão.
   - Cateterismo – método tradicional e fundamental para diagnóstico, intervenção terapêutica em cardiopatias congênitas e técnica para biópsias em pacientes com miocardites, miocardiopatias ou pós-transplante cardíaco. Como método diagnóstico, é capaz de acrescentar informações para o planejamento cirúrgico pré-operatório e detecção de defeitos residuais pós-operatórios. Como método intervencionista, tem sido indicado para: atriosseptostomia em RN portadores de transposição das grandes artérias ou cardiopatias dependentes de CIA; implante de *stent* em canal arterial na operação híbrida para síndrome de hipoplasia de ventrículo esquerdo; valvoplastia aórtica ou pulmonar; dilatação de estenoses pulmonares ou aórticas; e oclusão de vasos sistêmico-pulmonares pós-operatórios em cirurgias cavopulmonares.

B. Estratificação de risco e controle evolutivo: os principais biomarcadores de IC são os peptídeos natriuréticos BNP (*brain natriuretic peptide ou B-type natriuretic peptide*) e NT-proBNP (*N-terminal B-type natriuretic peptide*), as troponinas e a proteína C reativa para situações de gravidade e controle evolutivo.
   - Peptídeos natriuréticos – o BNP e o NT-proBNP são proteínas sintetizadas pelo miocárdio ventricular em resposta ao estresse hemodinâmico, com ca-

pacidade de promover natriurese, diurese e inibição do SRAA. Níveis séricos de BNP e NT-proBNP são preditivos de morbidade e mortalidade e podem ser correlacionados com a eficácia terapêutica em miocardiopatias dilatadas ou hipertróficas e hipertensão pulmonar grave[13,14]. Embora os peptídeos natriuréticos sejam indicados para controle de IC em adultos, ainda não foram incorporados de rotina para crianças, porque não há estudos demonstrando sua correlação e aplicabilidade até o momento.

C. Pesquisa de processos inflamatórios miocárdicos:
   - Cintilografia radioisotópica com gálio pode ser indicada na investigação de processo inflamatório miocárdico agudo (miocardites agudas)[12].

D. Pesquisa de lesões isquêmicas ou necrose miocárdica: os principais métodos de investigação são a dosagem de troponinas séricas (T e I) e a cintilografia miocárdica de perfusão.
   - Troponinas séricas T e I são marcadores de alta especificidade para avaliação, estratificação de risco e controle evolutivo de hipoperfusão, isquemia ou necrose miocárdica. Estes quadros são secundários a baixo débito, lesão direta ou obstrução coronariana.
   - Cintilografia miocárdica de perfusão pela técnica tomográfica (tomografia computadorizada por emissão de fóton único – SPECT, do inglês *single-photon emission computed tomography*) pode ser indicada para avaliação funcional não invasiva da perfusão miocárdica se houver suspeita de isquemia e/ou viabilidade miocárdica[12].

No Quadro 21.5 estão listados os principais exames complementares sugeridos para a avaliação de IC.

QUADRO 21.5 Avaliação complementar para crianças e adolescentes em insuficiência cardíaca

a) Avaliação cardiológica básica:
- Radiografia de tórax
- Eletrocardiograma
- Ecodopplercardiograma

(continua)

QUADRO 21.5 Avaliação complementar para crianças e adolescentes em insuficiência cardíaca *(continuação)*

b) Avaliação laboratorial:
- Hemograma
- Eletrólitos séricos (principalmente Na/K/Ca/Mg/Cl)
- Glicemia
- Gasometria arterial e venosa
- Lactato sérico
- Ureia e creatinina
- TGO/TGP
- Coagulação
- Proteínas totais e frações
- Marcadores inflamatórios (PCR e VHS)
- Antiestreptolisina O
- Função hepática
- Função tireoideana
- Função adrenal

c) Avaliação complementar:
- Avaliação anatômica e funcional:
  - Ângio-CT
  - Ângio-RNM
  - Cateterismo diagnóstico ou intervencionista
- Estratificação de risco e controle evolutivo:
  - Peptídeos natriuréticos (BNP e NT-proBNP)
  - Troponinas T e I
  - PCR
- Pesquisa de processos inflamatórios miocárdicos:
  - Cintilografia radioisotópica com gálio
- Pesquisa de lesões isquêmicas ou necrose miocárdica:
  - Troponinas séricas T e I
  - Cintilografia miocárdica de perfusão pela técnica tomográfica (tomografia computadorizada por emissão de fóton único – SPECT)

TRATAMENTO

Para que as condutas terapêuticas possam ser planejadas, é fundamental analisar criteriosamente aspectos anatômicos, mecanismos fisiopatológicos, tempo de evolução dos sintomas até o momento e padrão funcional ventricular.

Em primeiro lugar, o que é intuitivo nem sempre é verdadeiro. Crianças muito sintomáticas, como as portadoras de cardiopatias com amplas comunicações em septo atrioventricular, podem apresentar função ventricular normal, enquanto outras com disfunções ecocardiográficas evidentes podem ser oligossintomáticas, dependendo da cardiopatia, do tempo de evolução e da atuação dos mecanismos compensatórios.

Outro aspecto a ser salientado é que ainda hoje existe uma tendência a que se dê prioridade às medicações vasoativas e inotrópicas na fase aguda da IC, negligenciando o potencial terapêutico do suporte ventilatório para controle da função cardiovascular. A ventilação com pressão positiva, não invasiva ou invasiva, permite redução da congestão pulmonar (elevação de pós-carga e redução do volume sistólico direito), vasodilatação sistêmica (resistência vascular sistêmica = pressão na raiz da aorta – pressão intratorácica) e melhora do débito cardíaco (elevação do volume sistólico esquerdo e redução da resistência vascular sistêmica), conforme esquema da Figura 21.5.

Além disso, o polimorfismo clínico da IC e a anatomia complexa de algumas cardiopatias dificultam a avaliação inicial e a tomada de decisões, especialmente fora de serviços cardiológicos. Por essa razão, vem sendo adotado o algoritmo de Grady et al.[15], proposto para adultos e modificado para crianças, com base em dois aspectos clínicos fundamentais: congestão venosa sistêmica e/ou pulmonar e adequação da perfusão periférica[16]. De acordo com esse algoritmo, os graus de congestão e de perfusão servem como pontos de partida para estratificação da criança em um dos quatro estágios clínico-hemodinâmicos, de A a D, conforme exposto na Tabela 21.1. Posteriormente, ao longo do tempo ou em resposta às condutas adotadas, o quadro clínico da criança pode levá-la à migração de estágio, indicando reposicionamento em relação à terapêutica.

No estágio A, encontram-se as crianças sem manifestação clínica de IC, com ausência de congestão e boa perfusão. Nesse estágio, as principais condutas são voltadas ao controle clínico evolutivo e à prevenção de fatores que possam levar à descompensação, como anemia, distúrbios eletrolíticos e metabólicos ou desnutrição. No entanto, algumas crianças assintomáticas podem apresentar evidências ecocardiográficas de disfunção ventricular, pela fração de ejeção (FE) ou *strain* ventricular, com recomendação para início de inibidores da enzima conversora da angiotensina (iECA), se houver expectativa de risco ou piora, a exemplo dos portadores de distrofia muscular de Duchenne no final da primeira década de vida.

No estágio B, encontra-se a maioria das crianças com IC atendidas em unidades de emergência pediátrica, apresentando congestão venosa pulmonar e/ou sistêmica e boa

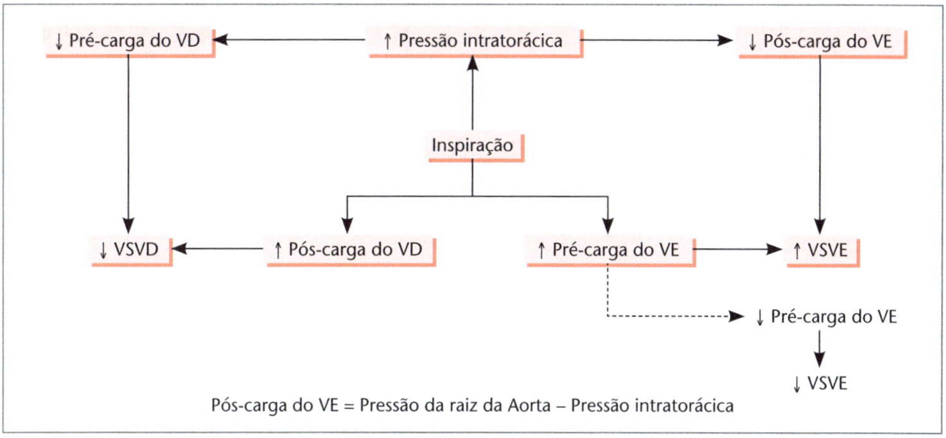

FIGURA 21.5 Esquema representando a participação da ventilação com pressão positiva na pré-carga, pós-carga e volume sistólico em câmaras direita e esquerda.
VSVD: volume sistólico de ventrículo direito; VSVE: volume sistólico de ventrículo esquerdo; VD: ventrículo direito; VE: ventrículo esquerdo.

TABELA 21.1 Algoritmo para avaliação clínico-hemodinâmica da insuficiência cardíaca

	Congestão sistêmica e/ou pulmonar	
Perfusão	Sem congestão Seco	Congestão Congesto
Perfusão adequada Quente	A Quente e seco Paciente estável Prevenção de descompensações	B Quente e congesto Controle da volemia Vasodilatadores Vasodilatadores e/ou diuréticos
Perfusão inadequada Frio	D Frio e seco Controle da volemia Inotrópicos Inotrópicos + vasodilatadores	C Frio e congesto Controle da volemia Vasodilatadores + diuréticos Inotrópicos se PA baixa

perfusão. As orientações básicas para esse grupo incluem a normalização da volemia e a manutenção dos iECA, isolados ou associados a betabloqueadores, se houver sinais de remodelamento ou disfunção ventricular diastólica.

No estágio C, são incluídas as crianças com congestão venosa pulmonar e/ou sistêmica e má perfusão, geralmente com disfunção ventricular sistólica. Nessa fase, as principais condutas incluem adequação da volemia, ajuste de diuréticos, redução da pós-carga com vasodilatadores e introdução de agentes inotrópicos. Crianças em classe funcional menos comprometida podem responder de maneira adequada aos diuréticos orais e aos iECA titulados lentamente. No entanto, crianças com maior repercussão clínica associada à disfunção ventricular necessitam de suporte inotrópico endovenoso com inibidores de fosfodiesterase III, principalmente milrinona, ou catecolaminas, como dobutamina, dopamina ou adrenalina em dose baixa.

No estágio D, crianças já medicadas de acordo com as recomendações anteriores continuam apresentando má perfusão, mas agora na ausência de congestão venosa pulmonar e/ou sistêmica. São crianças com quadros de baixo débito grave e refratárias ao suporte vasodilatador e inotrópico, muitas vezes com indicação de assistência circulatória mecânica como ponte para transplante ou manutenção de medicação vasoativa até obtenção de doador para transplante.

FASE AGUDA

Na fase aguda ou de descompensação, o diagnóstico clínico e a complementação diagnóstica devem ser concomitantes ao início das condutas que permitam monitoração, suporte geral, redução da demanda metabólica e da congestão, adequação da volemia, suporte vasodilatador e/ou inotrópico e controle de eventuais arritmias presentes[2,10,16-18].

De modo esquemático para facilitar a atuação, as principais condutas são:

A. Monitoração e condutas gerais:
- Monitoração cardiorrespiratória de frequência cardíaca, frequência respiratória, pressão arterial (sistólica, diastólica e média), SaO2.
- Oferta de oxigênio para SaO2 > 90% em crianças com coração anatomicamente normal ou portadoras de cardiopatias congênitas acianogênicas e SaO2 > 80% em portadoras de cardiopatias cianogênicas.
- Acesso venoso central pode ser necessário para controle da pressão venosa central (PVC) e coleta de amostras sanguíneas periódicas e infusão regular de fluidos e medicações.
- Prostaglandina (PGE1) em todos os RN portadores de cardiopatias congênitas canal-dependentes para fluxo pulmonar (atresia ou estenose pulmonar grave, tetralogia de Fallot com estenose infundíbulo-valvar grave) ou fluxo sistêmico (estenose aórtica crítica, coartação ou hipoplasia importante de arco aórtico, síndrome de hipoplasia de ventrículo esquerdo). PGE1 na dose de 0,01 a 0,1 mcg/kg/min indicada desde o nascimento em acesso venoso central. Efeitos colaterais principais como apneia, hipertermia, hipotensão arterial, bradicardia, edema, cefaleia, convulsão, hipocalemia e coagulação intravascular disseminada (CIVD) devem ser monitorados.
- Correção rápida e efetiva de distúrbios eletrolíticos (com atenção ao sódio, potássio, cálcio, magnésio), metabólicos e acidobásicos relacionados à acidose respiratória e/ou metabólica.
- Adequação da Hb/Ht para > 10 g/dL/30% em cardiopatias acianogênicas e Hb/Ht > 15 g/dL/45% em cardiopatias cianogênicas, respectivamente.
- Nutrição enteral ou parenteral, dependendo do quadro clínico e liberação de via gastrointestinal, devem satisfazer as necessidades básicas de crescimento e ser complementadas de acordo com o metabolismo basal. Para RN, são sugeridas 150 kcal/kg/dia, com até 6 g/kg/dia de carboidratos, 1,5-3,0 g/kg/dia de aminoácidos e 2,5-3,0 g/kg/dia de lipídeos. Para crianças e adolescentes são sugeridas 25-30 kcal/kg/dia. Pacientes com edema, hipervolemia ou intolerância gastrointestinal podem necessitar de fracionamento de dietas ou administração de modo contínuo, inclusive com introdução de dietas hipercalóricas. Portadores de doenças metabólicas ou genéticas podem necessitar de suplementos específicos[13].

B. Redução da demanda metabólica:
- Repouso do RN ou lactente em decúbito neutro; crianças elevadas a 30º-45º.
- Manutenção de temperatura entre 36-36,5ºC para redução do metabolismo e consumo miocárdico.

- Ventilação não invasiva, por meio de cateter de alto fluxo ou pressão positiva contínua das vias aéreas (CPAP, do inglês *continuous positive airway pressure*), ou invasiva quando houver fadiga ou insuficiência respiratória. A ventilação permite adequação da oxigenação, redução do trabalho respiratório, recrutamento pulmonar, melhora da relação ventilação/perfusão, nítida melhora hemodinâmica pela elevação de resistência vascular pulmonar, redução de resistência vascular sistêmica, elevação de pré-carga esquerda e do débito cardíaco, conforme a Figura 21.5. Convém ressaltar que pressões expiratórias acima dos valores fisiológicos são contraindicadas em miocardiopatias hipertróficas ou restritivas e em hipertensão pulmonar ou pós-operatório cavopulmonar (Glenn ou Fontan).
- Sedação criteriosa quando houver agitação excessiva ou necessidade de ajuste da ventilação pulmonar não invasiva ou invasiva, sob monitoração cardiorrespiratória que permita detecção de hipoventilação, hipoxemia e hipotensão arterial, fatores agravantes em casos de disfunção ventricular ou hipertensão pulmonar graves[19].

C. Adequação da volemia e redução da congestão venosa sistêmica e/ou pulmonar:

- O controle da volemia é baseado em dados clínicos, débito urinário (ideal > 1 mL/kg/hora), balanço hídrico ou mesmo medida direta da PVC em quadros de baixo débito[20]. Para ajustar a volemia, podem ser necessários a redução ou o fracionamento da oferta hídrica alimentar e a administração de diuréticos de alça ou tiazídicos. No entanto, restrições excessivas e prolongadas de oferta hídrica podem comprometer a oferta calórica e o crescimento, situação observada com frequência na assistência à criança cardiopata. Outra situação a ser considerada é a de crianças portadoras de miocardiopatias hipertróficas ou restritivas, que dependem de pré-carga elevada para a manutenção do débito cardíaco. Assim, diuréticos devem ser administrados de maneira criteriosa.
- Diuréticos têm participação fundamental na fase aguda da IC, permitindo ajuste da volemia e redução da congestão venosa sistêmica e pulmonar. É importante que eles sejam associados e ajustados aos vasodilatadores e/ou inotrópicos (estágios B e C do algoritmo). Os principais diuréticos indicados são os de alça (furosemida), com ação mais rápida e potente, seguidos pelos tiazídicos (hidroclorotiazida), com ação mais lenta, e os antagonistas da aldosterona (espironolactona). Efeitos colaterais dos diuréticos, principalmente em altas doses ou na vigência de disfunções miocárdicas, podem incluir distúrbios eletrolíticos (hiponatremia, hipo ou hipercalemia, hipocloremia), alcalose metabólica, hiperglicemia, hiperuricemia, ototoxicidade e nefrocalcinose. Assim, após estabilização clínica, os diuréticos devem ser reduzidos ou mesmo descontinuados, pois, além dos efeitos colaterais, a depleção crônica

de volume intravascular mantém a estimulação deletéria do sistema neuro-humoral pelo SRAA.

- Na Tabela 21.2, são listados os principais diuréticos indicados para IC.

D. Agentes vasodilatadores e inotrópicos

- O controle da IC em estágios mais avançados baseia-se na associação simultânea de vasodilatadores e inotrópicos, aliando redução da pós-carga ao estímulo para contratilidade. No entanto, não há estudos comparativos entre os diversos vasodilatadores e/ou inotrópicos na faixa etária pediátrica. As orientações terapêuticas para controle da IC em crianças, principalmente na fase aguda, estão baseadas em experiências clínicas[16-18,21].
- Os vasodilatadores, desde os estágios clínicos mais discretos de IC (A e B do algoritmo), são indicados em associação a diuréticos, se houver congestão pulmonar e/ou sistêmica (estágios B e C do algoritmo). Crianças menos sintomáticas têm resposta terapêutica satisfatória com iECA como primeira escolha. Outras, com quadros mais avançados de IC, além dos vasodilatadores, podem necessitar de inotrópicos para otimização da contratilidade (estágios C e D do algoritmo). A terapêutica inotrópica, desde a digoxina, foi ampliada ao longo do tempo para as catecolaminas e, atualmente, para os inibidores de fosfodiesterase III (milrinona) e inodilatadores (levosimendana).
- A digoxina é um glicosídeo cardíaco pouco potente, inibidor da bomba de Na-K-ATPase na membrana celular, capaz de aumentar os níveis intracelulares de cálcio. Na década de 1990, estudos com baixas doses de digoxina em adultos evidenciaram significativa redução nas taxas de internações, mas pequena alteração na mortalidade, o que desencorajou sua indicação[22,23]. Em crianças, tem indicação para redução do tônus simpático e elevação do tônus vagal, além de redução da reabsorção renal de sódio e água, embora sem estudos

TABELA 21.2 Principais diuréticos indicados na insuficiência cardíaca aguda

Agentes	Dose e via de administração	Principais efeitos colaterais
Furosemida	VO, EV, IM 0,5-4 mg/kg/dia em 2 a 4 doses Comp. 40 mg; amp 10 mg/mL	Excreção de Na, K, Cl Alcalose metabólica hipoclorêmica Hiperglicemia, hiperuricemia Ototoxicidade Nefrocalcinose
Hidroclorotiazida	VO 1-3 mg/kg/dia, em 2 doses Comp. 12,5 mg, 25 mg e 50 mg	Excreção de Na, K, Cl
Espironolactona	VO 1-3 mg/kg/dia, em 2 doses Comp. 25 mg, 50 mg, 100 mg	Hipercalemia Anorexia, gastrite, úlcera, diarreia

Comp.: comprimido; EV: endovenoso; IM: intramuscular; VO: via oral.

randomizados. Associada aos iECA, pode ser indicada em IC com disfunção sistólica, mas continua controversa se a função ventricular for normal.

- As catecolaminas estimulam os betarreceptores adrenérgicos da membrana celular, com elevação subsequente de adenilciclase, adenosina monofosfato cíclica (AMPc) e do cálcio intracelular. Catecolaminas endógenas (adrenalina, noradrenalina e dopamina) ou exógenas (dobutamina) são indicadas de acordo com a função ventricular, perfusão sistêmica e pressão arterial e pulmonar[24].
- A dopamina, com ação dopaminérgica, beta e alfa-dose-dependente, continua sendo indicada como primeira opção em RN com hipotensão arterial, em doses mais elevadas pela imaturidade de vesículas pré-sinápticas, reduzida densidade de betarreceptores e maturação precoce de alfarreceptores. Em crianças maiores, a dopamina tem indicação preferencial se houver pressão arterial baixa e frequência cardíaca normal.
- Adrenalina e noradrenalina, em doses alfa-adrenérgicas, agravam a disfunção miocárdica sistólica e/ou diastólica, induzem taquicardia ou taquiarritmia e elevam o consumo de oxigênio pelo miocárdio, razão pela qual são indicadas até a titulação de outros agentes[12].
- A milrinona, inibidora da fosfodiesterase III, tornou-se a principal indicação terapêutica para controle do baixo débito cardíaco. É um agente não simpatomimético, que inibe seletivamente a fosfodiesterase III e eleva o AMPc intracelular miocárdico e vascular, sem dependência dos betarreceptores na membrana celular.
- A milrinona tem ação vasodilatadora sistêmica e pulmonar, atuando como inotrópico e permitindo relaxamento miocárdico (ação lusitrópica), além de não elevar o consumo de oxigênio pelo miocárdio[25]. Quando administrada somente em doses de manutenção, não se observa hipotensão arterial significativa, mas requer atenção à necessidade de reposição volêmica no início da administração e durante os ajustes de dose[24]. Além disso, a vida média entre 1 e 2 horas é mais longa em relação às catecolaminas e 80% da excreção é renal, com necessidade de ajustes em crianças que apresentem lesão renal[18,24].
- Desde a década de 1990, a milrinona tem sido a primeira opção em quadros de baixo débito relacionados à disfunção sistólica e/ou diastólica ou hipertensão pulmonar[25]. Hoffman et al.,[26] no estudo PRIMACORP, demonstraram que altas doses de milrinona, comparadas a placebo ou doses baixas, estiveram associadas a significativa redução do baixo débito pós-operatório, incentivando sua indicação em pacientes críticos.
- A levosimendana é um inodilatador que sensibiliza diretamente o cálcio intracelular para ligação à troponina C e contração do complexo actina-miosina, sem dependência dos receptores de membrana celular nem dos canais de cál-

cio. De modo semelhante à milrinona, é inotrópica, vasodilatadora sistêmica, pulmonar e coronariana, com capacidade de relaxamento diastólico, sem elevação do consumo de oxigênio miocárdico. No estudo LIDO27, a levosimendana indicada para adultos graves permitiu melhora significativa da função cardíaca imediata e tardia. Em crianças, após o estudo de Namachivayam[28], tem sido indicada para portadores de miocardiopatias, miocardites ou cardiopatias congênitas graves e refratárias. Os metabólitos da levosimendana permanecem ativos por tempo prolongado após suspensão por até 14 dias, justificando maior eficácia e tempo de ação em relação à milrinona[18,29].

- Na Tabela 21.3, são apresentados os principais inotrópicos/vasodilatadores para a fase aguda.
- Assistência circulatória mecânica – oxigenação por membrana extracorpórea (ECMO, do inglês *extracorporeal membrane oxygenation*), dispositivo de assistência ventricular (VAD, do inglês *ventricular assist device*) e bomba de balão intra-aórtico (IABP, do inglês *intra-aortic balloon pump*) podem ser indicados como suporte em crianças com disfunções cardíacas graves, aguardando recuperação miocárdica ou transplante cardíaco[30,31].

TABELA 21.3 Principais agentes inotrópicos indicados na insuficiência cardíaca

Agente	Dose e via de administração	Principais efeitos colaterais
Digoxina	VO Prematuros: 5 mcg/kg/dia Recém-nascidos: 8-10 mcg/kg/dia Crianças < 2 anos: 10-12 mcg/kg/dia, em 2 doses Crianças > 2 anos: 8-10 mcg/kg/dia, em 2 doses Crianças até 25 kg: 0,125 mg/dia Crianças > 25 kg: 0,25 mg/dia Elixir 50 mcg/mL; comp. 0,25 mg	Extrassístoles, BAV, FV Náuseas, vômitos, diarreia Letargia, confusão, ansiedade, cefaleia, vertigem, alucinações Hipercalemia Alterações visuais
Adrenalina	EV Efeito dose-dependente: Efeito beta: 0,01-0,3 mcg/kg/min Efeito alfa: > 0,3 mcg/kg/min Amp. 1 mg/mL	TV HAS Hipertensão pulmonar Vasoconstrição coronariana Gangrena
Noradrenalina	EV Efeito dose-dependente: Efeito beta: 0,05-0,1 mcg/kg/min Efeito alfa: 0,1-1 mcg/kg/min Amp. 1 mg/mL	Semelhantes à adrenalina
Dopamina	EV Efeito dose-dependente: Efeito dopa: 2-5 mcg/kg/min Efeito beta: 5-10 mcg/kg/min Efeito alfa: > 10 mcg/kg/min Amp. 5 mg/mL (10 mL = 50 mg)	TSV, TV HAS Insuficiência renal aguda Vasoconstrição periférica Gangrena

(continua)

TABELA 21.3 Principais agentes inotrópicos indicados na insuficiência cardíaca *(continuação)*		
Dobutamina	EV Efeito alfa e beta: 2 a 20 mcg/kg/min Amp. 12,5 mg/mL (20 mL = 250 mg)	Taquicardia moderada Hipotensão em dose elevada
Milrinona	EV Manutenção: 0,25-0,75 mcg/kg/min Amp.: 1 mg/mL (20 mL = 20 mg)	Hipotensão arterial sistêmica Angina Hepatotoxicidade, icterícia Trombocitopenia Hipopotassemia
Levosimendana	EV Ataque: 5-25 mcg/kg em 10 min Manutenção: 0,05-0,4 mcg/kg/min Amp. 2,5 mg/mL (5 mL = 12,5 mg)	

Amp.: ampola; BAV: bloqueio atrioventricular; Comp.: comprimido; EV: endovenoso; FV: fibrilação ventricular; HAS: hipertensão arterial sistêmica; TSV: taquiarritmia supraventricular; TV: taquicardia ventricular; VO: via oral.

FASE CRÔNICA

Os sintomas na fase crônica estão relacionados principalmente à estimulação dos sistemas SRAA e sistema nervoso simpático por longo período.

Após o controle da fase aguda da IC, por meio de diuréticos, vasodilatadores e inotrópicos, deve ser iniciada a transição terapêutica a ser mantida durante o acompanhamento clínico ambulatorial.

Seguindo esse raciocínio, crianças com disfunção sistólica têm indicação de diuréticos e iECA, podendo ser iniciados betabloqueadores ou antagonistas da aldosterona. O objetivo da terapêutica nessa fase crônica é inibir a perpetuação do agravo e dar oportunidade para a regeneração cardíaca[2,18,24,32].

No início do tratamento são indicados os iECA, seguidos pelos betabloqueadores em crianças já sintomáticas e antagonistas da aldosterona em situações mais avançadas. Em quadros de descompensação, além da indicação de internação, pode haver necessidade de suporte intravascular e dispositivos, conforme esquematizado na Figura 21.6.

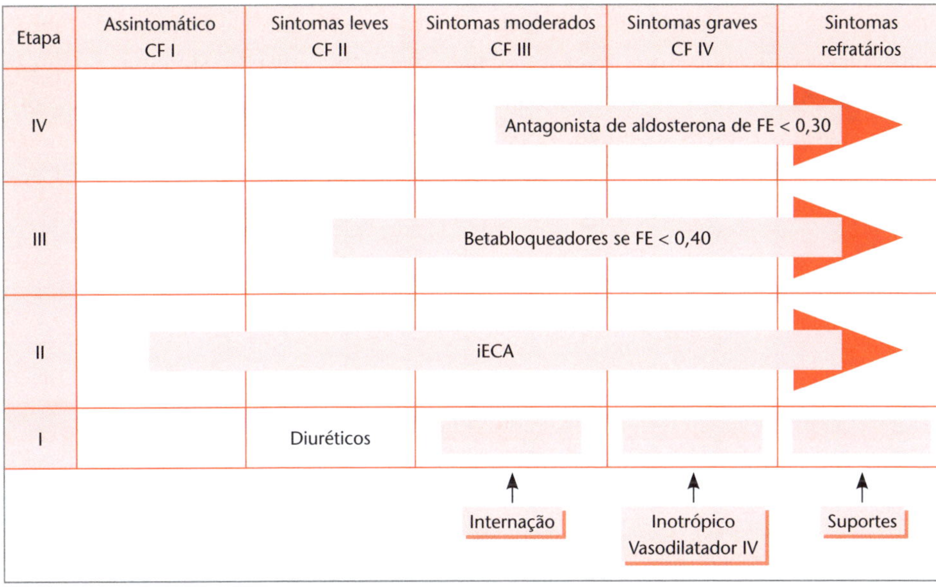

FIGURA 21.6 Esquema linear representando a indicação progressiva dos principais agentes terapêuticos para IC em crianças e adolescentes, de acordo com a classe funcional[2].

Inibidores da Enzima Conversora da Angiotensina

Os iECA (captopril e enalapril) com capacidade de bloquear o sistema SRAA têm ação vasodilatadora, com redução da reabsorção de sódio e água e reversão do remodelamento miocárdico, permitindo melhora da função ventricular[18,24,33].

Estudos em adultos demonstraram significativa melhora da sintomatologia e da mortalidade por IC[34]. No grupo pediátrico, a ausência de estudos impede a recomendação formal dos iECA até o momento[18,24]. Mesmo assim, crianças em IC com disfunção ventricular sistólica têm apresentado resposta clínica satisfatória quando medicadas com captopril ou enalapril desde a fase aguda de IC (p. ex., cardiopatias com *shunt* esquerda-direita após queda da resistência vascular pulmonar) até a fase de transição de medicação vasoativa intravascular para oral. Doses baixas no início da administração são tituladas com acréscimos lentos até a dose desejada, sempre com monitoração de pressão arterial, função renal e níveis séricos de potássio, especialmente se os iECA forem associados a diuréticos.

Antagonistas da Aldosterona

Antagonista da aldosterona, a espironolactona atua como diurético e tem capacidade de interromper o remodelamento miocárdico e a fibrose após algum tempo de evolução. No clássico estudo RALES[35], em adultos com IC grave associada à disfunção ventricular, a espironolactona determinou melhora significativa dos sintomas e redução das internações e da mortalidade, além do efeito diurético. Em crianças, não há estudos com as mesmas evidências e não há recomendação consensual, embora a espironolactona seja indicada (*off label*) em IC sintomática, após ajuste de diuréticos, iECA e betabloqueadores, sempre com monitoração periódica de função renal e nível sérico de potássio[18,13].

Na Tabela 21.4, encontram-se as doses para crianças e adolescentes e efeitos colaterais dos principais vasodilatadores na fase crônica.

TABELA 21.4 Vasodilatadores e bloqueadores da angiotensina

Agente	Dose e via de administração	Principais efeitos colaterais
Captopril	VO 0,3-3,5 mg/kg/dia em 2-4 doses diárias Titular dose em 3 a 10 dias Retirar em 2 a 4 semanas Comp. 12,5 mg, 25 mg, 50 mg, 100 mg	Broncoespasmo Tosse Bradicardia, BAV Hipotensão arterial Hipercalemia se associados à espironolactona
Enalapril Lisinopril	VO, EV Crianças: 0,1-0,5mg/kg/dia em até 2 tomadas Adolescentes e adultos: 2,5-10 mg por dose, máx. 2 doses diárias Titular dose em até 3 a 10 dias Retirar em 2 a 4 semanas Comp. 5 mg, 10 mg, 20 mg VO < 6 anos: 0,07 mg/kg/dose em uma tomada > 6 anos: 2,5-5,0 mg/dia em uma tomada Titular dose cada 1-2 semanas Até máx. 40 mg/dia Comp. 5 mg, 10 mg, 20 mg	Semelhantes ao captopril Contraindicações: Estenose de artérias renais Insuficiência renal Hipercalemia Angioedema Icterícia colestática Tosse Hipercalemia Hipotensão arterial
Espironolactona	VO 1-3 mg/kg/dia, em 2 doses Comp. 25 mg, 50 mg, 100 mg	Hipercalemia Anorexia, gastrite, úlcera, diarreia Ginecomastia não reversível

BAV: bloqueio atrioventricular; Comp.: comprimido; EV: endovenoso; VO: via oral.

BLOQUEADORES DO RECEPTOR DE ALDOSTERONA

Os bloqueadores do receptor de aldosterona, especialmente a losartana, atuam na glândula suprarrenal, teoricamente com maior poder de bloqueio SRAA, e inibem a reabsorção de sódio e água de maneira semelhante aos iECA. Em IC na fase crônica, eles têm sido amplamente indicados para adultos com iECA e betabloqueadores, ainda sintomáticos e apresentando efeitos colaterais das medicações em curso. Na faixa etária pediátrica, não há estudos que demonstrem eficácia ou segurança e, portanto, não são recomendados como agente terapêutico para IC crônica até o momento[13,18].

Betabloqueadores

Os betabloqueadores são antagonistas do sistema nervoso simpático com capacidade de redução da vasoconstrição, reversão do remodelamento miocárdico e interrupção de apoptose e fibrose miocárdicas[13,36-38]. Eles permitem redução da frequência cardíaca, melhora do enchimento capilar e melhora da função sistólica. O carvedilol, um antagonista não seletivo dos betarreceptores, tem indicação bem estabelecida para adultos em IC crônica, mas estudos pediátricos são conflitantes e não demonstraram evidências consistentes sobre resultados[36]. No entanto, uma avaliação recente de estudos realizada pela Cochrane sugere que crianças em IC crônica com disfunção sistólica possam se beneficiar do tratamento com betabloqueadores, embora ainda sejam necessários estudos para analisar a farmacocinética e eficácia[39]. Na prática, o carvedilol tem sido iniciado após a fase aguda, em baixas doses e titulado de maneira lenta até doses preconizadas. A melhora de função ventricular tem sido observada somente após 12 meses de tratamento.

Na Tabela 21.5, encontram-se os principais betabloqueadores, doses e seus respectivos efeitos colaterais.

TABELA 21.5 Betabloqueadores

Agente	Dose e via de administração	Principais efeitos colaterais
Carvedilol	VO 0,1-1,0 mcg/kg/dia em 2 doses, com elevação a cada 7 a 14 dias Comp. 1,56 mg, 3,125 mg, 6,25 mg	Broncoespasmo, tosse Bradicardia BAV Hipotensão arterial Hiperglicemia
Metoprolol	VO Início 0,1-0,2 mg/kg/dose a cada 12 horas 0,25-1,0 mg/kg/dia em 2 doses, com elevação cada 7 a 14 dias Comp. 12,5 mg, 25 mg, 50 mg	

BAV: bloqueio atrioventricular; Comp.: comprimido; VO: via oral.

Agentes Antiplaquetários e Antitrombóticos

A aspirina oral na dose de 2 a 5 mg/kg/dia, como agente antiplaquetário, é indicada em crianças com disfunção sistólica grave, miocardiopatias restritivas e algumas situações pós-operatórias, como as derivações cavopulmonares do tipo Glenn ou Fontan. A anticoagulação com varfarina ou derivados da heparina ainda é controversa, mas tem sido indicada em alguns centros, especialmente se FE < 20%[40].

Cardioversor-desfibrilador Implantável e Terapia de Ressincronização Cardíaca

Em crianças, alguns dispositivos podem ser indicados no tratamento da IC para alívio de sintomas e dos mecanismos subjacentes, como dissincronia eletromecânica e redução de arritmias que podem ser fatais.

Os dois principais dispositivos são o cardioversor-desfibrilador implantável (CDI) e a terapia de ressincronização cardíaca (TRC). O CDI tem um papel fundamental na prevenção da morte súbita por arritmias ventriculares (parada cardíaca revertida, episódio anterior de taquicardia ventricular, síncope inexplicável em pós-operatório de cardiopatias congênitas e disfunção ventricular esquerda grave).

A terapia de ressincronização cardíaca é uma técnica proposta para recuperar disfunções eletromecânicas em pacientes com IC crônica avançada. Consiste no implante de um cabo-eletrodo na parede do ventrículo esquerdo, permitindo estimulação atriobiventricular, remodelamento ventricular reverso, melhora do controle autonômico cardiovascular e dos mecanismos neuro-humorais.

Transplante

O transplante cardíaco pediátrico tem permitido a melhora de capacidade funcional, qualidade de vida e sobrevida de pacientes em situações de extrema gravidade ou refratários à terapêutica[12,31]. Assim, as principais indicações de transplante cardíaco em crianças e adolescentes em IC têm sido: disfunção ventricular grave e refratária em miocardiopatias ou cardiopatias congênitas corrigidas ou paliadas; antecedentes de morte súbita e/ou arritmias com risco de morte súbita, não responsivas à terapêutica ou CDI; e tumores obstrutivos não ressecáveis ou associados à disfunção.

Dados de 2016 da International Society for Heart and Lung Transplantation mostram sobrevida média de 20,7 anos após transplante realizado no período neonatal, 18,2 anos quando entre 1 e 5 anos, 14,0 anos quando entre 6 e 10 anos e 12,7 anos quando entre 11 e 17 anos[31].

CONCLUSÕES

A IC é uma síndrome complexa. Dessa forma, exige perspicácia da equipe para o reconhecimento precoce de sinais e sintomas nem sempre clássicos na faixa etária pediátrica. O raciocínio fisiopatológico relacionado aos diversos grupos de cardiopatias congênitas ou funcionais é de fundamental importância para que a terapêutica seja individualizada e oportuna. Somente dessa maneira há possibilidade de controle ou reversão de quadros clínicos de insuficiência cardíaca que comprometam a qualidade de vida e ameacem a sobrevida de RN, crianças e adolescentes.

REFERÊNCIAS BIBLIOGRÁFICAS

1. Hsu DT, Pearson GD. Heart failure in children Part I: History, etiology, and pathophysiology. Circ Heart Fail. 2009;2:63-70.
2. Kantor PF, Mertens LL. Heart failure in children. Part I: Clinical evaluation, diagnostic testing, and initial medical management. Eur J Pediatr. 2010;169:269-79.
3. Rodriguez-Gonzalez M, Sanchez-Codez MI, Lubian-Gutierrez M, Castellano-Martinez A. Clinical presentation and early predictors for poor outcomes in pediatric myocarditis: a retrospective study. World J Clin Cases. 2019;7(5):548-61.
4. Jefferies JL, Towbin JA. Dilated cardiomyopathy. Lancet. 2010;375:752-62.
5. Lee TM, Hsu DT, Kantor P, Towbin JA, Ware SM, Colan SD, et al. Pediatric cardiomyopathies. Circ Res. 2017;121(7):855-73.
6. Dasgupta S, Iannucci G, Mao C, Clabby M, Oster ME. Myocarditis in the pediatric population: a review. Congenit Heart Dis. 2019;14:868-77.
7. Auslender M. Pathophysiology of pediatric heart failure. Prog Pediatr Cardiol. 2000;11:175-84.
8. Ross RD. Grading the graders of congestive heart failure in children. J Pediatr. 2001;138:618-20.
9. Ross RD, Daniels SR, Schwartz DC, Hannon DW, Shukla R, Kaplan S. Plasma norepinephrine levels in infants and children with congestive heart failure. Am J Cardiol. 1987;59:911-4.
10. Hsu DT, Pearson GD. Heart failure in children Part II: Diagnosis, treatment, and future directions. Circ Heart Fail. 2009;2:490-8.
11. Macicek SM, Macias CG, Jefferies JL, Kim JJ, Price JF. Acute heart failure syndromes in the pediatric emergency department. Pediatrics. 2009;124:898-904.
12. Azeka E, Jatene MB, Jatene IB, Horowitz ESK, Branco KC, Souza Neto JD, et al. I Diretriz de insuficiência cardíaca (IC) e transplante cardíaco no feto, na criança e em adultos com cardiopatia congênita, da Sociedade Brasileira de Cardiologia. Arq Bras Cardiol. 2014; 103(6Supl.2): 1-126.
13. Kantor PF, Lougheed J, Dancea A, McGillion M, Barbosa N, Chan C, et al. Presentation, diagnosis, and medical management of heart failure in children. Canadian Cardiovascular Society guidelines. Can J Cardiol. 2013;29:1535-52.
14. Price JF, Thomas AK, Grenier M, Eidem BW, O'Brian Smith E, Denfield SW, et al. B-type natriuretic peptide predicts adverse cardiovascular events in pediatric outpatients with chronic left ventricular systolic dysfunction. Circulation. 2006;114:1063-9.
15. Grady KL, Dracup K, Kennedy G, Moser DK, Piano M, Stevenson LW, Young JB. Team management of patients with heart failure: a statement for healthcare professionals from The Cardiovascular Nursing Council of the American Heart Association. Circulation. 2000;102:2443-56.
16. Nohria A, Lewis E, Stevenson LW. Medical management of advanced heart failure. JAMA. 2002;287:628-40.
17. Tume SC, Schwartz SM, Bronicki RA. Pediatric Cardiac Intensive Care Society 2014 Consensus Statement: pharmacotherapies in cardiac critical care treatment of acute heart failure. Pediatr Crit Care Med. 2016 Mar;17(3 Suppl 1):S16-9.
18. Tume SC, Goldberg J, Molossi S, Bronicki RA. Pharmacologic approach to heart failure. Curr Cardiol Rev. 2016;12:117-20.
19. Lucas SS, Nasr VG, Ng AJ, Joe C, Bond M, DiNardo JA. Pediatric Cardiac Intensive Care Society 2014 Consensus Statement: pharmacotherapies in cardiac critical care: sedation, analgesia and muscle relaxant. Pediatr Crit Care Med. 2016 Mar;17(3 Suppl 1):S3-S15.
20. McCammond AN, Axelrod DM, Bailly DK, Ramsey EZ, Costello JM. Pediatric Cardiac Intensive Care Society 2014 Consensus Statement: pharmacotherapies in cardiac critical care fluid management. Pediatr Crit Care Med. 2016 Mar;17(3 Suppl 1):S35-48.
21. Jefferies JL, Hoffman TM, Nelson DP. Heart failure treatment in the intensive care unit in children. Heart Failure Clin. 2010;6:531-58.

22. The Digitalis Investigation Group. The effect of digoxin on mortality and morbidity in patients with heart failure. N Engl J Med. 1997; 20;336:525-33.
23. Adams KF Jr, Gheorghiade M, Uretsky BF, et al. Clinical benefits of low serum digoxin concentrations in heart failure. J Am Coll Cardiol. 2002;39:946-53.
24. Rossano JW, Cabrera AG, Jefferies JL, Naim MP, Humlicek T. Pediatric Cardiac Intensive Care Society 2014 Consensus Statement: pharmacotherapies in cardiac critical care chronic heart failure. Pediatr Crit Care Med. 2016 Mar;17(3 Suppl 1):S20-34.
25. Chang AC, Atz AM, Wernovsky G, Burke RP, Wessel DL. Milrinone: systemic and pulmonary hemodynamic effects in neonates after cardiac surgery. Crit Care Med. 1995;23:1907-14.
26. Hoffman TM, Wernovsky G, Atz AM, Bailey JM, Akbary A, Kocsis JF, Nelson DP, et al. Prophylactic intravenous use of milrinone after cardiac operation in pediatrics (PRIMACORP) study. Am Heart J. 2002;143:15-21.
27. Follath F, Cleland JG, Just H, Papp JG, Scholz H, Peuhkurinen K, et al. Efficacy and safety of intravenous levosimendan compared with dobutamine in severe low-output heart failure (the LIDO study): a randomized double-blind trial. Lancet. 2002;360:196-202.
28. Namachivayam P, Crossland DS, Butt WW, Shekerdemian LS. Early experience with Levosimendan in children with ventricular dysfunction. Pediatr Crit Care Med. 2006;7:445-8.
29. Pellicer A, Riera J, Lopez-Ortego P, Bravo MC, Madero R, Perez-Rodriguez J, et al. Phase 1 study of two inodilators in neonates undergoing cardiovascular surgery. Pediatr Res. 2013;73(1):95-103.
30. Canter CE, Shaddy RE, Bernstein D, Hsu DT, Chrisant MR, Kirklin JK, et al. Indications for heart transplantation in pediatric heart disease. A scientific statement from the American Heart Association Council on Cardiovascular Disease in the Young. Circulation. 2007;115:658-76.
31. Goldfarb SB, Levvey BJ, Edwards LB, Goldfarb S, Kucheryavaya AY, Levvey Rn BJ, et al. The Registry of the International Society for Heart and Lung Transplantation: Nineteenth Pediatric Lung and Heart-Lung Transplantation Report-2016. J Heart Lung Transplant. 2016t;35(10):1196-205.
32. Kantor PF, Mertens LL. Heart failure in children. Part II: current maintenance therapy and new therapeutic approaches. Eur J Pediatr. 2010;169:403-10.
33. Momma K. ACE inhibitors in pediatric patients with heart failure. Paediatr Drugs. 2006;81:55-69.
34. The SOLVD Investigators. Effect of enalapril on survival in patients with reduced left ventricular ejection fractions and congestive heart failure. N Engl J Med. 1991;325:293-302.
35. Pitt B, Zannad F, Remme WJ, Cody R, Castaigne A, Perez A, et al. The effect of spironolactone on morbidity and mortality in patients with severe heart failure. Randomized Aldactone Evaluation Study Investigators. N Engl J Med. 1999;341:709-17.
36. Shaddy RE, Boucek MM, Hsu DT, Boucek RJ, Canter CE, Mahony L, et al. Carvedilol for children and adolescents with heart failure. JAMA. 2007;29:1171-9.
37. Recla S, Schmidt D, Logeswaran T, Esmaeili A, Schranz D. Pediatric heart failure therapy: why β1 receptor blocker, tissue ACE I and mineralocorticoid receptor blocker? Transl Pediatr. 2019;8(2):127-32.
38. O'Connor MJ, Rosenthal DN, Shaddy RE. Outpatient management of pediatric heart failure. Heart Fail Clin. 2010;6:515-29.
39. Alabed S, Sabouni A, Al Dakhoul S, Bdaiwi Y, Frobel-Mercier AK. Beta-blockers for congestive heart failure in children. Cochrane Database Syst Rev. 2016;28;(1):CD007037.
40. Giglia TM, Witmer C, Procaccini DE, Byrnes JW. Pediatric Cardiac Intensive Care Society 2014 Consensus Statement: Pharmacotherapies in Cardiac Critical Care Anticoagulation and Thrombolysis. Pediatr Crit Care Med. 2016 Mar;17(3 Suppl 1):S77-88.

22 Hipertensão arterial sistêmica

Erika Arai Furusawa
Jaqueline Wagenführ

APÓS LER ESTE CAPÍTULO, VOCÊ ESTARÁ APTO A:
• Diagnosticar a hipertensão arterial na criança e no adolescente.
• Iniciar a investigação diagnóstica da hipertensão arterial.
• Indicar o tratamento farmacológico da hipertensão arterial.

INTRODUÇÃO

A medida da pressão arterial (PA) é a base para diagnóstico, conduta e tratamento da hipertensão arterial[1]. O aprimoramento técnico da medida de PA nos últimos anos permitiu um grande avanço na precisão dessas medidas, com grandes benefícios para os pacientes.

Nas crianças, a medida de PA pode variar entre as consultas e até mesmo dentro de uma mesma visita ao médico. Geralmente os valores da PA tendem a diminuir com a repetição das aferições[2,3]. A PA apresenta variações associadas às atividades física e mental que, atuando sobre as variações respiratórias, diurnas e sazonais, geram padrões de comportamento da PA com níveis mais elevados durante o dia e queda de 15 a 25% nos níveis tensionais noturnos. Desse modo, o diagnóstico de hipertensão arterial sistêmica (HAS) em crianças depende de múltiplas medidas da pressão, realizadas em várias consultas médicas para confirmação da elevação da PA[4].

Na criança, para a correta aferição da PA, é fundamental a utilização de manguitos apropriados ao tamanho do braço. O manguito a ser escolhido deve possuir uma câmara interna com largura correspondente a 40% da circunferência do braço (medida no ponto médio entre o olécrano e o acrômio) e comprimento equivalente a 80 a 100% dessa medida, sem superposição. A criança precisa estar tranquila por 2 a 3 minutos. Para crianças acima de 3 anos utiliza-se a posição sentada, com o braço apoiado em um suporte, de modo que a fossa cubital esteja ao nível do coração, enquanto para lactentes e menores de 3 anos, utiliza-se o decúbito dorsal. O braço direito é preferível, pois permite comparação com tabelas padronizadas. A pressão sistólica corresponde ao início dos sons de Korotkoff (K_1) e a pressão diastólica, ao seu desaparecimento (K_5)[1].

O estudo mais utilizado internacionalmente para definição de valores de normalidade de PA casual na faixa etária pediátrica é o Second Task Force of Blood Pressure in Children, de 1987[4], atualizado pelo Clinical Practice Guideline for Screening and Management of High Blood Pressure in Children and Adolescents[7] em 2017 e encontram-se nas Tabelas 22.1 e 22.2.

Nessa atual recomendação foram excluídos os valores normais de PA de crianças e adolescentes com sobrepeso e obesidade (IMC > 85)[5] e a definição de normotensão e hipertensão arterial para as crianças maiores de 13 anos segue a da Academia Americana de Cardiologia[5].

Para as crianças entre 1 e 13 anos, define-se normotensão quando a PA sistólica e diastólica for inferior ao percentil 90 para idade, sexo e percentil de estatura; PA elevada quando a PA for igual ou superior ao percentil 90 e inferior ao percentil 95 para idade, sexo e percentil de estatura; hipertensão arterial quando a PA for igual ou superior ao percentil 95 para idade, sexo e percentil de estatura, confirmados em três ocasiões diferentes; hipertensão estágio 1 quando a PA for maior que o percentil 95 e menor que percentil 95 + 12 mmHg ou PA sistólica entre 130 e 139 mmHg ou PA diastólica entre 80 e 89 mmHg. A hipertensão estágio 2 é caracterizada por valores de PA acima do limite do estágio 1[5].

Para as crianças maiores de 13 anos, pode-se considerar normotensão quando a PA sistólica e diastólica for menor que 120/80 mmHg (respectivamente); PA elevada quando a PA sistólica estiver entre 120 e 129 mmHg e PA diastólica menor que 80 mmHg; hipertensão arterial quando a PA sistólica e diastólica for maior que 130/80 mmHg (respectivamente); hipertensão estágio 1 quando a PA sistólica estiver entre 130 e 139 mmHg e PA diastólica entre 80 e 89 mmHg e hipertensão estágio 2 quando a PA sistólica for maior ou igual a 140 mmHg e PA diastólica maior ou igual a 90 mmHg[5]. Essas definições estão resumidas na Tabela 22.3.

TABELA 22.1 Valores de pressão arterial para meninos de acordo com idade e percentil de estatura[7]

Idade (anos)	PA (percentil)	PAS (mmHg)							PAD (mmHg)						
		Percentil de estatura ou estatura							Percentil de estatura ou estatura						
		5%	10%	25%	50%	75%	90%	95%	5%	10%	25%	50%	75%	90%	95%
1	Estatura (cm)	77,2	78,3	80,2	82,4	84,6	86,7	87,9	77,2	78,3	80,2	82,4	84,6	86,7	87,9
	p50	85	85	86	86	87	88	88	40	40	40	41	41	42	42
	p90	98	99	99	100	100	101	101	52	52	53	53	54	54	54
	p95	102	102	103	103	104	105	105	54	54	55	55	56	57	57
	p95 + 12 mmHg	114	114	115	115	116	117	117	66	66	67	67	68	69	69
2	Estatura (cm)	86,1	87,4	89,6	92,1	94,7	97,1	98,5	86,1	87,4	89,6	92,1	94,7	97,1	98,5
	p50	87	87	88	89	89	90	91	43	43	44	44	45	46	46
	p90	100	100	101	102	103	103	104	55	55	56	56	57	58	58
	p95	104	105	105	106	107	107	108	57	58	58	59	60	61	61
	p95 + 12 mmHg	116	117	117	118	119	119	120	69	70	70	71	72	73	73
3	Estatura (cm)	92,5	93,9	96,3	99	101,8	104,3	105,8	92,5	93,9	96,3	99	101,8	104,3	105,8
	p50	88	89	89	90	91	92	92	45	46	46	47	48	49	49
	p90	101	102	102	103	104	105	105	58	58	59	59	60	61	61
	p95	106	106	107	107	108	109	109	60	61	61	62	63	64	64
	p95 + 12 mmHg	118	118	119	119	120	121	121	72	73	73	74	75	76	76
4	Estatura (cm)	98,5	100,2	102,9	105,9	108,9	111,5	113,2	98,5	100,2	102,9	105,9	108,9	111,5	113,2
	p50	90	90	91	92	93	94	94	48	49	49	50	51	52	52
	p90	102	103	104	105	105	106	107	60	61	62	62	63	64	64

(continua)

TABELA 22.1 Valores de pressão arterial para meninos de acordo com idade e percentil de estatura[7] (continuação)

Idade (anos)	PA (percentil)	PAS (mmHg)							PAD (mmHg)						
	p95	107	107	108	108	109	110	110	63	64	65	66	67	67	68
	p95 + 12 mmHg	119	119	120	120	121	122	122	75	76	77	78	79	79	80
5	Estatura (cm)	104,4	106,2	109,1	112,4	115,7	118,6	120,3	104,4	106,2	109,1	112,4	115,7	118,6	120,3
	p50	91	92	93	94	95	96	96	51	51	52	53	54	55	55
	p90	103	104	105	106	107	108	108	63	64	65	65	66	67	67
	p95	107	108	109	109	110	111	112	66	67	68	69	70	70	71
	p95 + 12 mmHg	119	120	121	121	122	123	124	78	79	80	81	82	82	83
6	Estatura (cm)	110,3	112,2	115,3	118,9	122,4	125,6	127,5	110,3	112,2	115,3	118,9	122,4	125,6	127,5
	p50	93	93	94	95	96	97	98	54	54	55	56	57	57	58
	p90	105	105	106	107	109	110	110	66	66	67	68	68	69	69
	p95	108	109	110	111	112	113	114	69	70	70	71	72	72	73
	p95 + 12 mmHg	120	121	122	123	124	125	126	81	82	82	83	84	84	85
7	Estatura (cm)	116,1	118	121,4	125,1	128,9	132,4	134,5	116,1	118	121,4	125,1	128,9	132,4	134,5
	p50	94	94	95	97	98	98	99	56	56	57	58	58	59	59
	p90	106	107	108	109	110	111	111	68	68	69	70	70	71	71
	p95	110	110	111	112	114	115	116	71	71	72	73	73	74	74
	p95 + 12 mmHg	122	122	123	124	126	127	128	83	83	84	85	85	86	86
8	Estatura (cm)	121,4	123,5	127	131	135,1	138,8	141	121,4	123,5	127	131	135,1	138,8	141
	p50	95	96	97	98	99	99	100	57	57	58	59	59	60	60
	p90	107	108	109	110	111	112	112	69	70	70	71	72	72	73
	p95	111	112	112	114	115	116	117	72	73	73	74	75	75	75
	p95 + 12 mmHg	123	124	124	126	127	128	129	84	85	85	86	87	87	87

(continua)

TABELA 22.1 Valores de pressão arterial para meninos de acordo com idade e percentil de estatura[7] (continuação)

Idade (anos)	PA (percentil)	PAS (mmHg)							PAD (mmHg)						
9	Estatura (cm)	126	128,3	132,1	136,3	140,7	144,7	147,1	126	128,3	132,1	136,3	140,7	144,7	147,1
	p50	96	97	98	99	100	101	101	57	58	59	60	61	62	62
	p90	107	108	109	110	112	113	114	70	71	72	73	74	74	74
	p95	112	112	113	115	116	118	119	74	74	75	76	76	77	77
	p95 + 12 mmHg	124	124	125	127	128	130	131	86	86	87	88	88	89	89
10	Estatura (cm)	130,2	132,7	136,7	141,3	145,9	150,1	152,7	130,2	132,7	136,7	141,3	145,9	150,1	152,7
	p50	97	98	99	100	101	102	103	59	60	61	62	63	63	64
	p90	108	109	111	112	113	115	116	72	73	74	74	75	75	76
	p95	112	113	114	116	118	120	121	76	76	77	77	78	78	78
	p95 + 12 mmHg	124	125	126	128	130	132	133	88	88	89	89	90	90	90
11	Estatura (cm)	134,7	137,3	141,5	146,4	151,3	155,8	158,6	134,7	137,3	141,5	146,4	151,3	155,8	158,6
	p50	99	99	101	102	103	104	106	61	61	62	63	63	63	63
	p90	110	111	112	114	116	117	118	74	74	75	75	75	76	76
	p95	114	114	116	118	120	123	124	77	78	78	78	78	78	78
	p95 + 12 mmHg	126	126	128	130	132	135	136	89	90	90	90	90	90	90
12	Estatura (cm)	140,3	143	174,5	152,7	157,9	162,6	165,5	140,3	143	147,5	152,7	157,9	162,6	165,5
	p50	101	101	102	104	106	108	109	61	62	62	62	62	63	63
	p90	113	114	115	117	119	121	122	75	75	75	75	75	76	76
	p95	116	117	118	121	124	126	128	78	78	78	78	78	79	79
	p95 + 12 mmHg	128	129	130	133	136	138	140	90	90	90	90	90	91	91
13	Estatura (cm)	147	150	154,9	160,3	165,7	170,5	173,4	147	150	154,9	160,3	165,7	170,5	173,4
	p50	103	104	105	108	110	111	112	61	60	61	62	63	64	65

(continua)

TABELA 22.1 Valores de pressão arterial para meninos de acordo com idade e percentil de estatura[7] (continuação)

Idade (anos)	PA (percentil)	PAS (mmHg)							PAD (mmHg)						
	p90	115	116	118	121	124	126	126	74	74	74	75	76	77	77
	p95	119	120	122	125	128	130	131	78	78	78	78	80	81	81
	p95 + 12 mmHg	131	132	134	137	140	142	143	90	90	90	90	92	93	93
14	Estatura (cm)	153,8	156,9	162	167,5	172,7	177,4	180,1	153,8	156,9	162	167,5	172,7	177,4	180,1
	p50	105	106	109	111	112	113	113	60	60	62	64	65	66	67
	p90	119	120	123	126	127	128	129	74	74	75	77	78	79	80
	p95	123	125	127	130	132	133	134	77	78	79	81	82	83	84
	p95 + 12 mmHg	135	137	139	142	144	145	146	89	90	91	93	94	95	96
15	Estatura (cm)	159	162	166,9	172,2	177,2	181,6	184,2	159	162	166,9	172,2	177,2	181,6	184,2
	p50	108	110	112	113	114	114	114	61	62	64	65	66	67	68
	p90	123	124	126	128	129	130	130	75	76	78	79	80	81	81
	p95	127	129	131	132	134	135	135	78	79	81	83	84	85	85
	p95 + 12 mmHg	139	141	143	144	146	147	147	90	91	93	95	96	97	97
16	Estatura (cm)	162,1	165	169,6	174,6	179,6	183,8	186,4	162,1	165	169,6	174,6	179,5	183,8	186,4
	p50	111	112	114	115	115	116	116	63	64	66	67	68	69	69
	p90	126	127	128	129	131	131	132	77	78	79	80	81	82	82
	p95	130	131	133	134	135	136	137	80	81	83	84	85	86	86
	p95 + 12 mmHg	142	143	145	146	147	148	149	92	93	95	96	97	98	98
17	Estatura (cm)	163,8	166,5	170,9	175,8	180,7	184,9	187,5	163,8	166,5	170,9	175,8	180,7	184,9	187,5
	p50	114	115	116	117	117	118	118	65	66	67	68	69	70	70
	p90	128	129	130	131	132	133	134	78	79	80	81	82	82	83
	p95	132	133	134	135	137	138	138	81	82	84	85	86	86	87
	p95 + 12 mmHg	144	145	146	147	149	150	150	93	94	96	97	98	98	99

TABELA 22.2 Valores de pressão arterial para meninas de acordo com idade e percentil de estatura[7]

Idade (anos)	PA (percentil)	PAS (mmHg)							PAD (mmHg)						
		Percentil de estatura ou estatura							Percentil de estatura ou estatura						
		5%	10%	25%	50%	75%	90%	95%	5%	10%	25%	50%	75%	90%	95%
1	Estatura (cm)	75,4	76,6	78,6	80,8	83	84,9	86,1	75,4	76,6	78,6	80,8	83	84,9	86,1
	p50	84	85	86	86	87	88	88	41	42	42	43	44	45	46
	p90	98	99	99	100	101	102	102	54	55	56	56	57	58	58
	p95	101	102	102	103	104	105	105	59	59	60	60	61	62	62
	p95 + 12 mmHg	113	114	114	115	116	117	117	71	71	72	72	73	74	74
2	Estatura (cm)	84,9	86,3	88,6	91,1	93,7	96	97,4	84,9	86,3	88,6	91,1	93,7	96	97,4
	p50	87	87	88	89	90	91	91	45	46	47	48	49	50	51
	p90	101	101	102	103	104	105	106	58	58	59	60	61	62	62
	p95	104	105	106	106	107	108	109	62	63	63	64	65	66	66
	p95 + 12 mmHg	116	117	118	118	119	120	121	74	75	75	76	77	78	78
3	Estatura (cm)	91	92,4	94,9	97,6	100,5	103,1	104,6	91	92,4	94,9	97,6	100,5	103,1	104,6
	p50	88	89	89	90	91	92	93	48	48	49	50	51	53	53
	p90	102	103	104	104	105	106	107	60	61	61	62	63	64	65
	p95	106	106	107	108	109	110	110	64	65	65	66	67	68	69
	p95 + 12 mmHg	118	118	119	120	121	122	122	76	77	77	78	79	80	81
4	Estatura (cm)	97,2	98,8	101,4	104,5	107,6	110,5	112,2	97,2	98,8	101,4	104,5	107,6	110,5	112,2

(continua)

TABELA 22.2 Valores de pressão arterial para meninas de acordo com idade e percentil de estatura[7] (continuação)

Idade (anos)	PA (percentil)	PAS (mmHg)							PAD (mmHg)						
	p50	89	90	91	92	93	94	94	50	51	51	53	54	55	55
	p90	103	104	105	106	107	108	108	62	63	64	65	66	67	67
	p95	107	108	109	109	110	111	112	66	67	68	69	70	70	71
	p95 + 12 mmHg	119	120	121	121	122	123	124	78	79	80	81	82	82	83
5	Estatura (cm)	103,6	105,3	108,2	111,5	114,9	118,1	120	103,6	105,3	108,2	111,5	114,9	118,1	120
	p50	90	91	92	93	94	95	96	52	52	53	55	56	57	57
	p90	104	105	106	107	108	109	110	64	65	66	67	68	69	70
	p95	108	109	109	110	111	112	113	68	69	70	71	72	73	73
	p95 + 12 mmHg	120	121	121	122	123	124	125	80	81	82	83	84	85	85
6	Estatura (cm)	110	111,8	114,9	118,4	122,1	125,6	127,7	110	111,8	114,9	118,4	122,1	125,6	127,7
	p50	92	92	93	94	96	97	97	54	54	55	56	57	58	59
	p90	105	106	107	108	109	110	111	67	67	68	69	70	71	71
	p95	109	109	110	111	112	113	114	70	71	72	72	73	74	74
	p95 + 12 mmHg	121	121	122	123	124	125	126	82	83	84	84	85	86	86
7	Estatura (cm)	115,9	117,8	121,1	124,9	128,8	132,5	134,7	115,9	117,8	121,1	124,9	128,8	132,5	134,7
	p50	92	93	94	95	97	98	99	55	55	55	57	58	59	60
	p90	106	106	107	109	110	111	112	68	68	69	70	71	72	72
	p95	109	110	111	112	113	114	115	72	72	73	73	74	74	75
	p95 + 12 mmHg	121	122	123	124	125	126	127	84	84	85	85	86	86	87

(continua)

TABELA 22.2 Valores de pressão arterial para meninas de acordo com idade e percentil de estatura[7] (continuação)

Idade (anos)	PA (percentil)	PAS (mmHg)							PAD (mmHg)						
8	Estatura (cm)	121	123	126,5	130,6	134,7	138,5	140,9	121	123	126,5	130,6	134,7	138,5	140,9
	p50	93	94	95	97	98	99	100	56	56	57	59	60	61	61
	p90	107	107	108	110	111	112	113	69	70	71	72	72	73	73
	p95	110	111	112	113	115	116	117	72	73	74	74	75	75	75
	p95 + 12 mmHg	122	123	124	125	127	128	129	84	85	86	86	87	87	87
9	Estatura (cm)	125,3	127,6	131,3	135,6	140,1	144,1	146,6	125,3	127,6	131,3	135,6	140,1	144,1	146,6
	p50	95	95	97	98	99	100	101	57	58	59	60	60	61	61
	p90	108	108	109	111	112	113	114	71	71	72	73	73	73	73
	p95	112	112	113	114	116	117	118	74	74	75	75	75	75	75
	p95 + 12 mmHg	124	124	125	126	128	129	130	86	86	87	87	87	87	87
10	Estatura (cm)	129,7	132,2	136,3	141	145,8	150,2	152,8	129,7	132,2	136,3	141	145,8	150,2	152,8
	p50	96	97	98	99	101	102	103	58	59	59	60	61	61	62
	p90	109	110	111	112	113	115	116	72	73	73	73	73	73	73
	p95	113	114	114	116	117	119	120	75	75	76	76	76	76	76
	p95 + 12 mmHg	125	126	126	128	129	131	132	87	87	88	88	88	88	88
11	Estatura (cm)	135,6	138,3	142,8	147,8	152,8	157,3	160	135,6	138,3	142,8	147,8	152,8	157,3	160
	p50	98	99	101	102	104	105	106	60	60	60	61	62	63	64
	p90	111	112	113	114	116	118	120	74	74	74	74	74	75	75
	p95	115	116	117	118	120	123	124	76	77	77	77	77	77	77

(continua)

TABELA 22.2 Valores de pressão arterial para meninas de acordo com idade e percentil de estatura[7] (continuação)

Idade (anos)	PA (percentil)	PAS (mmHg)							PAD (mmHg)						
	p95 + 12 mmHg	127	128	129	130	132	135	136	88	89	89	89	89	89	89
12	Estatura (cm)	142,8	145,5	149,9	154,8	159,6	163,8	166,4	142,8	145,5	149,9	154,8	159,6	163,8	166,4
	p50	102	102	104	105	107	108	108	61	61	61	62	64	65	65
	p90	1134	115	116	118	120	122	122	75	75	75	75	76	76	76
	p95	118	119	120	122	124	125	126	78	78	78	78	79	79	79
	p95 + 12 mmHg	130	131	132	134	136	137	138	90	90	90	90	91	91	91
13	Estatura (cm)	148,1	150,6	154,7	159,2	163,7	167,8	170,2	148,1	150,6	154,7	159,2	163,7	167,8	170,2
	p50	104	105	106	107	108	108	109	62	62	63	64	65	65	66
	p90	116	117	119	121	122	123	123	75	75	75	76	76	76	76
	p95	121	122	123	124	126	126	127	79	79	79	79	80	80	81
	p95 + 12 mmHg	133	134	135	136	138	138	139	91	91	91	91	92	92	93
14	Estatura (cm)	150,6	153	156,9	161,3	165,7	169,7	172,1	150,6	153	156,9	161,3	165,7	169,7	172,1
	p50	105	106	107	108	109	109	109	63	63	64	65	66	66	66
	p90	118	118	120	122	123	123	123	76	76	76	76	77	77	77
	p95	123	123	124	125	126	127	127	80	80	80	80	81	81	82
	p95 + 12 mmHg	135	135	136	137	138	139	139	92	92	92	92	93	93	94
15	Estatura (cm)	151,7	154	157,9	162,3	166,7	170,6	173	151,7	154	157,9	162,3	166,7	170,6	173
	p50	105	106	107	108	109	109	109	64	64	64	65	66	67	67
	p90	118	119	121	122	123	123	124	76	76	76	77	77	78	78

(continua)

TABELA 22.2 Valores de pressão arterial para meninas de acordo com idade e percentil de estatura[7] (continuação)

Idade (anos)	PA (percentil)	PAS (mmHg)							PAD (mmHg)						
	p95	124	124	125	126	127	127	128	80	80	80	81	82	82	82
	p95 + 12 mmHg	136	136	137	138	139	139	140	92	92	92	93	94	94	94
16	Estatura (cm)	152,1	154,5	158,4	162,8	167,1	171,1	173,4	152,1	154,5	158,4	162,8	167,1	171,1	173,4
	p50	106	107	108	109	109	110	110	64	64	65	66	66	67	67
	p90	119	120	122	123	124	124	124	76	76	76	77	78	78	78
	p95	124	125	125	127	127	128	128	80	80	81	82	82	82	86
	p95 + 12 mmHg	136	137	137	139	139	140	140	92	92	92	93	94	94	94
17	Estatura (cm)	152,4	154,7	158,7	163,0	167,4	171,3	173,7	152,4	154,7	158,7	163,0	167,4	171,3	173,7
	p50	107	108	109	110	110	110	111	64	64	65	66	66	66	67
	p90	120	121	123	124	124	125	125	76	76	77	77	78	78	78
	p95	125	125	126	127	128	128	128	80	80	80	81	82	82	82
	p95 + 12 mmHg	137	137	138	139	140	140	140	92	92	92	93	94	984	94

PA: pressão arterial; PAD: pressão diastólica; PAS: pressão sistólica.

TABELA 22.3 Definição e classificação da pressão arterial[7]

Crianças entre 1 e 13 anos	Crianças maiores de 13 anos
PA normal: < p90	PA normal: < 120/< 80 mmHg
PA elevada: ≥ p90 a < p95 ou 120/80 mmHg a < p95 (o que for menor)	PA elevada: 120/<80 mmHg a 129/<80 mmHg
Hipertensão estágio 1: ≥ p95 a < p95 + 12 mmHg ou 130/80 a 139/89 mmHg (o que for menor)	Hipertensão estágio 1: 130/80 a 139/89 mmHg
Hipertensão estágio 2: ≥ p95 + 12 mmHg ou ≥ 140/90 mmHg (o que for menor)	Hipertensão estágio 2: ≥ 140/90 mmHg

QUADRO CLÍNICO E DIAGNÓSTICO

As causas de HA na criança e adolescente variam com a idade e níveis mais elevados de PA relacionam-se diretamente com uma causa secundária[3,6,7]. Nas crianças pré-púberes, na maioria das vezes apresentam causas secundárias, enquanto a etiologia primária é mais frequente em adolescentes e adultos jovens. O espectro etiopatogênico da HA em crianças engloba doenças renais, cardiovasculares, endócrinas, neurológicas e iatrogênicas. As Tabelas 22.4 e 22.5 listam as principais causas de HA na criança de acordo com a faixa etária.

Os pacientes com HA são, na maioria das vezes, assintomáticos. A Tabela 22.6 ilustra as principais manifestações clínicas da HA na criança[4].

Na investigação diagnóstica da etiologia da HA, inicia-se uma anamnese minuciosa com pesquisa da coexistência de doenças sistêmicas, perda ou ganho de peso, antecedente pessoal de traumatismo e cateter umbilical no período neonatal, história do sono com especial atenção à presença de apneia do sono; nas crianças maiores e adolescentes, investigar sobre uso de drogas, fumo e medicações com efeito na PA. Deve-se interrogar a presença de antecedentes familiares de HA, infarto do miocárdio, acidente vascular encefálico e outras doenças causalmente relacionadas ao desenvolvimento de HA (doença policística renal, doenças autoimunes e endocrinológicas)[3].

O exame físico deve ser detalhado com palpação de pulsos nos quatro membros, ausculta abdominal para detecção de sopro abdominal e alterações de pele. A presença de alterações de fundo de olho, cardiomegalia, insuficiência cardíaca ou déficit neurológico, em geral, correlaciona-se com a cronicidade e a gravidade da HA[6].

A avaliação diagnóstica da hipertensão na criança e no adolescente deve ser adequada ao quadro clínico, história familiar, valor medido de PA e idade de apresentação[6,7]. Os exames diagnósticos que fazem parte da abordagem inicial incluem:

- Exames de sangue: hemograma completo, ureia e creatinina, eletrólitos, ácido úrico, perfil lipídico em jejum, glicemia de jejum.

TABELA 22.4 **Causas de hipertensão neonatal**

Renal	Malformações	Doença cística, hipoplasia ou displasia renal, uropatia obstrutiva secundária a anomalias congênitas
	Causas renovasculares	Estenose ou trombose de artéria renal, trombose de veia renal (secundária a cateterismo da artéria umbilical, ECMO), calcificação arterial idiopática
	Tumores	Tumor de Wilms, neuroblastoma
	Insuficiência renal	
Cardiovasculares	Coarctação da aorta	
Pulmonar	Displasia broncopulmonar, pneumotórax	
Endócrina/metabólica	Hiperplasia congênita de suprarrenal, hipercalcemia, síndrome de Turner, anormalidades do ciclo da ureia Hipertireoidismo	
Neurológica	Anormalidades congênitas ou adquiridas do SNC	
Medicamentos	Corticosteroides, ACTH, mineralocorticoides, vício materno por narcóticos (heroína, cocaína, metadona)	

TABELA 22.5 **Manifestação clínica da hipertensão arterial na criança**

Manifestação clínica	%
Cefaleia	30
Náusea e vômito	13
Encefalopatia hipertensiva	10,6
Polidipsia/poliúria	7,4
Alterações visuais	5,2
Irritabilidade	4,5
Cansaço	10
Falência cardíaca	4,5
Paralisia facial	3,4
Epistaxe	3,0
Déficit de ganho ponderoestatural	2,7
Sopro cardíaco	2,7
Dor abdominal	1,8
Enurese	1,2

TABELA 22.6 Causas de hipertensão na criança e no adolescente

Renal	Glomerulonefrite aguda ou crônica, nefrite tubulointersticial
	Doença policística renal, hipoplasia renal, obstrução
	Pielonefrite com ou sem hidronefrose
	Renovascular (estenose da artéria renal, arterite de Takayasu, neurofibromatose)
	Tumor
	Trauma
	Insuficiência renal crônica
Cardiovascular	Coarctação da aorta, hipoplasia da aorta abdominal
Endócrina	Hiperplasia da adrenal congênita, feocromocitoma
Sistema nervoso central	Disautonomia, tumores
Ingestão de drogas	Anfetaminas, epinefrina, glicocorticoides, mineralocorticoides
Trauma	

- Exames de urina: urina 1 e urocultura.
- Outros: ultrassonografia de rins e vias urinárias com Doppler, avaliação de órgãos-alvo: fundoscopia ocular, ecodopplercardiografia bidimensional, microalbuminúria.

É importante ressaltar que a criança ou adolescente obeso e hipertenso pode apresentar hipertensão de causa não associada exclusivamente à obesidade. Nem todo obeso é hipertenso, mas todo hipertenso piora o controle da PA em decorrência do ganho desproporcional de peso, portanto, a avaliação diagnóstica da HA no paciente pediátrico obeso deve seguir as recomendações básicas de investigação da hipertensão pediátrica em geral, como descrito anteriormente, sugerindo-se o diagnóstico de HA associado à obesidade quando a investigação complementar inicial se mostrar negativa para achados compatíveis com causas secundárias de HA. Outros recursos diagnósticos podem ser utilizados para pacientes selecionados, seja em virtude de dados de anamnese ou exame físico, seja por alterações verificadas na investigação complementar inicial. O estudo do sono, por meio da polissonografia, está indicado para adolescentes com distúrbio de sono detectado pela anamnese.

Nos pacientes hipertensos, a mudança de alguns fatores, como diminuição do índice de massa corpórea, melhora do condicionamento físico com atividade física regular e alteração na dieta com alimentos saudáveis, pode melhorar o controle da pressão arterial (PA)[6-10].

TRATAMENTO

A terapêutica não farmacológica deve ser introduzida para todos os pacientes pediátricos com valores de PA acima do percentil 90[2,10] e esta envolve redução de peso, programação de exercício físico e intervenção dietética[2,10]. A massa corpórea é o maior determinante da PA na faixa etária pediátrica[2,10]. A redução de peso apresenta bons resultados no tratamento da criança hipertensa obesa[11]. O exercício físico é um bom instrumento para redução de peso e de PA, apresentando melhor efeito sobre os valores de pressão sistólica do que sobre a diastólica[12,13]. Recomenda-se atividade aeróbica regular, isto é, 30 a 60 minutos de exercício físico moderado, se possível diariamente, com redução das atividades sedentárias de lazer, para prevenir obesidade, hipertensão e outros riscos cardiovasculares. O treinamento de resistência pode ser realizado pela criança portadora de HA, à exceção do levantamento de peso. Esportes competitivos não são recomendados para pacientes com hipertensão arterial em estágio 2[13].

A decisão de iniciar o tratamento com drogas hipotensoras, com exceção das formas graves e agudas de hipertensão, é quase sempre difícil de ser tomada. Esta decisão se baseia no grau de elevação da PA, presença de fatores de risco cardiovascular e presença de lesões de órgão-alvo ou doença renal potencialmente progressiva. Assim, reserva-se a terapêutica farmacológica para casos de hipertensão estágio 1 ou 2, pacientes com hipertensão associada à presença de lesões de órgão-alvo e pacientes cuja resposta clínica à abordagem não farmacológica exclusiva for insatisfatória. A escolha do hipotensor a ser utilizado deve se basear na causa e na gravidade da hipertensão e na tolerabilidade do paciente à droga escolhida, utilizando a menor dose possível do esquema hipotensor prescrito (Tabela 22.7), com baixo grau de efeitos colaterais, sempre contando com a adesão do paciente ao tratamento.

TABELA 22.7 Medicamentos orais mais utilizados para o tratamento da hipertensão arterial crônica pediátrica[7]

Medicamento	Dose inicial (mg/kg/dose)	Dose máxima (mg/kg/dia)	Intervalo
Anlodipina (6 a 17 anos)	0,1	0,5	24 horas
Nifedipina XL	0,25 a 0,5	3 (máx. 120 mg/dia)	12 a 24 horas
Captopril			
▪ Criança	0,3 a 0,5	6	8 horas
▪ Neonato	0,03 a 0,15	2	8 a 24 horas
Enalapril	0,08	0,6	12 a 24 horas
Losartana	0,7 (máx. 50 mg/dia)	1,4 (máx. 100 mg/dia)	24 horas
Propranolol	1 a 2	4 (máx. 640 mg/dia)	8 a 12 horas
Atenolol	0,5 a 1	2 (máx. 100 mg/dia)	12 a 24 horas

(continua)

TABELA 22.7 Medicamentos orais mais utilizados para o tratamento da hipertensão arterial crônica pediátrica[7] (continuação)

Medicamento	Dose inicial (mg/kg/dose)	Dose máxima (mg/kg/dia)	Intervalo
Furosemida	0,5-2	6	4 a 12 horas
Hidroclorotiazida	1	3 (máx. 50 mg/dia)	12 horas
Triantereno	1 a 2	3 a 4 (máx. 300 mg/dia)	12 horas
Espironolactona	1	3,3 (máx. 100 mg/dia)	6 a 12 horas
Clonidina (^{3} 12 anos)	0,2 mg/dia	2,4 mg/dia	12 horas
Prazosina	0,05-0,1	0,5	8 horas
Hidralazina	0,75	7,5 (máx. 200 mg/dia)	6 horas
Minoxidil ▪ < 12 anos ▪ ≥ 12 anos	 0,2 5 mg/dia	 50 mg/dia 100 mg/dia	6 a 8 horas

Máx.: máximo.

CONCLUSÕES

A HA na criança apresenta-se, na maioria das vezes, assintomática, e deve-se iniciar a investigação a partir da história clínica, com especial atenção aos antecedentes familiares e fatores de risco, além de exame físico e exames laboratoriais com pesquisa de lesões de órgão-alvo. O tratamento não farmacológico é recomendado a todos os pacientes e a decisão do tratamento medicamentoso dependerá da gravidade da HA, presença de fatores de risco e lesão de órgão-alvo.

REFERÊNCIAS

1. O´Brien E, Asmar R, Beilin L, Imai Y, Mancia G, Mengden T, et al; European Society of Hypertension Working Group on Blood pressure Monitoring: European Society of Hypertension recommendations for conventional, ambulatory and home blood pressure measurement. J Hypertens. 2003;21:821-48.
2. National High Blood Pressure Education Program Working Group on High Blood Pressure in children and Adolescents. The fourth report on the diagnosis, evaluation, and treatment of high blood pressure in children and adolescents. Pediatrics. 2004;114:555-79.
3. Lieberman E. Hypertension in childhood and adolescence. In: Kaplan NM, editor. Kaplan's clinical hypertension. 6th ed. Baltimore: Williams & Wilkins; 1994.
4. Report of the Second Task Force on Blood Pressure Control in Children-1987. Task Force on Blood Pressure Control in Children. Pediatrics. 1987;79:1-25.
5. Flynn JT, Kaelber DC, Baker-Smith CM, Blowey D, Carroll AE, Daniels SR, et al. Clinical practice guideline for screening and management of high blood pressure in children and adolescents. Pediatrics. 2017;140(3):e20171904.
6. Update on the 1987 Task Force Report on High Blood Pressure in Children and Adolescents: a working group report from the National High Blood Pressure Education Program. National High Blood Pressure Education Program Working Group on Hypertension Control in Children and Adolescents. Pediatrics. 1996 Oct;98(4 Pt 1):649-58.

7. Sinaiko AR. Current concept: hypertension in children. N Engl J Med. 1996;335:1968-73.
8. Carnethon MR, Gidding SS, Nehgme R, Sidney S, Jacobs DR Jr, Liu K. Cardiorespiratory fitness in young adulthood and the development of cardiovascular disease risk factors. JAMA. 2003;290:3092-100.
9. Gidding SS, Barton BA, Dorgan JA, Kimm SY, Kwiterovich PO, Lasser NL, et al. Higher self-reported physical activity is associated with lower systolic blood pressure. The Dietary Intervention Study in Childhood (DISC). Pediatrics. 2006;118:2388-93.
10. Mikkila V, Rasanen L, Raitakari OT, Marniemi J, Pietinen P, Ronnemaa T, et al. Major dietary patterns and cardiovascular risk factors from childhood to adulthood. The Cardiovascular Risk in Young Finns Study. Br J Nutr. 2007;98:218-25.
11. Rocchini AP, Katch V, Anderson J, Hinderliter J, Becque D, Martin M, et al. Blood pressure in adolescents: effect of weight loss. Pediatrics. 1988;82:16-23.
12. Hagberg JM, Goldring D, Holloszy JO. Effect of exercise training on the blood pressure and hemodynamic features of hypertensive adolescents. Am J Cardiol. 1983;52:763-8.
13. Hansen HS, Hyldebrandt N, Froberg K, Nielsen JR. Blood pressure and physical fitness in a population of children – the Odense Schoolchild Study. J Hum Hypertens. 1990;4:615-20.

23 Hipertensão arterial pulmonar na criança

Ana Maria Thomaz
Antonio Augusto Barbosa Lopes

APÓS LER ESTE CAPÍTULO, VOCÊ ESTARÁ APTO A:
• Reconhecer a gravidade desta doença na infância e seu prognóstico.
• Suspeitar do diagnóstico diante de sintomas e sinais inespecíficos.
• Solicitar exames iniciais para seu diagnóstico.
• Encaminhar o paciente a um centro de referência o mais rápido possível para tratamento precoce.

INTRODUÇÃO

A hipertensão arterial pulmonar (HAP) é uma doença rara na infância, com caráter progressivo e alta mortalidade, apesar da introdução de terapias específicas. Caracteriza-se por uma elevação da pressão da artéria pulmonar, que pode estar associada a um amplo espectro de doenças e causas, sendo a hipertensão arterial pulmonar idiopática (HAPI, que ocorre em 40% dos casos) e a HAP associada à cardiopatia congênita (HAP-CCG, que ocorre em 50% dos casos) os tipos mais comuns na infância[1,2]. Sua apresentação e gravidade são bem variadas. Até há pouco tempo, o diagnóstico de HAPI, previamente denominada hipertensão arterial pulmonar primária (HPP), apresentava um prognóstico fechado, com uma perspectiva de sobrevida média inferior a 1 ano em crianças[1,3]. Felizmente, o estudo dessa entidade tem crescido muito nos últimos anos, com grandes descobertas nas áreas de fisiopatologia, genética e biologia molecular, o que tem contribuído para o tratamento medicamentoso, com melhora da qualidade de vida, capacidade física e hemodinâmica, assim como na sobrevida. A identificação precoce da doença permite tratamento imediato, o que pode modificar o curso da doença.

DEFINIÇÃO E CLASSIFICAÇÃO

A hipertensão pulmonar é uma consequência hemodinâmica, relativamente rara, comum a várias etiologias e diversos mecanismos. Estes determinam o aumento dos níveis pressóricos no território vascular pulmonar, com medidas de pressão média da artéria pulmonar (PAPm) acima de 20 mmHg, a mesma para crianças e lactentes acima de 3 meses de idade e para adultos[4]. Caracteriza-se por alterações vasculares pulmonares, em geral progressivas, e que levam à falência ventricular direita e ao óbito. Assim, por exemplo, a hipertensão pulmonar pode ter origem genética ou ser associada a agentes infecciosos ou parasitários, ou a doenças cardíacas, pulmonares, tromboembolismo crônico, ou, ainda, a doenças autoimunes[5]. Existe uma categoria diagnóstica específica, denominada hipertensão arterial pulmonar (HAP). Neste caso, além do critério mencionado, a pressão de encunhamento pulmonar (*wedge pressure*) não deve superar o limite de 15 mmHg. Por conceito, a resistência vascular pulmonar (RVP) situa-se em níveis superiores a 3 unidades Wood x m^2. Desta forma, a HAP é, essencialmente, pré capilar (Tabela 23.1)[6].

A classificação clínica da hipertensão pulmonar sofreu uma série de alterações desde sua primeira versão, proposta em 1973, em Genebra (Suíça), na 1ª Conferência Internacional sobre Hipertensão Pulmonar Primária, apoiada pela Organização Mundial da Saúde (OMS). As versões posteriores tiveram modificações adaptadas, com base nas classificações de Evian (França, 1998, 2ª Conferência Mundial de Hipertensão Pulmonar) e na de Veneza (Itália, 2003, 3º Simpósio Mundial de Hipertensão Pulmonar). Nessas classificações, as categorias clínicas associadas à hipertensão pulmonar estão divididas de

TABELA 23.1 Definições hemodinâmicas para a hipertensão pulmonar[4,6]

Definição	Características
Hipertensão pulmonar (HP)	PAPm > 20 mmHg (crianças > 3 meses de idade ao nível do mar)
HP pré-capilar	PAPm > 20 mmHg Pressão de encunhamento ≤ 15 mmHg RVPi ≥ 3 UW x m^2 GDP ≥ 7 mmHg
HP pós-capilar	PAPm > 20 mmHg Pressão de encunhamento > 15 mmHg Essencialmente pós-capilar: GTP ≤ 12 mmHg GDP < 7 mmHg Forma mista: GTP > 12 mmHg GDP ≥ 7 mmHg

GDP: gradiente diastólico pulmonar, definido como a diferença entre a pressão diastólica da artéria pulmonar e a pressão pulmonar de encunhamento; GTP: gradiente de pressão transpulmonar, definido como a diferença entre PAPm e a pressão pulmonar de encunhamento; HP: hipertensão pulmonar; PAPm: pressão arterial pulmonar média; RVPi: resistência vascular pulmonar indexada.

acordo com as características histopatológicas, fisiopatológicas e terapêuticas. São reconhecidas cinco principais categorias que se assemelham pela elevação da PAPm e da RVP, mas que diferem entre si quanto aos mecanismos subjacentes, abordagem diagnóstica, prognóstico e implicações terapêuticas[7]. Durante o 4º Simpósio Mundial de Hipertensão Pulmonar ocorrido em 2008, Dana Point, Califórnia, Estados Unidos, mantiveram-se a arquitetura e a filosofia geral das outras classificações. As modificações realizadas foram sobretudo na categoria 1, na qual é possível encontrar as doenças que cursam com HAP[8]. Em 2013, a classificação foi delineada em Nice, França, no 5º Simpósio Mundial sobre Hipertensão Pulmonar, com a inclusão de aspectos pediátricos pela primeira vez. A criação de uma força-tarefa pediátrica deve-se ao fato de que crianças com problemas próprios da faixa etária não podem e não devem ser orientadas por especialistas afeitos à hipertensão pulmonar do adulto. Essa iniciativa teve como objetivo principal encaminhar a elaboração de um sistema de classificação infantil. Discutiu-se também a necessidade de maior conhecimento do fenótipo da doença, de melhoria das avaliações diagnósticas e nas correlações entre fenótipo e resposta terapêutica com a valorização dos ensaios clínicos[9]. No ano de 2018, o 6º Simpósio Mundial sobre Hipertensão Pulmonar ocorreu novamente em Nice (França), com classificações baseadas tanto em evidências quanto em especialistas com recomendações para diagnóstico e tratamentos ideais a lactentes, crianças e adultos jovens com hipertensão pulmonar, incluindo as cardiopatias congênitas/síndrome de Eisenmenger e fisiologia univentricular/cirurgia de Fontan. Além disso, também procurou definir as várias lacunas existentes no conhecimento em hipertensão pulmonar pediátrica e as terapias emergentes para a faixa etária[4] (Quadro 23.1).

Na faixa etária pediátrica, compreendida desde o período neonatal até a adolescência, há uma vastidão de etiologias associadas à hipertensão pulmonar. Estão incluídas condições como a assim chamada "hipertensão pulmonar do recém-nascido" (contendo etiologias como hipoplasia pulmonar, hérnia diafragmática, aspiração meconial e prematuridade, entre outras), infecções congênitas, transtornos respiratórios como a displasia broncopulmonar, doenças hematológicas e cardíacas, além de diversas síndromes (Quadro 23.2)[10,11].

QUADRO 23.1 Classificação clínica atualizada da hipertensão pulmonar[4]

Hipertensão arterial pulmonar
- Idiopática
- Hereditária
- Induzida por droga e toxina
- Associada com:
  - Doença do tecido conectivo
  - Infecção pelo vírus HIV
  - Hipertensão portal
  - Cardiopatia congênita
  - Esquistossomose
- HAP dos respondedores, em longo prazo, aos bloqueadores de canal de cálcio
- HAP com características evidentes de envolvimento venoso/capilar (DVOP/HCP)
- Hipertensão pulmonar persistente do recém-nascido

(continuação)

QUADRO 23.1 Classificação clínica atualizada da hipertensão pulmonar[4] *(continuação)*

Hipertensão pulmonar decorrente de doença cardíaca esquerda
- HP decorrente de insuficiência cardíaca com FEVE preservada
- HP decorrente de insuficiência cardíaca com FEVE diminuída
- Doença cardíaca valvular
- Condições cardiovasculares congênitas/adquiridas que levam à HP pós-capilar

Hipertensão pulmonar decorrente de doença pulmonar e/ou hipóxia
- Doença pulmonar obstrutiva
- Doença pulmonar restritiva
- Outras doenças pulmonares com padrão misto obstrutivo e restritivo
- Hipoxemia sem doença pulmonar
- Doenças pulmonares do desenvolvimento

Hipertensão pulmonar decorrente de obstruções da artéria pulmonar
- HP tromboembólica crônica
- Outras obstruções de artéria pulmonar

Hipertensão pulmonar por mecanismos multifatoriais e/ou não esclarecidos
- Distúrbios hematológicos
- Distúrbios sistêmicos e metabólicos
- Outros
- Cardiopatia congênita complexa

DVOP: doença veno-oclusiva pulmonar; FEVE: fração de ejeção do ventrículo esquerdo; HAP: hipertensão arterial pulmonar; HCP: hemangiomatose capilar pulmonar; HP: hipertensão pulmonar; HIV: vírus da imunodeficiência humana.

QUADRO 23.2 Principais itens da classificação da doença vascular pulmonar hipertensiva pediátrica*
Doença vascular hipertensiva pulmonar pré-natal ou do desenvolvimento
Má adaptação vascular pulmonar perinatal
Doença cardiovascular pediátrica
Displasia broncopulmonar
Doença vascular hipertensiva pulmonar pediátrica isolada (HAP pediátrica isolada)
Doença vascular pulmonar multifatorial associada a malformações ou síndromes
Doença pulmonar pediátrica
Doença tromboembólica pediátrica
Exposição à hipóxia hipobárica pediátrica
Doença vascular pulmonar associada a outras doenças sistêmicas

* Um vasto elenco de subitens compõe a classificação estabelecida em consenso no Panamá, ano de 2011[11].

FISIOPATOLOGIA

A regulação do tônus vascular pulmonar é complexa e representa um equilíbrio entre estímulos vasoconstritor e vasodilatador. O tônus vascular na circulação pulmonar tende à vasoconstrição, independentemente do evento inicial. Muitos avanços em biologia vascular têm aumentado o entendimento das adaptações que ocorrem na hipertensão pulmonar[1,2].

Em pediatria, as três categorias principais de HP são a persistente do neonato (HAP-RN), a HAP-CCG, a idiopática (HAPI) e a familial (HAPF), e, nelas, as alterações na biologia vascular são similares e serão discutidas conjuntamente[1].

As alterações transicionais que ocorrem ao nascimento e o desenvolvimento da circulação pulmonar durante a primeira infância têm grande influência na resposta do pulmão e vasculatura pulmonar às lesões e demais processos patológicos. Esses aspectos distinguem a HP da população pediátrica da HP vista em adultos.

O sistema óxido nítrico-GMP cíclico e a prostaciclina-AMP cíclico estão altamente ativados na circulação pulmonar neonatal e dos lactentes e alterações nessas vias são causas importantes de doença vascular pulmonar[1].

A resistência vascular pulmonar do feto é alta e os pulmões recebem apenas 5 a 10% do débito do ventrículo direito, sendo o restante direcionado para a aorta descendente por meio do ducto arterioso patente. A resistência vascular pulmonar diminui rapidamente ao nascimento, acompanhada de aumento do fluxo sanguíneo pulmonar. O óxido nítrico (NO) e a prostaglandina liberados pelo endotélio vascular pulmonar são os mediadores-chave da vasodilatação que ocorre ao nascimento. A ação desse estímulo vasodilatador é contraposta por vários estímulos vasoconstritores, como endotelina-1, tromboxanos e produtos do ciclo do citocromo P450[1].

As enzimas cicloxigenase e óxido nítrico sintase (eNOS) – as principais da transição da circulação pulmonar – apresentam grande maturação no final da gestação e ao nascimento. A atividade dessas enzimas aumenta drasticamente diante de estímulos relacionados ao nascimento, especialmente com a ventilação e a oxigenação. Além disso, o oxigênio estimula a atividade dessas enzimas por meio do aumento da síntese e liberação do ATP pelas células vermelhas oxigenadas na circulação pulmonar durante a transição perinatal[1].

O NO é liberado como bioproduto da conversão da L-arginina a L-citrulina pela ação da eNOS, e seus efeitos biológicos são mediados por guanilciclase na musculatura lisa vascular, promovendo conversão da guanosina trifosfato (GTP) em GMPc. A enzima fosfodiesterase-5 (PDE-5) catalisa a quebra do GMPc, a fim de limitar a duração da vasodilatação observada com o NO (Figura 23.1). A guanilciclase e a fosfodiesterase apresentam maturação com grande aumento de sua atividade na gestação a termo e após o nascimento. A prostaciclina (PGI2), sintetizada nas células endoteliais pelo ácido araquidônico e pelas endoperoxidases, estimula a adenilciclase, mediando a conversão do ATP em AMPc. A fosfodiesterase específica para AMPc (PDE-3) catalisa a quebra do AMPc e limita a duração da resposta vasodilatadora da prostaciclina.

Assim, como visto na Figura 23.1, o aumento dos níveis de GMPc e AMPc na musculatura lisa do vaso está associado ao relaxamento e à vasodilatação. A fosfodiesterase específica do AMPc é inibida pelo GMPc, sugerindo que sinergismo entre esses sistemas complementares é possível na terapia da HAP.

Na célula muscular lisa, os nucleotídeos cíclicos ativam proteínas quinases específicas, que diminuem o influxo de Ca^{++} para a célula e a sensibilidade do sistema contrátil ao Ca^{++}. Em contraposição, a ativação do sistema por Rho GTPase e Rho quinase aumentam a sensibilidade ao Ca^{++} e estimulam a contração.

Independentemente do evento inicial, a elevação da pressão arterial pulmonar é causada por vasoconstrição pulmonar, obliteração da luz das artérias e arteríolas e lesões plexiformes. A lesão plexiforme resulta de proliferação monoclonal de células endoteliais, migração e proliferação de células musculares lisas e acúmulo de macrófagos circulantes e células progenitoras endoteliais.

As terapias atuais baseiam-se no aumento intracelular desses nucleotídeos, aumentando a disponibilidade de NO e prostaciclina, inibindo a fosfodiesterase para preservação da atividade biológica de GMPc e AMPc e diminuindo os efeitos da endotelina, dos tromboxanos e de outros vasoconstritores.

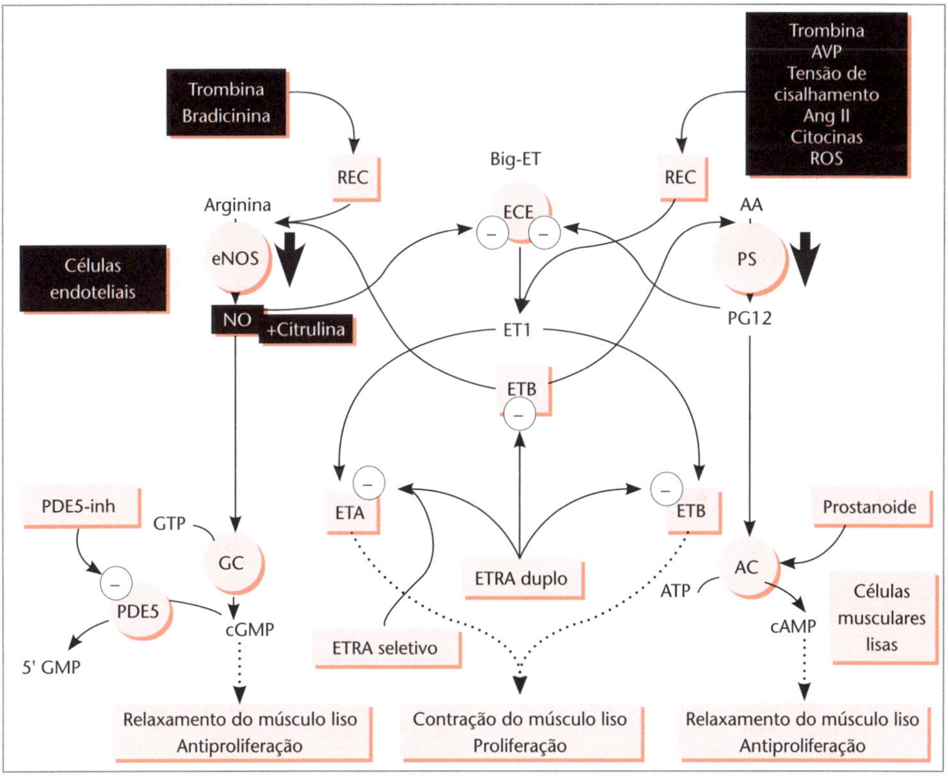

FIGURA 23.1 Mecanismo da hipertensão pulmonar. REC: receptores de membrana cellular; eNOS: óxido nítrico sintetase do tipo III; NO: óxido nítrico; GC: guanilato ciclase; GTP: trifosfato de guanosina; cGMP = GMPc: monofosfato cíclico de guanosina; PDES-inh: inibidor de fosfodiesterase-5; PDES = fosfodiesterase-5; 5'GMP: guanosina 5' monofosfato; Big-ET: grande endotelina; ECE: enzima conversora de endotelina; ET1: endotelina 1; ETB: receptor de endotelina B; ETA: receptor de endotelina A; ETRA duplo: duplo antagonista do receptor de endotelina; ETRA seletivo: antagonista seletivo do receptor de endotelina; AVP: arginina vasopressina; Ang II: angiotensina II; ROS: espécies reativas de oxigênio; AA: ácido araquidônico; PS: prostaciclina sintetase; PGI2: prostaciclina; AC: adenilato ciclase; ATP: trifosfato de adenosina; cAMP = AMPc: monofosfato cíclico de adenosina

HIPERTENSÃO ARTERIAL PULMONAR IDIOPÁTICA E FAMILIAL

A HAPI, previamente denominada HAP primária, é um diagnóstico de exclusão e corresponde a 40% das causas de HP na infância. Sua prevalência real em crianças é desconhecida. Apesar de inicialmente ser vista como uma doença rara, seu diagnóstico tem aumentado em frequência, talvez pelo maior conhecimento e diagnóstico da doença, em vez de aumento na frequência de aparecimento. Em adultos, há predomínio do sexo feminino (1,7:1), mas, em crianças, ainda há discrepância nos relatos. Alguns estudiosos relatam incidência semelhante em crianças antes da adolescência, com predomínio do sexo masculino (1,5:1) após a adolescência[1].

A etiologia em crianças é desconhecida e, provavelmente, multifatorial. De 6 a 12% dos pacientes portadores de HAP apresentam história familiar da doença e são classificados como HAPF[1,2].

Mutações no gene *bone morphogenetic protein receptor type 2* (*BMPR2*) têm sido identificadas em adultos e crianças com HAPF (50%) e HAPI (15 a 26%). Ela tem herança com padrão autossômico dominante, com penetrância reduzida e antecipação genética. Em muitos familiares, o diagnóstico inicial é feito na criança e posterior avaliação da família revela padrões menos expressivos da doença em pais ou avós[13,14].

Existem outros *loci* genéticos que também apresentam papel importante, como *ALK-1*, gene transportador da serotonina e *angiotensin II receptor type 1* (AGTR-1)[14] (Tabela 23.2).

TABELA 23.2 Mutações gênicas associadas à hipertensão pulmonar[15]

Gene	Doença	Herança	Função
BMPR2	HAPI/HAPH	Autossômica dominante	Receptor tipo II da família de moléculas de sinalização TGF-beta
ALK1	THH	Autossômica dominante	Receptor tipo I da família TGF-beta
ENG	THH	Autossômica dominante	Receptor tipo II da família TGF-beta
SMAD1	HAPI/HAPH	N/A	Molécula de transdução de sinal
SMAD4	THH	Autossômica dominante	Molécula de transdução de sinal
SMAD9	HAPI/HAPH	Autossômica dominante	Molécula de transdução de sinal
KCNK3	HAPI/HAPH	Autossômica dominante	Canal de potássio sensível ao pH
CAV1	HAPI/HAPH	Autossômica dominante	Proteína de membrana necessária para a formação de cavéolas
EIF2AK4	DPVO/HCP	Autossômica recessiva	Quinase envolvida no controle da angiogênese
TBX4	Síndrome patelar pequena	Autossômica dominante	Fator de transcrição T-box

DPVO: doença pulmonar veno-oclusiva; HAPH: hipertensão arterial pulmonar hereditária; HAPI: hipertensão arterial pulmonar idiopática; HCP: hemangiomatose capilar pulmonar; TGF: fator de crescimento da transcrição; THH: telangiectasia hemorrágica hereditária.

História clínica

As manifestações clínicas variam de acordo com a idade de aparecimento da doença, o grau de elevação da pressão pulmonar e a função ventricular direita. Crianças pequenas mostram sinais de irritabilidade, déficit de crescimento, sintomas respiratórios e taquicardia, relacionados a baixo débito. Crianças maiores queixam-se de intolerância ao exercício e síncope. O principal sintoma é a dispneia, em virtude da inabilidade do ventrículo direito em aumentar o débito cardíaco no exercício. Outros sintomas incluem hemoptise, dor torácica, arritmia e, nos casos mais avançados de falência cardíaca direita, edema e ascite[2,3,16].

O exame físico do paciente com HAP mostra impulsões de ventrículo direito, B2 palpável e hiperfonese de segunda bulha pulmonar, sopro em área pulmonar associada à dilatação do tronco da pulmonar, com ou sem sopro diastólico de insuficiência pulmonar.

Diagnóstico

Diagnosticar HAP em crianças envolve muitos desafios. Por sua baixa prevalência e pelo fato de os sintomas mimetizarem outras doenças cardiorrespiratórias, como a asma, o diagnóstico muitas vezes é retardado. Além disso, muitas vezes a criança não sabe referir seus sintomas reais de forma confiável. Soma-se a isso a dificuldade em avaliar a gravidade da doença, uma vez que as crianças não executam testes de exercícios confiáveis. Todos esses fatores contribuem para o diagnóstico mais tardio da doença, com uma média de 1 a 2 anos do início dos sintomas até o diagnóstico[16].

A avaliação de HP em crianças envolve um roteiro compreensivo para confirmar o diagnóstico, avaliar a gravidade da doença e descartar doenças secundárias para que o tratamento adequado possa ser instituído[16-18] (Figura 23.2).

A triagem inicial inclui radiografia de tórax, eletrocardiograma e ecocardiograma. Os demais exames são realizados para excluir formas associadas de HP.

A radiografia de tórax mostra aumento do átrio e do ventrículo direitos, com dilatação das artérias pulmonares centrais e vasculatura pulmonar variável, dependendo do fluxo pulmonar (Figura 23.3).

Geralmente o eletrocardiograma (ECG) mostra desvio do eixo para a direita, aumento de átrio direito e hipertrofia ventricular direita com alterações secundárias da onda T. Pode haver arritmia atrial (Figura 23.4).

O ecocardiograma transtorácico (ETT) é um método não invasivo muito valioso e acessível na abordagem da HP, não apenas para a confirmação inicial de suspeita, mas também para a triagem de crianças com risco aumentado de desenvolvimento de HP e

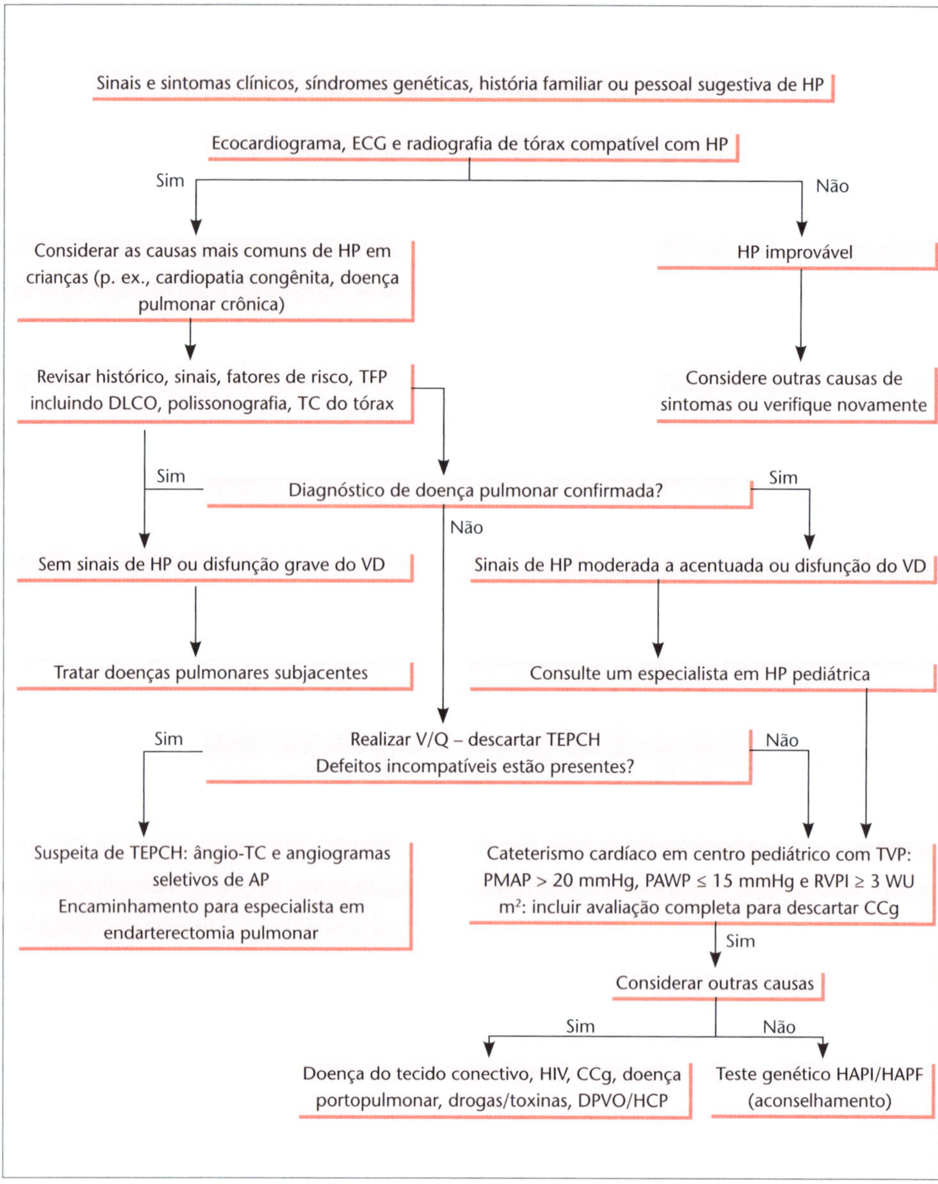

FIGURA 23.2 Algoritmo diagnóstico de hipertensão pulmonar (HP) em crianças[19].

Ângio-TC: angiotomografia computadorizada; AP: artéria pulmonar; CCg: cardiopatia congênita; DLCO: capacidade de difusão do pulmão por monóxido de carbono; DPVO: doença pulmonar veno-oclusiva; ECG: eletrocardiograma; HAPI: hipertensão arterial idiopática; HAPF: hipertensão arterial pulmonar familial; HCP: hemangiomatose capilar pulmonar; HIV: vírus da imunodeficiência humana; PAWP: pressão de encunhamento da artéria pulmonar; PMAP: pressão média da artéria pulmonar; RNM: ressonância magnética; RVPI: resistência vascular pulmonar indexada; TC: tomografia computadorizada; TC6M: teste de caminhada de 6 minutos; TEPCH: tromboembolismo pulmonar crônico hipertensivo; TFP: teste de função pulmonar; VD: ventrículo direito; V/Q: ventilação/perfusão.

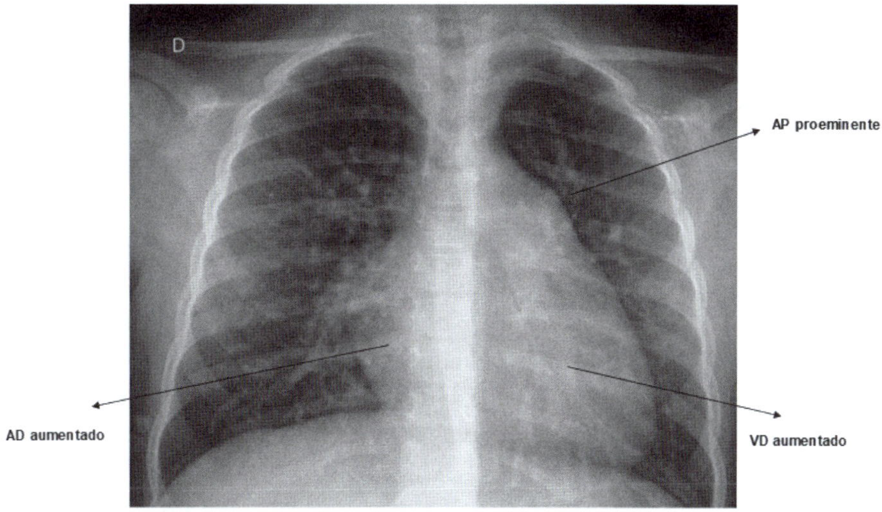

FIGURA 23.3 Radiografia de tórax de criança do sexo feminino, de 4 anos de idade. Nota-se abaulamento da AP central, aumento de átrio e ventrículo direitos. Distribuição do fluxo pulmonar mais evidente nas regiões hilares.

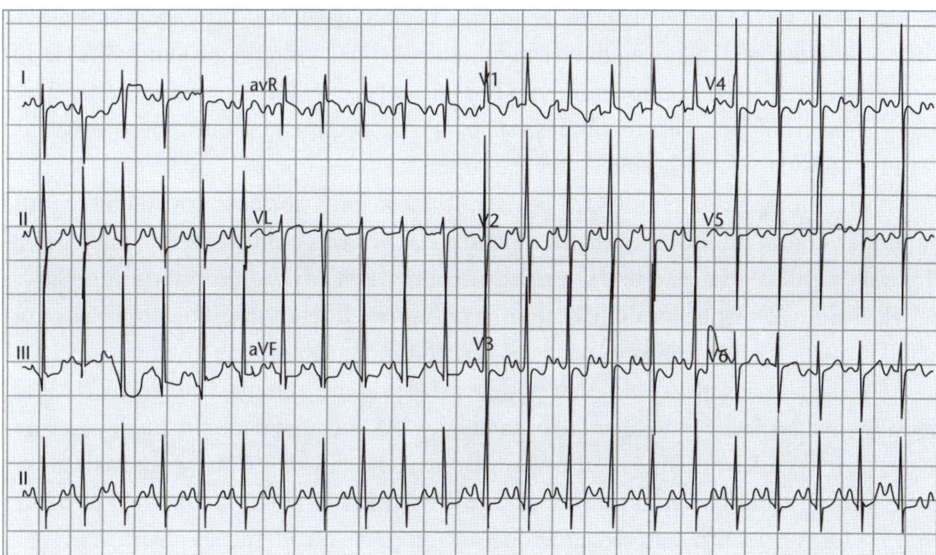

FIGURA 23.4 ECG de criança de 4 anos de idade com HAPI. Observa-se ritmo sinusal, com eixo desviado para direita, sobrecargas atrial e ventricular direitas, com alteração da repolarização do ventrículo direito demonstrando um padrão *strain* nessa câmara cardíaca.

possível disfunção sistólica do VD. É recomendado para estimar as pressões pulmonares, determinar o tamanho do átrio e ventrículo direito e avaliar função ventricular e presença de derrame pericárdico que podem ajudar a identificar pacientes com deterioração ventricular precoce e sua resposta à farmacoterapia avançada (acompanhamento clínico após mudança de tratamento ou condição clínica). Também tem papel importante na avaliação de alterações estruturais do coração nos casos de cardiopatia congênita presente. Em razão do tamanho corporal variável e da fisiopatologia causal diferente, as variáveis ETT usadas para a avaliação da HP pediátrica podem ter diferentes intervalos de referência e impacto variável na precisão do diagnóstico em relação aos adultos com HP[1,16,20].

A cintilografia ventilação-perfusão é mandatória nos pacientes com suspeita de HAPI, a fim de excluir doença tromboembólica crônica como causa de elevação da pressão pulmonar, pois essa doença pode ser tratada cirurgicamente ou por angioplastia. Também é importante na avaliação da síndrome de Eisenmenger, visto que esses pacientes apresentam incidência aumentada de doença tromboembólica. Uma cintilografia normal ou com baixa probabilidade de tromboembolismo pulmonar (TEP) exclui doença tromboembólica como causa da HP.

A ressonância magnética (RM) cardíaca tem se tornado um instrumento importante na avaliação da HP e de doenças associadas com uma avaliação mais abrangente do VD e da vasculatura pulmonar, porém os dados em crianças ainda são muito limitados. Ela permite avaliação do volume do ventrículo direito, massa muscular, movimentação do septo interventricular esquerdo, cálculo do débito cardíaco por meio do fluxo pulmonar, velocidade do fluxo sanguíneo no tronco pulmonar e a presença de autocontraste, importantes no seguimento dos pacientes com HP. Deve-se ressaltar que a maioria das crianças necessita de anestesia para o procedimento e que o risco envolvido deve ser considerado ao se solicitar esse exame.

A angiotomografia pulmonar pode ser utilizada em associação com a cintilografia pulmonar, com o intuito de avaliar o tamanho das artérias pulmonares e a falha de enchimento central ou periférico. O principal papel da TC é detectar causas alternativas de HP, incluindo distúrbios do parênquima pulmonar, doença tromboembólica e anormalidades vasculares, como estenose das veias pulmonares.

Alterações na função pulmonar podem estar presentes em pacientes com HAP, especialmente nas fases mais adiantadas da doença. As anormalidades incluem desarranjo nas propriedades mecânicas ou trocas gasosas, tendendo a ser maiores e mais graves neste último. Uma restrição pulmonar leve é encontrada em 20 a 50% dos pacientes com HAPI. A presença de restrição moderada ou grave ou alterações obstrutivas sugerem outros diagnósticos. Hipoxemia grave não é comumente encontrada nos pacientes com HAPI, exceto em pacientes que apresentem comunicação intracardíaca tipo forame oval ou débito cardíaco muito baixo.

A oximetria noturna deve ser realizada frente à suspeita de apneia do sono obstrutiva ou distúrbio respiratório durante o sono do tipo hipertrofia de adenoides e/ou amígdalas.

A avaliação funcional da criança com HAP pode ser realizada por meio do teste de caminhada de 6 minutos (T6MC) ou qualquer outro tipo de teste de capacidade física, dependendo da idade. Apesar de o T6MC ainda não ter sido validado para crianças com HAP, ele pode ser útil para avaliação de atividade submáxima nessas crianças. Em geral, as crianças com HAP tendem a caminhar distâncias maiores que os adultos com a mesma classe funcional da OMS (Tabela 23.3), provavelmente por causa da baixa prevalência de disfunção ventricular direita[22].

O teste cardiopulmonar pode ser realizado em crianças acima de 7 anos de idade com resultados confiáveis. Crianças com HAP apresentam diminuição da capacidade aeróbica, com consumo de pico de O_2 de 20,7 ± 6,9, contra 35,5 ± 7,4 mL/kg/minuto quando comparado a crianças controles saudáveis[22].

No momento do diagnóstico, deve-se realizar investigação laboratorial (Figura 23.2), com o intuito de afastar doenças sistêmicas associadas que possam ter levado à HP e permitir seu tratamento.

Alguns dados recentes sugerem que o peptídeo natriurético do tipo B (BNP, do inglês *B-type natriuretic peptide*) também pode ser utilizado como marcador em crianças, quando realizado seriadamente para avaliação da progressão da doença ou avaliação de resposta terapêutica[24].

Em caso de história familiar de HAP ou de morte súbita na família, pode-se sugerir a realização do teste para *BMPR2* ou *ALK-1*.

Apesar dos avanços nas técnicas de imagem não invasivas, o cateterismo cardíaco é imprescindível na confirmação do diagnóstico e orientação do tratamento. Em virtude do alto risco imposto pela sedação, ele deve ser realizado por anestesista especializado em crianças e por hemodinamicista qualificado, em centro de referência em hipertensão pulmonar.

O teste de vasorreatividade é de suma importância durante o cateterismo, pois guiará o regime terapêutico. Os agentes vasodilatadores mais comumente utilizados são óxido nítrico (NO) inalatório, epoprostenol e adenosina. Não existe padronização em relação ao teste com NO, mas, em geral, é feito com inalação do mesmo na concentração de 20, 40 e 80 ppm durante 15 minutos. Uma resposta positiva ao teste de vasodilatação significa uma redução de pelo menos 20% na pressão média da artéria pulmonar, sem queda do índice cardíaco. Pacientes respondedores ao teste agudo de vasodilatação são candidatos ao tratamento com bloqueadores do canal de cálcio[16,25,26,27].

A biópsia de pulmão é raramente utilizada na investigação da HP em crianças por causa do alto risco envolvido no procedimento. Deve ser indicada quando se suspeitar de outros diagnósticos, cujo tratamento seja diferente do habitual, como na doença venoclusiva pulmonar (DVOP) ou na hemangiomatose capilar pulmonar (HCP).

A gravidade da HP é avaliada utilizando critérios clínicos (Tabela 23.4). A categorização como baixo ou alto risco não é precisa, e parte desta tem julgamento clínico pelo responsável pelo acompanhamento da criança. Além disso, podem-se encontrar pacientes com critérios intermediários que não se enquadram nesta categorização.

TABELA 23.3 Classificação NYHA/OMS da classe funcional de pacientes com hipertensão pulmonar[23]

NYHA I	Pacientes com HP que não apresentam limitação física para as atividades físicas habituais; atividades diárias não aumentam dispneia, fadiga, dor no peito ou pré-síncope.
NYHA II	Pacientes com HP que apresentam limitação leve para as atividades físicas. Não apresentam desconforto em repouso, mas atividade física habitual causa dispneia, fadiga, dor precordial ou pré-síncope.
NYHA III	Pacientes com HP que apresentam moderada limitação física. Não apresentam desconforto em repouso, mas atividades mínimas causam dispneia, fadiga, dor precordial ou pré-síncope.
NYHA IV	Pacientes com HP que são incapazes de realizar atividade física ou que apresentam sinais de falência direita em repouso. Dispneia e/ou fadiga podem estar presentes em repouso e podem aumentar com qualquer atividade física.

HP: hipertensão pulmonar; NYHA: New York Heart Association; OMS: Organização Mundial da Saúde.

TABELA 23.4 Critérios de gravidade (risco) para hipertensão arterial pulmonar pediátrica[28]

Menor risco	Determinantes do risco	Maior risco
Não	Evidência clínica de falência de ventrículo direito	Sim
Não	Progressão de sintomas	Sim
I/II	Classe funcional (WHO)*	III/IV
Ausente	Síncope	Recorrente
Dilatação/disfunção mínima de VD	Ecocardiograma	Dilatação/disfunção importante de VD
PAP média/PAS média < 0,75 IRVP < 10 U Wood x m^2 IC > 3,0 L/min/m^2 RVP/RVS < 0,5 Vasorreatividade demonstrada	Dados hemodinâmicos	PAP média/PAS média > 0,75 IRVP > 20 U Wood x m^2 IC < 2,5 L/min/m^2 RVP/RVS > 1,0 PAD média > 10 mmHg
Discretamente elevado	BNP/NT pro-BNP	Elevação importante
> 500 metros	Distância percorrida no teste de 6 minutos	< 300 metros
VO_2 pico > 25 mL/kg/min	Ergoespirometria	VO_2 pico < 15 mL/kg/min

* Recomenda-se a utilização da classificação funcional adaptada para a faixa etária pediátrica.
PAP média/PAS média: relação entre as pressões da artéria pulmonar média e sistólica; IRVP: resistência vascular pulmonar indexada; IC: índice cardíaco; RVP/RVS: relação entre as resistências vasculares pulmonar e sistêmica; BNP: peptídeo natriurético tipo B; NT pro-BNP: fração N-terminal do pró-peptídeo natriurético tipo B; VO2: consumo de oxigênio.

Tratamento

Medidas gerais

Os cuidados gerais de crianças portadoras de HP são muito importantes, pois as doenças habituais da infância, em geral benignas para a maioria, podem ser graves para as portadoras de HP. As doenças respiratórias podem piorar a relação ventilação-perfusão, resultando em hipoxemia ou atelectasia e agravamento do grau de HP. Cuidado especial deve ser tomado para evitar tais infecções, sendo recomendada vacinação rotineira contra influenza e pneumococo[29].

Não é recomendado o uso de descongestionantes com pseudoefedrina ou outras medicações estimulantes similares, uma vez que podem estar associadas à HP[29].

A gastroenterite pode resultar em hipovolemia, que pode repercutir negativamente no débito cardíaco do paciente com HP grave. Da mesma forma, a febre pode aumentar a demanda metabólica e deve ser controlada[26,27,29].

Alguns pacientes apresentam dessaturação de oxigênio durante o sono e, na presença de síncope ou outros sintomas, recomenda-se suplementação noturna de oxigênio.

Dieta adequada e/ou medicação devem ser usadas para prevenir obstipação, uma vez que a manobra de Valsalva diminui o retorno venoso para o coração direito e pode precipitar episódios de síncope.

Em relação à recreação, em geral as crianças com HAP apresentam intolerância ao exercício, que se agrava conforme a disfunção ventricular direita progride. Historicamente, limitava-se a atividade física após o diagnóstico de HAP por causa do risco aumentado de morte súbita. Entretanto, Desai e Channick[26] sugerem que pacientes adultos com HAP, sob tratamento específico, apresentam menor risco de morte súbita quando realizam exercícios leves a moderados.

Devem ser evitados os exercícios competitivos e os isométricos, como levantamento de peso, que podem causar taquicardia e aumento da pressão pulmonar, o que coloca a criança em risco de crise de HP. Recomenda-se também evitar brinquedos de parques de diversões, como montanha-russa, pois a força gravitacional presente neles compromete o débito cardíaco e aumenta a resistência periférica. A liberação de adrenalina também pode desencadear crise de HP[26,27,29].

Viagens, especialmente aéreas, podem requerer suplementação de oxigênio dependendo da gravidade da doença, da altitude do destino e do tempo de permanência em altas altitudes[29].

Tratamento convencional

A terapia convencional para tratamento de falência ventricular direita é frequentemente utilizada em crianças. A digoxina é utilizada na presença de disfunção ventricular direita, apesar de não haver dados concretos em crianças[25-27,29-31].

Os diuréticos são indicados em caso de edema periférico ou ascite. Entretanto, a diurese excessiva pode ser nociva para esses pacientes[25-27,29,30].

A anticoagulação em crianças baseia-se nos estudos realizados em adultos com HAPI por causa do risco de trombose *in situ*. A varfarina está associada à melhora da sobrevida em dois estudos retrospectivos e um prospectivo, realizados em adultos com

HAPI[32] e HAP associada a anorexígeno. A dose recomendada é a dose titulada até que se obtenha a razão normalizada internacional (RNI) entre 1,5 e 2,5. Deve-se levar em consideração o nível e o tipo de atividade física que a criança pratica. Nos lactentes, pode ser usado o ácido acetilsalicílico ou mesmo a varfarina, se os efeitos benéficos suplantarem os riscos[25-27,29].

Tratamento específico

Não há recomendação de tratamento baseado em evidências em crianças com HAP, principalmente por falta de resultados de estudos clínicos randomizados na população pediátrica[25,26]. Na prática, o algoritmo semelhante ao do adulto guia o tratamento da criança com HAP[9] (Figura 23.5), apesar de existirem algumas dificuldades, como dosagem para crianças (Tabela 23.5)[33].

O objetivo principal do tratamento é promover vasodilatação e remodelamento da vasculatura pulmonar e restaurar a função endotelial pela ação das drogas nas vias da prostaciclina, endotelina e NO.

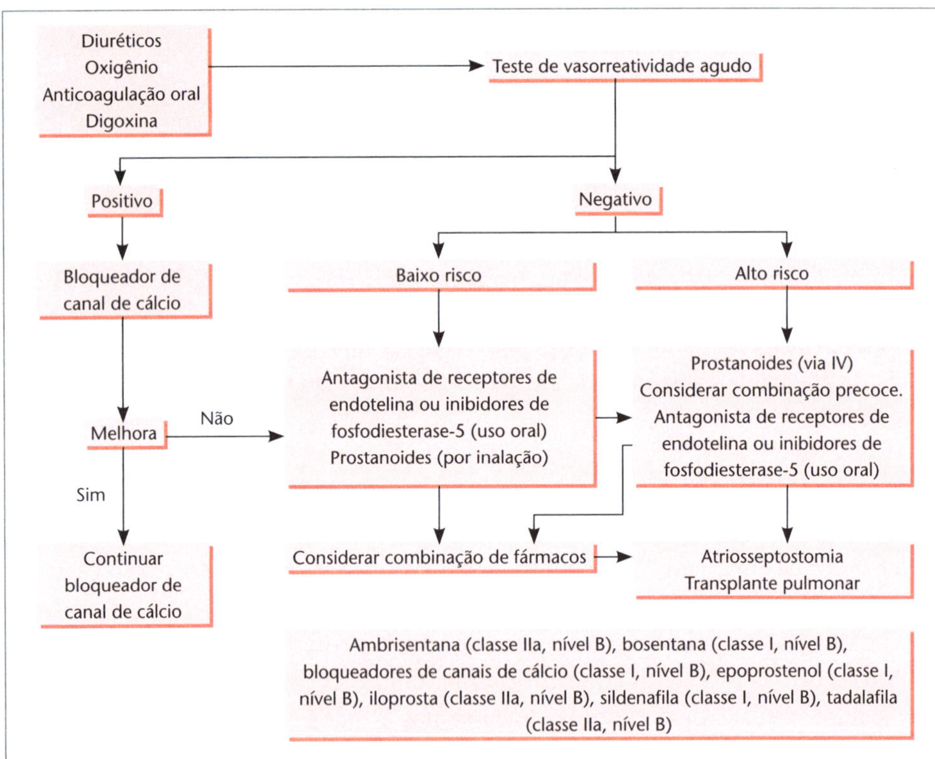

FIGURA 23.5 Algoritmo de tratamento para hipertensão arterial pulmonar idiopática ou familial.

Bloqueadores do canal de cálcio

Um estudo não controlado e não randomizado[34,35] mostrou efeitos benéficos do tratamento com altas doses de bloqueadores de canal de cálcio em pacientes adultos com HAPI com teste de reatividade positivo. Efeitos favoráveis também foram obtidos em crianças[36,37].

Eles são pouco utilizados em crianças como primeira linha de tratamento. Sua indicação está restrita aos pacientes com teste de reatividade positivo no cateterismo. Apenas 50% desses pacientes sustentam essa resposta a longo prazo e os demais necessitam de ajuste de tratamento com outras drogas. Os não respondedores não devem ser tratados com bloqueadores do canal de cálcio, mas sim com outros vasodilatadores seletivos, que incluem os inibidores de fosfodiesterase 5, inibidores de endotelina e os prostanoides.

Prostaciclina

A primeira droga disponível em outros países foi a prostaciclina exógena endovenosa. A prostaciclina é um metabólito do ácido araquidônico, produzida pelo endotélio vascular. É um potente vasodilatador tanto sistêmico como pulmonar e tem atividade antiplaquetária. Seu uso mostrou melhora hemodinâmica, de qualidade de vida e de sobrevida de pacientes em classe IV da NYHA[38].

No entanto, apresenta desvantagens pelos riscos envolvidos na necessidade de acesso venoso central. A interrupção abrupta da medicação pode causar rápida deterioração ou crise pulmonar de rebote, podendo ser fatal. Os efeitos dose-dependentes são náuseas, dor articular, diarreia e dor musculoesquelética[25,38,39]. Essa droga não está disponível no Brasil.

A iloprosta é um análogo sintético da prostaciclina, com meia-vida de 20 a 30 minutos, que pode ser utilizada por via inalatória ou endovenosa. Um estudo recente em crianças tratadas com iloprosta inalatória mostrou melhora da classe funcional da OMS em 35% dos pacientes e manutenção de classe funcional em 50%. Os efeitos adversos são reatividade de vias aéreas inferiores em algumas crianças e necessidade de inalações frequentes durante o dia (6 a 8 administrações por dia)[25].

Antagonistas da endotelina

A endotelina-1 (ET-1) é um potente peptídeo vasoconstritor produzido primariamente pela célula endotelial vascular e pela célula muscular lisa. Dois subtipos de receptores, ETA e ETB, mediam a atividade do ET-1. Os receptores ETA e ETB da musculatura lisa vascular promovem vasoconstrição, enquanto os receptores ETB das células endoteliais promovem liberação de NO e prostaciclina e agem como clareadores de receptores de ET-1 circulante.

A bosentana é um antagonista do receptor de endotelina, atuando nos receptores ETA e ETB. Em estudos não controlados com crianças com HAP, mostrou-se que a bosentana diminui a pressão na artéria pulmonar e a resistência vascular pulmonar e melhora a classe funcional da OMS, além da estimativa de sobrevida em 1 a 2 anos (98 e 91%, respectivamente)[34,40,41]. Os efeitos adversos são hepatoxicidade dose-dependente, teratogenicidade e possibilidade de infertilidade masculina.

O sitaxsentan e a ambrisentana são antagonistas seletivos dos receptores ETA, com meia-vida mais longa. Eles bloqueiam o efeito vasoconstritor do ETA enquanto mantêm o efeito vasodilatador dos receptores ETB[39]. Essas drogas mostram efeito benéfico na capacidade física de pacientes adultos, mas há poucos estudos disponíveis em crianças.

Inibidores de fosfodiesterase-5

Os inibidores de fosfodiesterase 5, como a sildenafila e tadalafila, evitam a quebra do GMPc, resultando em vasodilatação pulmonar. Além disso, a fosfodiesterase-5 apresenta alta expressividade no ventrículo direito humano hipertrofiado, e a inibição aguda com o uso oral de sildenafila tem mostrado melhora na contratilidade do ventrículo direito[42].

A sildenafila está aprovada para uso em pacientes adultos em classe funcional OMS II-IV27, mas dados em crianças são limitados[25,39,42]. A sildenafila pode ser utilizada por via oral e, recentemente, a apresentação endovenosa foi aprovada pela Food and Drug Administration (FDA). Um estudo-piloto com 14 crianças com HAPI tratadas com sildenafila oral mostrou diminuição da pressão pulmonar e melhora na distância caminhada no T6MC, mantendo um platô após 6 e 12 meses de tratamento[43,44].

Os efeitos colaterais são cefaleia, *flushing*, exacerbação de epistaxe e, raramente, hipotensão sistêmica e ereções.

TABELA 23.5 Farmacoterapia em hipertensão pulmonar pediátrica

Classe do fármaco	Fármaco	Dose	Efeitos adversos	Classe de recomendação/nível de evidência e comentários
Bloqueador de canal de cálcio	Nifedipina	▪ Início: 0,3 a 0,6 mg/kg/dia (via oral) em 3 tomadas ▪ Manutenção: 2,0 a 3,0 mg/kg/dia ▪ Máx. em adultos: 180 mg/dia ▪ Sempre aumentar a partir da dose mínima ▪ Se possível, usar preparação de liberação lenta	Bradicardia Baixo débito cardíaco Edema periférico *Rash* cutâneo Hiperplasia gengival Obstipação	I-B Efeito inicial pode ser temporário Necessária reavaliação de efetividade (cateterismo cardíaco)

(continua)

TABELA 23.5 Farmacoterapia em hipertensão pulmonar pediátrica *(continuação)*

Classe do fármaco	Fármaco	Dose	Efeitos adversos	Classe de recomendação/nível de evidência e comentários
Bloqueador de canal de cálcio	Anlodipina	▪ Início: 0,1 a 0,3 mg/kg/dia (via oral) em 2 tomadas ▪ Manutenção: 2,5 a 7,5 mg/dia ▪ Máx. em adultos: 10 mg/dia ▪ Sempre aumentar a partir da dose mínima	Bradicardia Baixo débito cardíaco Edema periférico *Rash* cutâneo Hiperplasia gengival Obstipação	I-B Efeito inicial pode ser temporário
Bloqueador de canal de cálcio	Diltiazem	▪ Início: 1,5 a 2,0 mg/kg/dia (via oral) em 3 tomadas ▪ Manutenção: 3,0 a 5,0 mg/kg/dia ▪ Máx. em adultos: 360 mg/dia ▪ Sempre aumentar a partir da dose mínima ▪ Se possível, usar preparação de liberação lenta	Bradicardia Baixo débito cardíaco *Rash* cutâneo Hiperplasia gengival Obstipação	I-B Efeito inicial pode ser temporário Necessária reavaliação de efetividade Bradicardia mais frequente que outros bloqueadores
Inibidor de fosfodiesterase-5	Sildenafila	▪ Idade < 1 ano: 1,5 a 3,0 mg/kg/dia (via oral) em 3 tomadas ▪ Peso < 20 kg: 30,0 mg/dia em 3 tomadas ▪ Peso ≥ 20 kg: 60,0 mg/dia em 3 tomadas ▪ Retardar o uso em prematuros extremos até que se complete a vascularização da retina	Cefaleia Congestão nasal Rubor facial Agitação Hipotensão Transtornos de visão e audição Priapismo Evitar nitratos concomitantemente	I-B Uso de altas doses (p. ex.: > 60 mg dia) deve ser evitado em pacientes entre 1 e 17 anos (recomendação da FDA, com base no estudo STARTS-2) Uso aprovado na União Europeia e no Canadá
Inibidor de fosfodiesterase-5	Tadalafila	▪ Início: 0,5 a 1,0 mg/kg/dia (via oral) em tomada única ▪ Máx. em adultos: 40,0 mg/dia ▪ Fármaco avaliado apenas em pacientes > 3 anos de idade	Cefaleia Congestão nasal Rubor facial Agitação Hipotensão Transtornos de visão e audição Priapismo Epistaxe Evitar nitratos concomitantemente	IIa-B Informações limitadas sobre efetividade e segurança em pacientes pediátricos

(continua)

TABELA 23.5 Farmacoterapia em hipertensão pulmonar pediátrica *(continuação)*

Classe do fármaco	Fármaco	Dose	Efeitos adversos	Classe de recomendação/nível de evidência e comentários
Antagonista de receptores ETA e ETB de endotelina	Bosentana	▪ Início: metade da dose de manutenção (via oral) em 2 tomadas ▪ Manutenção: ▪ Peso < 10 kg: 4 mg/kg/dia em 2 tomadas ▪ Peso: 10-20 kg: 62,5 mg/dia em 2 tomadas de 31,25 mg ▪ Peso: > 20-40 kg: 125 mg/dia em 2 tomadas de 62,5 mg ▪ Peso > 40 kg: 250 mg/dia em 2 tomadas de 125 mg	Risco de hepatotoxicidade. Necessário controle mensal de transaminases Teratogenicidade: necessária supervisão rigorosa de ocorrência de gravidez em adolescentes Retenção hídrica Infertilidade masculina Interferência (redução) com níveis de sildenafila	I-B Efetividade comprovada em adultos com a síndrome de Eisenmenger (estudo BREATHE-5) Recomendado uso de dois diferentes métodos contraceptivos em adolescentes
Antagonista seletivo de receptores ETA de endotelina	Ambrisentana	▪ Manutenção: ▪ Peso < 20 kg: 2,5 mg/dia ▪ Peso: 20-40 kg: 2,5-5,0 mg/dia ▪ Peso: > 40 kg: 5,0-10,0 mg/dia ▪ Máx. em adultos: 10,0 mg/dia	Necessário controle rotineiro de transaminases Teratogenicidade: necessária supervisão rigorosa de ocorrência de gravidez em adolescentes Retenção hídrica Infertilidade masculina	IIa-B Informações limitadas sobre efetividade e segurança em pacientes pediátricos Evitar uso em neonatos e lactentes pela imaturidade de glucoronidação
Antagonista de receptores ETA e ETB de endotelina Macitentana ▪ Estudo clínico fase III (TOMORROW), iniciado em 6 de julho de 2016: uso pediátrico, 2-17 anos, peso ≥ 10 kg Apresentações: comprimidos hidrossolúveis, 0,5, 2,5 e 5,0 mg			Aguardando conclusão	—
Prostaciclina	Epoprostenol	▪ Infusão intravenosa contínua ▪ Início: 1-2 ng/kg/min ▪ Manutenção: 50-80 ng/kg/min ▪ Doses > 150 ng/kg/min eventualmente usadas, cuidados em relação à síndrome de alto débito	Rubor facial Dores: mandíbula, ossos e pés Cefaleia e diarreia Hipotensão sistêmica Crises de hipertensão pulmonar mediante interrupção (meia-vida 2-5 min) Manutenção e transporte em gelo. Trocar em no máximo 24h Complicações relacionadas ao cateter central	I-B Considerada 1ª escolha em hipertensão arterial pulmonar grave

(continua)

TABELA 23.5 Farmacoterapia em hipertensão pulmonar pediátrica *(continuação)*

Classe do fármaco	Fármaco	Dose	Efeitos adversos	Classe de recomendação/nível de evidência e comentários
Prostaciclina	Iloprosta	▪ Uso inalatório ▪ Início: 2,5 mcg/dose ▪ Aumentos: até 5,0 mcg/dose, se tolerado ▪ Meia-vida curta ▪ Administração: 6-9 inalações diárias, 10 a 15 min de duração cada uma	Rubor facial Cefaleia Rara hipotensão sistêmica Pode haver agravo de transtornos obstrutivos de vias aéreas	IIa-B

Terapia combinada

Assim como para os pacientes com falência ventricular direita, a terapia combinada é uma opção atrativa para bloquear simultaneamente as três vias fisiopatológicas presentes na HAP. Ainda não está bem definido se a terapia combinada deve ser introduzida como primeiro passo, com utilização de duas drogas ou mais simultaneamente, ou se associada em uma segunda fase do tratamento. Mais estudos são necessários para estabelecer diretrizes[45].

Crianças com HAP não respondedoras a esses vasodilatadores são candidatas à atriosseptostomia e/ou transplante. A atriosseptostomia pode beneficiar pacientes com HAP grave, com quadros de síncope recorrente, falência ventricular direita de difícil controle e arritmias. A mistura da direita para a esquerda pelo defeito interatrial permite manutenção do débito cardíaco à custa de insaturação periférica e permite controle dos sinais de insuficiência cardíaca direita por descompressão do coração direito. Esse procedimento envolve riscos elevados e só deve ser realizado em centros especializados[46].

À medida que a doença progride, é importante apoiar pacientes e familiares, além de fornecer assistência médica de alta qualidade. Independentemente da decisão de ser listada ativamente para o transplante bilateral de pulmão na doença terminal, a extensão do apoio à terapia intensiva deve ser discutida em tempo hábil e alternativas, como cuidados paliativos, devem ser oferecidas. Suporte psicológico adicional para famílias e pacientes e contato com redes sociais profissionais podem ser úteis.

Para algumas crianças, o transplante pulmonar bilateral pode ser uma opção. No entanto, apesar dos regimes melhorados de imunossupressão, a sobrevida global após o transplante de pulmão permanece limitada em comparação com outros transplantes de órgãos sólidos. A sobrevida mediana após o transplante de pulmão pediátrico é de 4,9 anos (diretrizes da Sociedade Internacional de Transplante de Coração e Pulmão de 2013)[47-49]. A síndrome de rejeição aguda e bronquiolite obliterante continua sendo um importante problema clínico responsável pela morbidade e mortalidade[47,50]. O aconselhamento aberto é importante para equilibrar riscos e benefícios e avaliar se essa é uma opção desejável e realista para cada paciente e sua família. Em pacientes com DVF em estágio terminal, deve-se buscar o encaminhamento precoce e a avaliação por um centro de transplante pediátrico interdisciplinar[47,51,52].

O transplante pulmonar deve ser reservado às crianças com HAP que deterioram a despeito da otimização do tratamento clínico e devem ser listadas para transplante quando uma probabilidade de sobrevida sem transplante for menor ou igual a 50%[53].

HIPERTENSÃO ARTERIAL PULMONAR ASSOCIADA À CARDIOPATIA CONGÊNITA (HAP-CCG)

As anomalias cardíacas que se associam à hipertensão pulmonar, em sua maioria, correspondem a comunicações entre as cavidades cardíacas ou as grandes artérias, na ausência de lesões obstrutivas em direção à circulação pulmonar. Em princípio, as alterações vasculares pulmonares seriam decorrentes de *shunt* da esquerda para a direita, resultando em aumento do fluxo sanguíneo pulmonar e, consequentemente, da pressão arterial naquele território. As alterações estruturais nas pequenas artérias e arteríolas pulmonares, levando ao aumento da RVP, seriam eventos subsequentes e progressivos. No entanto, em muitas situações, a elevação da resistência arterial ao fluxo ocorre de maneira precoce, de forma que este último não chega a permanecer efetivamente aumentado[54,55].

A resposta da vasculatura pulmonar ao aumento do fluxo sanguíneo não é uniforme entre os pacientes, e não acontece de forma previsível. Variações ocorrem, mas ainda são pouco compreendidas[55]. Em teoria, todos os defeitos septais cardíacos que cursam com o aumento do fluxo pulmonar podem levar ao desenvolvimento de doença vascular nesse território. Em comunidades mais privilegiadas, os pacientes com cardiopatias congênitas com repercussão hemodinâmica são submetidos ao reparo cirúrgico precoce (em dias, semanas ou meses), sendo um dos objetivos para prevenir ou eliminar a doença vascular pulmonar[54]. Entretanto, mesmo em locais com nível de desenvolvimento considerado satisfatório, este objetivo pode não ser alcançado, sendo apontados diversos fatores: 1) o tamanho e a localização do defeito, sendo os pós-tricuspídeos os mais preocupantes; 2) o tipo de anomalia (p. ex., tronco arterial comum e transposição das grandes artérias); 3) anomalias envolvendo obstrução do retorno venoso pulmonar; 4) a presença de síndromes extracardíacas dentre as quais, pela prevalência, destaca-se a síndrome de Down; 5) alterações genéticas ainda não identificadas ou pouco compreendidas[54].

Desta forma, há um consenso de que certas anomalias estão associadas ao desenvolvimento precoce da doença vascular pulmonar. É o caso do tronco arterial comum, da transposição das grandes artérias (especialmente se associada à presença da comunicação interventricular) e do defeito de septo atrioventricular de forma total (particularmente em crianças com síndrome de Down)[57,58]. Se fora considerada a evolução natural das anomalias, sem correção em tempo hábil, a prevalência aproximada de vasculopatia pulmonar grave, segundo os defeitos, pode ser resumida conforme a Tabela 23.6[54,58].

TABELA 23.6 Risco da doença vascular pulmonar grave segundo anomalias cardíacas congênitas específicas[57,58]

Anomalia	Risco
TAC	Aproximadamente 100%
TGA com CIV	Alto
DSAVT (Down)	Alto
CIV restritiva	3%
Reparo bem-sucedido de CIV	13-14%
CIV não corrigida	28%
CIV não restritiva	> 50%
CIA em geral	≤ 10%
CIA corrigida (adultos)	12%
CIA não corrigida (adultos)	34%

CIA: comunicação interatrial; CIV: comunicação interventricular; DSAVT: defeito do septo atrioventricular forma total; TAC: tronco arterioso comum; TGA: transposição das grandes artérias.

A HAP-CCg é uma condição que não se restringe a uma única faixa etária. O problema é observado desde o lactente que se encontra sob discussão quanto à operabilidade de sua anomalia cardíaca, até adolescentes e adultos com doença vascular pulmonar avançada, para os quais a ideia de tratamento cirúrgico não mais se aplica[54].

Operabilidade

Com base nos últimos consensos[6,54,59], a indicação segura para o tratamento cirúrgico de defeitos septais cardíacos, pelo menos na população adulta, deve se basear na obtenção de níveis de RVP abaixo de 4 unidades Wood x m^2. Níveis superiores a 8 unidades Wood x m^2, em princípio, seriam considerados inadequados para a obtenção de bons resultados. Pacientes com níveis de RVP entre 4 e 8 unidades Wood x m^2 deveriam ser individualizados e discutidos caso a caso.

Na população pediátrica, as padronizações ainda não estão estabelecidas, em virtude da escassez de estudos controlados e seguimentos de longo prazo. Dois consensos recentes trazem elementos que podem auxiliar, não devendo, entretanto, ser utilizados de forma isolada[54,59]. Assim sendo, pacientes com RVP inferior a 6 unidades Wood x m^2 e razão entre as resistências vascular pulmonar e vascular sistêmica (RVP/RVS) abaixo de 0,3 poderiam, em princípio, ser considerados para o tratamento cirúrgico da anomalia cardíaca, sobretudo quando o teste de vasorreatividade pulmonar mostra redução de 20% (ou mais) nessas variáveis em relação aos valores basais[28,60] (Figura 23.6). Vale a pena ressaltar que. em crianças, a realização do cateterismo e a obtenção das variáveis hemodinâmicas passa pelas mesmas dificuldades já mencionadas, acrescidas do fato de que o exame, em geral, é feito sob condições distantes das fisiológicas: anestesia geral, uso de relaxante muscular e ventilação mecânica[54,59,61].

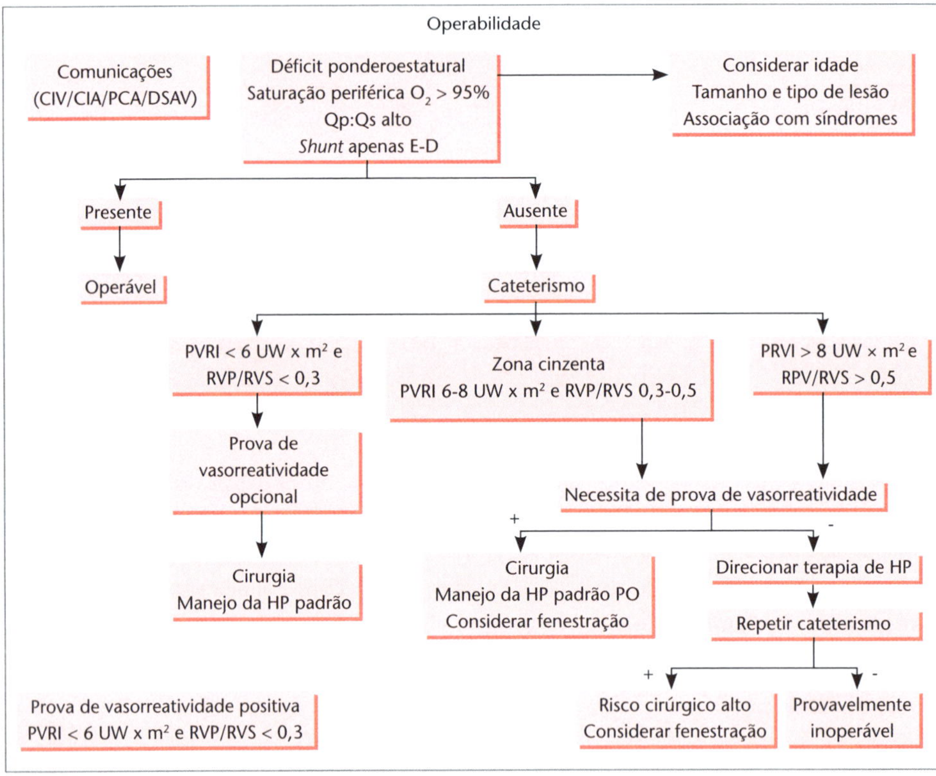

FIGURA 23.6 Avaliação da operabilidade em pacientes com cardiopatia congênita e hipertensão pulmonar[27].
Modificado de Cardiol Young 2009;19(E-Supply1):1-53.62

SÍNDROME DE EISENMENGER

Uma grande porcentagem de pacientes com cardiopatia congênita, em especial aqueles com *shunt* sistêmico-pulmonar relevante, desenvolverá HAP se não tratados. A exposição persistente da vasculatura pulmonar a um fluxo sanguíneo aumentado, assim como à pressão elevada, pode resultar em arteriopatia obstrutiva pulmonar, que leva a um aumento da resistência vascular pulmonar que, se semelhante ou superior à resistência vascular sistêmica, resultará em *shunt* reverso, caracterizando a síndrome de Eisenmenger, que é a forma mais avançada de HAP-CCG[63].

A síndrome de Eisenmenger pode ser causada por defeitos tanto simples como complexos. Dos defeitos simples, a comunicação interventricular parece ser a mais frequente, seguida pela comunicação interatrial e pelo canal arterial. O desenvolvimento da HAP também está relacionado ao tamanho e à repercussão do defeito. Cinquenta por cento dos pacientes com comunicação interventricular maior que 15 mm desenvolverão HAP.

As alterações histopatológicas e patobiológicas encontradas nos pacientes com HAP-CCG, como a disfunção endotelial da vasculatura pulmonar, são consideradas semelhantes às observadas na HAPI e em outras formas de HAP. Essas alterações podem ser classificadas clinicamente conforme mostra o Quadro 23.3[54,64,65].

A síndrome de Eisenmenger apresenta-se com envolvimento de múltiplos órgãos e deterioração progressiva da função ao longo do tempo[67].

Os sinais e sintomas nos estágios avançados da síndrome de Eisenmenger incluem cianose, dispneia, fadiga, hemoptise, poliglobulia, síncope e falência ventricular do coração direito. A hemoptise pode ocorrer por ruptura de artérias brônquicas dilatadas. Uma vez que esses pacientes com baixa saturação periférica de oxigênio apresentam alteração de hemostasia, incluindo trombocitopenia, eles têm risco tanto de sangramento como de trombose.

Acidentes vasculares cerebrais podem decorrer de embolização paradoxal, trombose venosa de vasos centrais ou hemorragia intracraniana. Além disso, os pacientes com síndrome de Eisenmenger apresentam risco de abscesso cerebral, endocardite bacteriana e pneumonia.

A sobrevida desses pacientes é claramente menor que a da população em geral, mas parece ser melhor que a dos pacientes com HAPI na mesma classe funcional[67].

A investigação diagnóstica segue o mesmo roteiro da HAPI.

QUADRO 23.3 Classificação clínica de *shunts* congênitos sistêmico-pulmonares associados à HAP

GRUPO A. Síndrome de Eisenmenger Inclui todos os *shunts* sistêmico-pulmonares secundários aos grandes defeitos que provocam aumento grave da RVP, resultando na inversão do *shunt* (pulmonar-sistêmico) ou de forma bidirecional. Cianose, policitemia e envolvimento de múltiplos órgãos estão presentes.
GRUPO B. HAP associada com *shunts* sistêmico-pulmonares Nos pacientes com defeitos septais moderados ou grandes e aumento da RVP leve a moderada, o *shunt* sistêmico-pulmonar ainda prevalece e não há cianose em repouso.
GRUPO C. HAP com defeitos septais pequenos Defeitos pequenos (geralmente defeito septal ventricular menor que 1 cm e defeito septal atrial menor que 2 cm de orifício efetivo avaliado pela ecocardiograma) apresentam cenário clínico semelhante ao da HAP idiopática.
GRUPO D. HAP após correção cirúrgica cardíaca Cardiopatia congênita corrigida, mas HAP ainda está presente imediatamente após a cirurgia ou retorna vários meses ou anos após cirurgia na ausência de lesão residual significativa no pós-operatório.

Tratamento

As recomendações para o tratamento de pacientes com HAP-CCG e, em particular, para os pacientes com síndrome de Eisenmenger, são baseadas em experiência clínica, e não em evidências[65,66].

Medidas gerais

Há alguns relatos recentes de efeitos positivos de programas de reabilitação na capacidade física e na qualidade de vida dos pacientes com síndrome de Eisenmenger[66].

A hemodiluição está indicada em pacientes com sintomas importantes relacionados à hiperviscosidade, como cefaleia, zumbido, vertigem, distúrbios visuais, parestesias, mialgia e dificuldade de concentração, que, em geral, estão presentes em hematócrito superior a 65%.

A hidratação adequada pode prevenir aumento do hematócrito. Em algumas circunstâncias, pode ser necessária suplementação de ferro.

O uso de suplemento de oxigênio é controverso e deve ser prescrito para os pacientes que apresentam melhora na saturação de O_2 superior a 5 a 10% e apresentam melhora clínica com seu uso.

A indicação de anticoagulação em pacientes com síndrome de Eisenmenger não está bem estabelecida e alguns autores alertam sobre o maior risco de sangramento nesses pacientes. No trabalho de Caramuru et al.[68], realizado em nosso serviço, em que se avaliou o risco de trombose nos pacientes com síndrome de Eisenmenger, observou-se um aumento de trombose após a terceira década de vida. Sendo assim, adotou-se a conduta de anticoagulação com varfarina após a segunda década de vida, com controle mensal rigoroso, mantendo-se a RNI entre 2 e 3, o que tem sido feito com baixo risco de complicações e diminuição do número de pacientes com trombose em nosso pronto-socorro. Deve-se ressaltar a necessidade de coleta do exame em tubo corrigido para o hematócrito quando ele for superior a 55%.

O uso de antiagregante plaquetário é ainda mais controverso.

O diurético deve ser usado nos pacientes que apresentam sinais de insuficiência cardíaca e retenção de líquido. A dose deve ser adequada para evitar a desidratação e o aumento do hematócrito.

Em relação aos bloqueadores do canal de cálcio, não há dados claros que embasem seu uso nos pacientes com HAP associada a *shunt* sistêmico-pulmonar. Além disso, seu efeito inotrópico negativo e a vasodilatação sistêmica causada por eles podem predispor o paciente a outros efeitos adversos.

Quanto às drogas específicas, como os prostanoides, antagonista da endotelina e inibidor de fosfodiesterase-5, há poucos dados na literatura, pois há poucos estudos randomizados, que incluíram pequeno número de pacientes com HAP-CCG, operados ou não, e a subanálise deste grupo pequeno não é confiável.

Muitos estudos não controlados sugerem que a bosentana melhora a capacidade física e hemodinâmica de adultos com síndrome de Eisenmenger. O Bosentan Randomised Trial of Endothelin Antagonist Therapy (BREATHE-5)[69] foi o primeiro estudo multicêntrico, duplo-cego, randomizado e placebo-controlado realizado com a finalidade de estudar os efeitos da bosentana na saturação sistêmica de oxigênio, hemodinâmica sistêmica e pulmonar e a capacidade física dos pacientes com síndrome de Eisenmenger. Foram incluídos 54 pacientes com síndrome de Eisenmenger e observou-se que a bosentana não piorou a saturação periférica de oxigênio e reduziu o índice de resistência pulmonar e a pressão da artéria pulmonar, além de aumentar a capacidade física dos pacientes em uso de bosentana quando comparados aos que receberam placebo. Além disso, observou-se aumento da distância percorrida no T6MC e melhora hemodinâmica semelhante ao grupo de pacientes com outras formas de HAP.

Desses 54 pacientes, 37 foram incluídos em um estudo *off-label* por mais 24 semanas de tratamento e observou-se a manutenção dos efeitos da bosentana[69]. Observações recentes sugerem declínio dos efeitos da bosentana na capacidade física de adultos e crianças com HAP associada a *shunt* sistêmico-pulmonar ao longo do tempo.

O Sildenafil Use in Pulmonary Arterial Hypertension (SUPER-1)[41,42] e outros dois trabalhos pequenos[42,43], controlados e randomizados, que incluíram pacientes com cardiopatia congênita, demonstraram o efeito benéfico da sildenafila sobre a capacidade física e hemodinâmica desses pacientes com HAP. Dados semelhantes foram relatados em 9 crianças com HAP-CCG operada e não operada[43].

Todos os estudos envolvendo o uso de sildenafila e tadalafila para tratar HAP-CCG mostram boa tolerabilidade de ambas as drogas[67].

Diferentes estudos controlados e não controlados têm demonstrado a eficácia de terapia combinada nos pacientes com HAP, mas a experiência em pacientes com HAP-CCG ainda é muito limitada e deve ser utilizada apenas em centros de referência[45].

Transplante de pulmão com correção do defeito cardíaco ou transplante cardiopulmonar são opções para pacientes com síndrome de Eisenmenger que apresentem sinais de prognóstico ruim (síncope, falência ventricular direita com insuficiência cardíaca congestiva refratária, classe funcional III ou IV da NYHA ou hipoxemia grave). Entretanto, por causa do sucesso limitado do transplante e da relativa boa sobrevida dos pacientes tratados clinicamente, uma seleção criteriosa dos pacientes para transplante é mandatória[53].

CONCLUSÕES

A HAP em crianças é muito grave, com evolução bastante rápida para deterioração clínica. O diagnóstico e a instituição do tratamento precoces podem modificar o curso da doença. Após o diagnóstico, a criança deve ser encaminhada para centro de referência em HP para complementação diagnóstica, incluindo cateterismo cardíaco, e o tratamento deve ser iniciado o mais rapidamente possível.

No Brasil, o manejo desses pacientes restringe-se a tratamento com drogas de uso oral, limitando muito o tratamento quando os pacientes evoluem para classes funcionais III e IV. Além disso, a experiência com atriosseptostomia e transplante pulmonar em crianças ainda é restrita em nosso serviço.

REFERÊNCIAS BIBLIOGRÁFICAS

1. Berger S, Konduri GG. Pulmonary hypertension in children: the twenty-first century. Pediatr Clin North Am. 2006;53(5):961-87.
2. Rosenzweig EB, Barst RJ. Idiopathic pulmonary arterial hypertension in children. Curr Opin Pediatr. 2005;17(3):372-80.
3. Rosenzweig EB, Widilitz AC, Barst RJ. Pulmonary arterial hypertension in children. State of the art. Pediatr Pulmonol. 2004;38:2-22.
4. Hansmann G, Koestenberger M, Alastalo TP, Apitz C, Austin ED, Bonnet D, et al. 2019 updated consensus statement on the diagnosis and treatment of pediatric pulmonary hypertension: The European Pediatric Pulmonary Vascular Disease Network (EPPVDN), endorsed by AEPC, ESPR and ISHLT. J Heart Lung Transplant. 2019;38(9):879-901.
5. Ma L, Chung WK. The genetic basis of pulmonary arterial hypertension. Hum Genet. 2014;133:471-9.
6. Galiè N, Humbert M, Vachiery JL, Gibbs S, Lang I, Torbicki A, et al. 2015 ESC/ERS guidelines for the diagnosis and treatment of pulmonary hypertension: The Joint Task Force for the Diagnosis and Treatment of Pulmonary Hypertension of the European Society of Cardiology (ESC) and the European Respiratory Society (ERS), endorsed by the International Society of Heart and Lung Transplantation (ISHLT). Eur Heart J. 2016;37:67-119.
7. Galiè N, Hoeper MM, Humbert M, Torbicki A, Vachiery JL, Barbera JA, et al. Guidelines for the diagnosis and treatment of pulmonary hypertension: The Taskforce for the Diagnosis and Treatment of Pulmonary Hypertension of the European Society of Cardiology (ESC) and the European Respiratory Society (ERS), endorsed by the International Society of Heart and Lung Transplantation (ISHLT). Eur Heart J. 2009;30:2493-537.
8. Romano SE. Revisão conceitual da hipertensão pulmonar. Pulmão RJ. 2010;19(1-2):33-9.
9. Ivy DD, Abman SH, Barst RJ, Berger RMF, Bonnet D, Fleming TR, et al. Pediatric pulmonary hypertension. J Am Coll Cardiol. 2013;62(25 suppl):D117-26.
10. Ivy DD. Advances in pediatric pulmonary arterial hypertension. Curr Opin Cardiol. March 2012;27(2):70-81.
11. Cerro MJ, Abman S, Diaz G, Freudenthal AH, Freudenthal F, Harikrishnan S, et al. A consensus approach to the classification of pediatric pulmonary hypertensive vascular disease: report from the PVRI Pediatric Taskforce, Panama 2011. Pulm Circ. 2011;1(2):286-98.
12. McLaughlin VV, McGoon MD. Pulmonary arterial hypertension. Circulation. 2006 Sep 26;114(13):1417-31.
13. Barreto AC, Franchil SM, Pereira AC, Lopes AA. Hipertensão arterial pulmonar: fisiopatologia, aspectos genéticos e resposta ao uso crônico do sildenafil. Arq Bras Cardiol. 2005;85(2):147-54.
14. Ivy DD, Feinstein JA, Rosenzweig EB. Non-congenital heart disease associated pulmonary arterial hypertension. Prog Pediatr Cardiol. 2009;27:13-23.
15. Machado RD, Southgate L, Eichstaedt CA, Aldred MA, Austin ED, Best DH. Pulmonary arterial hypertension: a current perspective on established and emerging molecular genetic defects. Hum Mutat. 2015;36(12):1113-27.

16. Rosensweig EB, Feinstein JA, Humpl T, Ivy DD. Pulmonary arterial hypertension in children: diagnostic work-up and challenges. Progr Pediatr Cardiol. 2009;27:7-77.
17. De Wolf D. Clinical practice: pulmonary hypertension in children. Eur J Pediatr. 2009;168(5):515-22.
18. Franchi SM, Lopes AA. Como fazer o diagnóstico da hipertensão arterial pulmonar. Rev Assoc Med Bras. 2004;50(4):349-62.
19. Rosensweig EB, Abman SH, Adatia I, Beghetti M, Bonnet D, Haworth S, et al. Paediatric pulmonary arterial hypertension: updates on definition, classification, diagnostics and management. Eur Respir J. 2018;1-18. doi: 10.1183/13993003.01916-2018.
20. Koestenberger M, Apitz C, Abdul-Khaliq H, Hansmann G. Transthoracic echocardiography for the evaluation of children and adolescents with suspected or confirmed pulmonary hypertension. Expert consensus statement on the diagnosis and treatment of paediatric pulmonary hypertension. The European Paediatric Pulmonary Vascular Disease Network, endorsed by ISHLT and DGPK. Heart. 2016;102:ii14–ii22.
21. Latus H, Kuehne T, Beerbaum P, Apitz C, Hansmann G, Vivek M, Moledina S. Cardiac MR and CT imaging in children with suspected or confirmed pulmonary hypertension/pulmonary hypertensive vascular disease. Expert consensus statement on the diagnosis and treatment of paediatric pulmonary hypertension. The European Paediatric Pulmonary Vascular Disease Network, endorsed by ISHLT and DGPK. Heart. 2016;102:ii30–ii35.
22. Lammers AE, Diller GP, Odendaal D, Tailor S, Derrick G, Haworth SG. Comparison of 6-min walk test distance and cardiopulmonary exercise test performance in children with pulmonary hypertension. Arch Dis Child. 2011;96(2):141-7.
23. De Wolf D. Clinical practice: pulmonary hypertension in children. Eur J Pediatr. 2009;168:515-22.
24. Lammers AE, Hislop AA, Haworth SG. Prognostic value of B-type natriuretic peptide in children with pulmonary hypertension. Int J Cardiol. 2009;135(1):21-6.
25. Tissot C, Ivy DD, Beghetti M. Medical therapy for pediatric pulmonary arterial hypertension. J Pediatr. 2010;157(4):528-32.
26. Desai SA, Channick RN. Exercise in patients with pulmonary arterial hypertension. J Cardiopulm Rehabil Prev. 2008;28:12-6.
27. Babu AS, Arena R, Morris NR. Evidence on exercise training in pulmonary hypertension. Adv Exp Med Biol. 2017;1000:153-72.
28. Abman SH, Hansmann G, Archer SL, Ivy DD, Adatia I, Chung WK, et al. Pediatric Pulmonary Hypertension: Guidelines from the American Heart Association and American Thoracic Society. Circulation. 2015;132:2037-99.
29. Rosenzweig EB, Barst RJ. Pulmonary arterial hypertension in children: a medical update. Indian J Pediatr. 2009;76(1):77-81.
30. Barreto AC, Lopes AA. Como deve ser tratada a hipertensão arterial pulmonar? Rev Assoc Med Bras. 2004;50(3):239.
31. Rich, S, Seidlitz M, Dodin E, Osinami D. The short effects of digoxin in patients with right ventricular dysfunction from pulmonary hypertension. Chest. 1998;114:787-92.
32. Fuster V, Steele PM, Edwards WD, Gersh BJ, McGoon MD, Frye RL. Primary pulmonary hypertension: natural history and the importance of thrombosis. Circulation. 1984;70:580-7.
33. Hansmann G, Apitz C. Treatment of children with pulmonary hypertension. Expert consensus statement on the diagnosis and treatment of paediatric pulmonary hypertension. The European Paediatric Pulmonary Vascular Disease Network, endorsed by ISHLT and DGPK. Heart. 2016;102:ii67–ii85.
34. Badesch DB, Abman SH, Simonneau G, Rubin LJ, McLaughlin VV. Medical therapy for pulmonary arterial hypertension: updated ACCP evidence-based clinical practice guidelines. Chest. 2007;131(6):1917-28.
35. Rich S, Kaufmann E, Levy PS. The effect of high doses of calcium channel blockers on survival in primary pulmonary hypertension. N Engl J Med. 1992;327:76-81.

36. Rich S, Brundage BH. High-dose calcium channel-blocking therapy for primary pulmonary hypertension: evidence for long-term reduction in pulmonary arterial pressure and regression of right ventricular hypertrophy. Circulation. 1987;76:135- 41.
37. Barst RJ, Maislin G, Fishman AP. Vasodilator therapy for primary pulmonary hypertension in children. Circulation. 1999;99:1197-208.
38. Rubin LJ, Mendoza J, Hood M, McGoon M, Barst R, Williams WB, et al. Treatment of primary pulmonary hypertension with continuous intravenous prostacyclin (epoprostenol). Results of a randomized trial. Ann Intern Med. 1990;112(7):485-91.
39. Yung D, Widlitz AC, Rosenzweig EB, Kerstein D, Maislin G, Barst RJ. Outcomes in children with idiopathic pulmonary arterial hypertension. Circulation. 2004;110:660-5.
40. Rubin LJ, Badesch DB, Barst RJ, Galie N, Black CM, Keogh A, et al. Bosentan therapy for pulmonary arterial hypertension. N Engl J Med. 2002;346(12):896-903.
41. Rosenzweig EB, Ivy DD, Widlitz A, Doran A, Claussen LR, Yung D, et al. Effects of long-term bosentan in children with pulmonary arterial hypertension. J Am Coll Cardiol. 2005;46(4):697-704.
42. Galiè N, Ghofrani HA, Torbicki A, Barst RJ, Rubin LJ, Badesch D, et al. Sildenafil citrate therapy for pulmonary arterial hypertension. N Engl J Med. 2005;353(20):2148-57.
43. Barst RJ, Richardson H, Konourina I. Oral sildenafil treatment in children with pulmonary hypertension (PAH): results of a double-blind, placebo controlled, dose ranging study. Eur Respir J. 2009;34(suppl 53):S3-4.
44. Humpl T, Holtby H, Stephens D, Adatia I. Beneficial effect of oral sildenafil therapy on childhood pulmonary hypertension: twelve-month clinical trial of a single drug, open label, pilot study. Circulation. 2005;111:3274-80.
45. Franchi SM, Barreto AC, Cícero C, Castro CRP, Ribeiro ZVS, Lopes AA. Seguimento de dois anos em pacientes com hipertensão arterial pulmonar sob tratamento com sildenafila. Arq Bras Cardiol. 2010;94(5):671-7.
46. Callaghan, DO, Gaine, SP. Combination therapy and new types of agents for pulmonary arterial Hypertension. Clin Chest Med. 2007;28:169-85.
47. Lammers AE, Apitz C, Zartner P, Hager A, Dubowy K-O, Hansmann G. Diagnostics, monitoring and outpatient care in children with suspected pulmonary hypertension/paediatric pulmonary hypertensive vascular disease. Expert consensus statement on the diagnosis and treatment of paediatric pulmonary hypertension. The European Paediatric Pulmonary Vascular Disease Network, endorsed by ISHLT and DGPK. Heart. 2016;102(Suppl 2):ii1–ii13.
48. Benden C, Goldfarb SB, Edwards LB, Kucheryavaya AY, Christie JD, Dipchand AI, et al. The registry of the international society for heart and lung transplantation: seventeenth official pediatric lung and heart-lung transplantation report—2014; focus theme: retransplantation. J Heart Lung Transplant. 2014;33:1025-33.
49. Tudorache I, Sommer W, Kuhn C, Wiesner O, Hadem J, Fühner T, et al. Lung transplantation for severe pulmonary hypertension-awake extracorporeal membrane oxygenation for postoperative left ventricular remodelling. Transplantation. 2015;99:451-8.
50. Kirkby S, Hayes D Jr. Pediatric lung transplantation: indications and outcomes. J Thorac Dis. 2014;6:1024-31.
51. Lammers AE, Burch M, Benden C, Elliott MJ, Rees P, Haworth SG, et al. Lung transplantation in children with idiopathic pulmonary arterial hypertension. Pediatr Pulmonol. 2010;45:263-9.
52. Gorler H, Struber M, Ballmann M, Müller C, Gottlieb J, Warnecke G, et al. Lung and heart-lung transplantation in children and adolescents: a long-term single-center experience. J Heart Lung Transplant. 2009;28:243-8.
53. Micheletti A, Hislop AA, Lammers A, Bonhoeffer P, Derrick G, Rees P, Haworth SG. Role of atrial septostomy in the treatment of children with pulmonary arterial hypertension. Heart. 2006;92(7):969-72.

54. Lopes AA, Barst RJ, Haworth SG, Rabinovitch M, Al Dabbagh M, Cerro MJ, et al. Repair of congenital heart disease with associated pulmonary hypertension in children: what are the minimal investigative procedures? Consensus statement from Congenital Heart Disease and Pediatric Taskforces, Pulmonary Vascular Research Institute (PVRI). Pulm Circ. 2014;4(2):330-41.
55. Zorzanelli L, Lopes AA. Hipertensão pulmonar secundária a cardiopatias congênitas: onde estamos e onde podemos chegar. Rev Soc Cardiol Estado de São Paulo. 2015;25(3):134-40.
56. Sandoval J, Kumar RK. Advanced pulmonary vascular disease: the Eisenmenger syndrome. Cardiol Young. 2009;19(E suppl. I): I39-I44.
57. Lopes AA. Pre-operative pulmonary hypertension in congenital heart disease and aspects of Eisenmenger's syndrome in children. In: Beghetti M, et al. Pediatric pulmonary hypertension. Munich: Elsevier; 2011. p. 187-207.
58. Lopes AA, Alnajashi K. Saudi Guidelines on the diagnosis and treatment of pulmonary hypertension: pulmonary arterial hypertension associated with congenital heart disease. Ann Thorac Med. 2014;9(suppl 1):S21-S25.
59. Lopes AA, O'Leary P. Measurement, interpretation and use of hemodynamic parameters. Cardiol Young. 2009;19(E-Suppl. 1):8-12.
60. Barst RJ. Pharmacologically induced pulmonary vasodilatation in children and young adults with primary pulmonary hypertension. Chest. 1986;89:497-503.
61. Cerro MJ, Moledina S, Haworth SG, Ivy D, Al Dabbagh M, Banjar H, et al. Cardiac catheterization in children with pulmonary Hypertensive vascular disease: consensus statement from the Pulmonary Vascular Research Institute, Pediatric and Congenital Heart Disease Task Force. Pulm Circ. 2016;6(1):000-000.
62. Lopes AA, Rabinovitch M. Statements on the management of pulmonary hypertension associated with congenital heart disease. Cardiol Young 2009;19(E-supply1):1-53.
63. Smith RR, Aurora P. Transplantation as a treatment for end-stage pulmonary hypertension in childhood. Paediatr Respir Rev. 2006;7:117-22.
64. Simonneau G, Gatzoulis MA, Andatia I, Celermajer D, Denton C, Ghofrani A, et al. Uptodate clinical classification of pulmonary hypertension. J Am Coll Cardiol. 2013:62(25):D34-D41.
65. Beghetti M, Tissot C. Pulmonary hypertension in congenital shunts. Rev Esp Cardiol. 2010;63(10):1179-93.
66. Galie N, Manes A, Palazzini M, Negro L, Marinelli A, Gambetti S, et al. Management of pulmonary arterial hypertension associated with congenital systemic-to-pulmonary shunts and Eisenmenger's syndrome. Drugs. 2008;68(8):1049-66. Haworth SG, Beghetti M. Assessment of endpoints in the pediatric population: congenital heart disease and idiopathic pulmonary arterial hypertension. Curr Opin Pulm Med. 2010;16(Suppl 1):S35-41.
67. Haworth SG, Beghetti M. Assessment of endpoints in the pediatric population: congenital heart disease and idiopathic pulmonary arterial hypertension. Curr Opin Pulm Med. 2010;16(Suppl 1):S35-41.
68. Caramuru LH, Maeda NY, Bydlowski SP, Lopes AA. Age-dependent likelihood of in situ thrombosis in secondary pulmonary hypertension. Clin Appl Thromb Hemost. 2004;10(3):217-23.
69. Beghetti M, Galiè G. Eisenmenger syndrome. A clinical perspective in a new therapeutic era of pulmonary arterial hypertension. J Am Coll Cardiol. 2009;53(9):733-40.

24 Dislipidemia e síndrome metabólica

Louise Cominato
Durval Damiani

APÓS LER ESTE CAPÍTULO, VOCÊ ESTARÁ APTO A:
• Entender a fisiopatologia das dislipidemias.
• Diagnosticar dislipidemias.
• Diagnosticar dislipidemias familiares.
• Iniciar abordagem terapêutica das dislipidemias da infância.

INTRODUÇÃO

Há alguns anos seria impensável solicitar dosagem de colesterol e triglicérides a pacientes pediátricos, afinal, acreditava-se que as dislipidemias fossem "doenças do adulto" e seriam diagnosticadas pelo clínico, em idades posteriores, muitas vezes ao constatar um infarto agudo do miocárdio em idade precoce.

A observação mais cuidadosa desses casos, no entanto, levava a crer que a doença já tivera início muitos anos antes e nunca havia sido diagnosticada, pelo simples fato de não se solicitarem exames adequados para o diagnóstico precoce.

Algumas formas de hipercolesterolemia familiar, de herança autossômica dominante, nas suas formas homozigóticas, são de extrema gravidade e devem ser tratadas muito precocemente para evitar um desfecho cardiovascular precoce, acometendo esses jovens em sua faixa etária mais produtiva, entre os 20 e os 40 anos de idade.

Ao lado disso, estamos há algumas décadas vivendo uma verdadeira "epidemia" de obesidade, trazendo consigo hipertensão arterial sistêmica, pré-diabetes, diabete melito tipo 2 e síndrome metabólica, o que contribui enormemente para o aumento de risco cardiovascular, dentre tantas outras complicações.

Os fatores de risco tendem a persistir na vida adulta (*tracking*) e a se agrupar em certas famílias. O número e a gravidade desses fatores predizem a doença cardiovascular do adulto, conforme estudos de autópsia[1].

Por outro lado, os comportamentos de risco, como consumo de açúcar refinado, ingestão de gordura saturada, sedentarismo e tabagismo, também tendem a se agrupar em famílias e tais comportamentos são "transmitidos" de geração para geração. Uma criança com dislipidemia tem 50% de chance de se tornar um adulto dislipidêmico[2].

Hoje em dia, a triagem lipídica em crianças e adolescentes com o intuito de evitar complicações cardiovasculares é uma prática recomendada internacionalmente e vários *guidelines* têm sido publicados em diversos países sugerindo a triagem na infância[3].

Em 2011, o Instituto Nacional do Coração, Pulmões e Sangue (NHLBI) publicou recomendações para a triagem de crianças e adultos até 21 anos. Tem sido mostrado que colesterol total elevado correlaciona-se com o risco cardiovascular aterosclerótico[4]. O que se tem visto, no entanto, é uma certa relutância em aceitar e pôr em prática tais recomendações, apesar do suporte de várias organizações internacionais (Tabela 24.1).

TABELA 24.1 Posição das várias organizações internacionais com relação à triagem de lípides e da saúde cardiovascular[3]

Organização	Foco na triagem lipídica	Triagem da saúde cardiovascular
NHLBI	Sim	Sim*
Academia Americana de Pediatria	Sim*	Sim*
American Heart Association	Sim*	Sim*
National Lipid Association	Sim*	Sim
Familial Hypercholesterolemia Foundation	Sim*	Sim
American Diabetes Association	Específica para diabetes*	Ênfase na resistência insulínica
US Preventive Services Task Force	Sem evidências de alto grau	Sim, para obesidade

NHLBI: National Heart, Lung and Blood Institute. * Com o endosso da Associação Americana de Pediatria.

DEFINIÇÃO

Para que se possa ter o diagnóstico de dislipidemia em crianças e adolescentes, é necessário conhecer as faixas de variação dos lípides, em diferentes faixas etárias.

No Brasil, os valores que definem níveis lipídicos séricos para crianças e adolescentes têm sido propostos com base em estudos realizados na população pediátrica da

América do Norte há quase três décadas e são considerados nas seguintes diretrizes: I Diretriz de Prevenção da Aterosclerose na Infância e Adolescência; I Diretriz sobre Prevenção da Aterosclerose na Infância e na Adolescência (IDPAIA); I Diretriz Brasileira de Hipercolesterolemia Familiar (IDBHF) e na Atualização da Diretriz Brasileira para a Dislipidemia e Prevenção da Aterosclerose (ADBDPA)[5-7].

Slhessarenko et al.[8] realizaram um interessante trabalho com 1.866 crianças e adolescentes de 1 a 13 anos, na cidade de Cuiabá (estado de Mato Grosso) e aportaram dados sobre faixas de normalidade lipídica nesse grupo de indivíduos. Os limites de detecção desejáveis dos lipídios séricos foram definidos pelos critérios clássicos, isto é, concentrações de colesterol total (CT), lipoproteína de baixa densidade (LDL-c), colesterol não HDL (c-NHDL), triglicérides (TG) abaixo do percentil 75, e de lipoproteína de alta densidade (HDL-c) acima do percentil 10. Apesar de nosso país ter uma extensão continental, utilizar dados, mesmo de um único estado, parece refletir melhor o que ocorre com nossas crianças do que dados internacionais, em que estilos de vida e de alimentação muito diferentes dos nossos podem nos trazer faixas de "normalidade" não completamente aplicáveis à nossa população.

Os percentis 75 (P75) para CT foram: 160 mg/dL para a faixa etária de 1 a < 3 anos, 170 mg/dL para ≥ 3 a < 9 anos e 176 mg/dL para ≥ 9 a < 13 anos. Para o c-NHDL, 122 mg/dL na faixa etária de 1 a < 13 anos. LDL-c: 104 mg/dL na faixa etária de 1 a < 9 anos e 106 mg/dL de ≥ 9 a < 13 anos. TG: 127 mg/dL entre 1 e < 2 anos; 98 mg/dL de ≥ 2 a < 6 anos; e 92 mg/dL, de ≥ 6 a < 13 anos. Quanto ao HDL-c, o P10 foi de 24 mg/dL, 28 mg/dL, 32 mg/dL e 36 mg/dL para as faixas etárias de 1 a < 2 anos, ≥ 2 a < 3 anos, ≥ 3 a < 4 anos e ≥ 4 a < 13 anos, respectivamente[8].

A Tabela 24.2 mostra a comparação dos valores usados como critério diagnóstico de dislipidemia na infância.

TABELA 24.2 Comparação entre os limites desejáveis de lípides em crianças e adolescentes, tendo em vista os resultados do estudo de Cuiabá com a I Diretriz de Prevenção de aterosclerose na infância e adolescência de 2005 (I DPAIA), a I Diretriz Brasileira de Hipercolesterolemia Familial de 2012 (IDBHF), a atualização da Diretriz Brasileira de Dislipidemia e Prevenção de Aterosclerose de 2017 (ADBDPA) e a diretriz do National Heart, Lung and Blood Institute de 2012 (NHLBI)

Guideline	CT	Não HDL	LDL	TG	HDL
Cuiabá	1-3 anos < 160 3-9 anos < 170 9-13 anos < 176	1-13 anos < 122	1-9 anos < 104 9-13 anos < 106	1-2 anos < 127 2-6 anos < 98 6-13 anos < 92	1-2 anos > 34 2-3 ano >39 3-4 anos > 42 4-13 anos > 48
I DPAIA	< 150	---	< 100	< 100	≥ 45
I DBHF	< 170	< 123	< 110	0-9 anos < 75 10-19 anos < 90	> 45

(continua)

TABELA 24.2 Comparação entre os limites desejáveis de lípides em crianças e adolescentes, tendo em vista os resultados do estudo de Cuiabá com a I Diretriz de Prevenção de aterosclerose na infância e adolescência de 2005 (I DPAIA), a I Diretriz Brasileira de Hipercolesterolemia Familial de 2012 (IDBHF), a atualização da Diretriz Brasileira de Dislipidemia e Prevenção de Aterosclerose de 2017 (ADBDPA) e a diretriz do National Heart, Lung and Blood Institute de 2012 (NHLBI) *(continuação)*

Guideline	CT	Não HDL	LDL	TG	HDL
ADBDPA	< 170	---	< 110	0-9 anos < 75 10-19 anos < 90	> 45
NHLBI	< 170	< 120	< 110	0-9 anos < 75 10-19 anos < 90	> 45

CT: colesterol total (mg/dL); não HDL – mg/dL; LDL – mg/dL; TG – mg/dL; HDL – mg/dL.

A Tabela 24.3 mostra a comparação dos valores usados como critério diagnóstico de dislipidemia na infância.

TABELA 24.3 Valores de lipoproteínas aceitáveis, limítrofe e altos

Avaliação	Aceitável	Limítrofe*	Alto**
Colesterol total (mg/dL)	< 170	170-199	> 200
LDLc	< 110	110-129	> 130
Não HDLc	< 120	120-144	> 145
HDLc	> 45	45-40	< 40 (baixo)***
Triglicérides			
0-9 anos	< 75	75-99	> 100
10-19 anos	< 90	90-129	> 130

* Percentil 75; ** percentil 95; *** percentil 10.
Fonte: Wilson et al.[9]

EPIDEMIOLOGIA/GENÉTICA

Aproximadamente 1 em cada 5 crianças e adolescentes com idade entre 8 e 17 anos nos Estados Unidos da América apresentam dislipidemia, com colesterol total e/ou LDLc aumentados e HDLc abaixo dos limites de normalidade[10]. No estudo ERICA foram avaliados 38.069 adolescentes em várias regiões do Brasil; 20% apresentaram CT elevados e 46%, HDL diminuído[11].

Estima-se que existam mais de 10 milhões de indivíduos portadores de hipercolesterolemia familiar (HF) no mundo. No Brasil, a estimativa é que haja cerca de 250 mil portadores dessa doença. A HF é um transtorno monogênico transmitido de forma autossômica dominante. A forma heterozigótica tem prevalência de 1 a cada 300 a 500 caucasianos. A forma homozigótica, mais grave, ocorre em 1 para cada 1.000.000, porém leva à doença cardiovascular muito precoce[6].

PATOGÊNESE

Os transtornos lipídicos em crianças e adolescentes podem resultar de defeitos de produção, transporte ou degradação de lipoproteínas. Os lipídios circulam na corrente sanguínea em estruturas micelares esféricas denominadas lipoproteínas (LP). AS LP contêm em seu núcleo lipídios hidrofóbicos (triacilgliceróis e ésteres de colesterol) e, no exterior, uma camada formada por lipídios anfipáticos (fosfolipídios e colesterol) e proteínas denominadas apolipoproteínas (A, B, C, E).

São cinco tipos de LP: quilomícrons, LDL (*low-density lipoprotein*), HDL (*high-density lipoprotein*), IDL (*intermediate-density lipoprotein*), VLDL (*very-low-density lipoprotein*). As apolipoproteínas são ApoA, B, C e E.

Triglicérides, ésteres de colesterol, fosfolípidios e esteróis derivados de vegetais são, após a ingestão, digeridos a ácidos graxos, monoglicerídios, lisofosfolípidios, colesterol não esterificado e esteróis vegetais. A absorção ocorre por meio de dois mecanismos: difusão passiva e difusão facilitada (em que há um carregador que transporta o composto para o interior da célula). Na difusão passiva, lipídios não polares são solubilizados com ácidos biliares e lisofosfolípidios em micelas mistas que podem se difundir através da superfície apical da membrana entérica. Já na difusão facilitada, vários transportadores diferentes estão envolvidos. Para a absorção de ácidos graxos de cadeia longa e colesterol no intestino proximal, CD 36 é o transportador. Dois outros transportadores estão envolvidos: NPC1L1 (*Niemann-Pick C1-like 1 protein*) e SR-B1 (*scavenger receptor B1*), os quais são alvo da ezetimiba, uma droga utilizada para inibir a captação do colesterol e baixar sua concentração sérica.

A maior parte dos esteróis ingeridos e cerca de metade do colesterol absorvido volta novamente à luz intestinal, o que limita sua absorção. Esse transporte de volta à luz intestinal é feito por dois transportadores (G5 e G8) ligados aos transportadores ABC ligados à ATP (*ATP-binding cassette*) e quando esses transportadores estiverem deficientes, ocorre uma grande elevação de esteróis derivados de vegetais, com risco aumentado de aterosclerose. Essa condição é conhecida como sitosterolemia.

Triglicérides e ésteres de colesterol são organizados dentro do enterócito em aglomerados, aos quais se acopla à apo-B48 para formar os quilomícrons. Essa ação de aglomeração desses lípidios é feita pela MTP (*microsomal triglyceride transfer protein*). Na abetalipoproteinemia, ocorre mutação da MTP e não se formam nem quilomícrons nem VLDL. Um processo semelhante ocorre no fígado, onde TG e ésteres de colesterol são acoplados à apo-B100 e formam VLDL.

Os quilomícrons, por serem partículas grandes, são carregados pelo sistema linfático e, via duto torácico, atingem a circulação sanguínea. Conforme vão entrando na circulação sanguínea, recebem apo-CII, apo-CIII e apo-E dos HDL.

Os quilomícrons transportam TG e colesterol para sítios de armazenagem ou de metabolização e ativam a lipase lipoproteica ou lipoproteína lipase (LPL), graças à apo--CII. Essa LPL é uma hidrolase que se encontra no endotélio capilar e, em sua ausência, esses TG ficam na circulação e atingem concentrações altíssimas.

Quando cerca de 80% do conteúdo de TG é liberado dos quilomícrons, a apo-CII se desliga do complexo e passa-se a ter o "remanescente de quilomícron", que é captado pelo fígado através do receptor de LDL (LDL-R). Esse receptor reconhece a apo-E na superfície dos quilomícrons e a apo-B100 nas lipoproteinas derivadas do fígado. Uma menor fração desses remanescentes é internalizada no fígado pela *LDLR-related protein 1* (LRP1), por endocitose.

As partículas de VLDL produzidas no fígado, diferentemente dos quilomícrons, não são formadas a partir de TG alimentares, mas pela síntese *de novo* a partir de carboidratos alimentares, remanescentes de lipoproteínas ou ácidos graxos circulantes que foram internalizados pelo fígado. À semelhança dos quilomícrons, as partículas de VLDL são liberadas para a linfa e entram gradualmente na circulação sanguínea, onde recebem apo-CII, apo-CIII e apo-E. A apo-CII ativa a LPL. Quando 80% do conteúdo de TG foi retirado da VLDL, a apo-CII se desacopla e ela passa a ser um "remanescente de VLDL", também chamado de IDL (*intermediate-density lipoprotein*). Metade das IDLs é removida pelo fígado, pelo receptor de LDL (LDLR), e a outra metade é convertida em LDL (*low-density lipoprotein*) pela ação da lipase hepática (HL). Durante a transição de IDL para LDL, apo-E é transferida ao HDL.

O LDL é o maior transportador de colesterol do plasma e é captado tanto pelo fígado quanto por tecidos periféricos graças ao receptor de LDL. Esse LDL-R funciona associado a uma proteína de adaptação (AP – *adaptor protein*), que faz com que o complexo LDL-LDL-R/AP seja internalizado por endocitose em pequenos espaços revestidos por clatrina. Após a internalização na célula, esse complexo é separado, e o LDL-R volta à superfície para captar novos LDL. Nessa volta à superfície, o receptor pode ser degradado por uma proteína convertase e não chegar à superfície (*PCSK9-proprotein convertase subtilisin/Kexin type 9*).

Na hipercolesterolemia familial, o LDL-R está mutado (homo ou heterozigoticamente) e as concentrações de colesterol sanguíneo se elevam muito. Uma das alternativas terapêuticas nessa condição é o uso de inibidores de PCSK9, para permitir maior expressão dos receptores de LDL.

A quantidade de colesterol liberada do endossomo do hepatócito regula a produção de LDL-R e de colesterol. Assim, quando há pouco colesterol, uma enzima do complexo de Golgi, SREBP (*sterol regulatory element-binding proteins*) se transloca ao núcleo e funciona como um fator de transcrição que aumenta o LDL-R e a HMG coenzima A redutase, uma enzima-chave na produção de colesterol e alvo de inibição pelas estatinas.

Quando ocorre um excesso de LDL circulante e de partículas contendo apo-B, a capacidade de retirada pelo LDL-R é excedida e essas partículas sofrem oxidação. As lipoproteínas contendo apo-B oxidadas são removidas da circulação por receptores *scavengers* nos macrófagos localizados no endotélio das artérias e contribuem para a formação das placas ateroscleróticas.

O HDL, sintetizado predominantemente pelo fígado, conhecido como o "bom colesterol", remove colesterol e outros lipídios dos tecidos periféricos, inclusive da placa ateromatosa, levando-os de volta para o fígado em um processo denominado transporte reverso. O HDL contém a apo-AI em sua superfície e essa lipoproteína ativa a LCAT (*lecithin-cholesterol acyltransferase*), que catalisa a esterificação do colesterol. O colesterol esterificado é mais hidrofóbico e migra para o interior da partícula de HDL. Conforme a partícula de HDL aumenta de tamanho, ela se torna substrato para a CETP (*cholesteryl ester transfer protein*), que permite a troca de TG das partículas com apo-B100 pelo colesterol, sendo então captadas pelo fígado através do LDL-R, fechando o ciclo de transporte reverso de colesterol. O restante de colesterol do HDL é seletivamente captado pelo fígado através da lipase hepática (HL). Esse HDL, agora pobre em lípide, é reciclado.

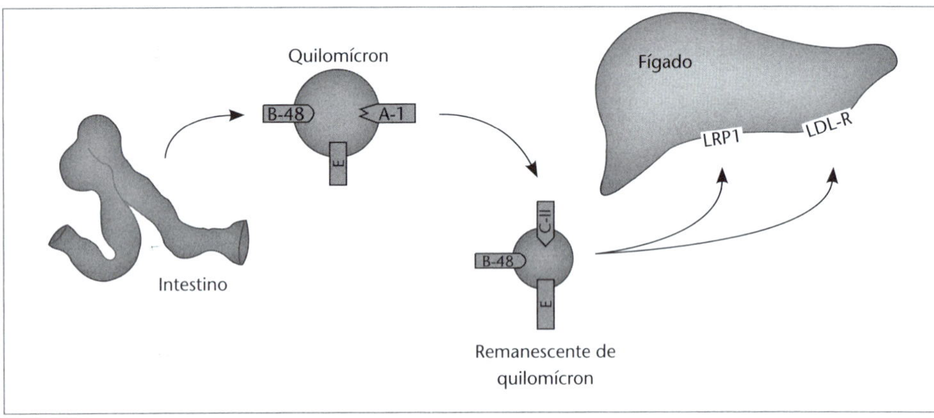

FIGURA 24.1 Metabolismo de lipoproteína endógena.

DISLIPIDEMIAS PRIMÁRIAS

Como visto na Patogênese, vários passos são necessários para que as concentrações séricas de colesterol e triglicérides sejam mantidas nas faixas de normalidade. Vários defeitos podem ocorrer nesse complexo regulatório, propiciando elevadas concentrações lipídicas, com efeitos danosos sobre a saúde cardiovascular.

A Tabela 24.4 mostra várias situações em que uma dislipidemia pode ocorrer e, dentre elas, a mais temida é a hipercolesterolemia familiar, que, em sua forma autossô-

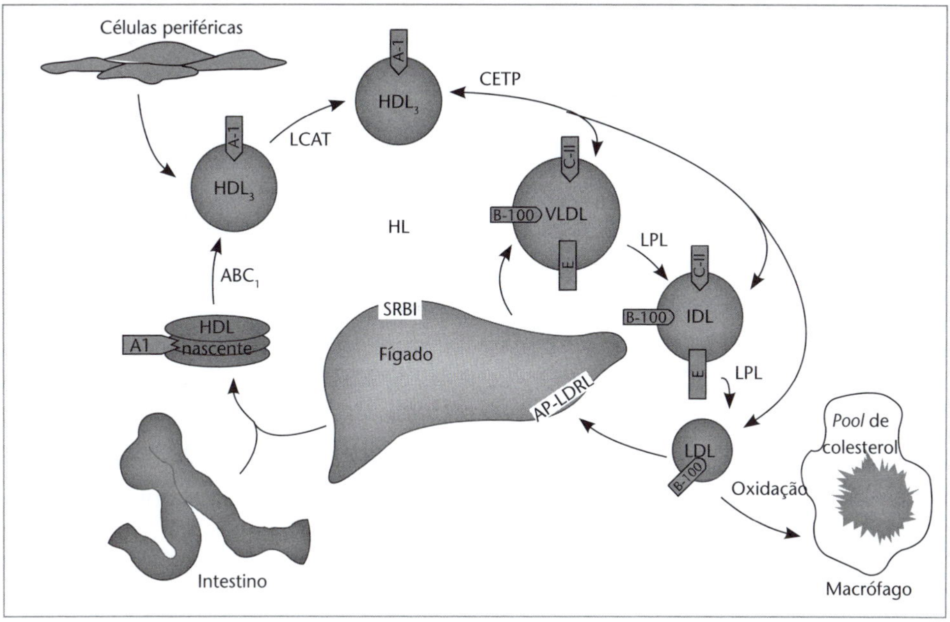

FIGURA 24.2 Metabolismo de lipoproteína enxógena.

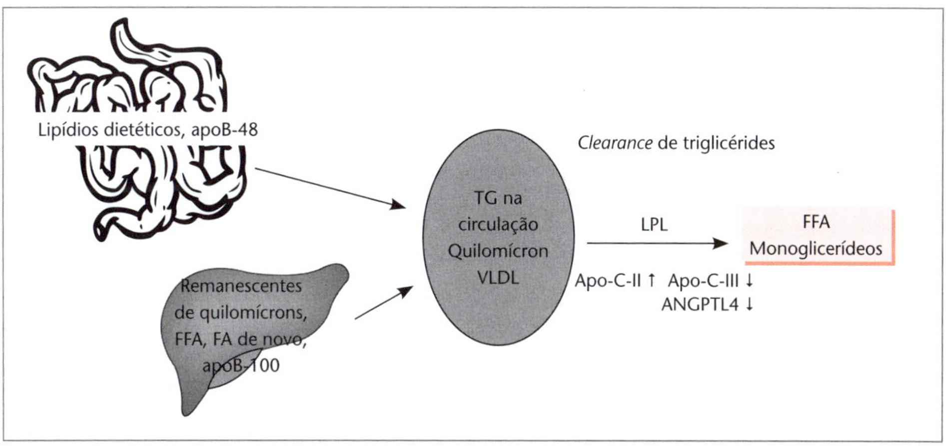

FIGURA 24.3

mica dominante, leva a concentrações de LDLc muito acima do normal, com risco de infarto agudo do miocárdio já na primeira década de vida e morte por doença cardiovascular até os 20 anos de idade[12].

TABELA 24.4 **Dislipidemias primárias**

Distúrbio da LP	Análise da LP	Lípides séricos	Defeito genético
Hipercolesterolemia familial	↑↑ LDLc	↑↑ Colesterol	Receptor de LDL
Hipercolesterolemia autossômica recessiva	↑↑ LDLc	↑↑ Colesterol	LDLRAP
Hipercolesterolemia autossômica dominante	↑↑ LDLc	↑↑ Colesterol	PCSK9
Defeito familial de Apo-B100	↑↑ LDLc	↑↑ Colesterol	Apo-B100
Sitosterolemia	↑ LDLc	↑ Colesterol	ABCG5 ou ABCG8
Hiperlipidemia familial combinada	↓ VLDLc , ↑ HDLc	↑ Colesterol, ↑ TG	Desconhecido
Hipertrigliceridemia familiar	↑ LDLc	↑ TG	Desconhecido
Síndrome da quilomicronemia familial	↓ VLDLc ↑ HDLc	↑↑ TG	LPL, Apo C-II, Apo
Hipoalfalipoproteinemia	↑↑ Quilomícrons	Normal	A-V, GP1HBP1
Disbetalipoproteinemia	↑ VLDLc	↑↑ Colesterol	Apo A-1
	↓ HDLc ↑↑ Remanesc. QM ↑↑ IDLc	↑↑ TG	Apo E

ABCG5 e ABCG8: transportadores que devolvem esteróis absorvidos à luz intestinal, limitando sua absorção; GP1HBP1: glicosilfosfatidilinositol ancorada à proteína ligadora de HDL – função de hidrolisar QM e TG associados ao VLDL; LDLRAP: proteína adaptadora ao receptor de LDL; LP: lipoproteína; LPL: lipase lipoproteica; PCSK9: pró-proteína convertase subtilisina-kexina tipo 9; Remanesc. QM: remanescentes de quilomícrons.

DISLIPIDEMIAS SECUNDÁRIAS

Diversas doenças na infância são acompanhadas de dislipidemias, como síndrome nefrótica, colestases e diabetes. Em geral, a dislipidemia secundária a essas doenças melhora com o tratamento da doença de base.

Obesidade, uso de drogas (álcool, por exemplo), doenças endócrinas (hipotireoidismo, diabete melito), hepáticas, renais ou imunológicas (aids) podem levar a quadros de dislipidemias[7].

Diante dessa "epidemia" de obesidade no mundo todo, a tríade TG e LDLc elevados com HDLc baixo, que acompanha as condições de excesso de peso, tem se tornado bastante prevalente. Evidências empíricas mostram que a obesidade na infância se associa ao mesmo agrupamento de fatores de risco visto em adultos e essa alteração metabólica continua na vida adulta, aumentando o risco de aterosclerose precoce e acelerada[13]. Programas de perda de peso tendem a reverter o quadro e devem ser implantados a partir do momento em que se observa que a criança/adolescente está fora do peso; esta tem sido a primeira abordagem nesses casos de obesidade/sobrepeso.

Os pacientes diabéticos também apresentam alterações em seu perfil lipídico, muito semelhantes, porém mais graves, que as observadas na síndrome metabólica. Desta forma, o tratamento do paciente diabético, pelo seu alto risco de desenvolver doença coronariana, deve sempre enfatizar o controle lipídico, dentre tantos outros parâmetros de controle. Deve-se lembrar que, embora a grande maioria dos casos de diabete melito em crianças e adolescentes seja do tipo 1, tem havido um aumento do DM tipo 2, em virtude da obesidade, colocando-se um risco duplo nesses pacientes: obesidade + DM.

Hipotireoidismo, síndrome nefrótica, insuficiência renal crônica e doenças hepáticas são causas secundárias de dislipidemias. Drogas (corticosteroides, progestágenos, andrógenos, estrógenos, esteroides anabólicos, ciclosporina, derivados do retinol, inibidores de aromatase) cada vez mais usadas em adolescentes também aumentam colesterol e triglicérides que, durante seu uso, devem ser estreitamente monitorados. Em todas essas situações, o foco do tratamento é a doença de base e substituição ou retirada, quando possível, da droga que esteja levando à dislipidemia.

QUADRO 24.1 Causas de hiperlipoproteinemia secundária em pediatria
Endócrinas: ▪ Hipotireoidismo ▪ Diabete melito ▪ Gravidez
Exógenas: ▪ Drogas ▪ Obesidade ▪ Álcool
Renais: ▪ Síndrome nefrótica ▪ Insuficiência renal crônica
Hepáticas: ▪ Colestase ▪ Atresia biliar ▪ Hepatite ▪ Cirrose biliar
Imunológica: ▪ Infecção por HIV

Manifestações Clínicas

A dislipidemia é uma doença silenciosa, por isso é dada grande importância à triagem laboratorial. A recomendação de triagem obrigatória em crianças e adolescentes, especialmente quando fatores de risco cardiovascular estiverem presentes, deve-se ao fato de uma dislipidemia, em geral, ser assintomática.

Em alguns casos, xantomas (tuberosos, eruptivos, tendinosos) e xantelasmas podem chamar a atenção e apressar a realização de exames laboratoriais. No entanto, na maioria das vezes, esses achados não estão presentes e o diagnóstico deve ser feito com a dosagem sérica. Em situações de hipertrigliceridemia grave (acima de 1.000 mg/dL), o risco de pancreatite é alto e os sintomas decorrerão da pancreatite.

Na HF, a criança pode apresentar xantomas (Figura 24.4), arco da córnea, poliartrite e sopros cardíacos (por depósito de colesterol nas valvas cardíacas).

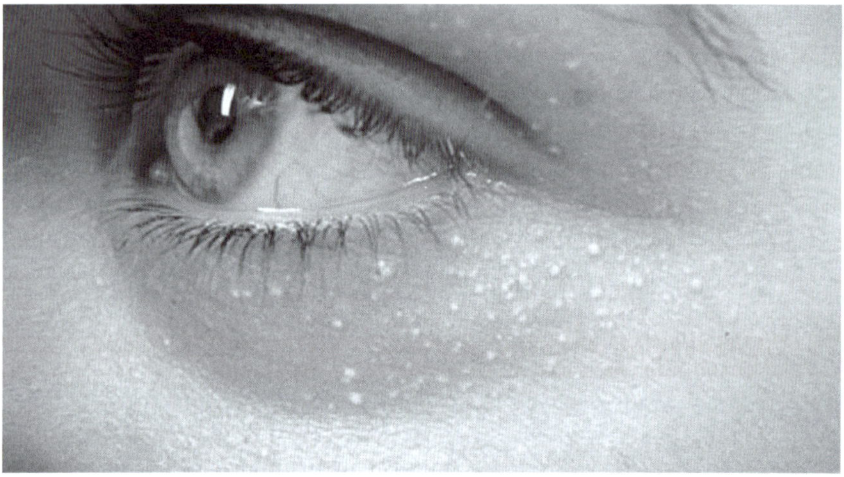

FIGURA 24.4 Xantomas. (Veja imagem colorida no encarte.)
Fonte: https://opas.org.br/causas-de-xantomas-e-principais-tipos/

SÍNDROME METABÓLICA

A combinação de dislipidemia, regulação anormal da glicose, obesidade/aumento da circunferência abdominal e hipertensão são conhecidos coletivamente como síndrome metabólica (SM)[14].

Inicialmente descrita por Kylin em 1920, foi renomeada por Reaven em 1988 como síndrome X. Após a publicação de Reaven, o agrupamento de fatores que aumentam o risco de doença cardiovascular e diabetes tipo 2 (DM2) foram descritos de várias formas: síndrome de resistência à insulina, síndrome X, alterações dismetabólicas. Em 2001, o Programa Nacional de Educação sobre o Colesterol (NCEP) Adult Treatment Panel III (ATP III) definiu o termo "síndrome metabólica" (SM) para descrever a presença de quaisquer 3 de 5 riscos particulares: hiperglicemia, hipertrigliceridemia, adiposidade central, hipertensão e baixa das lipoproteínas de alta densidade (HDL-C)[15,16].

Obesidade, envelhecimento, inflamação, fatores hormonais, sedentarismo, ingestão de açúcar e genética estão implicados na patogênese da SM. A origem fisiopatológica da SM está associada à resistência à insulina (RI), situação em que a resposta à ação desse hormônio está comprometida. Na RI, a supressão da produção de glicose hepática é prejudicada, além de diminuição na captação da glicose em músculo e tecido adiposo, resultando na homeostase anormal da glicose. No entanto, a ação da insulina gerando lipogênese no fígado não é prejudicada, causando a liberação de ácidos graxos livres e triglicerídeos na circulação, resultando em dislipidemia. À medida que o tecido adiposo se expande, em especial na região visceral, ocorre hipertrofia das células adiposas, que passam a ser mais resistentes à ação da insulina para suprimir a lipólise. Estes adipócitos também secretam substâncias pró-inflamatórias como interleucina 6 e fator de necrose tumoral alfa, ácidos graxos livres e inibidor do ativador do plasminogênio-1, além de adipocinas como resistina e proteína ligadora de retinol 4, que promovem o aumento da resistência insulínica[15,16].

A disfunção dos adipócitos é um contribuinte essencial para a patogênese da síndrome metabólica. As citocinas produzidas em resposta ao excesso de gordura armazenada nos adipócitos promovem a migração de macrófagos para o tecido adiposo, que aumenta o estado inflamatório local. Esse processo gera diminuição na produção de adiponectina, que, dentre suas ações, aumenta a sensibilidade à insulina e é protetor cardiovascular[14].

Morrison et al. avaliaram cerca de 800 crianças e adolescentes e observaram 4% de prevalência de síndrome metabólica nessa população. Ao reavaliar os mesmos pacientes de 25 anos depois, constataram que 19,4% dos adultos que apresentaram SM na infância apresentavam doença cardiovascular, enquanto somente 1,5% dos adultos que não tiveram SM na infância tiveram doença cardiovascular. O mesmo ocorreu com o risco de diabetes: o número de diabéticos triplicou entre os adultos que apresentaram síndrome na infância, mostrando a importância do diagnóstico e tratamento da SM desde a infância[17,18].

Os critérios de definição de SM da infância foram propostos pela International Diabetes Federation (IDF) em 2007, continuam sendo aceitos pela maioria dos autores do assunto e estão apresentada na Tabela 24.5[16,19].

TABELA 24.5 Critérios de definição de síndrome metabólica segundo a International Diabetes Federation

	< 10 anos	Entre 10-16 anos	> 16 anos
Definição	Não definir	> CA + 2 critérios	> CA + 2 critérios
Circunferência abdominal (CA)		≥ Percentil 90	Homem > 94 cm Mulher > 80 cm
Glicemia (mg/dL)		≥ 100	≥ 100
Triglicérides (mg/dL)		≥ 150	≥ 150
HDL-c (mg/dL)		< 40	< 40: homem < 50: mulher
Pressão sistólica mmHg		≥ 130/85	≥ 130/85

SAÚDE CARDIOVASCULAR E DISLIPIDEMIA

É bem conhecida a relação entre dislipidemia e alterações vasculares em pacientes adultos e muito debate se tem feito em relação às crianças e adolescentes. O Quadro 24.2 lista os fatores de risco pediátricos para doença arterial coronariana e, dentre eles, LDLc elevado, inatividade (atualmente propiciada pelo uso excessivo e inadequado de *tablets*, telefones celulares e outras "telas" nas quais as crianças e os adolescentes gastam horas a fio, em um longo período de "inatividade") e antecedentes familiares de doença cardiovascular precoce assumem grande relevância.

Avolumam-se informações que levam a supor que essas alterações vasculares são bastante precoces e devem ser prevenidas já na criança e no adolescente. As lesões iniciais, chamadas de estrias gordurosas, provavelmente não são patogênicas, não alteram a estrutura do vaso nem sua elasticidade, mas podem evoluir para lesões mais elevadas, iniciando a formação da placa aterosclerótica. A placa cria alterações vasculares e pode mesmo ocasionar oclusão vascular e embolizar, sendo responsável por obstruções vasculares a distância[20].

Como a clínica pode não ajudar, já que muitas vezes o primeiro sintoma já é um acidente cardiovascular, métodos de imagem, como o ultrassom, podem ser úteis na detecção de alterações vasculares precoces e medidas preventivas podem ser tomadas.

Em 2016, a Associação Americana de Cardiologia (AHA) selecionou sete itens que poderiam ser melhorados em crianças e adolescentes para permitir a melhora de sua saúde cardiovascular. Três desses itens referem-se a fatores potencialmente modificáveis por intervenção médica: concentração de colesterol total, glicemia e hipertensão arterial e quatro que dependem de comportamento individual: índice de massa corpórea, atividade física, dieta e tabagismo. O Quadro 24.3 mostra as proposições da AHA para melhorar a saúde cardiovascular[21].

QUADRO 24.2 Fatores de risco pediátrico para doença arterial coronariana

Fatores positivos:
- LDLc acima de 130 mg/dL
- História familiar de doença coronariana prematura (< 55 anos para homens e < 65 anos para mulheres) ou doença vascular periférica
- Tabagismo
- Hipertensão
- Obesidade
- Inatividade física
- Diabetes

Fatores negativos:
- HDLc > 60 mg/dL

QUADRO 24.2A Condições e fatores de alto risco para doença cardiovascular

Condições de alto risco:
- Diabete melito tipo 1 ou tipo 2
- Doença renal crônica ou doença renal em estágio terminal
- Após transplante renal
- Após transplante cardíaco
- Doença de Kawasaki com aneurisma

Fatores de alto risco:
- Hipertensão arterial (> P99 + 5 mmHg) requerendo medicação
- Tabagismo
- IMC > P97
- Presença de uma condição de alto risco

QUADRO 24.2B Condições e fatores de risco moderado para doença cardiovascular

Condições de risco moderado
- Doença inflamatória crônica
- Lúpus eritematoso sistêmico
- Artrite inflamatória idiopática
- Doença de Kawasaki (aneurisma coronariano com regressão)
- Síndrome nefrótica
- Síndrome da imunodeficiência adquirida (aids)

Fatores de risco moderado:
- Hipertensão arterial que não requer medicação
- IMC entre P95 e 97
- LDLc < 40 mg/dL
- Presença de uma condição de risco moderado

QUADRO 24.3 Proposição da Associação Americana de Cardiologia (AHA) para melhorar a saúde cardiovascular

Fatores comportamentais:
- Índice de massa corpórea: < percentil 85
- Atividade física: 1 hora ou mais de atividade moderada ou intensa, todos os dias
- Alimentação:
  - Frutas e vegetais: > 4,5 xícaras/dia Peixe: 2 ou mais porções por semana
  - Grãos integrais, ricos em fibras: ao menos 100 g/dia
  - Sódio: < 1.500 mg/dia
  - Bebidas açucaradas: < 450 kcal/semana
- Não fumar

Fatores de saúde:
- Pressão arterial: inferior ao percentil 90
- Colesterol total: < 170 mg/dL
- Glicemia: < 100 mg/dL

TRIAGEM E DIAGNÓSTICO DAS DISLIPIDEMIAS

Triagem é aconselhável a partir dos 2 anos de idade em crianças obesas, diabéticas ou com história familiar de doença cardiovascular precoce ou hipercolesterolemia primária.

A triagem lipídica pediátrica universal foi recomendada em recentes diretrizes pediátricas, sugerindo que todas as crianças entre 9 a 11 anos, independentemente de condição clínica ou histórico familiar, devem realizar dosagem de lípides[22,23].

TRATAMENTO

Os guidelines são unânimes em afirmar que a primeira medida para tratar uma dislipidemia é a "mudança de estilo de vida", que compreende um conjunto de modificações no dia a dia, como alimentação adequada (fase 1 e fase 2), em que se reduz muito a ingestão de gordura saturada e de colesterol, atividade física, que compreende atividade vigorosa por 1 hora todos os dias ao lado de restrição ao uso de "telas" como computador, telefone celular, televisão (não mais que 2 horas ao dia). Tentativas alimentares são toleradas por 3 a 6 meses, dependendo da gravidade do quadro, e a remoção de fatores de risco como obesidade, hipertensão arterial, tabagismo e sedentarismo certamente auxiliarão nessa tarefa.

Dentro do tratamento dietético, é importante lembrar que açúcares devem ser reduzidos, pois sofrem glicólise e geram acetil-CoA, que é o bloco básico da construção de novos ácidos graxos. O carboidrato dietético gera acetil-CoA, que é usado na produção hepática de VLDLc. Portanto, dietas ricas em substratos abundantes para a síntese de triglicérides, como açúcares refinados e açúcares simples, elevam TG[24].

QUADRO 24.4 Estratégias dietéticas para reduzir colesterol e gorduras saturadas
1. Comer 7 a 10 porções de frutas e vegetais ao dia (frescos, congelados ou enlatados)
2. Usar óleos vegetais e margarinas com baixo teor de gorduras saturadas e ácidos graxos trans, em vez de manteiga ou gorduras animais
3. Preferir pães e cereais integrais em vez de processados
4. Leite e derivados lácteos desnatados ou semidesnatados
5. Comer mais peixes, cozidos ou assados
6. Consumir carnes magras e ter o cuidado de retirar toda a gordura da carne antes do cozimento
7. Remover a pele do frango ou do peru antes do cozimento e comer somente a carne branca
8. Evitar carnes processadas como salsichas, linguiças e embutidos
9. Evitar cremes ou molhos feitos com manteiga ou com leite integral
10. Escolher lanches com baixa quantidade de gorduras

TRATAMENTO MEDICAMENTOSO

Quando as concentrações de colesterol e, especialmente, LDLc e não HDLc atingem valores críticos, após uma tentativa dietética de controle, a farmacoterapia deve ser utilizada. Os Quadros 24.5 e 24.6, baseados nas recomendações do guideline da NHLBI, indicam em que situações a farmacoterapia, especialmente com estatinas para as hipercolesterolemias, é indicada.

QUADRO 24.5 Indicações de tratamento em casos de hipercolesterolemia

Elevação do LDLc
Elevação do LDLc • LDLc ≥ 190 mg/dL: • Mudança de estilo de vida por 6 meses (pode ser abreviada) • Considerar estatina após os 10 anos de idade ou após Tanner 2 em meninos, pós-menarca em meninas
LDLc ≥ 130-189 mg/dL sem história familiar de fatores ou condições de risco: • Mudança de estilo de vida • Reavaliar a cada 6 a 12 meses
LDLc ≥ 160-189 mg/dL com história familiar ou 1 fator ou condição de alto risco ou 2 ou mais fatores ou condições de risco moderado • Mudança de estilo de vida 6 a 12 meses • Considerar estatina após os 10 anos de idade ou após Tanner 2 em meninos ou pós-menarca em meninas
LDLc ≥ 130-159 mg/dL com doença cardiovascular clínica ou 2 fatores/condições de alto risco ou 1 fator/condição de alto risco + 2 fatores/condições de risco moderado: • Mudança de estilo de vida por 6 a 12 meses • Considerar estatina após os 10 anos ou após Tanner 2 em meninos ou pós-menarca em meninas

QUADRO 24.6 Indicações de tratamento das hipertrigliceridemias

Aumento de triglicérides
TG ≥ 500 mg/dL: • Mudança de estilo de vida • Informar sobre risco de pancreatite • Encaminhar a um especialista • Óleo de peixe/fibrato/outra medicação
TG ≥ 200-499 mg/dL: • Mudança de estilo de vida • Considerar óleo de peixe/ômega 3 • Encaminhar a um especialista, especialmente se o alvo de LDLc foi atingido
TG ≥ 100-200 mg/dL (< 10 anos) ou ≥ 130-200 (> 10 anos): • Mudança de estilo de vida por 6 a 12 meses • Aumentar a quantidade de peixe na dieta • Dosagem de lípides a cada 6 meses
TG < 100 mg/dL (< 10 anos) ou TG < 130 mg/dL (> 10 anos): • Continuar com as modificações de estilo de vida • Dosagem de lípides uma vez por ano

Em uma revisão retrospectiva de dados de crianças, adolescentes e adultos jovens, de 8 a 21 anos de idade, Zawacki et al. verificaram que, se o colesterol não HDL fosse levado em conta para decidir sobre farmacoterapia, a taxa de acerto da indicação terapêutica poderia aumentar. Os autores propõem, em crianças com um ou mais fatores de risco cardiovascular, um ponto de corte de 156 mg/dL e, para crianças sem fatores de risco, um ponto de corte de 199 mg/dL. O valor de HDLc mostrou-se um pobre preditor de farmacoterapia. A aplicação desses limiares indicou que 38,5 a 92,3% das avaliações lipídicas em jejum não resultariam em farmacoterapia[25].

Em crianças e adolescentes, a abordagem inicial de uma dislipidemia é sempre uma "modificação do estilo de vida", fácil de propor e muito difícil de conseguir na prática porque mudar estilo de vida implica profundas modificações na maneira como se vê a vida diária e essas modificações, com mais atividade física, uma dieta equilibrada e com poucas gorduras, devem ser implementadas para a vida toda. Quando se consegue tal feito, os resultados aparecem, mas não é infrequente um bom resultado inicial seguido de um abandono das práticas saudáveis e a volta das concentrações elevadas de colesterol e triglicérides. Dessa forma, não é infrequente recorrer a tratamentos medicamentosos.

As estatinas são a base do tratamento das hipercolesterolemias, pelo seu mecanismo de ação de inibição da enzima-chave na síntese de colesterol (HMG-CoA redutase).

Várias estatinas são liberadas para uso a partir dos 8 a 10 anos de idade, destacando-se as mais novas e mais eficazes como a atorvastatina e a rosuvastatina. Eventual associação com exetimiba, que bloqueia a absorção intestinal de colesterol biliar e dietético, interferindo na ação de transportadores como NPC1L1 e SR-B1[26]. Como a exetimiba inibe seletivamente a absorção de colesterol, triglicérides e vitaminas lipossolúveis não são afetados.

Os derivados do ácido fíbrico (fibratos) são usados classicamente no tratamento de hipertrigliceridemias em adultos. Gemfibrosil, fenofibrato e ciprofibrato têm sido utilizados. Em crianças, prefere-se um tratamento dietético, reservando-se o uso de fibratos quando TG > 500 mg/dL.

As resinas quelantes de sais biliares (colestiramina, colestipol, colesevelan) podem reduzir as concentrações de colesterol, induzindo uma maior expressão de receptores de LDLc, porém tendem a elevar triglicérides e interferem na absorção de vitaminas lipossolúveis.

Niacina, em decorrência de seus efeitos colaterais, não é rotineiramente utilizada em dislipidemias pediátricas, sendo eventualmente indicada em hipercolesterolemia familial e em situações de elevação importante de Lp(a), uma lipoproteína derivada de LDLc, extremamente aterogênica[26].

TABELA 24.6 Objetivos do tratamento (National Lipid Association, 2014)

		Objetivo do tratamento		Considerar terapia medicamentosa	
Categoria de risco	**Critérios**	**Não HDLc (mg/dL)**	**LDLc (mg/dL)**	**Não HDLc (mg/dL)**	**LDLc (mg/dL)**
Baixo	principais critérios de risco ASCVD Considerar outros indicadores de risco, se conhecidos	< 130	< 100	≥ 190	≥ 160
Moderado	2 principais critérios de risco ASCVD Considerar escore de risco quantitativo Considerar outros indicadores de risco	< 130	< 100	≥ 160	≥ 130
Alto	≥ 3 principais critérios de risco ASCVD Diabetes 0-1 outro principal critério de risco ASCVD Sem evidência de lesão de órgão-alvo Doença renal crônica estágio 38 ou 4 LDLc > 190 mg/dL Escore de risco quantitativo alcançando o limite de risco máximo	< 130	< 100	≥ 130	≥ 100
Muito alto	ASCVD Diabete ≥ 2 fatores de risco maiores ou evidência de lesão de órgão-alvo	< 100	< 70	≥ 100	≥ 70

CONCLUSÕES

O reconhecimento precoce e o tratamento das dislipidemias em crianças e adolescentes podem levar a modificações dos fatores que contribuem para a doença cardiovascular do adulto.

Deve-se continuar a focar nos jovens com condições de alto risco, associadas **à** aterosclerose acelerada, mas a prevenção de fatores de risco adicionais é fundamental. Ao abordar as dislipidemias nos jovens, dados de evolução devem ser cuidadosamente obtidos, para que se otimizem os *guidelines*. Prevenção de doenças como o diabete melito tipo 2 é tão crítica quando a identificação precoce de alterações genéticas, para que se melhore a qualidade de vida e se reduza a mortalidade cardiovascular.

Concentrações elevadas de lipoproteínas contendo ApoB (não HDLc, LDLc, quilomícrons – chamadas aterogênicas) são a base da aterosclerose e da doença cardiovascular aterosclerótica. Reduzir o colesterol aterogênico reduz o risco cardiovascular em proporção à redução obtida.

Os riscos tanto intermediários quanto a longo prazo devem ser considerados quando se avaliam os potenciais benefícios e prejuízos da terapia. As estatinas se constituem na modalidade primeira a ser instituída e têm maior evidência na redução dos riscos cardiovasculares.

Os alvos lipídicos são importante ferramenta motivacional tanto para o paciente quanto para o médico e a monitoração de LDLc ou não HDLc permite não só avaliar adesão ao tratamento, mas também a adequação da resposta e a determinação de risco residual[27,28].

REFERÊNCIAS

1. Deboer MD, Gurka MJ, Woo JG, Morrison JA. Severity of metabolic syndrome as a predictor of cardiovascular disease between childhood and adulthood: the Princeton Lipid Research Cohort Study. J Am Coll Cardiol. 2015;66(6):755-7.
2. US Preventive Services Task Force. Screening for Lipid Disorders in Children and Adolescents: US Preventive Services Task Force Recommendation Statement. JAMA. 2016;316(6):625-33.
3. Blackett P, Farrell K, Truong M, George M, Turner P, Less J, et al. Feasibility of ideal cardiovascular health evaluation in a pediatric clinic setting. Adv Prev Med. 2018:5474838.
4. Back Giuliano IC, Caramelli B, Pellanda L, Duncan B, Mattos S, Fonseca FH; Sociedade Brasileira de Cardiologia. [I guidelines of prevention of atherosclerosis in childhood and adolescence]. Arq Bras Cardiol. 2005;85(Suppl 6):4-36.
5. Sociedade Brasileira de Cardiologia; Sociedade Brasileira de Cardiologia; Sociedade Brasileira de Pediatria; Sociedade Brasileira de Pediatria; Sociedade Brasileira de Endocrinologia e Metabologia; Sociedade Brasileira de Cardiologia et al. I Diretriz de Prevenção da Aterosclerose na Infância e na Adolescência. Arq Bras Cardiol. 2005;85:3-36.
6. Pereira A, Gagliardi ACM, Lottenberg AM, Chacra APM, Faludi AA, Sposito AC, et al. I Diretriz Brasileira de Hipercolesterolemia Familiar (HF). Arq Bras Cardiol. 2012;99:1-28.
7. Faludi AA, Izar MCO, Saraiva JFK, Chacra APM, Bianco HT, Afiune Neto A, et al. Atualização da Diretriz Brasileira de Dislipidemias e Prevenção da Aterosclerose – 2017. Arq Bras Cardiol. 2017;109(2 Supl 1):1-76.
8. Slhessarenko N, Fontes CJF, Slhessarenko ME, Azevedo RS, Andriolo A. Proposition of decision limits for serum lipids in Brazilian children aged one to 13 years. J Pediatr (Rio J). 2019;95(2):173-9.
9. Wilson DP, McNeal C, Blackett P. Pediatric dyslipidemia: recommendations for clinical management. South Med J. 2015;108(1):7-14.
10. Walsh MC, Di Fiore JM, Martin RJ, Gantz M, Carlo WA, Finer N. Association of Oxygen Target and Growth Status With Increased Mortality in Small for Gestational Age Infants: Further Analysis of the Surfactant, Positive Pressure and Pulse Oximetry Randomized Trial. JAMA Pediatr. 2016;170(3):292-4.
11. Bloch KV, Cardoso MA, Sichieri R. Study of Cardiovascular Risk Factors in Adolescents (ERICA): results and potentiality. Rev Saude PÚblica. 2016;50(Suppl 1).
12. Naoumova RP, Thompson GR, Soutar AK. Current management of severe homozygous hypercholesterolaemias. Curr Opin Lipidol. 2004;15(4):413-22.
13. Brambilla P, Lissau I, Flodmark C-E, Moreno LA, Widhalm K, Wabitsch M, Pietrobelli A. Metabolic risk-factor clustering estimation in children: to draw a line across pediatric metabolic syndrome. Int J Obes (Lond). 2007;31(4):591-600.

14. Wittcopp C, Conroy R. Metabolic syndrome in children and adolescents. Pediatr Rev. 2016;37(5):193-202.
15. Damiani D, Kuba VM, Cominato L, Damiani D, Dichtchekenian V, Menezes Filho HC. [Metabolic syndrome in children and adolescents: doubts about terminology but not about cardiometabolic risks]. Arq Bras Endocrinol Metabol. 2011;55(8):576-82.
16. Magge SN, Goodman E, Armstrong SC. The metabolic syndrome in children and adolescents: shifting the focus to cardiometabolic risk factor clustering. Pediatrics. 2017;140(2).
17. Morrison JA, Friedman LA, Gray-McGuire C. Metabolic syndrome in childhood predicts adult cardiovascular disease 25 years later: the Princeton Lipid Research Clinics Follow-up Study. Pediatrics. 2007;120(2):340-5.
18. Morrison JA, Friedman LA, Wang P, Glueck CJ. Metabolic syndrome in childhood predicts adult metabolic syndrome and type 2 diabetes mellitus 25 to 30 years later. J Pediatr. 2008;152(2):201-6.
19. Zimmet P, Alberti KG, Kaufman F, Tajima N, Silink M, Arslanian S, et al. The metabolic syndrome in children and adolescents - an IDF consensus report. Pediatr Diabetes. 2007;8(5):299-306.
20. Badimon L, Martínez-González J, Llorente-Cortés V, Rodríguez C, Padró T. Cell biology and lipoproteins in atherosclerosis. Curr Mol Med. 2006;6(5):439-56.
21. Steinberger J, Daniels SR, Hagberg N, Isasi CR, Kelly AS, Lloyd-Jones D, et al. Cardiovascular Health Promotion in Children: Challenges and Opportunities for 2020 and Beyond: A Scientific Statement From the American Heart Association. Circulation. 2016;134(12):e236-55.
22. Daniels SR. Pediatric guidelines for dyslipidemia. J Clin Lipidol. 2015;9(5 Suppl):S5-s10.
23. Arnett DK, Blumenthal RS, Albert MA, Buroker AB, Goldberger ZD, Hahn EJ, et al. 2019 ACC/AHA Guideline on the Primary Prevention of Cardiovascular Disease. Circulation. 2019;140:e596-e646.
24. Valaiyapathi B, Ashraf AP. Hospital management of severe hypertriglyceridemia in children. Curr Pediatr Rev. 2017;13(4):225-31.
25. Kennedy MJ, Jellerson KD, Snow MZ, Zacchetti ML. Challenges in the pharmacologic management of obesity and secondary dyslipidemia in children and adolescents. Paediatr Drugs. 2013;15(5):335-42.
26. Zawacki A, Dodge A, Eickhoff J, Sun W, Marriott E, Ralphe JC, Peterson AL. Novel lipid thresholds for screening predict the need for pharmacotherapy. J Pediatr. 2018;202:220-5.e2.
27. Expert panel on integrated guidelines for cardiovascular health and risk reduction in children and adolescents: summary report. Pediatrics. 2011;128(Suppl 5):S213-56.
28. Adhyaru BB, Jacobson TA. New Cholesterol Guidelines for the Management of Atherosclerotic Cardiovascular Disease Risk: A Comparison of the 2013 American College of Cardiology/American Heart Association Cholesterol Guidelines with the 2014 National Lipid Association Recommendations for Patient-Centered Management of Dyslipidemia. Endocrinol Metab Clin North Am. 2016;45(1):17-37.
29. Pahkala K, Hietalampi H, Laitinen TT, Viikari JS, Rönnemaa T, Niinikoski H, et al. Ideal cardiovascular health in adolescence: effect of lifestyle intervention and association with vascular intima-media thickness and elasticity (the Special Turku Coronary Risk Factor Intervention Project for Children [STRIP] study). Circulation. 2013;127(21):2088-96.

25 Cardiomiopatias pediátricas

Karen Saori Shiraishi Sawamura
Gabriela Nunes Leal

APÓS LER ESTE CAPÍTULO, VOCÊ ESTARÁ APTO A:

- Identificar os quatro principais fenótipos das cardiomiopatias pediátricas, de acordo com seus aspectos morfológicos e funcionais.
- Propor estratégias diagnósticas e terapêuticas apropriadas a cada cardiomiopatia pediátrica.

INTRODUÇÃO

As cardiomiopatias são caracterizadas pela presença de anormalidades estruturais e/ou funcionais do miocárdio, que não são secundárias às cardiopatias congênitas, à hipertensão sistêmica, hipertensão pulmonar, doença coronariana ou doença valvar. Segundo o último American Heart Association Scientific Statement, as cardiomiopatias pediátricas podem ser classificadas em cinco fenótipos, de acordo com aspectos morfológicos e funcionais[1]:

- Cardiomiopatia dilatada.
- Cardiomiopatia hipertrófica.
- Cardiomiopatia restritiva.
- Não compactação do ventrículo esquerdo.

Dados deste mesmo registro apontam que a cardiomiopatia dilatada e a cardiomiopatia hipertrófica são os fenótipos mais comuns, com uma incidência anual de 0,57 e

0,47 por 100.000 crianças, respectivamente. A cardiomiopatia restritiva tem uma incidência de 0,03 a 0,04 por 100.000 crianças e 30% dos pacientes apresentam na verdade um fenótipo misto com cardiomiopatia hipertrófica. A incidência de não compactação de ventrículo esquerdo é de 0,12 por 100.000 crianças do nascimento até 10 anos e de 0,81 por 100.000 crianças do nascimento até os 12 meses. A não compactação do ventrículo esquerdo aparece em sua forma isolada em 23%, em fenótipo misto com cardiomiopatia dilatada em 58%, em fenótipo misto com cardiomiopatia hipertrófica em 11% e em fenótipo indeterminado em 8% dos acometidos[1].

Muitas formas de herança genética já foram identificas para as cardiomiopatias pediátricas, com predomínio de herança autossômica dominante. Não obstante, até o momento inúmeros casos de cardiomiopatias de origem familiar persistem sem uma causa genética definida.

A cardiomiopatias pediátricas são geneticamente bastante heterogêneas, com múltiplos genes envolvidos e diversas mutações possíveis em cada um deles. É importante salientar que variantes do mesmo gene podem causar diferentes fenótipos, por exemplo, algumas variantes do gene *MYH7* que estão associadas ao desenvolvimento de cardiomiopatia hipertrófica e outras à presença de cariomiopatia dilatada. Além disso, mutações em diferentes genes podem estar implicadas em um mesmo fenótipo, por exemplo, a cardiomiopatia dilatada está associada à presença de mutações em genes que codificam proteínas do sarcômero, banda Z, membrana nuclear, desmossomos, mitocôndrias e proteínas ligadoras de cálcio.

Algumas variantes genéticas que causam cardiomiopatias em crianças também afetam outros orgãos e/ou músculos esqueléticos, como é o caso das RASopatias (p. ex., síndrome de Noonan), das doenças metabólicas de depósito (p. ex., doença de Pompe, mucopolissacaridoses) e das miopatias congênitas (p. ex., distrofia muscular de Duchenne). Dito isto, todas as crianças em investigação para cardiomiopatias devem ser submetidas a exame físico detalhado, com especial atenção não apenas aos sinais de insuficiência cardíaca, mas também a aspectos que podem esclarecer a etiopatogenia dessa condição: dismorfismos, baixa estatura, fraqueza muscular, hipotonia, perda visual ou auditiva e desenvolvimento neuropsicomotor[2].

Por fim, merecem destaque as causas adquiridas de cardiomiopatias, como a cardiomiopatia hipertrófica de filhos de mães diabéticas e a cardiomiopatia dilatada secundária à miocardite (infecciosa, tóxica ou imune), as taquiarritmias ou as deficiências nutricionais (selênio, tiamina).

Neste capítulo descreveremos aspectos clínicos de cada um dos quatro fenótipos de cardiomiopatias pediátricas, com ênfase em diagnóstico, conduta terapêutica e prognóstico.

CARDIOMIOPATIA DILATADA

A cardiomiopatia dilatada é caracterizada pela disfunção ventricular secundária à redução do encurtamento sistólico miocárdico e corresponde a 50% de todas as cardiomiopatias pediátricas.

Cerca de 35 a 48% das crianças com cardiomiopatia dilatada submetidas à biópsia endomiocárdica apresentam evidências de miocardite. Os principais agentes etiológicos são: parvovírus B19, influenza, Epstein-Barr, HIV, coxsackie, herpes e adenovírus. Cabe lembrar que nem sempre é possível obter uma biópsia endomiocárdica com análise de PCR (*polymerase chain reaction*) e também que uma biópsia negativa não exclui miocardite viral. A identificação viral por PCR no sangue ou em outras secreções, bem como a elevação da troponina, pode colaborar para o diagnóstico presuntivo de miocardite viral. A ressonância magnética tem sido considerada uma ferramenta diagnóstica bastante útil para o diagnóstico de miocardite, sendo possível detectar injúria miocárdica, hiperemia, edema intra e extracelular com o uso das técnicas de mapeamento T1 e T2. Estudos comprovam boa correlação entre a ressonância e os achados anatomopatológicos em miocardites[3].

Como causas inflamatórias de cardiomiopatia dilatada não se pode deixar de mencionar as doenças autoimunes, como lúpus eritematoso sistêmico juvenil, dermatopolimiosite e sarcoidose. Muitas vezes o processo inflamatório miocárdico tem evolução inicial subclínica, podendo comprometer e função ventricular de forma insidiosa ao longo do tempo. Estudo recente comprovou correlação negativa entre índice de atividade do lúpus eritematoso sistêmico (SLEDAI) e os valores de *strain* global de pico sistólico longitudinal do ventrículo esquerdo de pacientes pediátricos ainda assintomáticos do ponto de vista cardiovascular[4]. Cabe lembrar que a doença de Kawasaki também pode cursar com miocardite em sua fase aguda, com grave comprometimento da função sistólica em alguns casos[5].

A cardiomiopatia dilatada familiar responde por 30 a 50% dos casos. A herança autossômica dominante é a mais frequente, mas pode haver herança autossômica recessiva ou ligada ao X. Envolvem mutações em genes que codificam proteínas do citoesqueleto, do núcleo celular, do sarcômero ou enzimas mitocondriais. Cerca de 35 a 40% dos casos de cardiomiopatia dilatada de origem genética envolvem mutações em genes de sarcômero. Mutações na proteína distrofina acarretam não só cardiomiopatia dilatada, mas também comprometimento da musculatura esquelética, o que acaba por associar sintomas de insuficiência cardíaca à falência respiratória por fraqueza muscular (p. ex., distrofia muscular de Duchenne)[6].

Entre as causas tóxicas de cardiomiopatia dilatada, destaca-se a exposição a antracíclicos durante a quimioterapia. A fisiopatologia da agressão miocárdica neste caso ainda não foi completamente elucidada, mas parece envolver a produção de espécies reativas de oxigênio. Os efeitos cardiotóxicos dos antracíclicos são mais frequentes na presença de determinados polimorfismos genéticos e de radioterapia. Estima-se que os sobreviventes do câncer pediátrico têm chances 15 vezes maiores de desenvolver insuficiência cardíaca congestiva ao longo da vida. Os pacientes com maior risco para insuficiência cardíaca são aqueles que atingiram doses acumuladas de doxorrubicina superiores a 250 mg/m^2 e que foram tratados antes dos 5 anos de idade. Na maior parte dos casos, a cardiotoxicidade dos antracíclicos torna-se clinicamente evidente ao longo do primeiro ano de tratamento. Manifestações agudas (logo após a administração do quimioterápico) ou tardias (depois de um ano do término do tratamento) são mais raras. Muitos centros têm administrado cardioprotetores (p. ex., dexrazoxano), betabloqueadores (p. ex., carvedilol), inibidores da enzima de conversão da angiotensina ou bloqueadores do receptor de angiotensina II como profilaxia primária da cardiotoxicidade, nos casos em que o uso de antracíclicos faz-se essencial em crianças. Mas essa conduta não é universalmente adotada (nível de evidência C, classe de recomendação IIb)[7].

Por fim, devem-se destacar as doenças de depósito que muitas vezes cursam com cardiomiopatia dilatada, a exemplo da doença de Pompe e das mucopolissacaridoses.

A doença de Pompe é causada pela deficiência na produção da enzima lisossômica alfaglicosidase ácida. Trata-se de doença com herança autossômica recessiva, na qual a ruptura dos lisossomos contendo glicogênio não metabolizado provoca a liberação de enzimas tóxicas e morte do miócito. É frequente a evolução para cardiomiopatia hipertrófica ou dilatada, acompanhada por hipotonia generalizada, dificuldade de sucção e hiporreflexia nos lactentes. O diagnóstico é realizado por biópsia muscular periférica ou endomiocárdica. A microscopia revela grandes vacúolos entre as fibras miocárdicas, que se coram positivamente ao ácido periódico Schiff (PAS). Estudos recentes mostram 92 a 95% de óbitos no primeiro ano de vida dos pacientes portadores da forma infantil de apresentação não tratada. O diagnóstico precoce é de suma importância, uma vez que já está disponível o tratamento com reposição endovenosa da alfaglicosidase ácida recombinante humana, com significativa redução da massa ventricular, melhora da função sistólica e da sobrevida dos pacientes[8].

As mucopolissacaridoses são caracterizadas pela degradação enzimática deficiente dos glicosaminoglicanos (GAGS), que são componentes da matriz extracelular e estão distribuídos pelos mais diferentes tecidos. A classificação é baseada na enzima deficiente, tendo sido descritos sete tipos com manifestações clínicas heterogêneas, de caráter progressivo. O quadro clínico inclui: face grotesca, obstrução de vias aéreas, opacidade de córnea, surdez, deformidades torácicas, visceromegalias, rigidez articular, baixa estatura e deficiência intelectual. Alguns pacientes apresentam cardiomiopatia hipertrófica e outros evoluem com a forma dilatada, quase sempre acompanhadas por comprometimento valvar e/ou hipertensão pulmonar. A identificação dos GAGS eliminados na urina desses pacientes permite a triagem inicial, além de orientar a solicitação da dosagem enzimática que define o subtipo de MPS. A pesquisa da enzima lisossômica é feita em cultura de fibroblastos ou leucócitos. A suspeita clínica permite o tratamento de reposição enzimática, já disponível para os tipos I, II, IV e VII. O transplante de medula também é uma opção terapêutica. O tratamento pode promover remodelamento ventricular reverso, apesar de não reverter as lesões valvares[9].

Quadro clínico

Os pacientes pediátricos com cardiomiopatia dilatada apresentam-se em insuficiência cardíaca congestiva ou choque cardiogênico em 75 a 80% dos casos. Destes, 54% necessitam de suporte inotrópico endovenoso, 41% de ventilação mecânica, 13% de circulação extracorpórea (ECMO) e 11% de transplante cardíaco de urgência. Alguns trabalhos apontam para uma sobrevida livre de transplante em 60 a 75% dos casos, nos 5 primeiros anos após o diagnóstico. Nestas casuísticas, 20 a 45% dos pacientes recuperam função cardíaca normal, no mesmo período de acompanhamento[10].

Quanto maior a dilatação ventricular, menor a fração de ejeção e mais graves os sinais e sintomas de insuficiência cardíaca congestiva no momento da apresentação inicial, pior é o prognóstico na cardiomiopatia dilatada. Manutenção de níveis elevado de peptídio natriurético atrial tipo B, mesmo após introdução da terapêutica e estabilização clínica, sugere desfecho desfavorável. Potenciais biomarcadores capazes de identificar pacientes com cardiomiopatia dilatada em risco de óbito estão em investigação: variantes genéticas, microRNA, genoma viral, mediadores inflamatórios, padrão em biópsia endomiocárdica, neuro-hormônios, entre outros.

Exames complementares

A radiografia de tórax habitualmente revela cardiomegalia e sinais de congestão pulmonar (Figura 25.1).

O eletrocardiograma registra sobrecarga atrial e ventricular, além de alterações do segmento ST. Nos casos de miocardite, arritmias ventriculares podem ser detectadas e são complicações muitas vezes fatais.

O ecocardiograma é o exame mais importante para diagnóstico e acompanhamento da cardiomiopatia dilatada. É possível identificar dilatação de cavidades esquerdas e comprometimento da contratilidade miocárdica, acarretando disfunção sistólica do ventrículo esquerdo (Figura 25.2).

Além da redução da fração de ejeção do ventrículo esquerdo, insuficiência mitral por dilatação do anel é um achado frequente. A análise combinada do Doppler mitral e do Doppler tecidual em anel mitral ajuda a caracterizar o padrão de enchimento ventricular, possibilitando o diagnóstico de disfunção diastólica: alteração do relaxamento ventricular, padrão pseudonormal ou padrão restritivo.

Estudos recentes têm demonstrado utilidade da avaliação da deformação miocárdica ao ecocardiograma em cardiomiopatia dilatada, visto que o *strain* longitudinal do ventrículo esquerdo é uma ferramenta mais sensível para a detecção de disfunção sistólica do que a própria fração de ejeção[11] (Figura 25.3).

Além disso, foi possível demonstrar boa correlação entre áreas com reduzida deformação ao ecocardiograma com *speckle-tracking* e o realce tardio da ressonância nuclear magnética com injeção de gadolínio, ajudando a identificar áreas com fibrose e desarranjo estrutural miocárdico.

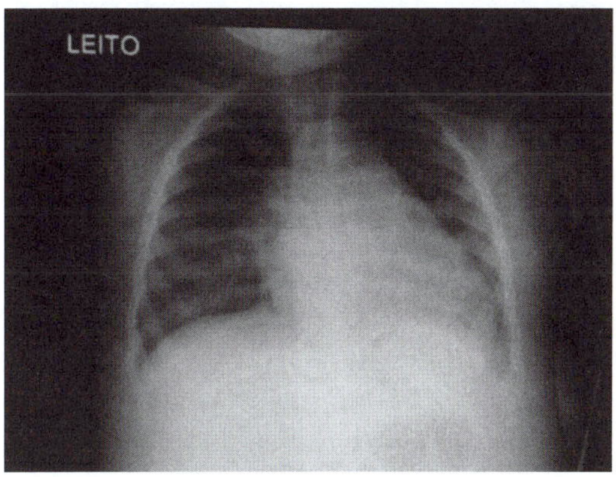

FIGURA 25.1. Radiografia de tórax de criança de 1 ano de idade com cardiomiopatia dilatada. Há aumento de cavidades esquerdas e sinais de congestão pulmonar: espessamento peribrônquico e linhas B de Kerley.

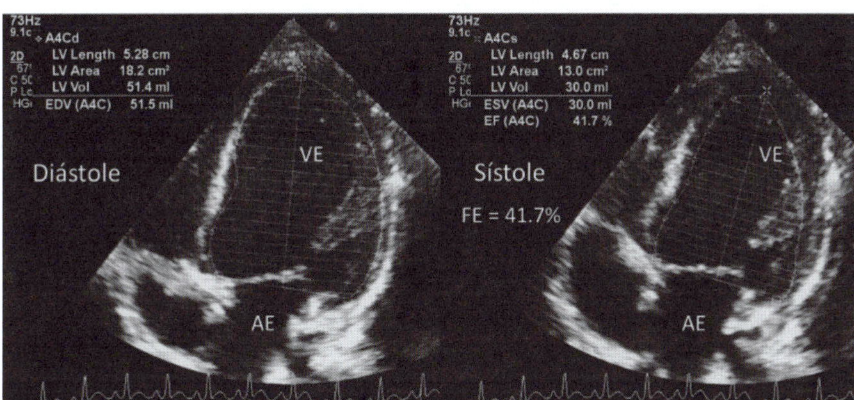

FIGURA 25.2. Fração de ejeção estimada pelo método de Simpson, ao corte apical quatro câmaras. Notam-se dilatação de átrio e ventrículo esquerdos, com fração de ejeção 41,4% (normal ≥ 55%). AE: átrio esquerdo; FE: fração de ejeção; VE: ventrículo esquerdo.

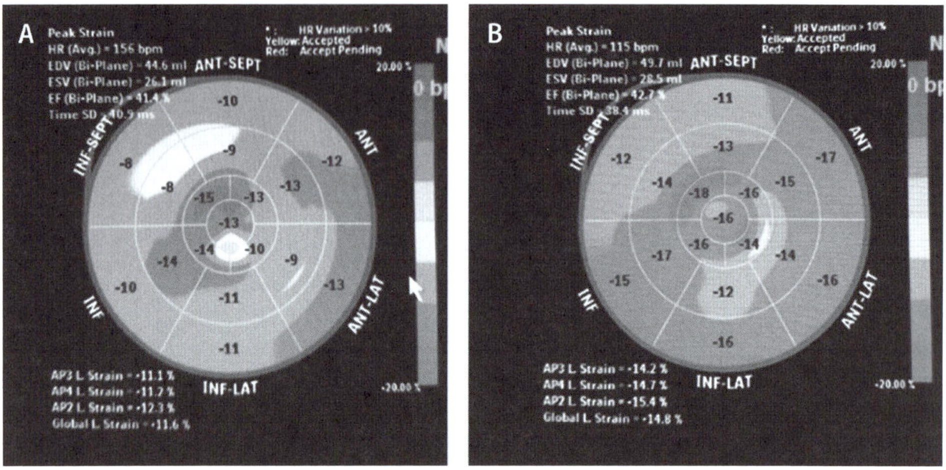

FIGURA 25.3. *Bullseye* representando a deformação miocárdica (*strain*) das diferentes paredes de ventrículo esquerdo em um caso de miocardite por parvovírus B19. A: pré-administração de levosimendana, FE 41,4%, paciente recebendo milrinona 1 mcg/kg/min e em ventilação mecânica. B: pós-levosimendana, FE 42% (praticamente inalterada), porém paciente sem drogas vasoativas e extubado. Nota-se melhora substancial dos valores de *strain*, compatível com melhora clínica. (Veja imagem colorida no encarte.)

Tratamento

O manejo clínico tem como objetivo conter os sintomas de insuficiência cardíaca e reverter os efeitos do remodelamento ventricular. A farmacodinâmica das drogas habitualmente utilizadas em adultos com cardiomiopatia dilatada ainda não foi completamente compreendida em pediatria, o que suscita a pesquisa no assunto. Medicações frequentemente utilizadas na insuficiência cardíaca crônica são: diuréticos de alça (furosemida), tiazídicos (hidroclorotiazida), inibidores da enzima de conversão da angiotensina (captopril, enalapril), bloqueadores dos receptores de angiotensina II (losartana), antagonistas de aldosterona (espironolactona) e betabloqueadores (carvedilol).

Na insuficiência cardíaca aguda, está indicado o suporte inotrópico com aminas vasoativas (dobutamina, dopamina, noradrenalina, adrenalina), inibidores da fosfodiesterase (milrinona) ou até sensibilizador do miocárdio ao cálcio (levosimendana). A utilização de circulação extracorpórea (ECMO) em UTI pediátrica tem resgatado muitos pacientes em insuficiência cardíaca refratária, possibilitando aguardar a recuperação da função miocárdica ou funcionado como ponte para o transplante cardíaco.

Alguns estudos demonstraram algum benefício terapêutico com o uso de imunoglobulina humana IV (IG-IV) nos casos de miocardite viral com processo inflamatório ativo. A IG-IV apresentaria atuações anti-inflamatórias, redução da resposta imune e antiviral. No entanto, metanálise recente não evidenciou melhora na sobrevida de pacientes pediátricos com miocardite que receberam IG-IV[12].

Prognóstico da cardiomiopatia dilatada em pacientes pediátricos

Após dois anos do diagnóstico de cardiomiopatia dilatada, 22% das crianças recuperam dimensões e função ventricular, 51% evoluem a óbito ou necessitam de transplante cardíaco e 27% continuam com dilatação e disfunção ventricular. O prognóstico é consideravelmente melhor nos casos de miocardites virais do que nos casos de cardiomiopatia familiar[13].

CARDIOMIOPATIA HIPERTRÓFICA

A cardiomiopatia hipertrófica (CH) pode ser definida como a presença de hipertrofia ventricular que não é resultado de resposta miocárdica a condições hemodinâmicas (p. ex., atividade física, hipertensão sistêmica, estenose aórtica).

Em crianças, a incidência de CH foi estimada em 0,3 a 0,5 por 100.000 indivíduos[14,15]. Está associada a mutações genéticas autossômicas dominantes e apresenta expressão fenotípica variável. Sua forma de apresentação mais comum é a assimétrica, envolvendo hipertrofia do septo ventricular. A hipertrofia pode ainda ser simétrica (concêntrica) ou acometer o ventrículo direito (mais comum na infância).

Etiologia

Primária: mutação sarcomérica

Presença de CH associada à mutação dos genes que codificam as proteínas sarcoméricas. Até o momento, mais de 1.400 mutações em diferentes genes sarcoméricos já foram descritas: 70% dos casos de CH são causados por mutações nos genes *MYBPC3* e *MYH7*[16]. Esse tipo de mutação está associado ao desenvolvimento de disfunção tanto sistólica quanto diastólica. Um mecanismo proposto é que essas mutações prejudicam a geração de sarcômeros dependentes de cálcio. Em geral, apresenta manifestação mais precoce, com maior prevalência de história familiar positiva e de morte súbita.

Secundária

Erros inatos do metabolismo

Os erros inatos do metabolismo que levam à CH podem ser divididos em três grupos: alteração no armazenamento do glicogênio (p. ex., doença de Pompe, doença de Danon), doença de armazenamento lisossomal (como na doença de Anderson-Fabry e nas mucopolissacaridoses) e distúrbio na produção da carnitina.

Doenças neuromusculares

A CH é mais comum na ataxia de Friedreich, doença autossômica recessiva. A CH é rara em outras distrofias musculares, que geralmente levam à cardiomiopatia dilatada ou restritiva.

Associada a síndromes genéticas

Muitas síndromes estão associadas com CH, dentre elas as síndromes de Noonan, Leopard e Costello.

Doenças infiltrativas

A amiloidose pode resultar em espessamento do miocárdio, do septo atrial e das valvas atrioventriculares por meio de infiltração celular.

Hiperinsulinismo

A CH encontrada em filhos de mães diabéticas pode ocorrer mesmo com controle adequado dos níveis de insulina. Embora possa evoluir clinicamente com sinais de insuficiência cardíaca, é autolimitada e se resolve no primeiro ano de vida.

Outras endocrinopatias

Em adultos, a hipertrofia do ventrículo esquerdo é reportada em associação com acromegalia e feocromocitoma.

Fisiopatologia

A hipertrofia ventricular na CH leva à obstrução dinâmica ao fluxo nas vias de saída ventriculares (Figura 25.4). Além disso, a hipertrofia septal pode levar à insuficiência mitral secundária ao "efeito Venturi", que acarreta movimento anterior sistólico da cúspide anterior mitral (SAM, do inglês *systolic anterior movement*), gerando falha de coaptação e regurgitação valvar (Figuras 25.5 e 25.6). Outra alteração comum na CH é a presença de disfunção diastólica. Todos esses mecanismos contribuem para a redução de volume de ejeção, o que culmina em baixo débito cardíaco. À medida que a doença evolui, há aumento das pressões de enchimento ventricular, aumento da pressão atrial e consequente congestão venosa pulmonar ou sistêmica (a depender de qual ventrículo estiver acometido). Esses mecanismos citados levam a hipoperfusão coronariana, isquemia e fibrose miocárdica, com consequente comprometimento da função sistólica ventricular.

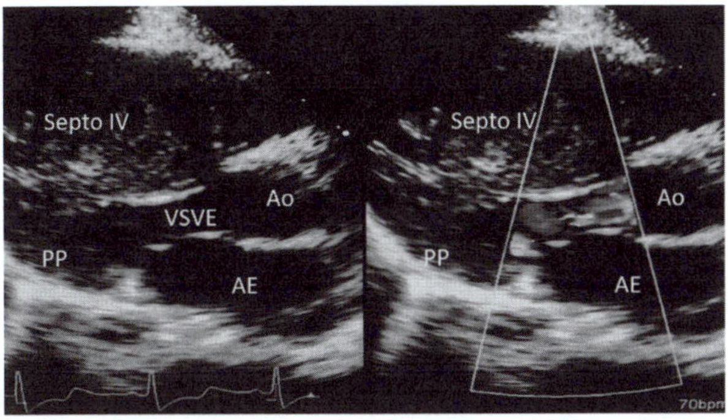

FIGURA 25.4 Corte paraesternal eixo longo ao ecocardiograma: notam-se hipertrofia septal assimétrica e aceleração do fluxo em via de saída de ventrículo esquerdo (VSVE) ao color Doppler. Ao: aorta; AE: átrio esquerdo; IV: interventricular; PP: parede posterior do ventrículo esquerdo. (Veja imagem colorida no encarte.)

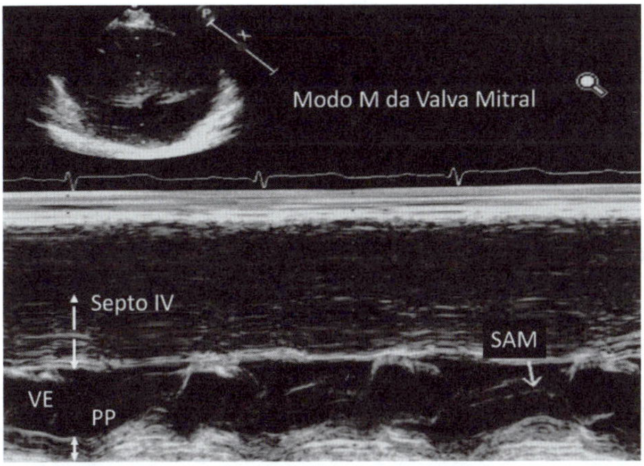

FIGURA 25.5 Modo M através da valva mitral ao ecocardiograma, mostrando o movimento anterior sistólico (SAM) provocado pelo efeito "Venturi". (Veja imagem colorida no encarte.)

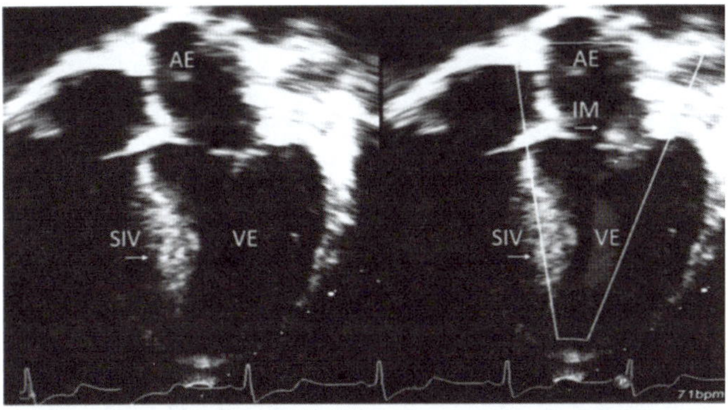

FIGURA 25.6 Corte apical quatro câmaras ao ecocardiograma mostrando a insuficiência mitral (IM) em um caso de hipertrofia septal assimétrica. AE: átrio esquerdo; SIV: septo interventricular; VE: ventrículo esquerdo. (Veja imagem colorida no encarte.)

Quadro Clínico

O paciente com CH pode apresentar sintomas em qualquer fase da vida. Em geral, quanto maior o grau de obstrução da via de saída ventricular esquerda (VSVE), maior o grau de repercussão clínica. Esses pacientes manifestam síncope ou pré-síncope, angina e dispneia. Ao exame físico, podem apresentar sinais de baixo débito cardíaco, como aumento da frequência cardíaca e piora da perfusão periférica. Na ausculta, apresentam sopro sistólico rude em borda esternal secundário à obstrução da via de saída do ventrículo esquerdo; quarta bulha (B4), secundária à restrição de enchimento ventricular. Quando há dilatação atrial secundária ao aumento das pressões de enchimento ventricular, pode ocorrer fibrilação atrial. Arritmias ventriculares podem ocorrer e eventualmente acarretam morte súbita.

São fatores de pior prognóstico a presença de fibrilação atrial e disfunção sistólica.

Diagnóstico

Em adultos, o diagnóstico é dado por espessamento do septo ou da parede livre maior do que 15 mm. Em crianças, é mandatório indexar a medida pela superfície corpórea e correlacionar com a distribuição normativa da população determinada por desvio padrão (escore-z). Um escore-z acima de +2 sugere diagnóstico de CH[1,17].

Exames Complementares

ECG

Observam-se sinais de sobrecarga ventricular esquerda (Figura 25.7). Ondas Q patológicas podem estar presentes, secundárias à isquemia ou hipertrofia septal. Se houver arritmia ou taquicardia ventricular, o Holter deve ser solicitado.

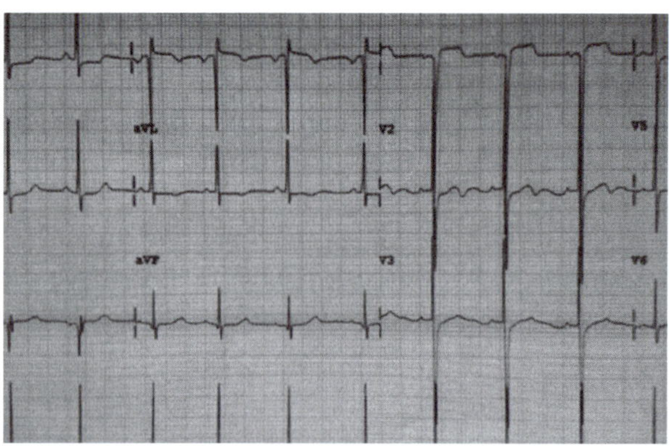

FIGURA 25.7 Sobrecarga ventricular esquerda ao eletrocardiograma de um paciente com cardiomiopatia hipertrófica (CH).

Radiografia de tórax

Área cardíaca frequentemente de dimensões normais (hipertrofia ventricular e não dilatação). Pode haver dilatação atrial e congestão pulmonar.

Ecocardiograma

Importante no diagnóstico e no acompanhamento da doença, este exame deve avaliar a extensão da hipertrofia ventricular e dilatação atrial; além disso, deve quantificar a disfunção diastólica e sistólica, caso presentes. Na avaliação hemodinâmica, quantificar e definir o mecanismo de insuficiência mitral e os gradientes pressóricos das vias de saída ventriculares. A análise do *strain* ventricular pela técnica de *speckle-tracking* pode demonstrar comprometimento nas áreas afetadas pela hipertrofia (Figura 25.8).

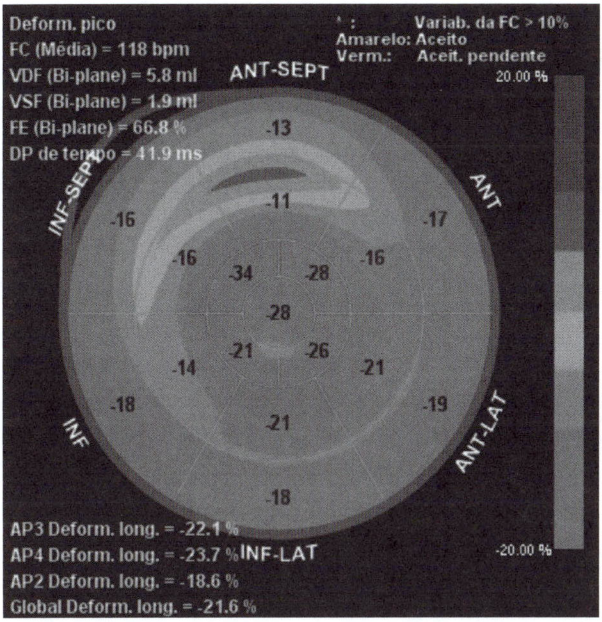

FIGURA 25.8 *Bullseye* demonstrando redução do *strain* de pico sistólico longitudinal em região septal em um caso de cardiomiopatia hipertrófica. (Veja imagem colorida no encarte.)

Ressonância magnética

Indicada nos casos atípicos, ou se houver limitação de janela ecocardiográfica, avalia melhor que o ecocardiograma a distribuição da hipertrofia e a presença de fibrose miocárdica.

Biópsia endomiocárdica

Não faz parte da rotina de investigação, mas pode ser considerada em cenários nos quais há suspeita de doença de depósito.

Testes genéticos

Na maioria dos casos a CH é doença autossômica dominante, porém alguns casos esporádicos são resultantes de mutações novas. Dessa forma, há benefício da investigação genética em busca de mutações que levem à alteração na síntese de proteínas sarcoméricas.

Deve ser considerado realizar triagem genética também nos pacientes de primeiro grau.

Tratamento

Nos pacientes evoluindo clinicamente com insuficiência cardíaca (IC) secundária à obstrução da VSVE, deve-se controlar os sintomas com o uso de betabloqueadores (p. ex., propranolol), que melhoram o tempo de enchimento ventricular e reduzem a obstrução. Bloqueadores do canal de cálcio (p. ex., verapamil) são outra opção, pois também melhoram o tempo de enchimento. Deve-se atentar para a maior chance de hipotensão quando essas drogas são associadas. Os diuréticos estão indicados quando há edema pulmonar secundário à congestão. Quando há obstrução da VSVE, os vasodilatadores estão contraindicados. Se a obstrução é importante (gradiente > 60-70 mmHg em repouso), há progressão da insuficiência mitral e não é possível controlar os sintomas clinicamente, pode-se considerar alcoolização do septo via cateterismo ou miectomia transaórtica cirúrgica.

Se o paciente evolui com arritmia, deve ser referenciado ao especialista que, além de indicar antiarrítmicos, pode optar pelo implante de marca-passo atrioventricular e até ressincronização cardíaca. A ocorrência de morte súbita por arritmia na CH é menor em crianças do que em adultos, sendo infrequente antes da adolescência.

Prognóstico da Cardiomiopatia Hipertrófica em Pacientes Pediátricos

A sobrevida em 5 anos chega a 97% e em 10 anos, a 94%. A maioria dos estudos revela distribuição bimodal dos óbitos: antes de um ano de vida e depois entre 8 e 17 anos. Quando comparadas aos casos oriundos de mutações sarcoméricas, crianças com síndrome de Noonan estão mais propensas a apresentar insuficiência cardíaca congestiva (24 *vs.* 9%) e maior taxa de mortalidade (22% sobrevivem por menos de 1 ano)[17].

CARDIOMIOPATIA RESTRITIVA

A cardiomiopatia restritiva (CR) caracteriza-se pela presença de complacência ventricular reduzida e função sistólica preservada. Ocorre por infiltração intersticial ou fibrose miocárdica, causando disfunção diastólica e sistólica.

Etiologia

Mutações nos genes sarcoméricos e não sarcoméricos têm sido associados à CR. Também é encontrada nas doenças de depósito, como amiloidose na doença de Fabry[1].

Fisiopatologia

A alteração de complacência ventricular na CR leva ao aumento das pressões de enchimento (PD2), transmitida aos átrios durante a diástole; o resultado é dilatação biatrial importante. Devem sempre ser excluídas as estenoses e as insuficiências das valvas atrioventriculares, já que estas também podem levar à dilatação atrial.

Diagnósticos Diferenciais

Dentre os diagnósticos diferenciais da CR estão: pericardite constritiva, na qual há inflamação e espessamento pericárdico, levando a aumento da PD2 sem acometimento do miocárdio; miocardite associada à fibrose miocárdica evoluindo com disfunção diastólica; doenças que levem ao aumento da massa ventricular, como hipertensão arterial e obstruções de via de saída do ventrículo esquerdo; cardiomiopatia hipertrófica (ver tópico específico neste capítulo); doenças com infiltração miocárdica como amiloidose, esclerodermia, hemocromatose, neoplasias infiltrativas; e, por fim, tratamentos que levem a dano miocárdico, como uso de antraciclícos e radioterapia.

Quadro Clínico

A apresentação clínica da CR é frequentemente súbita em virtude da evolução indolente da disfunção diastólica. A criança pode manifestar déficit de ganho ponderal, intolerância ao exercício, sintomas de insuficiência cardíaca (taquicardia, taquidispneia e hipotensão), síncope, sinais de congestão venosa sistêmica e/ou pulmonar (hepatomegalia, estase jugular e estertores pulmonares), ausculta de terceira (B3) ou quarta (B4) bulhas (secundárias ao aumento da PD2), segunda bulha (B2) hiperfonética (em caso de hipertensão pulmonar) e sopro sistólico (em caso de insuficiência de valva atrioventricular).

São fatores de mau prognóstico: arritmias, história prévia de tromboembolismo e aumento da área cardíaca secundária à disfunção sistólica.

Exames Complementares

ECG

Sobrecarga biatrial é achado comum. Sobrecarga ventricular direita pode ser encontrada nos pacientes com hipertensão pulmonar (seja pré ou pós-capilar). Os pacientes com CR frequentemente evoluem com arritmias, sendo as mais comuns a fibrilação atrial e a taquicardia atrial ectópica.

Radiografia de tórax

Aumento das dimensões dos átrios e congestão pulmonar.

Ecocardiograma

Há dilatação biatrial importante e os ventrículos geralmente têm dimensões reduzidas. Podem ser evidenciados dilatação das veias hepáticas e derrame pericárdico (Figura 25.9). Na avaliação dinâmica, a função sistólica habitualmente é normal ou próxima do normal e, ao Doppler, há sinais de disfunção diastólica importante, como aumento da velocidade da onda E e redução da onda e' ao Doppler tecidual (padrão restritivo de enchimento ventricular) (Figura 25.10).

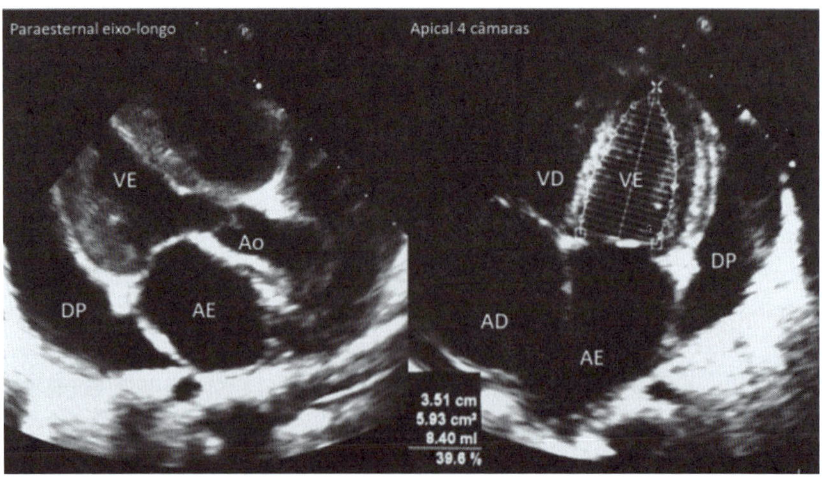

FIG 25.9 Ecocardiograma mostrando grande aumento biatrial e derrame pericárdico (DP) em paciente com cardiomiopatia restritiva. AE: átrio esquerdo; AD: átrio direito; Ao: aorta; VD: ventrículo direito; VE: ventrículo esquerdo. (Veja imagem colorida no encarte.)

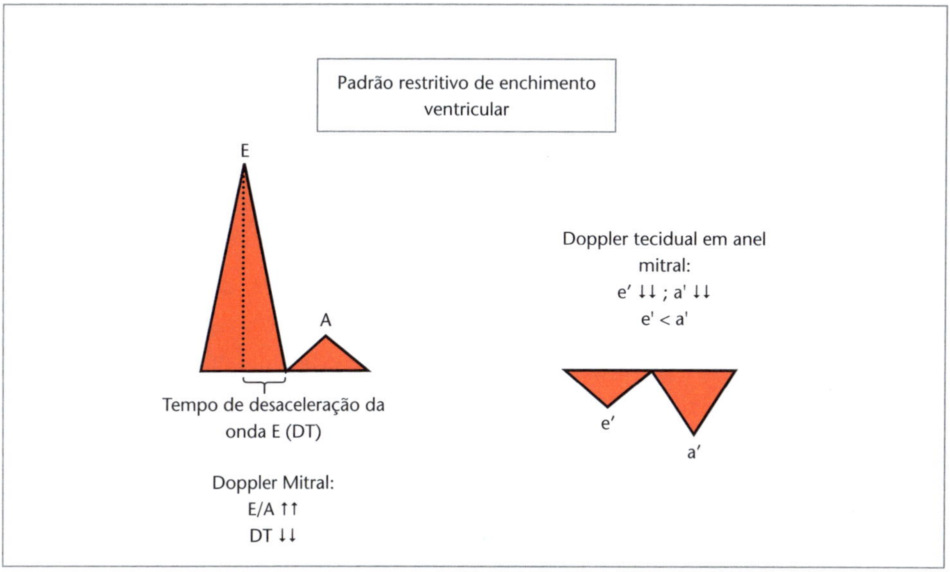

FIGURA 25.10 Padrão restritivo de enchimento ventricular, identificado na cardiomiopatia restritiva. Nota-se uma elevação da onda de enchimento rápido (E) e redução da onda de contração atrial (A) ao Doppler mitral. Ao Doppler tecidual em anel mitral lateral, a onda e' (diástole precoce) é menor que a onda a' (diástole tardia).

Holter

Importante para o diagnóstico e acompanhamento das arritmias.

Ressonância magnética

Auxilia na diferenciação dos diagnósticos diferenciais, como da pericardite constritiva (na qual pode haver espessamento pericárdico), e das doenças de depósito.

Cateterismo

Possibilita a análise das pressões intracardíacas (como a PD2 e medida da pressão média do capilar pulmonar), além da biópsia endomiocárdica.

Tratamento

O tratamento dos sintomas causados pela CR envolve alívio da congestão pulmonar com diuréticos, porém estes devem ser usados com cautela, já que podem comprometer o volume de ejeção ventricular. A prevenção de trombos com anticoagulação está indicada. Medicações com efeito lusitrópico, como a milrinona, podem auxiliar no controle dos sintomas. O tratamento definitivo é o transplante cardíaco. Nesses casos, se houver aumento de resistência vascular pulmonar, pode-se usar óxido nítrico pré e pós-transplante cardíaco.

Prognóstico da Cardiomiopatia Restritiva em Pediatria

A taxa de sobrevida em 5 anos após o diagnóstico fica ao redor de 68%. A chance de morte súbita é de até 28%.

MIOCÁRDIO NÃO COMPACTADO

O miocárdio não compactado (MNC) é uma doença rara, de etiologia genética, que resulta na hipertrabeculação miocárdica. Esses pacientes têm risco aumentado para formação de trombos intracavitários e frequentemente evoluem com disfunção ventricular (Figura 25.11).

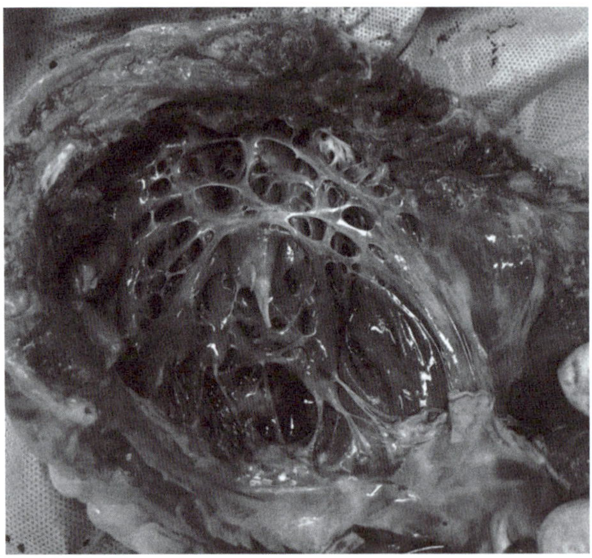

FIGURA 25.11 Espécime mostrando a hipertrabeculação de ventrículo esquerdo, em um paciente com miocárdio não compactado. (Veja imagem colorida no encarte.)

Etiologia

Há duas principais etiologias descritas. Na primeira, o MNC seria secundário a defeito genético que leva a alterações imuno-histoquímicas em vida fetal. Essas alterações comprometeriam o processo de compactação do endocárdio com o epicárdio, resultando em miocárdio embrionário hipertrabeculado. Na segunda, o MNC seria secundário a alguma injúria miocárdica, como miocardite. O MNC pode estar associado a outras formas de cardiomiopatia, como hipertrófica ou dilatada. Pode surgir de forma isolada ou até acompanhar cardiopatias congênitas, como defeitos septais ventriculares, doença de Ebstein e valva aórtica bivalvular.

Quadro Clínico

Os pacientes com MNC têm evolução clínica variável, a depender da ocorrência de disfunção ventricular. Há autores que descrevem associação positiva entre a extensão da não compactação miocárdica e a evolução para disfunção sistólica. Além de sinais clínicos de insuficiência cardíaca, esses pacientes apresentam risco aumentado para trombos intracavitários (secundários ao turbilhonamento de sangue nas criptas) e arritmias. No momento da apresentação, 25% dos pacientes têm insuficiência cardíaca congestiva e 17% têm arritmia[1].

Exames Complementares

ECG

Podem ser encontrados no ECG sinais de sobrecarga ventricular esquerda e alterações de repolarização no segmento ST. Um terço dos pacientes apresenta taquiarritmia, incluindo taquicardia ventricular (17%), taquicardia atrial (6%) e taquicardia supraventricular por reentrada (8%).

Ecocardiograma

No ecocardiograma observam-se trabeculações ventriculares proeminentes, com espaços intertrabeculares comunicados com a cavidade ventricular. Ao ecocardiograma, a relação entre a espessura do miocárdio não compactado e do miocárdio compactado deve ser maior que 2 (Figura 25.12).

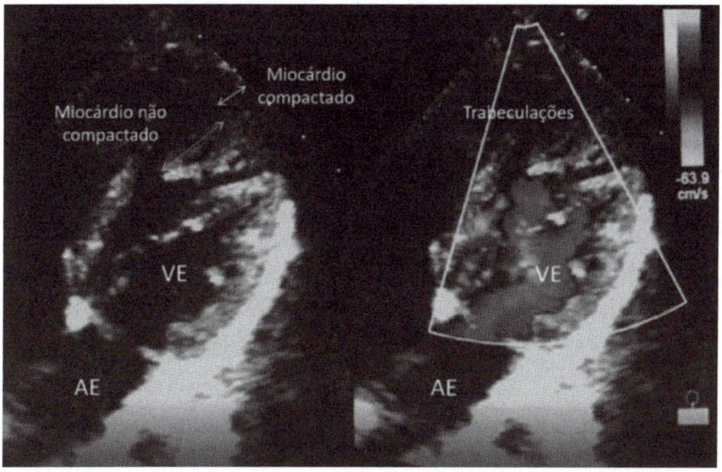

FIGURA 25.12 Corte apical ao ecocardiograma mostrando porção compactada e não compactada do miocárdio de ventrículo esquerdo. (Veja imagem colorida no encarte.)

Ressonância magnética

A ressonância magnética pode ajudar a definir melhor do que o ecocardiograma os limites de miocárdio compactado e não compactado, além de possibilitar diferenciação com miocardiopatia hipertrófica.

Tratamento

Quando o paciente com MNC evolui com arritmias, pode ser realizado controle com betabloqueador, amiodarona ou bloqueador de canal de cálcio. Se há presença de arritmias ventriculares ou taquicardia ventricular, pode-se indicar desfibrilador implantável (CDI). Uma vez confirmado o diagnóstico de MNC, a profilaxia para trombo com aspirina está indicada. Se houver história de evento trombótico prévio, evidência de trombo intracavitário, fibrilação atrial ou disfunção ventricular importante, há indicação de anticoagulação plena.

Prognóstico do Miocárdio não Compactado em Pediatria

Os pacientes que evoluem com dilatação ventricular e disfunção sistólica (fenótipo dilatado) apresentam uma incidência de óbito/transplante de 18 a 25%. A mortalidade é maior em lactentes e em pacientes com cardiopatia congênita associada.

CONCLUSÕES

As diferentes formas de apresentação das cardiomiopatias pediátricas foram descritas em linhas gerais no presente capítulo, com ênfase em aspectos particulares da fisiopatologia, diagnóstico e tratamento, que as diferenciam das cardiomiopatias em adultos.

REFERÊNCIAS BIBLIOGRÁFICAS

1. Lipshultz SE, Law YM, Asante-Korang A, Austin ED, Dipchand AI, Everitt MD, et al. Cardiomyopathy in children: classification and diagnosis: a scientific statement from the American Heart Association. Circulation. 2019;140(1). doi:10.1161/CIR.0000000000000682
2. McKenna WJ, Maron BJ, Thiene G. Classification, epidemiology, and global burden of cardiomyopathies. Circ Res. 2017;121(7):722-30. doi:10.1161/CIRCRESAHA.117.309711
3. Foerster SR, Canter CE, Cinar A, Sleeper LA, Webber SA, Pahl E, et al. Ventricular remodeling and survival are more favorable for myocarditis than for idiopathic dilated cardiomyopathy in childhood. Circ Hear Fail. 2010;3(6):689-97. doi:10.1161/CIRCHEARTFAILURE.109.902833
4. Leal G, Silva K, Lianza A, Giacomin MF, Andrade JL, Kozu K, et al. Subclinical left ventricular dysfunction in childhood-onset systemic lupus erythematosus: a two-dimensional speckle-tracking echocardiographic study. Scand J Rheumatol. 2016;45(3):202-9. doi:10.3109/03009742.2015.1063686

5. McCrindle BW, Rowley AH, Newburger JW, Burns JC, Bolger AF, Gewitz M, et al. Diagnosis, treatment, and long-term management of Kawasaki disease: a scientific statement for health professionals from the American Heart Association. Circulation. 2017;135(17). doi:10.1161/CIR.0000000000000484
6. Connuck DM, Sleeper LA, Colan SD, Cox GF, Towbin JA, Lowe AM, et al. Characteristics and outcomes of cardiomyopathy in children with Duchenne or Becker muscular dystrophy: A comparative study from the Pediatric Cardiomyopathy Registry. Am Heart J. 2008;155(6):998-1005. doi:10.1016/j.ahj.2008.01.018
7. Thavendiranathan P, Poulin F, Lim K-D, Plana JC, Woo A, Marwick TH. Use of myocardial strain imaging by echocardiography for the early detection of cardiotoxicity in patients during and after cancer chemotherapy. J Am Coll Cardiol. 2014;63(25):2751-68. doi:10.1016/j.jacc.2014.01.073
8. Nair V, Belanger EC, Veinot JP. Lysosomal storage disorders affecting the heart: a review. Cardiovasc Pathol. 2019;39:12-24. doi:10.1016/j.carpath.2018.11.002
9. Leal GN, de Paula AC, Leone C, Kim CA. Echocardiographic study of paediatric patients with mucopolysaccharidosis. Cardiol Young. 2010;20(03):254-61. doi:10.1017/S104795110999062X
10. Jefferies JL, Wilkinson JD, Sleeper LA, Colan SD, Lu M, Pahl E, et al. Cardiomyopathy phenotypes and outcomes for children with left ventricular myocardial noncompaction: results from the Pediatric Cardiomyopathy Registry. J Card Fail. 2015;21(11):877-84. doi:10.1016/j.cardfail.2015.06.381
11. Balasubramanian S, Punn R, Smith SN, Houle H, Tacy TA. Left ventricular systolic myocardial deformation: a comparison of two- and three-dimensional echocardiography in children. J Am Soc Echocardiogr. 2017;30(10):974-83. doi:10.1016/j.echo.2017.06.006
12. Yen C-Y, Hung M-C, Wong Y-C, Chang C-Y, Lai C-C, Wu K-G. Role of intravenous immunoglobulin therapy in the survival rate of pediatric patients with acute myocarditis: A systematic review and meta-analysis. Sci Rep. 2019;9(1):10459. doi:10.1038/s41598-019-46888-0
13. Towbin JA, Lowe AM, Colan SD, Sleeper LA, Orav EJ, Clunie S, et al. Incidence, causes, and outcomes of dilated cardiomyopathy in children. JAMA. 2006;296(15):1867. doi:10.1001/jama.296.15.1867
14. Lipshultz SE, Sleeper LA, Towbin JA, Lowe AM, Orav EJ, Cox GF, et al. The incidence of pediatric cardiomyopathy in two regions of the United States. N Engl J Med. 2003;348(17):1647-55. doi:10.1056/NEJMoa021715
15. Colan SD, Lipshultz SE, Lowe AM, Sleeper LA, Messere J, Cox GF, et al. Epidemiology and cause-specific outcome of hypertrophic cardiomyopathy in children. Circulation. 2007;115(6):773-81. doi:10.1161/CIRCULATIONAHA.106.621185
16. Gersh BJ, Maron BJ, Bonow RO, Dearani JA, Fifer MA, Link MS, et al. 2011 ACCF/AHA Guideline for the Diagnosis and Treatment of Hypertrophic Cardiomyopathy. Circulation. 2011;124(24). doi:10.1161/CIR.0b013e318223e2bd
17. 2014 ESC Guidelines on diagnosis and management of hypertrophic cardiomyopathy. Eur Heart J. 2014;35(39):2733-79. doi:10.1093/eurheartj/ehu284

26 Transplante cardíaco pediátrico

Estela Azeka
Marcelo Biscegli Jatene

APÓS LER ESTE CAPÍTULO, VOCÊ ESTARÁ APTO A:

- Reconhecer as indicações mais frequentes para o transplante.
- Entender os aspectos relacionados ao cuidado do doador e receptor.
- Conhecer esquemas de imunossupressão.
- Identificar as complicações mais frequentes do transplante.

INTRODUÇÃO

O transplante cardíaco constitui-se na opção terapêutica de pacientes portadores de cardiopatias congênitas complexas e cardiomiopatias com insuficiência cardíaca refratária ao tratamento convencional[1-4].

Apesar dos avanços de biologia molecular, imunologia e na terapêutica medicamentosa imunossupressora, a indicação do transplante, bem como o conhecimento das complicações que podem ocorrer após o procedimento, são fundamentais para a melhora na qualidade de vida dos pacientes[5,6].

Neste capítulo serão abordados:

1. Indicações e contraindicações.
2. Cuidados com o receptor.
3. Avaliação do doador.

4. Imunossupressão.
5. Complicações.
6. Conclusões.

INDICAÇÃO E CONTRAINDICAÇÕES[1]

Os seguintes grupos de cardiopatias pediátricas são considerados para transplante cardíaco:

- Cardiomiopatias em fase avançada com insuficiência cardíaca refratária.
- Cardiopatias congênitas submetidas a procedimento terapêutico (cateterismo ou cirurgia), com ou sem disfunção ventricular e/ou em evolução natural que não apresentam possibilidade de nova intervenção terapêutica.
- Pacientes submetidos a transplante cardíaco por doença vascular do enxerto e/ou falência do enxerto.

É importante salientar que se pode classificar a insuficiência cardíaca (IC) em crianças pela classificação da New York Heart Association (NYHA) modificada, pela classificação de Ross e pelo Interagency Registry for Mechanically Assisted Circulatory Support (Intermacs), que podem auxiliar no momento da tomada de decisão. A classificação do Intermacs foi inicialmente desenvolvida para considerar o paciente para assistência circulatória, no entanto também pode auxiliar em relação ao prognóstico do potencial candidato[7-11].

Critérios de Indicação

- Estágio D de IC em fase final (classificação modificada da NYHA) com sintomas persistentes em repouso, necessitando de infusão contínua de drogas vasoativas, suporte mecânico à circulação e alto risco de morte iminente.
- Estágio C de IC em crianças com cardiopatia estrutural ou funcional e $VO_2 < 50\%$ do predito para a idade.
- Cardiopatias congênitas complexas com anatomia que não possibilita cirurgia corretiva e/ou paliativa pelo alto risco de mortalidade.
- Arritmias malignas que não respondem ao tratamento medicamentoso, ablação por cateter ou implante de desfibriladores com ou sem IC.
- IC estágio C com índice de resistência vascular pulmonar menor que 6 W/m^2 ou gradiente de pressão pulmonar menor que 15 mmHg.
- IC estágio C e déficit ponderoestatural importante da criança em decorrência do quadro de insuficiência cardíaca congestiva.

- Qualidade de vida inaceitável.
- Pacientes no pós-operatório de cirurgia paliativa para ventrículo único como portadores de Fontan que evoluíram com enteropatia perdedora de proteína, bronquite plástica ou falência circulatória, com ou sem disfunção ventricular.

Contraindicações para Transplante Cardíaco em Pacientes Pediátricos

- Sepse ou outra infecção generalizada ou não controlada.
- Hipertensão pulmonar irreversível.
- Falência de outros órgãos ou de múltiplos órgãos.
- Síndromes genéticas complexas.
- Anormalidade significativa do sistema nervoso central.
- Distúrbio psiquiátrico no paciente e/ou nos responsáveis.

CUIDADOS COM O RECEPTOR

A seleção da criança candidata ao transplante cardíaco, a técnica cirúrgica e o manuseio pós-operatório têm possibilitado melhora na sobrevida em curto e longo prazo.

- Medicação anticongestiva: o acompanhamento ambulatorial consiste no manuseio da insuficiência cardíaca congestiva, incluindo o uso de diuréticos, drogas que diminuam a pós-carga (inibidores da enzima conversora de angiotensina) e betabloqueadores (succinato de metoprolol e carvedilol), para melhora dos sintomas e redução do trabalho cardíaco, em pacientes selecionados. Esses pacientes devem realizar visitas ambulatoriais frequentes para otimização de medicações e para monitoração da função ventricular.
- Índice de resistência vascular pulmonar: crianças candidatas ao transplante cardíaco que apresentem índice de resistência vascular pulmonar elevado devem considerar o uso de vasodilatadores pulmonares, como oxigênio nasal e sildenafila.

A monitoração da pressão pulmonar é recomendada em tal situação e pode ser realizada de forma seriada durante o acompanhamento para avaliação do índice de resistência vascular pulmonar.

- Avaliação e suporte nutricional: deve ser realizado para que o paciente possa estar adequadamente preparado para o procedimento cirúrgico e sua recuperação. A restrição de líquidos e de sódio faz parte das recomendações no tratamento da IC.
- Reabilitação física: um regime de reabilitação física também deve fazer parte do tratamento dessas crianças em nível ambulatorial.

- Anticoagulação: crianças com disfunção ventricular importante apresentam risco de formação de trombos e embolização secundária, devendo ser considerada a anticoagulação ou antiagregação plaquetária.
- Imunizações: as imunizações devem ser realizadas de acordo com o calendário vacinal.

AVALIAÇÃO ESPECÍFICA PRÉ-TRANSPLANTE

- Radiografia de tórax (Figura 26.1).
- Eletrocardiograma (Figura 26.2).
- Ecocardiograma (Figura 26.3).
- Medida de VO_2 por ergoespirometria quando possível.
- Exames laboratoriais: hemograma completo, bioquímica, perfil hepático e renal, perfil lipídico, albumina, proteínas totais, urina I, exame parasitológico de fezes, sorologias para infecções como hepatites, HIV, sífilis, toxoplasmose, rubéola, citomegalovírus, herpes simplex (STORCH), vírus Epstein-Barr (EBV), Chagas, PCR para citomegalovírus e EBV, além de tipagem sanguínea e determinação da magnitude da sensibilização do paciente pré-transplante (painel imunológico) com tipagem HLA. Anticorpos circulantes contra o doador podem resultar em rejeição celular e humoral, bem como falência precoce do enxerto. Nível de anticorpos HLA maior do que 70% é considerado elevado e compromete os resultados de sobrevida em curto e médio prazos após o transplante.
- A avaliação da equipe multiprofissional: a equipe multiprofissional composta por enfermeira, psicóloga, assistente social, fisioterapeuta, dentista e nutricionista for-

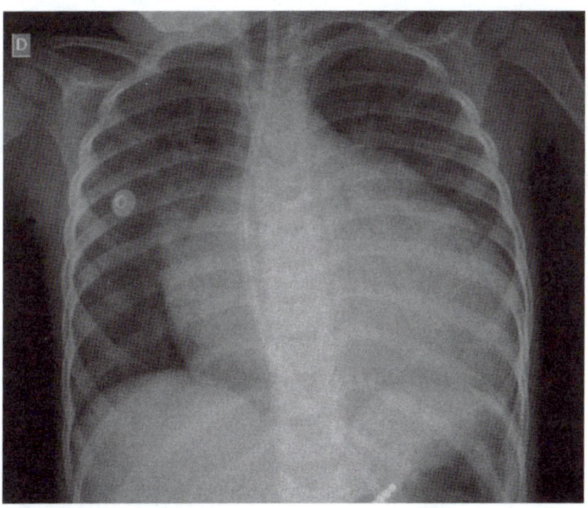

FIGURA 26.1 Radiografia de tórax mostrando cardiomegalia importante em criança portadora de cardiomiopatia dilatada.

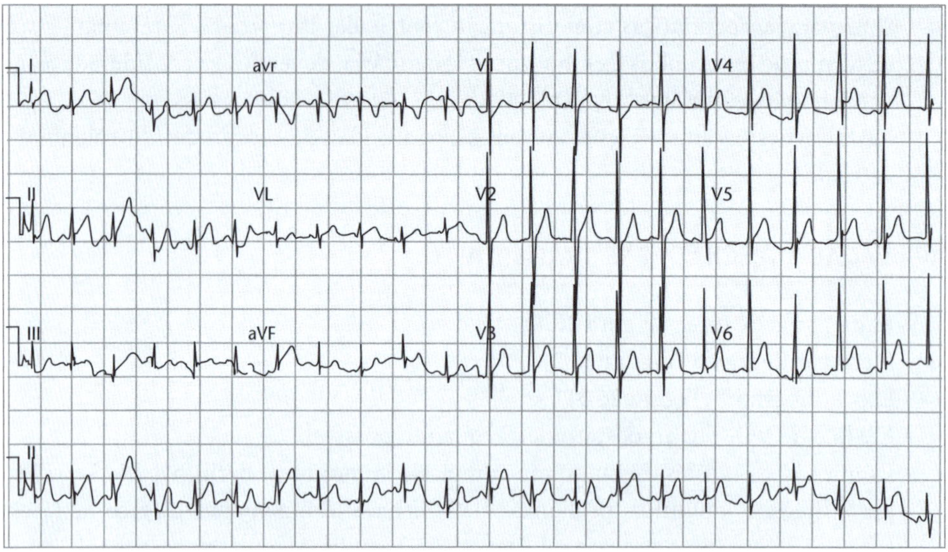

FIGURA 26.2 Eletrocardiograma de criança de 2 anos, portadora de cardiomiopatia dilatada e sobrecarga ventricular esquerda.

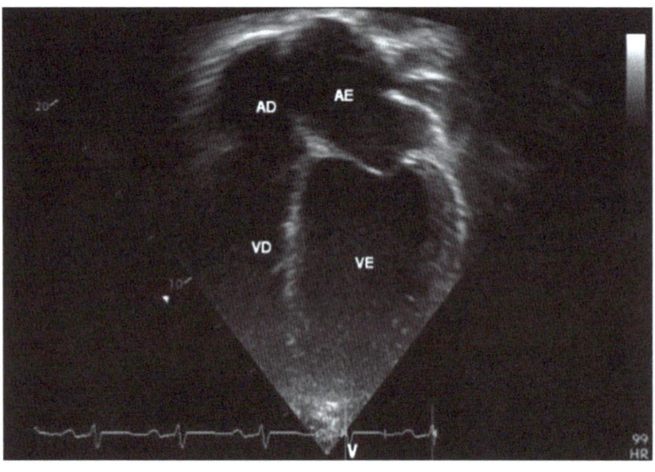

FIGURA 26.3 Ecocardiograma com Doppler colorido mostrando dilatação do ventrículo esquerdo em criança portadora de cardiomiopatia dilatada. (Veja imagem colorida no encarte.)

nece informações sobre o paciente, bem como a adequação da família diante do procedimento do transplante. O suporte psicossocial é vital quando a criança se torna candidata ao transplante cardíaco, pois há uma necessidade de reestruturação da rotina familiar em decorrência do acompanhamento ambulatorial.

- Exames laboratoriais de monitoração da IC no pré-transplante: dosagem de peptídeo natriurético do tipo B (BNP).

AVALIAÇÃO DO DOADOR

O potencial doador deve ser avaliado em relação ao receptor para que o transplante possa ser desencadeado. A avaliação do doador deve incluir: tipagem sanguínea, peso e altura, determinação da causa da morte, tempo desde o diagnóstico de morte cerebral, história médica pregressa, eletrocardiograma, radiografia de tórax, ecocardiograma e história de infecções prévias e atuais[12,13].

IMUNOSSUPRESSÃO[14]

Os esquemas de imunossupressão são geralmente definidos como: indução, manutenção e rejeição.

A indução terapêutica pode ser definida como terapia imunossupressora profilática no período perioperatório, em geral com agentes citolíticos, para diminuir a incidência de rejeição precoce.

Diferentes classes de drogas são utilizadas para imunossupressão inicial e de manutenção em crianças. Os esquemas iniciais mais utilizados são compostos pela associação de corticosteroides, inibidores da calcineurina e agentes antiproliferativos.

O uso de tacrolimo como inibidor da calcineurina e a substituição da azatioprina como agente antiproliferativo pelo micofenolato é a tendência atual na maioria dos centros mundiais.

Os inibidores do sinal de proliferação (everolimo e sirolimo) são utilizados em insuficiência renal, doença vascular do enxerto e doença linfoproliferativa em associação com inibidor de calcineurina.

COMPLICAÇÕES[15-21]

As principais complicações do transplante podem ser inerentes ao procedimento, como rejeição aguda e doença vascular do enxerto, bem como em decorrência da medicação imunossupressora propriamente dita: infecção, tumores, litíase biliar, hipertensão arterial sistêmica e insuficiência renal.

Rejeição

A rejeição é uma das principais complicações do transplante cardíaco pediátrico, tendo sido relatada como a principal causa de óbito nos primeiros 5 anos após o procedimento.

O diagnóstico de rejeição é feito por uma combinação de sinais e sintomas clínicos, testes não invasivos e/ou biópsia endomiocárdica, utilizando os critérios da Sociedade Internacional de Transplante Cardíaco e Pulmonar (ISHLT).

Tratamento da Rejeição

O tratamento da rejeição deve ser direcionado para a etiologia subjacente, assim como para a gravidade do quadro, com base nos achados clínicos, laboratoriais, exames complementares e anatomia patológica.

Rejeição aguda celular

- Leve e assintomática (1R): não requer tratamento pela alta taxa de resolução espontânea e pela ausência de associação com redução da sobrevida em longo prazo e doença vascular do enxerto.
- Rejeição celular moderada e importante (ISHLT ≥ 2R): deve ser tratada com intensificação da imunossupressão. Se o paciente apresentar sinais de disfunção ventricular e necessidade de droga vasoativa, deve-se associar à pulsoterapia e globulina antitimocitária.

Rejeição humoral

Inclui os mesmos esquemas utilizados para tratamento da rejeição celular, com doses elevadas de corticosteroides e agentes linfocitolíticos.

Adicionalmente, utilizam-se imunoglobulina endovenosa e plasmaférese para a remoção dos anticorpos circulantes.

Terapias específicas para atingir células B:

- Ciclofosfamida.
- Micofenolato.
- Rituximabe anti-CD20.

CONCLUSÕES

O transplante cardíaco consiste em opção terapêutica da insuficiência cardíaca refratária nas crianças portadoras de cardiomiopatias e cardiopatias complexas. Trata-se de terapêutica clínico-cirúrgica de alta complexidade em hospital terciário, que envolve equipe multiprofissional especializada para que a assistência à criança possa ser realizada com sucesso.

REFERÊNCIAS BIBLIOGRÁFICAS

1. Lipshultz SE, Law YM, Asante-Korang A, Austin ED, Dipchand AI, Everitt MD, et al. Cardiomyopathy in children: classification and diagnosis: a scientific statement from the American Heart Association. Circulation. 2019 May 28140(1):e9-e68. doi: 10.1161/CIR000682.

2. Thrust PT, Hoffman TM. Pediatric heart transplantation – indications and outcomes in the current era. J Thorac Dis. 2014;6(8):1080-96.
3. Chen JM, Canter CE, Hsu DT, Kindel SJ, Law YM, McKeever JE, et al. Current topics and controversies in pediatric heart transplantation: Proceedings of the Pediatric Heart Transplantation Summit 2017. World J Pediatr Congenit Heart Surg. 2018;9(5):575-81.
4. Kirk R, Dipchand AI, Rosenthal DN, Addonizio L, Burch M, Chrisant M, et al. The International Society for Heart and Lung Transplantation Guidelines for the management of pediatric heart failure: Executive summary. [Corrected]. J Heart Lung Transplant. 2014 Sep;33(9):888-909.
5. Azeka E, Dobbels F. Quality of life after pediatric heart transplantation. In: Canter C, Everitt MD, Burch M, St. Louis JD, Kirklin JK, eds. Pediatric heart transplantation. V. 13. The International Society for Heart and Lung Transplantation; 2019. p. 109-28.
6. Roeleveld PP, Axelrod DM, Klugman D, Jones MB, Chanani NK, Rossano JW, Costello JM. Hypoplastic left heart syndrome: from fetus to fontan. Cardiol Young. 2018 Nov;28(11):1275-88.
7. Ross RD. The Ross classification for heart failure in children after 25 years: a review and an age--stratified revision. Pediatr Cardiol. 2012 Dec;33(8):1295-300. doi: 10.1007/s00246-012-0306-8. Epub 2012 Apr 5.
8. Colan SD. Review of the International Society for Heart and Lung Transplantation Practice guidelines for management of heart failure in children. Cardiol Young. 2015;25(Suppl. 2):154-9.
9. Rosenthal D, Chrisant MR, Edens E, Mahony L, Canter C, Colan S, et al. International Society for Heart and Lung Transplantation: practice guidelines for management of heart failure in children. J Heart Lung Transplant. 2004;23:1313-33.
10. Shaddy RE, George AT, Jaecklin T, Lochlainn EN, Thakur L, Agrawal R, et al. Systematic literature review on the incidence and prevalence of heart failure in children and adolescents. Pediatr Cardiol. 2018 Mar;39(3):415-36.
11. Morales DLS, Rossano JW, VanderPluym C, Lorts A, Cantor R, St Louis JD, et al. Third Annual Pediatric Interagency Registry for Mechanical Circulatory Support (Pedimacs) Report: Preimplant Characteristics and Outcomes. Ann Thorac Surg. 2019 Apr;107(4):993-1004.
12. Godown J, McKane M, Wujcik K, Mettler BA, Dodd DA. Expanding the donor pool: regional variation in pediatric organ donation rates. Pediatr Transplant. 2016;20(8):1093-7.
13. Godown J, Kirk R, Joong A, Lal AK, McCulloch M, Peng DM, et al. Variability in donor selection among pediatric heart transplant providers: results from an international survey. Pediatr Transplant. 2019 May 13:e13417.
14. Daly KP. Contemporary transplantation immunosuppression: balancing on the immunosuppression seesaw. In: Canter C, Everitt MD, Burch M, St. Louis JD, Kirklin JK, eds. Pediatric heart transplantation. V. 13. The International Society for Heart and Lung Transplantation; 2019. p. 52.
15. Stewart S, Winters GL, Fishbein MC, Tazelaar HD, Kobashigawa J, Abrams J, et al. Revision of the 1990 working formulation for the standardization of nomenclature in the diagnosis of heart rejection. J Heart Lung Transplant. 2005;24(11):1710-20.
16. Zinn MD, Wallendorf MJ, Simpson KE, Osborne AD, Kirklin JK, Canter CE. Impact of age on incidence and prevalence of moderate-to-severe cellular rejection detected by routine surveillance biopsy in pediatric heart transplantation. J Heart Lung Transplant. 2017;36(4):451-6.
17. Bock MJ, Nguyen K, Malerba S, Harrison K, Bagiella E, Gelb BD, et al. Pediatric cardiac retransplantation: waitlist mortality stratified by age and era. J Heart Lung Transplant. 2015;34(4):530-7.
18. Azeka E, Jatene MB, Jatene IB, Horowitz ES, Branco KC, Souza Neto JD, et al. [I Guidelines of heart failure and heart transplantation in the fetus, in children and adults with congenital cardiopathy, The Brazilian Society of Cardiology]. Arq Bras Cardiol. 2014 Dec;103(6 Suppl 2):1-126.
19. Mowers KL, Simpson KE, Gazit AZ, Eghtesady P, Canter CE, Castleberry CD. Moderate-severe primary graft dysfunction after pediatric heart transplantation. Pediatr Transplant. 2019 Mar;23(2):e13340.

20. L'Huillier AG, Dipchand AI, Ng VL, Hebert D, Avitzur Y, Solomon M, et al. Posttransplant lymphoproliferative disorder in pediatric patients: survival rates according to primary sites of occurrence and a proposed clinical categorization. Am J Transplant. 2019;19(10):2764-2774.
21. Dipchand AI, Edwards LB, Kucheryavaya AY, Benden C, Dobbels F, Levvey BJ, et al. The registry of the International Society for Heart and Lung Transplantation: seventeenth official pediatric heart transplantation report--2014; focus theme: retransplantation. J Heart Lung Transplant. 2014 Oct;33(10):985-95.

27 COVID-19 e as cardiopatias congênitas

Samia Medeiros Barbar
Rinaldo Focaccia Siciliano
Tânia Mara Varejão Strabelli

APÓS LER ESTE CAPÍTULO, VOCÊ ESTARÁ APTO A:

- Compreender os mecanismos fisiopatológicos conhecidos do novo coronavírus
- Entender as principais manifestações clínicas encontradas em crianças cardiopatas
- Compreender as ferramentas diagnósticas e de estratificação de risco
- Entender orientações sobre o tratamento nessa população
- Orientar famílias sobre prevenção

INTRODUÇÃO

Desde a primeira descrição da infecção pelo novo coronavírus (COVID-19) em Wuhan (China), a síndrome do desconforto respiratório aguda pelo coronavírus (Sars-CoV-2) se disseminou globalmente e já causou centenas de milhares de mortes. Já se sabe do impacto das doenças cardiovasculares adquiridas na evolução dessa doença, comportando-se como fator de pior prognóstico. Nesse contexto, supõe-se que pacientes com cardiopatias congênitas também estejam sob risco aumentado de óbito, haja vista as alterações cardíacas estruturais e imunológicas associadas. No entanto, apesar de o conhecimento sobre a doença crescer de forma exponencial nos últimos meses, lacunas de conhecimento permanecem quanto ao real impacto da COVID-19 nessa população específica.

EPIDEMIOLOGIA

Considerando a população pediátrica com COVID-19, uma série de casos de 2.143 pacientes foi registrada no banco de dados do Centro de Controle e Prevenção de Doenças da China, onde 731 casos foram confirmados por meio de testes laboratoriais, 94 (4,4%) pacientes foram assintomáticos, 1.091 (50,9%) pacientes apresentaram sintomas respiratórios leves, e 831 (38,8%) pacientes apresentaram sintomas moderados. Apenas 125 (5,8%) pacientes desenvolveram doença grave ou crítica e as crianças mais novas foram mais suscetíveis a essa condição (10,6% < 1 ano *vs.* 3% ≥ 16 anos). Foi relatado apenas um óbito de um menino de 14 anos, sem comorbidades conhecidas[1].

Poucos estudos foram publicados descrevendo a incidência de COVID-19 na população de cardiopatas congênitos e, entre os publicados, a maioria também abrange os adultos portadores dessas alterações. Um estudo multicêntrico italiano, com 76 pacientes com COVID-19, não revelou nenhum óbito e houve baixa incidência de complicações cardiovasculares[2]. A população constituía-se de pacientes admitidos nos centros de referência de tratamento de cardiopatia congênita com quadro suspeito de COVID-19. No estudo havia apenas quatro crianças e 72 adultos. Os diagnósticos cardiológicos preexistentes incluíam defeito do septo atrial, defeito do septo ventricular, atresia pulmonar e dupla via de saída de ventrículo direito, entre diversos outros. Nesse estudo, apenas um paciente adulto necessitou de suporte de ventilação não invasiva e UTI. Em um levantamento ainda não publicado de casos de atendidos no pronto-socorro do Instituto do Coração da Faculdade de Medicina da Universidade de São Paulo com cardiopatia congênita e diagnóstico confirmado de COVID-19, foram identificados 11 pacientes (4 crianças e 7 adultos) no período de março a agosto de 2020; 4 faleceram durante a internação. A população incluía 2 transplantados cardíacos, 5 pacientes com fisiologia univentricular, 1 paciente com hipertensão pulmonar secundária a cardiopatia congênita, 1 paciente com tetralogia de Fallot em evolução natural e 2 pacientes com cardiopatias de hiperfluxo corrigidas. Não há na literatura, ou no nosso estudo, descrição de diagnóstico associado ao pior desfecho.

PATOGÊNESE

O SARS-CoV-2 pertence à família *Coronaviridae*, na qual os vírus possuem uma única fita de RNA. Assume-se que o vírus entra na célula através do receptor de enzima conversora de angiotensina 2 (ACE-2), por endocitose. O ACE-2 é expresso em células epiteliais no alvéolo e no trato intestinal, o que explica os sintomas respiratórios e gastrointestinais, mas também está presente no endotélio vascular, renal e cardiovascular. O ACE-2 desativa a angiotensina 2, que causa lesão pulmonar. Sendo assim, a ligação do vírus a ACE-2 impede que essa desative a angiotensina 2, o que pode contribuir para lesão pulmonar grave. O acometimento do miocárdio, relatado como casos de miocardite, parece decorrer da replicação e disseminação do vírus pelo sangue e tecido linfático, partindo do trato respiratório. Supõe-se que exista um receptor no miócito que facilite a entrada viral e sua subsequente replicação. Além da possível lesão viral, a resposta inflamatória gerada em resposta ao vírus pode, sozinha, causar lesão do miocárdio, justificando a melhora encontrada com o uso de corticosteroide. Outro mecanismo postulado para lesão miocárdica é a isquemia secundária à hipóxia grave, nos pacientes que evoluem com lesão pulmonar extensa[3]. Por último, é importante ressaltar que já existem diversos relatos na literatura que associam a infecção pela COVID-19 com quadros de doença de Kawasaki (DK). Apesar de apresentar fisiopatologia incerta, há tempos se postula que existe um gatilho infeccioso desencadeando o quadro de vasculite da DK. Durante a pandemia, observaram-se casos de DK em pacientes com exame de PCR positivo para COVID-19, o que levou à hipótese de que o vírus seria capaz de desencadear uma reação inflamatória específica, gerando o quadro de vasculite da DK[4].

MANIFESTAÇÃO CLÍNICA

O período de incubação varia de 4 a 14 dias. A maioria dos pacientes evolui de forma assintomática ou com sintomas leves, entre eles febre, tosse seca e fadiga. Cerca de 15% dos pacientes hígidos vão desenvolver pneumonia e 5% desenvolvem a forma grave da doença, com falência de múltiplos órgãos. Um estudo espanhol de pacientes pediátricos acompanhou 11 crianças (de 1 mês a 15 anos) que buscaram o pronto atendimento pediátrico e tiveram diagnóstico confirmado de COVID-19. Os sintomas apresentados na admissão foram febre (64%), tosse (27%), desconforto respiratório (18%), rinorreia (9%) e dor de garganta (9%). Na evolução, 72% dos pacientes apresentaram quadro abdominal (vômitos, diarreia, dor abdominal)[5].

Apresentações dermatológicas também são comuns. Um estudo italiano conduzido por dermatologistas, em 88 pacientes hospitalizados, mostrou que 20,8% deles desenvolveram manifestações dermatológicas, tanto na apresentação inicial como durante a evolução. As principais manifestações foram *rash* eritematoso, urticária e vesículas varicela-*like*[6].

As principais complicações vistas nos pacientes com cardiopatia congênita incluem: necessidade ou aumento da necessidade basal de oxigênio, insuficiência cardíaca, palpitações/arritmias, acidente vascular encefálico e hipertensão pulmonar[2,7-9]. Outros achados menos comuns incluem dor torácica e derrame pleural. É importante ressaltar o papel da miocardite, dada sua gravidade. Arritmias malignas, dor torácica e sinais de comprometimento hemodinâmico devem levantar a suspeita do diagnóstico [10-12]. Um estudo de revisão[13] publicado recentemente mostrou que insuficiência cardíaca (IC) pode ter prevalência de até 23%, com altos índices de letalidade. Ainda há duvidas, nessa população específica, se a IC é secundária à infecção viral isolada, ou se a infecção viral descompensa e revela disfunções ventriculares já existentes. Alguns casos podem evoluir para choque cardiogênico e necessidade de suporte cardiopulmonar (ECMO, do inglês *extracorporeal membrane oxygenation* – oxigenação por membrana extracorpórea), com prognóstico ruim e letalidade de até 83% segundo esse mesmo estudo de revisão.

É importante ressaltar o estado pró-trombótico causado pela COVID-19, provavelmente causado pela inflamação desencadeada pela própria infecção, que leva a danos na microvasculatura e ativação anormal do sistema de coagulação[14]. Os eventos trombóticos mais comuns são trombose venosa profunda e trombose pulmonar microvascular, apesar de esses eventos poderem ocorrer em outros locais, como coração, leito venoso e arterial, sendo possível progredir, inclusive, para coagulação intravascular disseminada (CIVD). Existe forte associação entre eventos trombóticos e gravidade: um estudo chinês[15] com 183 pacientes, comparando perfil laboratorial entre sobreviventes (n = 162) e evolução para óbito (n = 21), evidenciou que 71% dos pacientes que morreram tinham critérios de CIVD *versus* apenas 0,6% dos pacientes que sobreviveram.

A síndrome inflamatória multissistêmica pediátrica (MIS-C, do inglês *multisystem inflammatory syndrome in children*), já com diversos relatos na literatura, merece destaque. Um estudo americano[16] com 99 pacientes com quadro suspeito de MIS-C mostrou que as manifestações mais comuns na admissão eram gastrointestinais (80%), dermatológicas (62%), mucocutâneas (61%) e sintomas de trato respiratório inferior (40%)[5]. A importância desse diagnóstico se faz pela alta taxa de complicações cardiovasculares, com metade dos casos necessitando de suporte de drogas vasoativas ou apresentando algum grau de disfunção ventricular: um terço dos pacientes apresentaram derrame pericárdico e 10% evoluíram com aneurisma de artérias coronárias. Outro estudo americano[17], com 186 crianças previamente hígidas, confirmou a necessidade de suporte intensivo em 80% dos casos, com necessidade de ECMO em 4%. Apesar disso, a taxa de mortalidade permaneceu baixa (2%). Apesar da similaridade com quadros de Kawasaki, algumas diferenças merecem destaque: a idade média de acometimento é mais alta (8 anos para MIS-C *vs.* 3 anos para DK), existe uma prevalência maior de quadros gastrointestinais na MIS-C e um maior risco de acometimento cardiovascular tanto agudo (choque vasoplégico) como crônico (aneurisma de coronárias).

DIAGNÓSTICO

O diagnóstico é feito pela pesquisa do vírus através da coleta de *swab* nasal nos pacientes sintomáticos. O exame RT-PCR é caracterizado pelo isolamento e purificação do RNA viral das amostras do trato respiratório superior e inferior, o qual é transcrito reversamente para cDNA e subsequentemente amplificado no instrumento de PCR em tempo real. O RNA viral pode ser detectável desde o primeiro dia dos sintomas e seu pico ocorre na primeira semana, principalmente entre o 3º e 5º dia desde o início dos sintomas. A carga viral começa a declinar a partir do 10º ao 11º dia do início da sintomatologia, mas ainda pode ser detectada até o 28º dia em pacientes recuperados. Apesar de apresentar especificidade próxima de 100%, a sensibilidade do método, principalmente se coletado nos primeiros dias de sintomas, quando a carga viral ainda é baixa, pode chegar até 60%[18].

A sorologia, diferentemente da RT-PCR, verifica a resposta imunológica do corpo em relação ao vírus. Isso é feito a partir da detecção de anticorpos IgA, IgM e IgG em pessoas que foram expostas ao SARS-CoV-2. Para que o teste tenha maior sensibilidade, é recomendado que seja realizado pelo menos 10 dias após o início dos sintomas. É importante ressaltar que os testes sorológicos ainda não têm sensibilidade e especificidade ideais, podendo gerar falsos resultados.

Exames laboratoriais como gasometria arterial, dímero-D, troponina, hemograma, proteína C reativa, lactato, desidrogenase láctica, peptídeo natriurético do tipo B (BNP) e função renal são úteis na estratificação de gravidade do paciente. Nos pacientes cardiopatas, alterações no BNP podem ajudar a distinguir dispneia de origem respiratória ou cardíaca. A dosagem de troponina tem papel importante no diagnóstico de injúria miocárdica e miocardite.

A tomografia de tórax sem contraste permite definir o acometimento pulmonar e também quantificá-lo, como mostra a Figura 1.

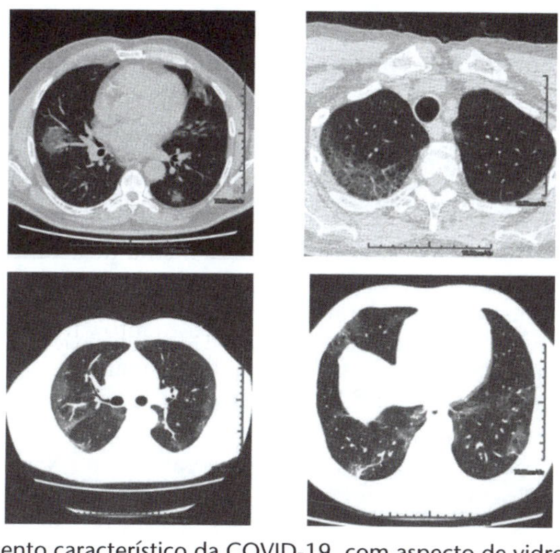

FIGURA 1 Acometimento característico da COVID-19, com aspecto de vidro fosco periférico difuso.

TRATAMENTO

O tratamento da COVID-19 ainda é tema controverso, porém, considerando a população de cardiopatas congênitos, algumas ponderações são necessárias. Grande parte dessa população encontra-se em uso de medicações de uso contínuo, como inibidores de enzima conversora de angiotensina, betabloqueadores, ácido acetilsalicílico, diuréticos e antiarrítmicos. Até o momento, não existe evidencia para sugerir interromper o uso de nenhuma dessas medicações.

Dentre as medicações em investigação para tratamento da COVID-19, atentar para o fato que diversas delas, como antivirais e hidroxicloroquina, podem ter efeito cardiovascular por prolongar o intervalo QT.

O uso de corticosteroide mostrou-se eficaz na redução de mortalidade nos casos graves[19], implicando que a resposta inflamatória exacerbada pode ser mais maléfica que a própria infecção viral. Nos casos leves a moderados, não houve comprovação de benefício.

Por fim, o uso da anticoagulação plena parece ser benéfico para tratar a coagulopatia induzida pela COVID-19, principalmente em pacientes com dímero-D elevado, mesmo que oligossintomáticos[20,21]. Estudos retrospectivos mostram que doses habituais de heparina podem não ser adequadas para garantir a anticoagulação, podendo ser consequente a níveis baixos de antitrombina e níveis elevados de fibrinogênio. A dose ideal, assim como o papel dos novos anticoagulantes orais, ainda não foi validado na literatura.

CONCLUSÕES

O impacto da COVID-19 no sistema cardiovascular é bem estabelecido, mas a dimensão desse acometimento nos pacientes com cardiopatia congênita ainda é desconhecida. A estratégia de prevenção, com distanciamento social, uso de máscaras e medidas de higiene, ainda é a melhor recomendação.

REFERÊNCIAS BIBLIOGRÁFICAS

1. Dong Y, Mo X, Hu Y, Qi X, Jiang F, Jiang Z, et al. Epidemiological Characteristics of 2143 Pediatric Patients With 2019 Coronavirus Disease in China. Pediatrics. 2020. pii: e20200702.
2. Sabatino J, Ferrero P, Chessa M, et al. COVID-19 and Congenital Heart Disease: Results from a Nationwide Survey. J Clin Med. 2020; 9:1774.
3. Inciardi RM, Lupi L, Zaccone G, et al. Cardiac Involvement in a Patient with Coronavirus Disease 2019 (COVID-19). JAMA Cardiol. 2020;5(7):819-24.
4. Jones VG, Mills M, Suarez D, et al. COVID-19 and Kawasaki Disease: Novel Virus and Novel Case. Hosp Pediatr. 2020;10(6):537-40.

5. Moreno-Galarraga L, Urretavizcaya-Martínez M, AlegríaEchauri J, García Howard M, Ruperez García E, Aguilera-Albesa S, et al. SARS-CoV-2 infection in children requiring hospitalization: the experience of Navarra, Spain. World J Pediatr. 2020;28:1-9.
6. Recalcati S. Cutaneous manifestations in COVID-19: a first perspective. J Eur Acad Dermatol Venereol. 2020;34(5):e212-e213.
7. Gallego P, Ruperti-Repilado FJ, Schwerzmann M. Adults with congenital heart disease during the coronavirus disease 2019 (COVID-19) pandemic: are they at risk? Revista Española de Cardiología. 2020;73(10):795-8.
8. Giordano R, Cantinotti M. Congenital heart disease in the era of COVID-19 pandemic. Gen Thorac Cardiovasc Surg. 2020;22:1-3.
9. Malviya A, Rakesh Y. COVID -19 pandemic and paediatric population with special reference to congenital heart disease. Indian Heart J. 2020;72(3):141-4.
10. Sanna G, Serrau G, Bassareo PP, et al. Children's heart and COVID-19: Up-to-date evidence in the form of a systematic review. Eur J Pediatr. 2020;179:1079-87.
11. Tan W, Aboulhosn J. The cardiovascular burden of coronavirus disease 2019 (COVID-19) with a focus on congenital heart disease. Int J Cardiol. 2020;309:70-7.
12. Radke RM, Frenzel T, Baumgartner H, Diller G-P. Adult congenital heart disease and the COVID-19 pandemic. Heart. 2020; 106(17):1302-9.
13. Alsaied et al. COVID-19 in Pediatric and Congenital Heart Disease. J Am Heart Assoc. 2020;9(12):e017224.
14. Pamukçu B. Inflammation and thrombosis in patients with COVID-19: A prothrombotic and inflammatory disease caused by SARS coronavirus-2. Anatol J Cardiol. 2020 Oct;24(4):224-34.
15. Tang N, Li D, Wang X, Sun Z. Abnormal coagulation parameters are associated with poor prognosis in patients with novel coronavirus pneumonia. J Thromb Haemost. 2020;18:844-7.
16. Dufort EM, Koumans EH, Chow EJ, Rosenthal EM, Muse A, Rowlands J, et al.; New York State and Centers for Disease Control and Prevention Multisystem Inflammatory Syndrome in Children Investigation Team. Multisystem Inflammatory Syndrome in Children in New York State. N Engl J Med. 2020 Jul 23;383(4):347-358.
17. Feldstein LR, Rose EB, Horwitz SM, Collins JP, Newhams MM, Son MBF, et al.; Overcoming COVID-19 Investigators; CDC COVID-19 Response Team. Multisystem Inflammatory Syndrome in U.S. Children and Adolescents. N Engl J Med. 2020 Jul 23;383(4):334-46.
18. Loeffelholz MJ, Tang Y-W. Laboratory diagnosis of emerging human coronavirus infections – the state of the art. Emerging Microbes & Infections. 2020;9(1):747-56.
19. Prescott HC, Rice TW. Corticosteroids in COVID-19 ARDS. JAMA. 2020;324(13):1292-5.
20. Dobesh PP, Trujillo TC. Coagulopathy, Venous Thromboembolism, and Anticoagulation in Patients with COVID-19. Pharmacotherapy. 2020 Oct 1:10.1002/phar.2465.
21. Turshudzhyan A. Anticoagulation Options for Coronavirus Disease 2019 (COVID-19)-Induced Coagulopathy. Cureus. 2020;12(5):e8150.

Índice remissivo

D

E

N

O

P

Q

R

S

T

U

V

Encarte – imagens coloridas

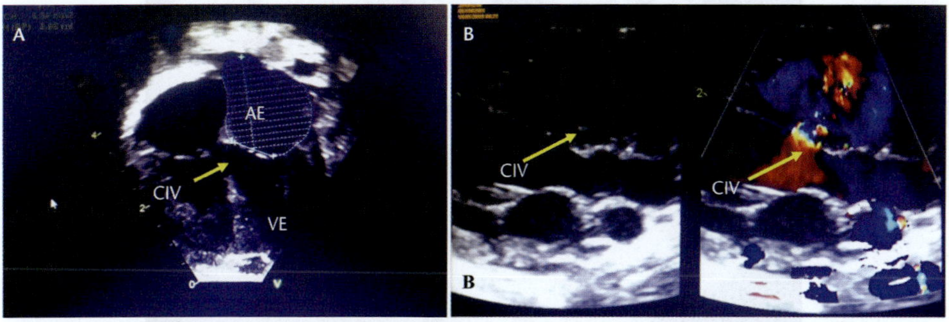

FIGURA 1.7 Ecocardiograma bidimensional com Doppler de comunicação interventricular (CIV) em lactente de dois meses de idade. A: aumento das câmaras esquerdas, em especial átrio e ventrículo esquerdos (AE/VE); B (setas): CIV e fluxo através do defeito, por mapeamento de fluxo em cores.

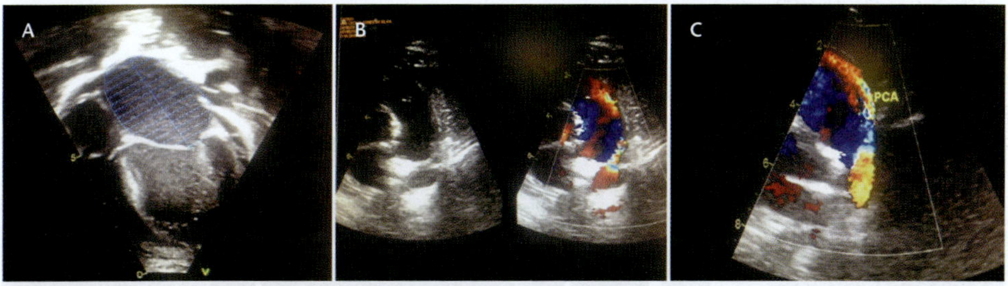

FIGURA 1.9 Ecocardiograma bidimensional e Doppler – persistência de canal arterial (PCA) em criança de três anos de idade. A: corte apical de quatro câmaras destaca importante dilatação do átrio e ventrículo esquerdos. B: imagem bidimensional da PCA; C: destaque para mapeamento de fluxo em cores através da PCA.

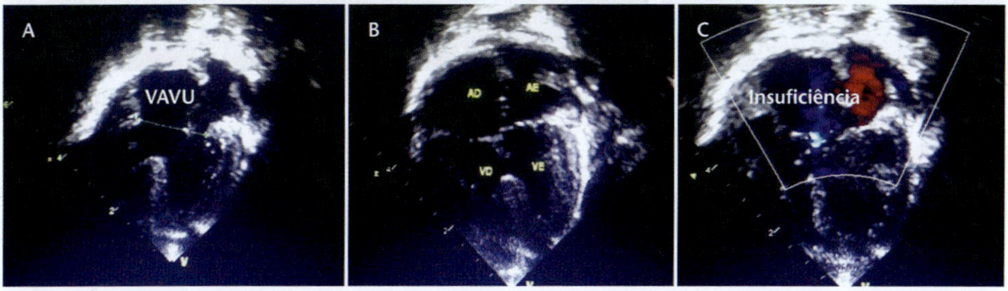

FIGURA 1.11 Imagens ecocardiográficas de defeito de septo atrioventricular forma total e balanceada. Lactente de três meses com insuficiência cardíaca e hipertensão pulmonar. A: destaque da valva atrioventricular única (VAVU) em diástole e em sístole (B). C: mapeamento de fluxo em cores demonstra o jato de regurgitação por insuficiência da VAVU.

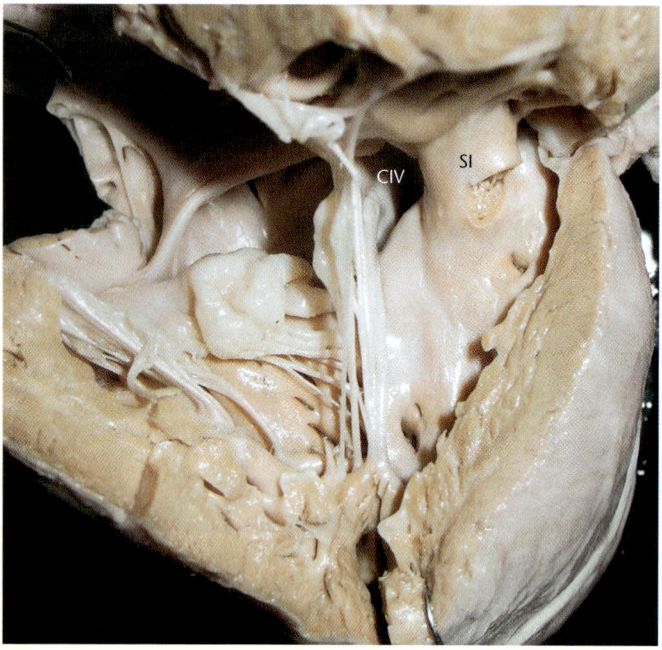

FIGURA 2.4 Espécime anatômico mostrando a comunicação interventricular (CIV) subaórtica e o septo infundibular (SI).

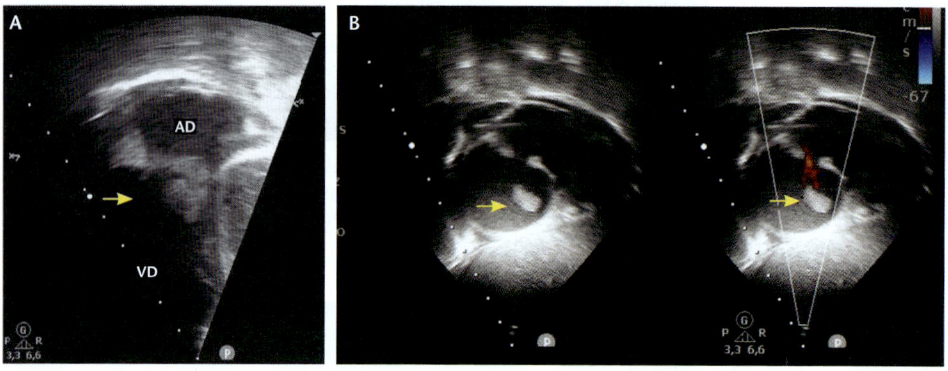

FIGURA 7.2 Ecocardiograma de criança de 1 ano e 2 meses com vegetação fúngica pediculada (seta) em valva tricúspide.
AD: átrio direito, VD: ventrículo direito.

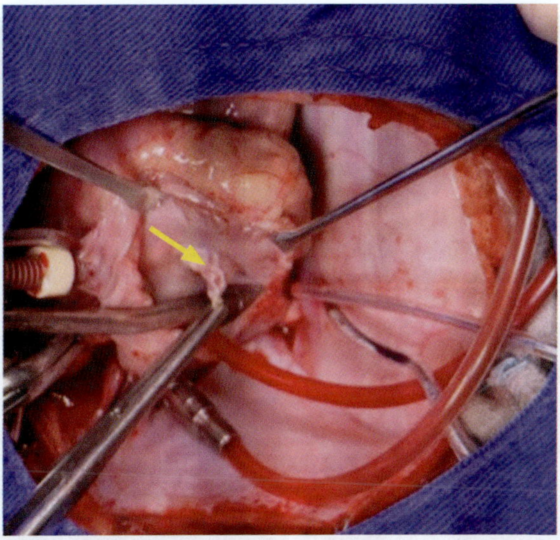

FIGURA 7.5 Vegetação fúngica (seta) referente à evidenciada no ecocardiograma da Figura 7.1.

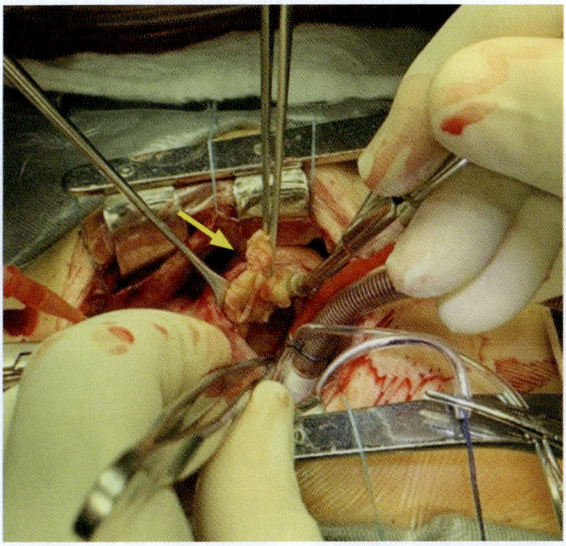

FIGURA 7.6 Vegetação fúngica (seta) referente à evidenciada no ecocardiograma da Figura 7.2.

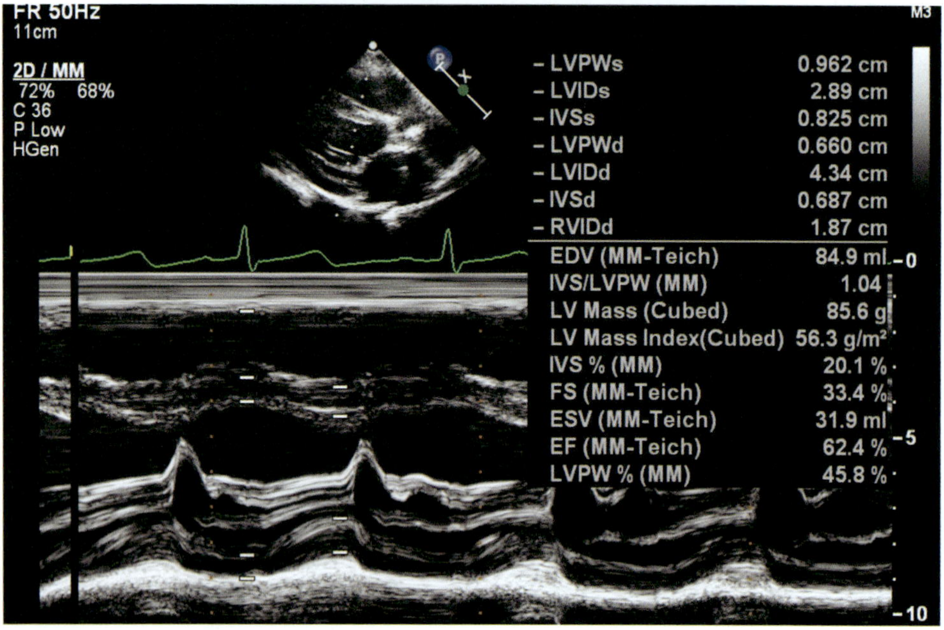

FIGURA 10.9 Modo M mostrando ventrículo direito (VD), septo interventricular, (SIV) ventrículo esquerdo (VE) e valva mitral (VMI).

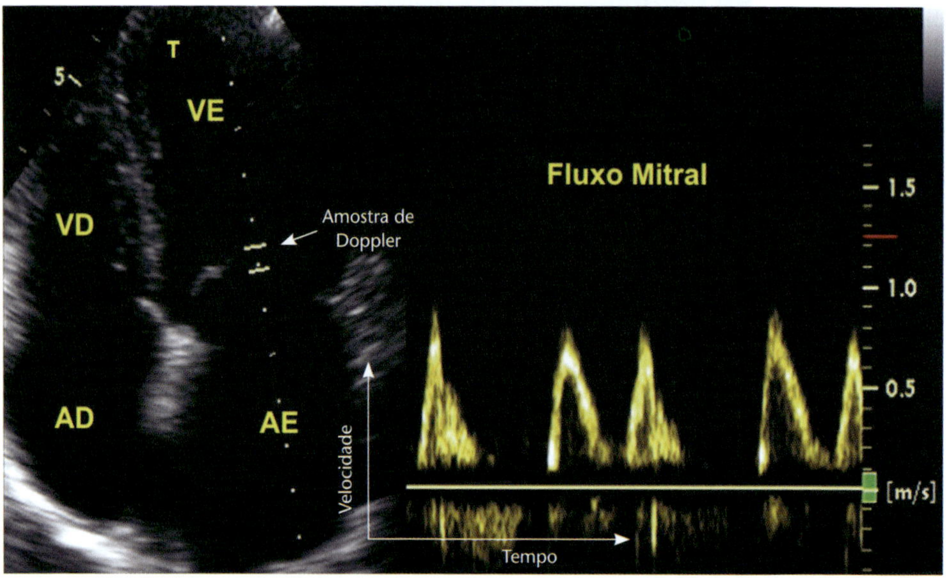

FIGURA 10.10 Doppler pulsado obtido através da valva mitral. AD: átrio direito; VD: ventrículo direito; AE: átrio esquerdo; VE: ventrículo esquerdo; T: transdutor.

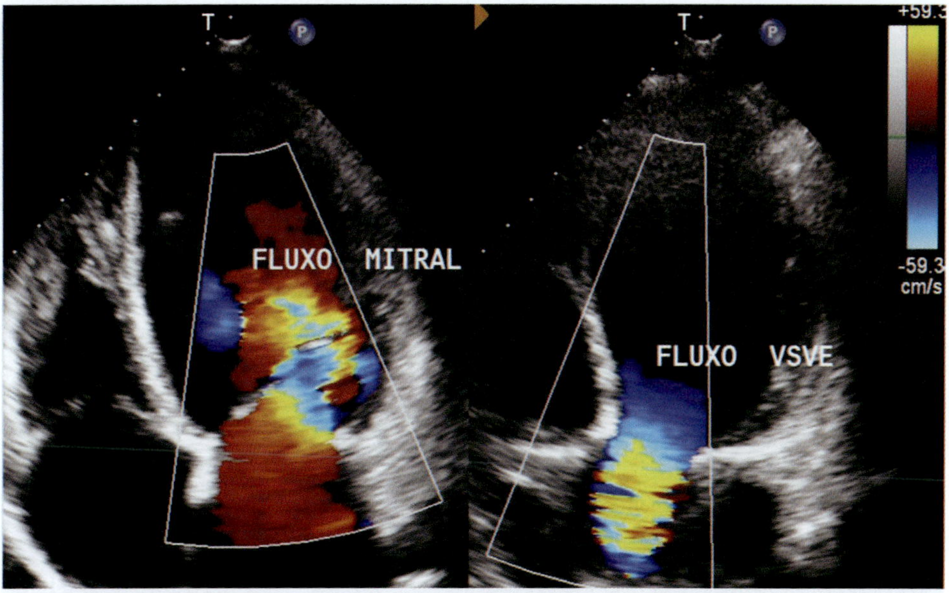

FIGURA 10.11 Mapeamento de fluxo em cores. O fluxo que se aproxima do transdutor é registrado em vermelho e o que se afasta do transdutor, em azul. T: transdutor; VSVE: via de saída de ventrículo esquerdo.

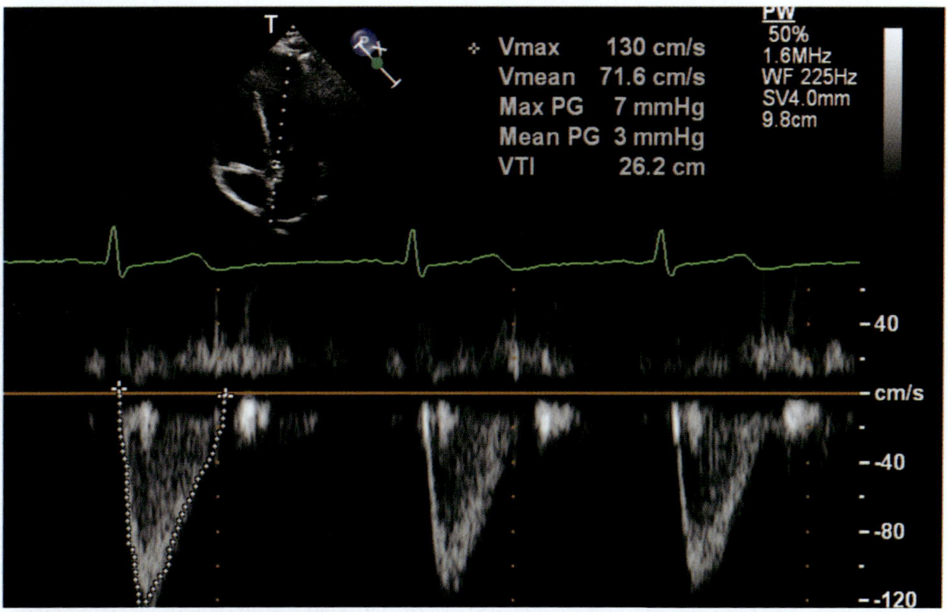

FIGURA 10.12 Doppler pulsado através da valva aórtica. A curva é negativa, pois o fluxo se afasta do transdutor. T: transdutor.

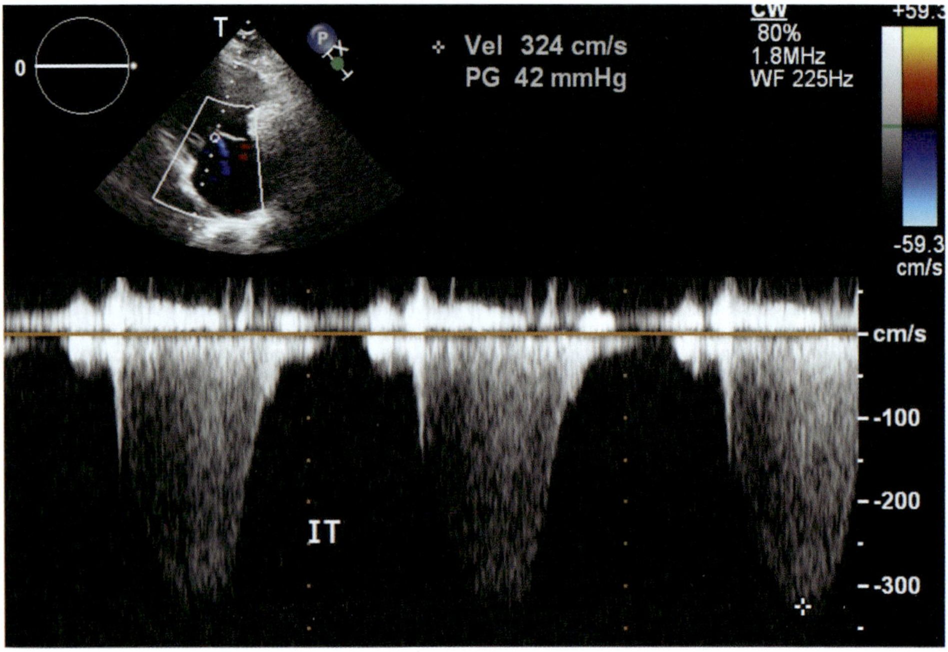

FIGURA 10.13 Doppler contínuo através da valva tricúspide evidenciando refluxo (curva negativa). A velocidade de fluxo é elevada (3,2 m/s). T: transdutor.

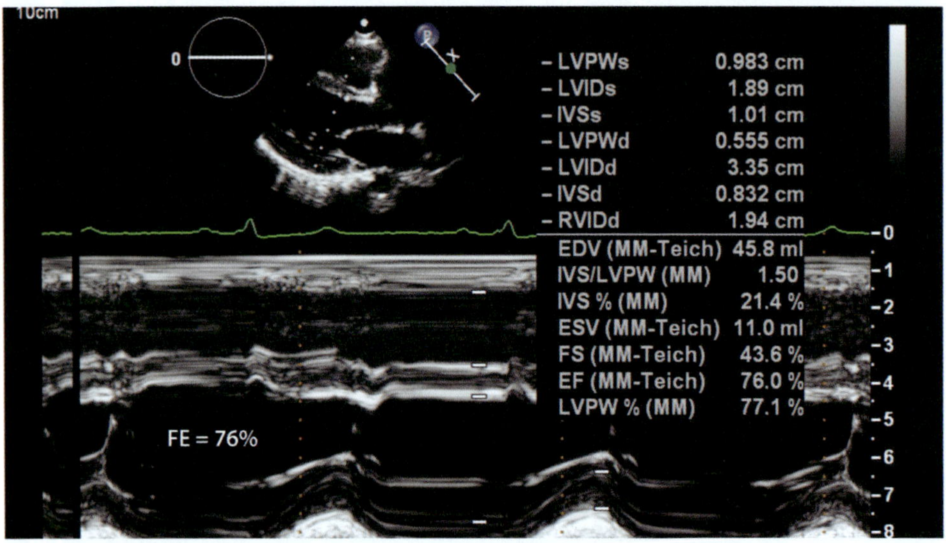

FIGURA 10.14 Modo M (eixo longo) com função sistólica do VE normal.

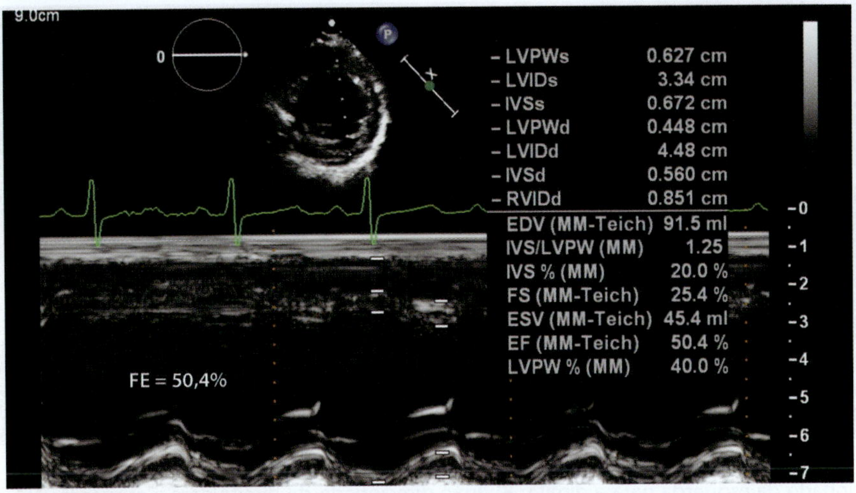

FIGURA 10.15 Modo M (eixo curto) com disfunção sistólica do VE.

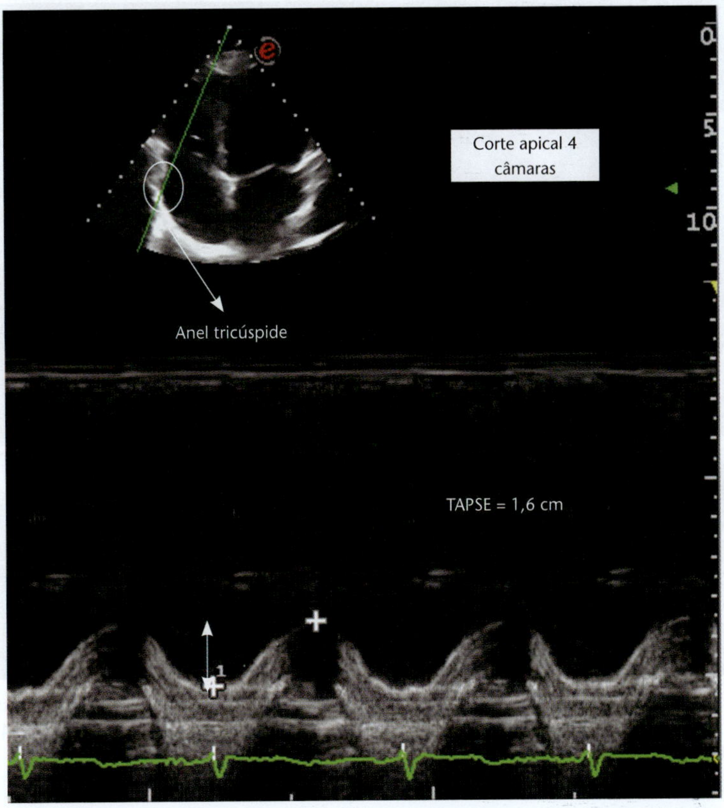

FIGURA 10.17 TAPSE. No corte apical 4 câmaras, o modo M passa pelo ápice ventricular e pelo anel tricuspídeo.

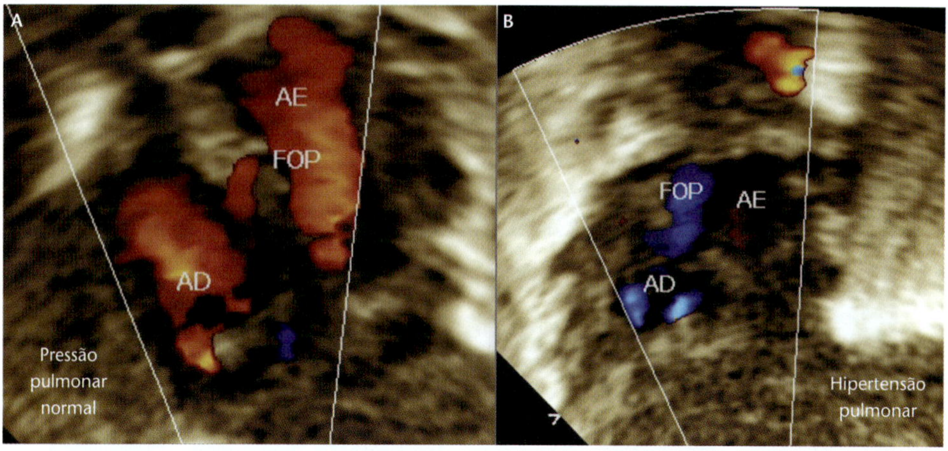

FIGURA 10.19 Mapeamento do fluxo ao Doppler colorido através do forame oval. A: fluxo direcionado da esquerda para a direita. B: fluxo direcionado da direita para a esquerda. AD: átrio direito; AE: átrio esquerdo; FOP: forame oval pérvio.

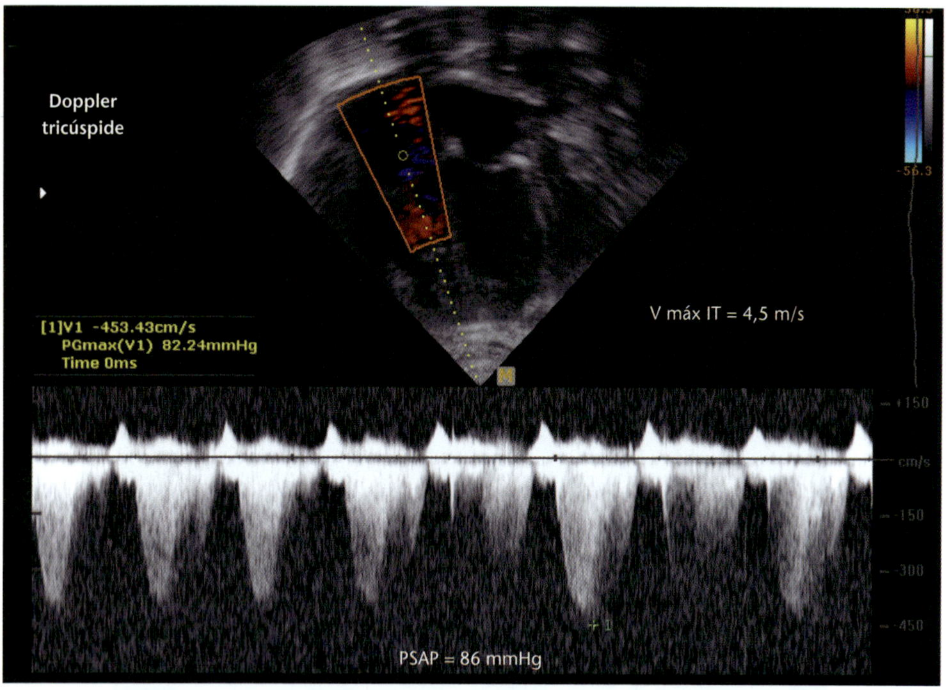

FIGURA 10.21 Doppler contínuo evidenciando insuficiência tricúspide (IT). A velocidade máxima ($v_{máx}$) do jato é de 4,5 m/s. Considerando a pressão atrial de 5 mmHg, a PSAP será: $(4 \times 4,5^2) + 5 = 86$ mmHg.

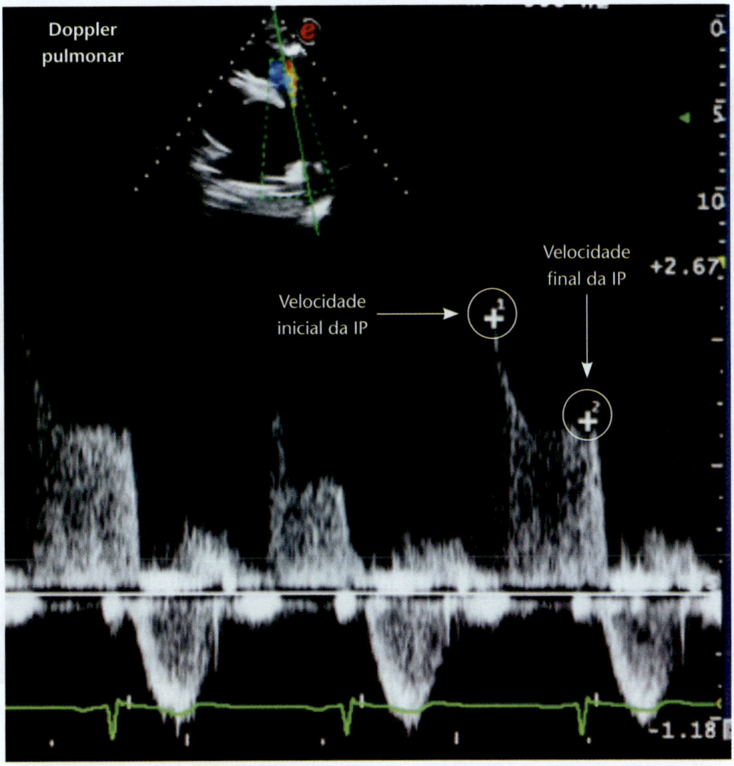

FIGURA 10.22 Doppler pulmonar evidenciando as velocidades no início e no final do jato de insuficiência pulmonar.

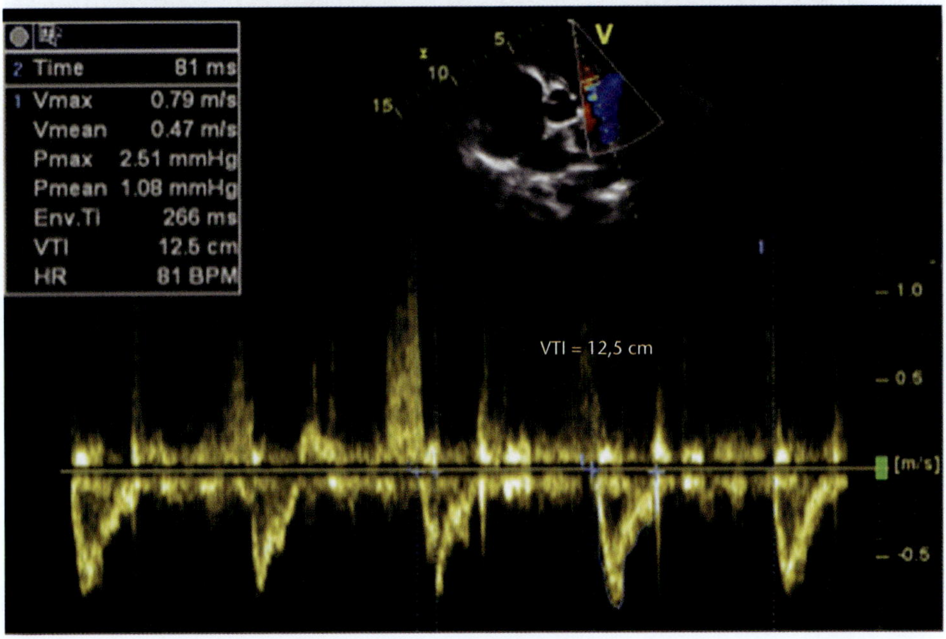

FIGURA 10.24 Obtenção da integral da velocidade pelo tempo (VTI) em via de saída de ventrículo direito. TP: tronco pulmonar; VD: ventrículo direito.

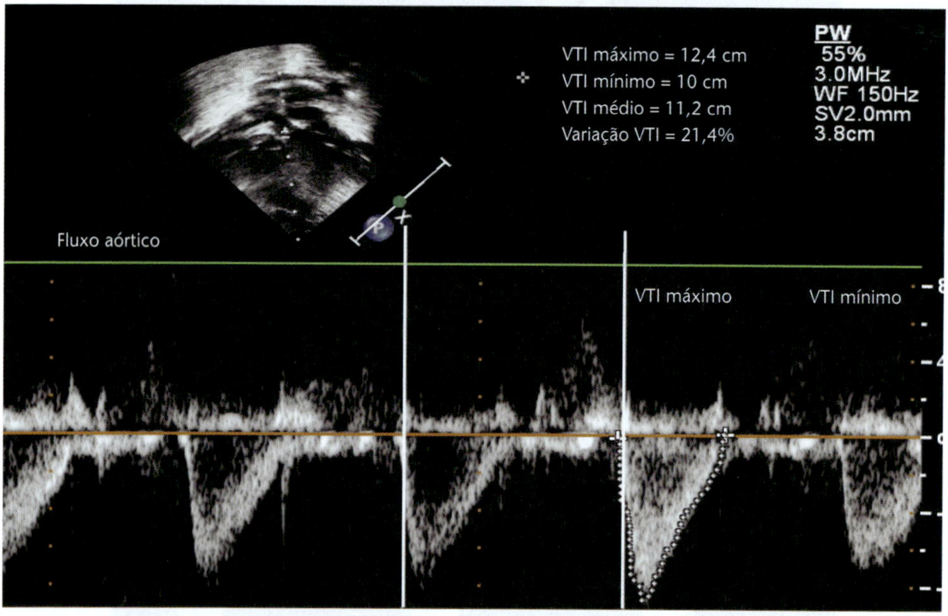

FIGURA 10.25 Doppler valvar aórtico evidenciando a integral da velocidade pelo tempo (VTI). Variação do VTI (%) = (12,4 – 10)/11,2 = 21,4%.

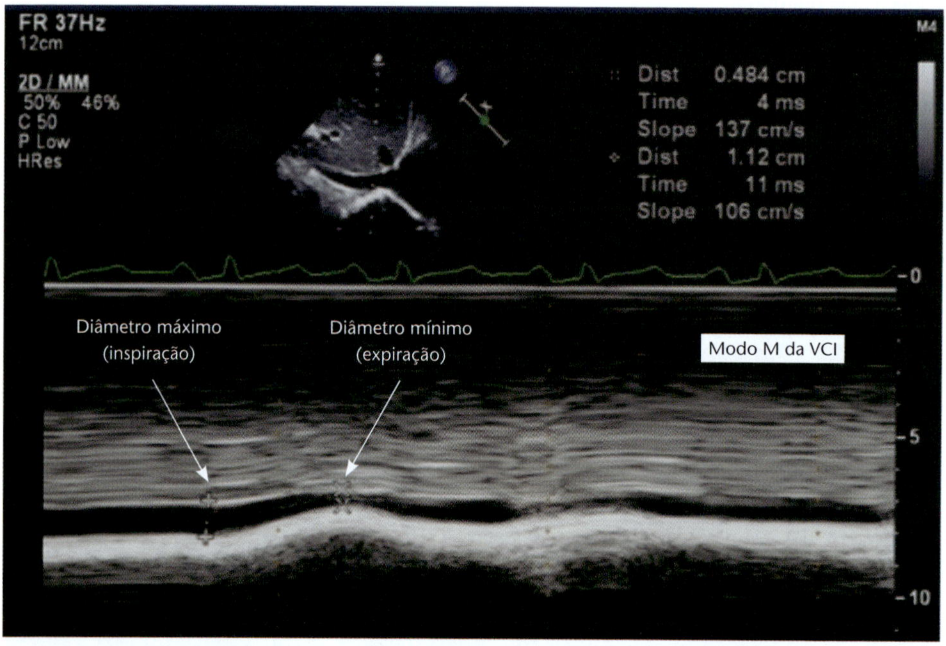

FIGURA 10.26 Modo M da veia cava inferior (VCI), obtido ao corte subcostal.

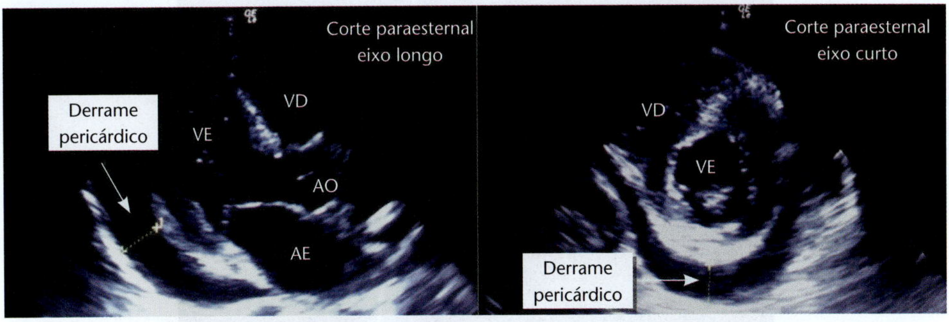

FIGURA 10.27 Ecocardiograma bidimensional: nota-se um "espaço livre de ecos" ao redor do coração. VD: ventrículo direito; VE: ventrículo esquerdo.

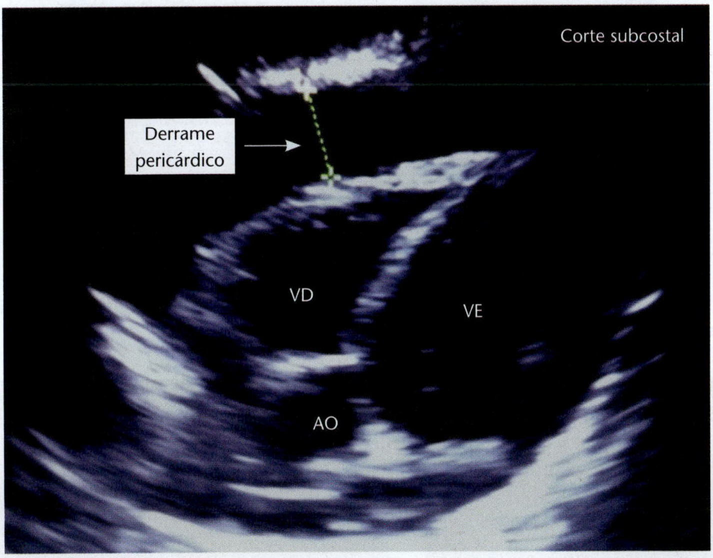

FIGURA 10.28 Ecocardiograma bidimensional: nota-se um "espaço livre de ecos" anterior ao coração.

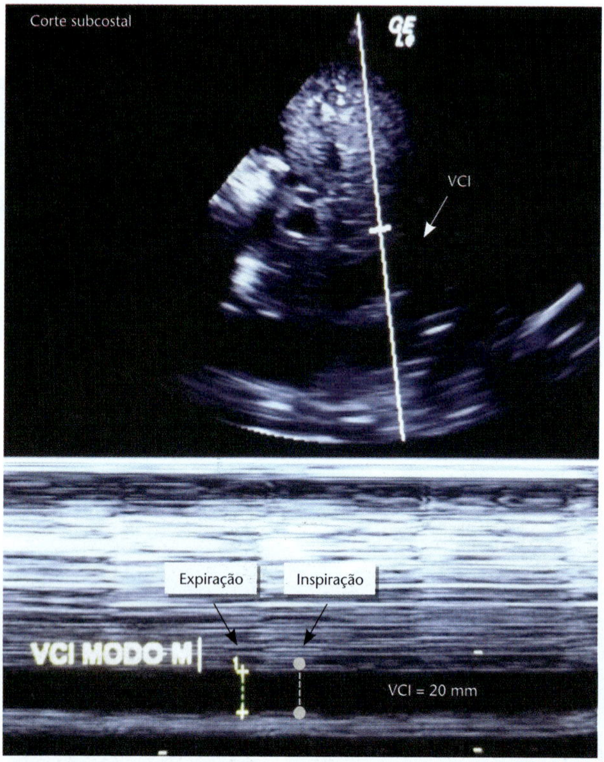

FIGURA 10.29 Modo M da veia cava inferior (VCI) no tamponamento pericárdico: não há variação significativa do diâmetro com a respiração.

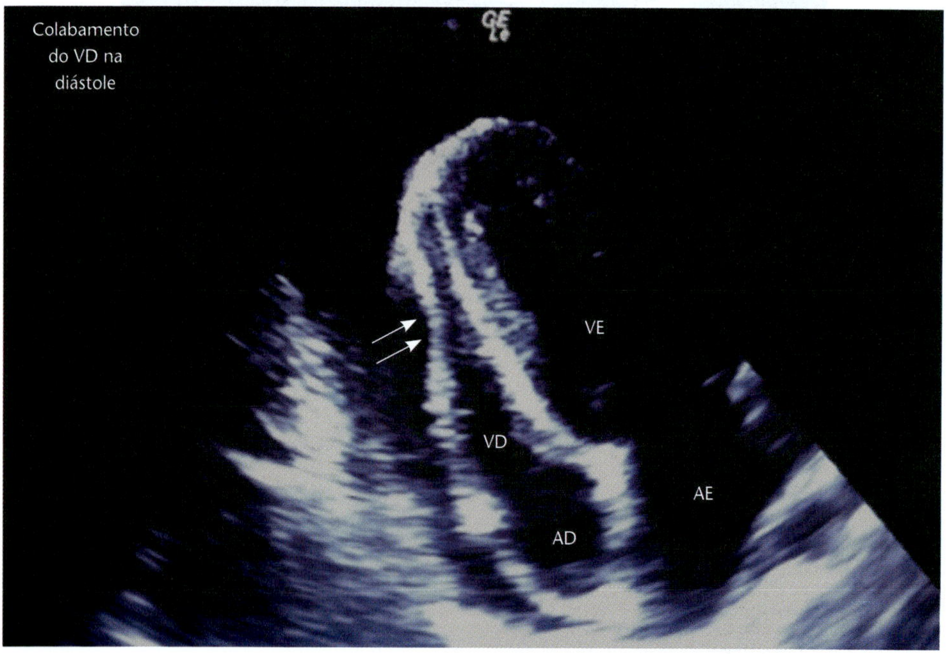

FIGURA 10.30 Colabamento da parede livre do ventrículo direito (VD) na diástole, ao corte apical 4 câmaras.

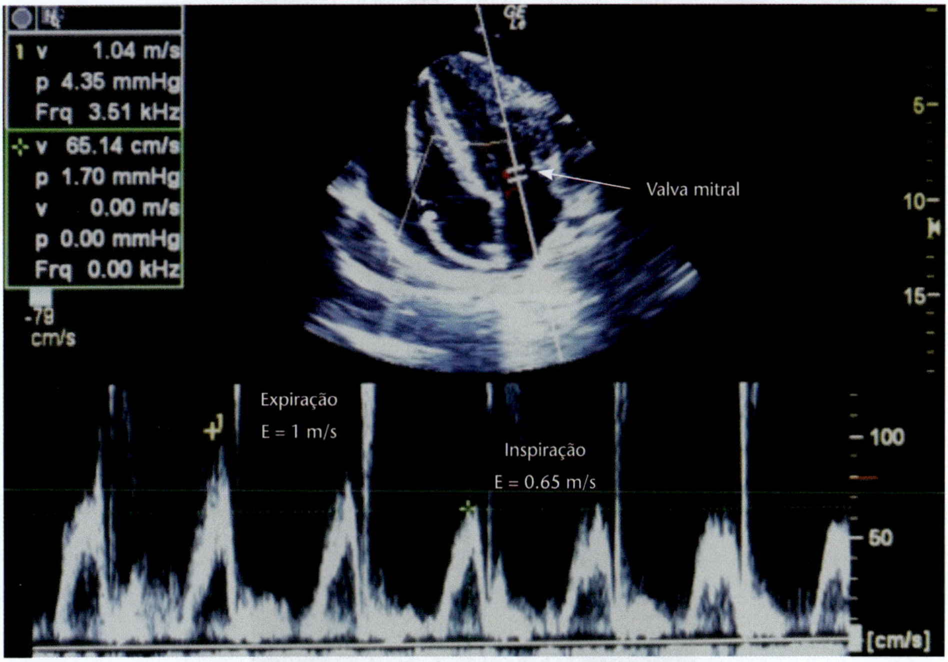

FIGURA 10.31 Doppler mitral no tamponamento pericárdico: nota-se redução da velocidade da onda E > 25% na inspiração.

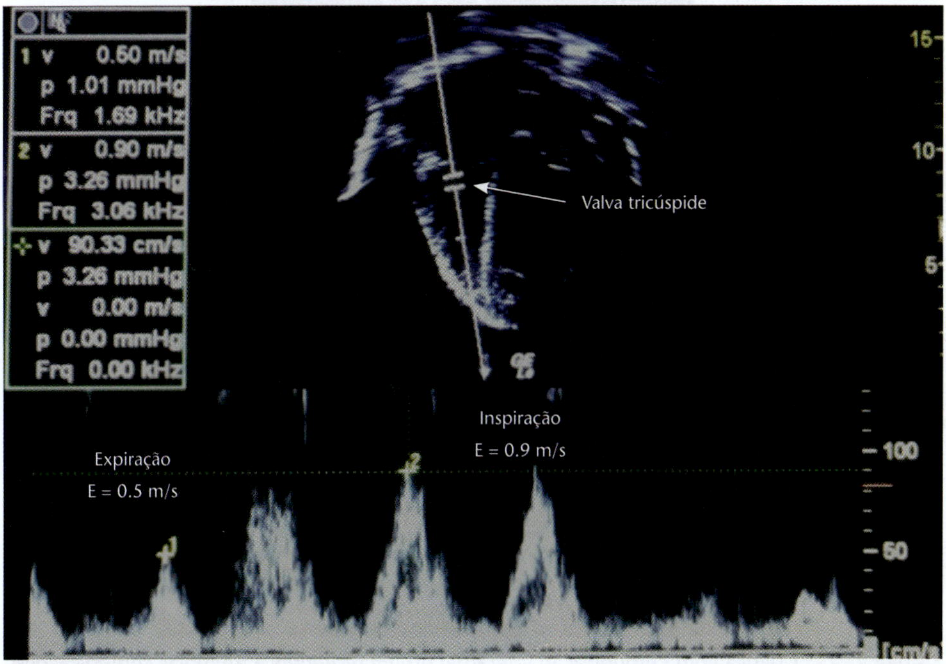

FIGURA 10.32 Doppler tricuspídeo no tamponamento pericárdico: nota-se aumento da velocidade da onda E > 40% na inspiração.

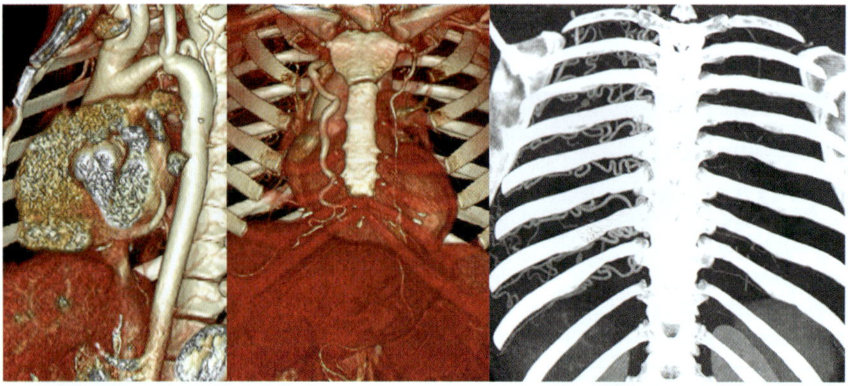

FIGURA 11.3 Tomografia computadorizada do mesmo caso da figura anterior. Observar o local da estenose na primeira imagem. As demais mostram a dilatação assimétrica da artéria torácica interna direita, e colaterais intercostais e musculares somente à direita.

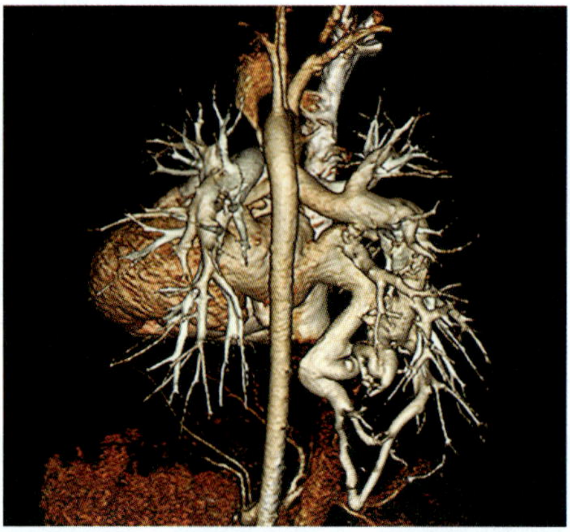

FIGURA 11.24 Exemplo de cardiopatia complexa avaliada adequadamente pela TC: drenagem venosa pulmonar anômala parcial, veia pulmonar superior direita drena na veia cava superior, com trajeto subaórtico, onde há estenose. Calibrosas colaterais venovenosas intrapulmonares comunicando as veias superior e inferior direitas. Reconstrução tridimensional em visão posterior.

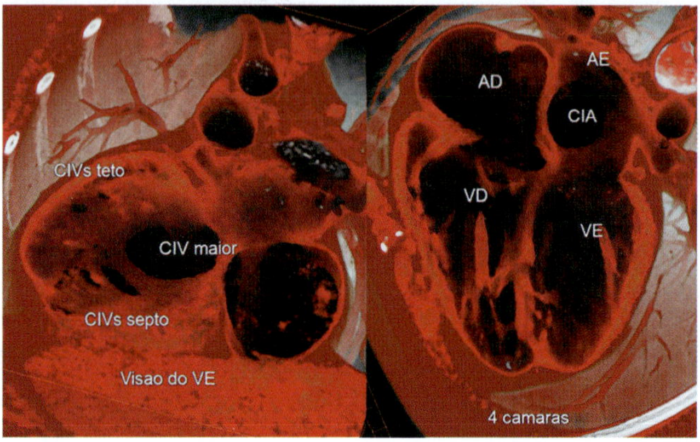

FIGURA 11.25 Criança com comunicação interatrial *ostium secundum* e múltiplas comunicações interventriculares musculares. Reconstrução tridimensional em modo de angioscopia demonstrando os defeitos. AD: átrio direito; AE: átrio esquerdo; CIA: comunicação interatrial; CIV: comunicação interventricular; VD: ventrículo direito; VE: ventrículo esquerdo.

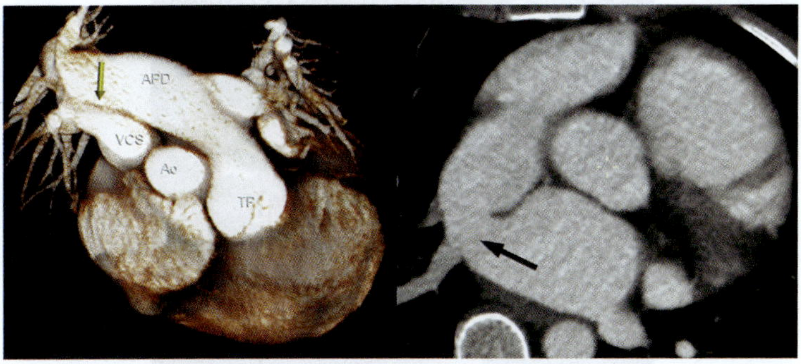

FIGURA 11.26 Comunicação interatrial do tipo seio venoso superior (seta à direita), um dos defeitos que o ecocardiograma pode ter dificuldade em identificar. A primeira imagem também mostra uma drenagem venosa pulmonar anômala parcial direita, com veia pulmonar calibrosa drenando na cava superior (seta). Ao: aorta; APD: artéria pulmonar direita; TP: tronco da artéria pulmonar; VCS: veia cava superior.

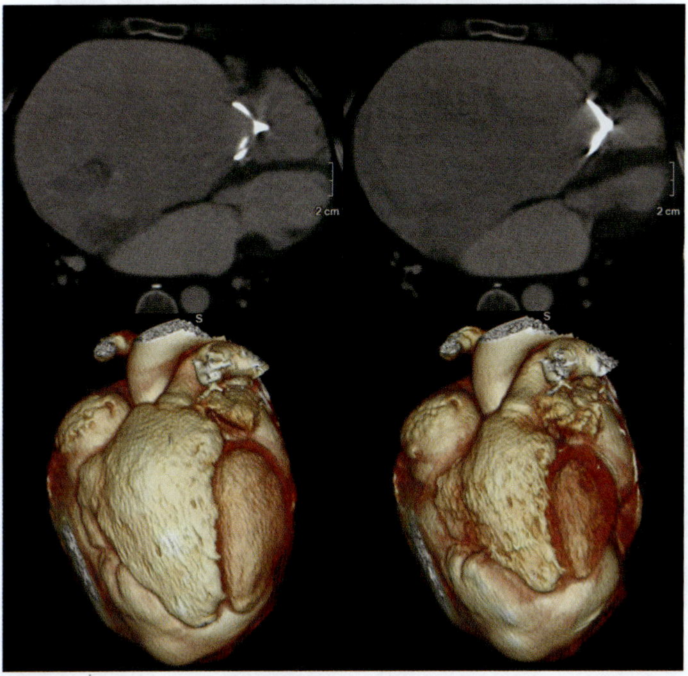

FIGURA 11.27 Função contrátil por TC em paciente adulta com anomalia de Ebstein e prótese valvar tricúspide metálica, que gerava artefatos na RM, impossibilitando uma análise adequada ventricular. Imagens em diástole e sístole, em quatro câmaras e reconstruções tridimensionais, demonstrando acentuada dilatação de câmaras direitas e hipocinesia ventricular direita. Átrio direito gigante insinuando-se inferiormente a ambos ventrículos.

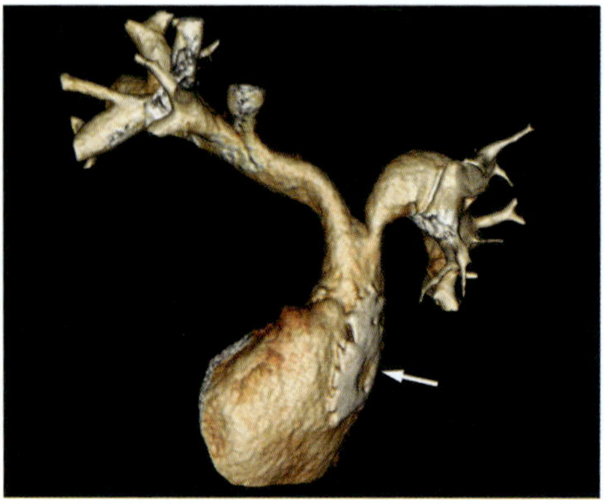

FIGURA 11.28 Paciente com atresia pulmonar, reconstrução cirúrgica das artérias pulmonares. Redução luminal difusa na artéria direita e na origem da artéria esquerda. Há calcificações no local de ampliação da via de saída do ventrículo direito (seta).

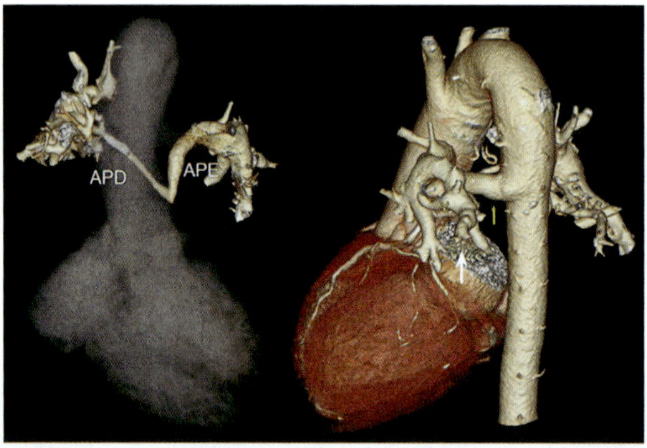

FIGURA 11.29 Paciente com atresia pulmonar demonstrando acentuada hipoplasia das artérias pulmonares na primeira imagem, e colaterais sistêmico-pulmonares com origem na aorta descendente na segunda imagem (seta). APD: artéria pulmonar direita; APE: artéria pulmonar esquerda.

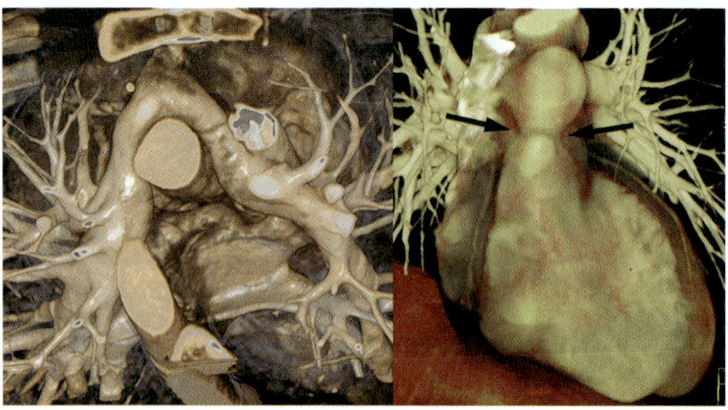

FIGURA 11.31 Dois exemplos de pacientes com TGA tratado com cirurgia de Jatene e manobra de Lecompte. A segunda imagem mostra estenose supravalvar na neopulmonar (setas).

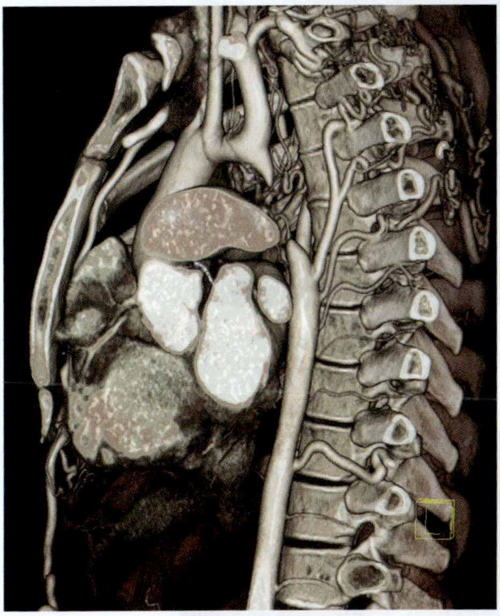

FIGURA 11.32 Adolescente com coarctação de aorta crítica e exuberantes colaterais. Há também hipoplasia do arco aórtico.

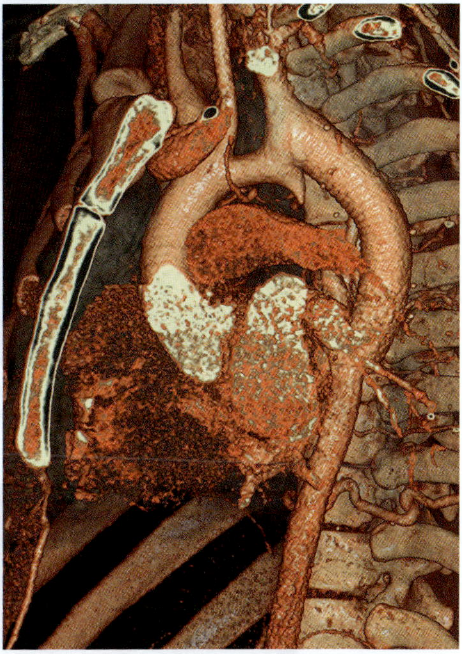

FIGURA 11.33 Pós-operatório do mesmo paciente da Figura 11.32 demonstrando tubo extra-anatômico conectando a artéria subclávia esquerda à aorta descendente.

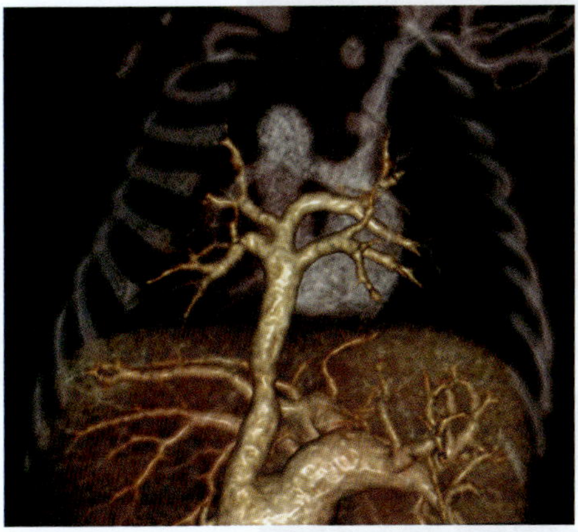

FIGURA 11.34 Criança com drenagem venosa pulmonar anômala total, forma infracardíaca, com drenagem na veia porta. Observar a acentuada dilatação do sistema portal.

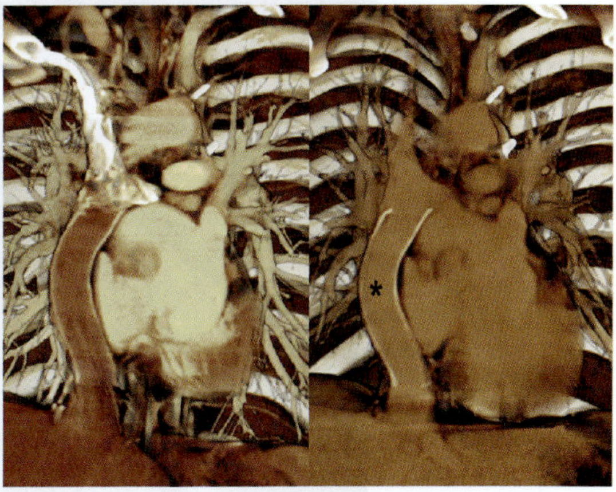

FIGURA 11.35 Paciente em pós-operatório de procedimento de Fontan. Duas aquisições sucessivas demonstrando as conexões cavopulmonares superior e inferior, a última através de um tubo extracardíaco (*).

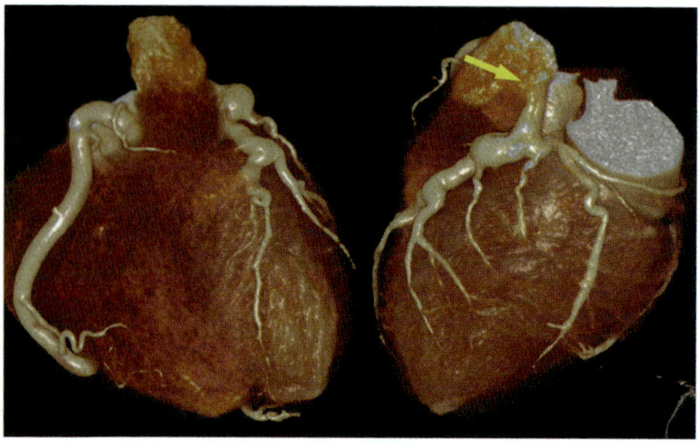

FIGURA 11.36 Criança com origem anômala da artéria coronária esquerda a partir da artéria pulmonar (ALCAPA), indicada na seta. Observar a dilatação difusa de artérias coronárias.

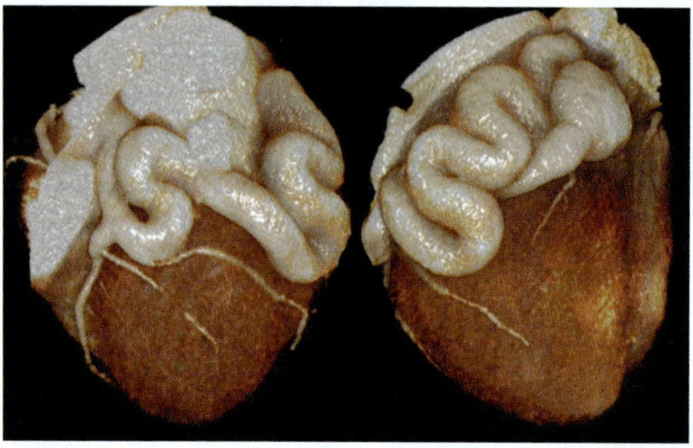

FIGURA 11.37 Adolescente com fístula da artéria coronária circunflexa para o seio coronariano.

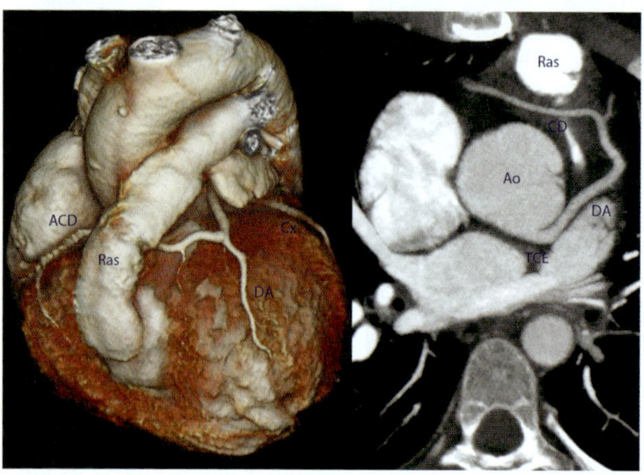

FIGURA 11.38 Adolescente com atresia pulmonar após procedimento de Rastelli demonstrando a proximidade do tubo com a artéria coronária direita com trajeto anômalo. Ao: aorta; CD/ACD: artéria coronária direita; Cx: artéria circunflexa; DA: artéria descendente anterior; Ras: Rastelli; TCE: tronco da artéria coronária esquerda.

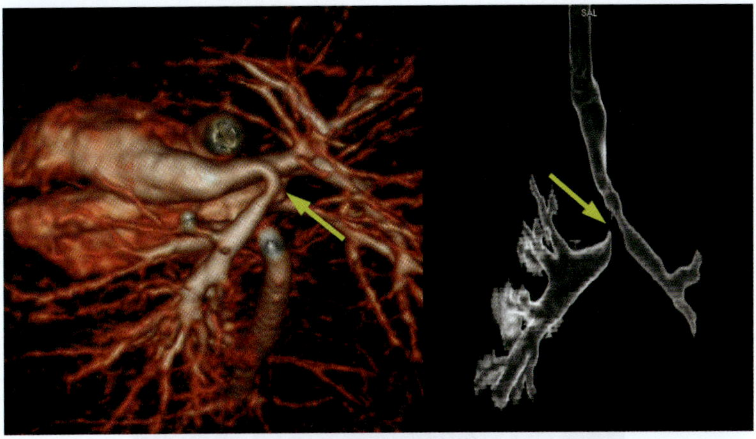

FIGURA 11.39 Paciente com alça (*sling*) de artéria pulmonar, inicialmente investigada com ressonância magnética (seta à esquerda). A paciente realizou complementação com tomografia sem contraste para demonstrar a compressão das vias aéreas (seta à direita).

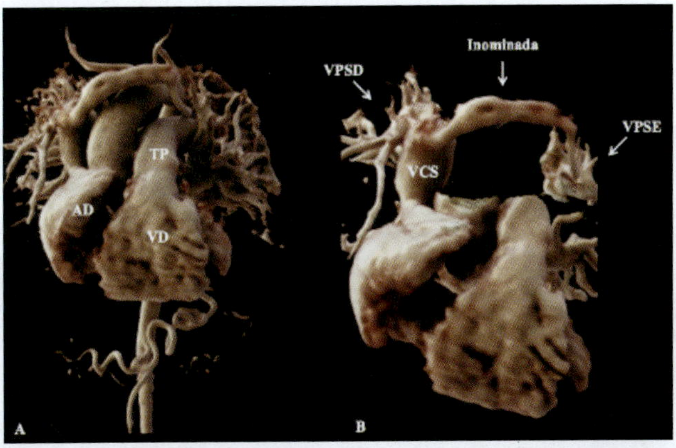

FIGURA 12.3 Drenagem anômala parcial de veias pulmonares em angiorressonância. A: dilatação de câmaras direitas e tronco pulmonar. B: retorno venoso das veias pulmonares superiores direita e esquerda em veia cava superior. AD: átrio direito; AE: átrio esquerdo; VCS: veia cava superior; VPSD: veia pulmonar superior direita; VPSE: veia pulmonar superior esquerda.

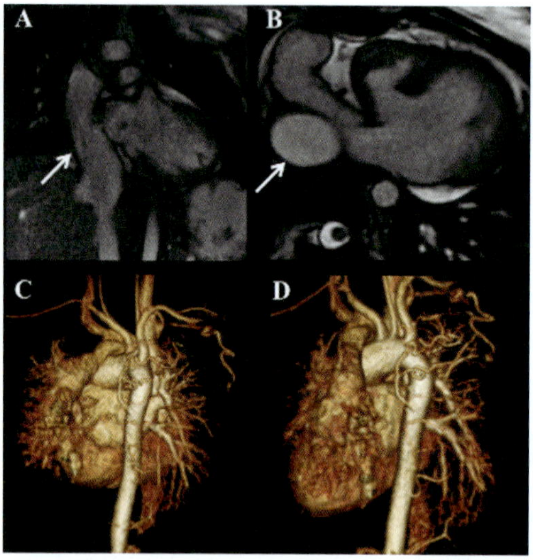

FIGURA 12.10 Ressonância magnética na avaliação da cirurgia de Fontan. A e B: cine-RM na qual se nota tubo extracardíaco pérvio, sem sinais de trombo ou estenoses em corte coronal (setas). C: angiorressonância demonstrando colaterais sistêmico-pulmonares.

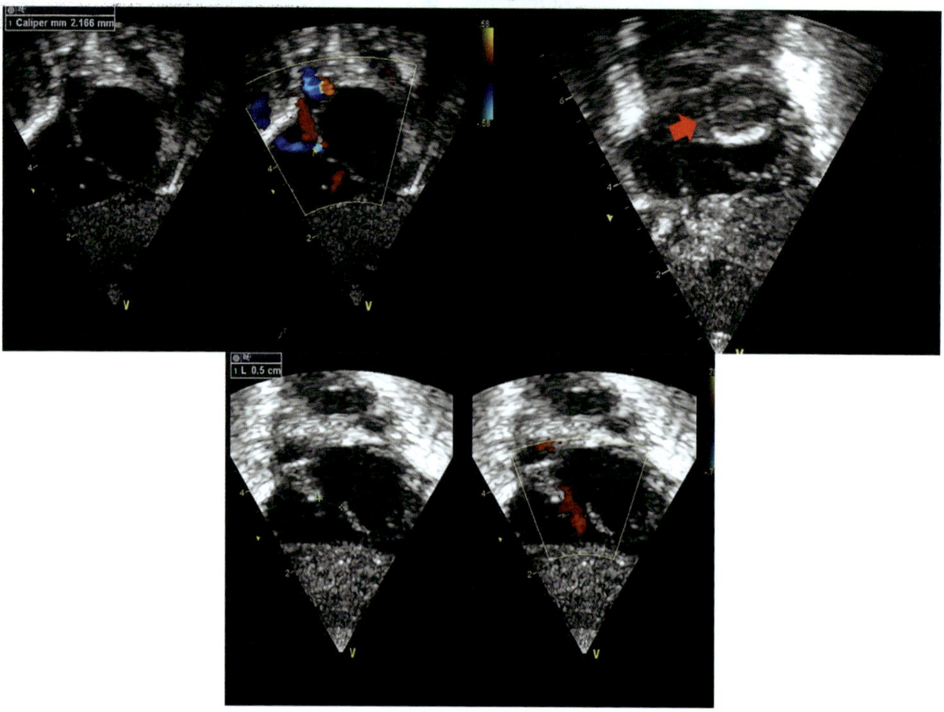

FIGURA 19.4 Sentido horário: A: comunicação interatrial pequena pré-procedimento. B: realização de atriosseptostomia por balão (seta vermelha). C: resultado: comunicação interatrial ampla pós-procedimento.

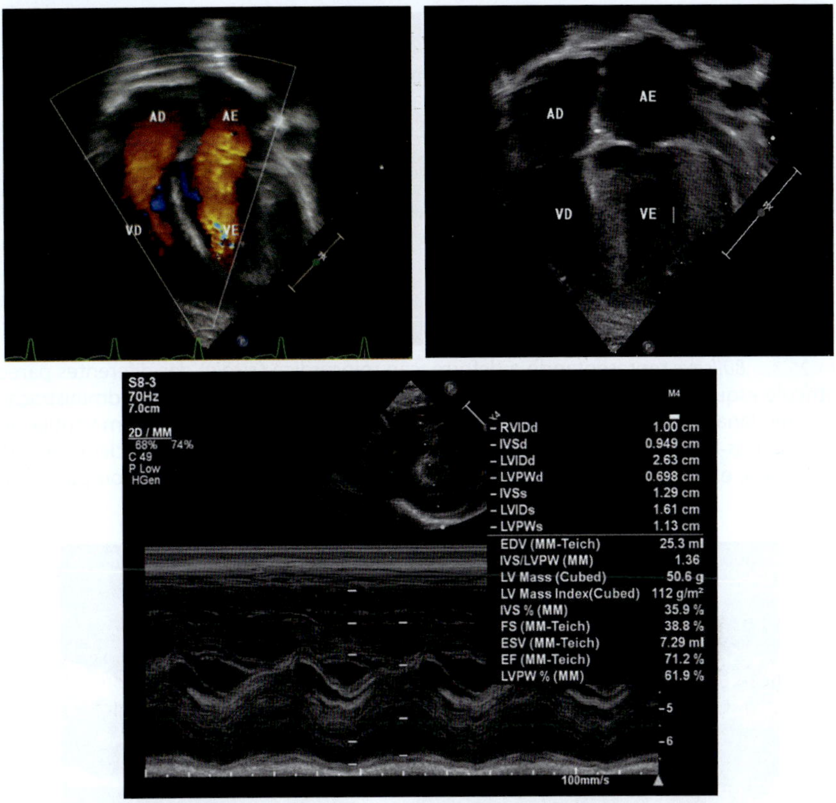

FIGURA 21.4 Ecocardiograma de criança com cardiomiopatia hipertrófica biventricular e função contrátil normal. A e B: imagem bidimensional no plano apical quatro câmaras evidenciando hipertrofia de VE. C: imagem modo M demonstrando os diâmetros sistólico e diastólico do VE com cálculo da fração de encurtamento (FS) e da fração de ejeção (EF).

AD: átrio direito; AE: átrio esquerdo; VD: ventrículo direito; VE: ventrículo esquerdo.

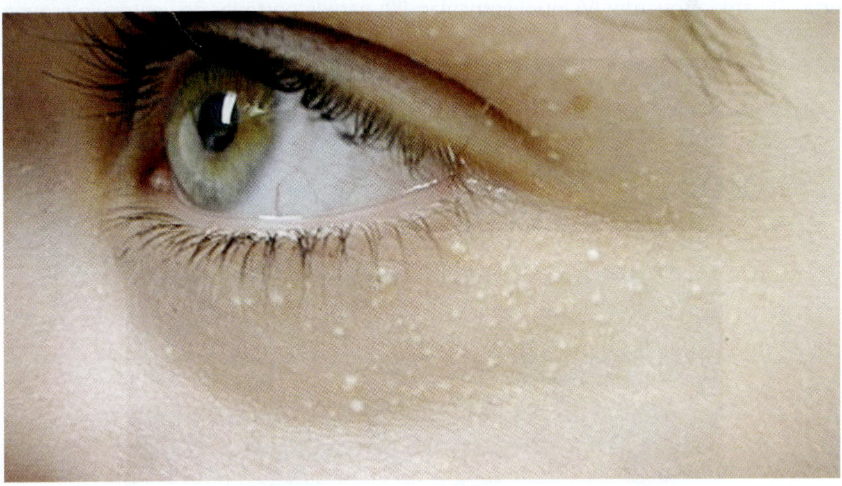

FIGURA 24.4 Xantomas.

Fonte: https://opas.org.br/causas-de-xantomas-e-principais-tipos/

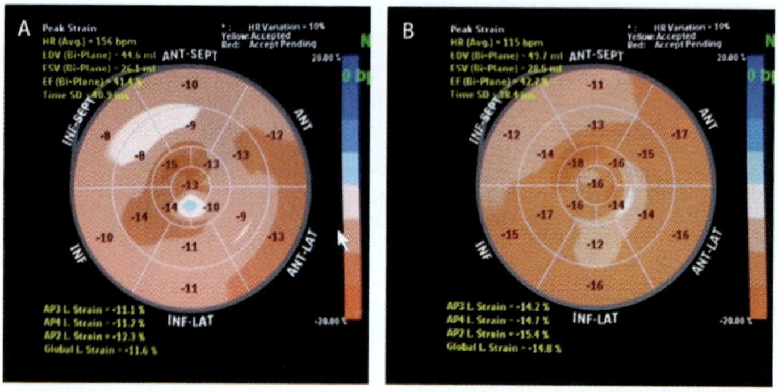

FIGURA 25.3. *Bullseye* representando a deformação miocárdica (*strain*) das diferentes paredes de ventrículo esquerdo em um caso de miocardite por parvovírus B19. A: pré-administração de levosimendana, FE 41,4%, paciente recebendo milrinona 1 mcg/kg/min e em ventilação mecânica. B: pós-levosimendana, FE 42% (praticamente inalterada), porém paciente sem drogas vasoativas e extubado. Nota-se melhora substancial dos valores de *strain*, compatível com melhora clínica.

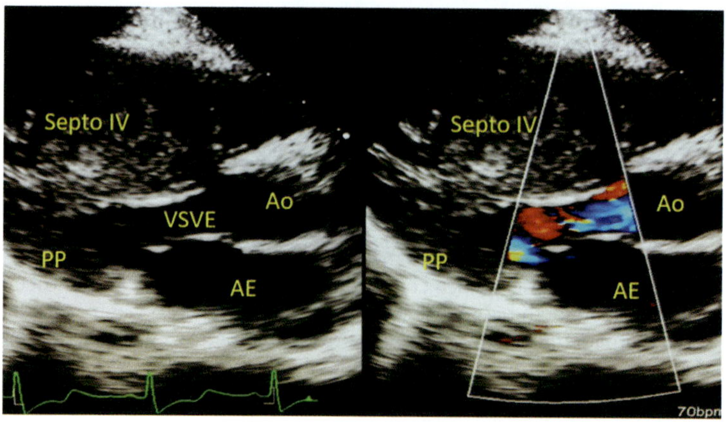

FIGURA 25.4 Corte paraesternal eixo longo ao ecocardiograma: notam-se hipertrofia septal assimétrica e aceleração do fluxo em via de saída de ventrículo esquerdo (VSVE) ao color Doppler. Ao: aorta; AE: átrio esquerdo; IV: interventricular; PP: parede posterior do ventrículo esquerdo.

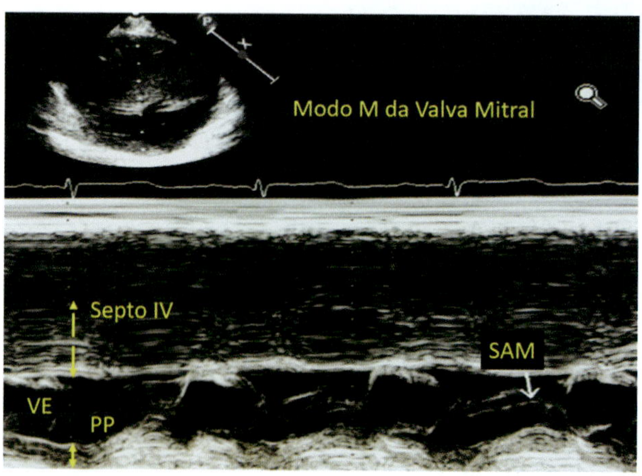

FIGURA 25.5 Modo M através da valva mitral ao ecocardiograma, mostrando o movimento anterior sistólico (SAM) provocado pelo efeito "Venturi".

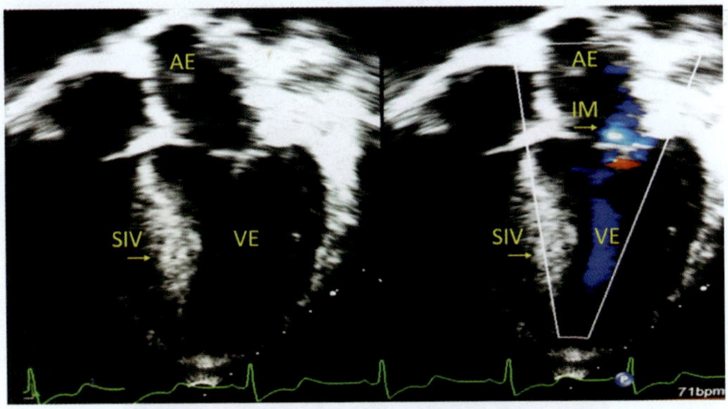

FIGURA 25.6 Corte apical quatro câmaras ao ecocardiograma mostrando a insuficiência mitral (IM) em um caso de hipertrofia septal assimétrica. AE: átrio esquerdo; SIV: septo interventricular; VE: ventrículo esquerdo.

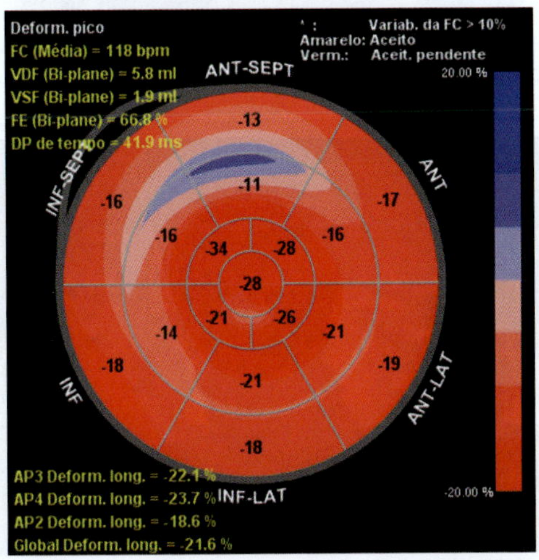

FIGURA 25.8 *Bullseye* demonstrando redução do *strain* de pico sistólico longitudinal em região septal em um caso de cardiomiopatia hipertrófica.

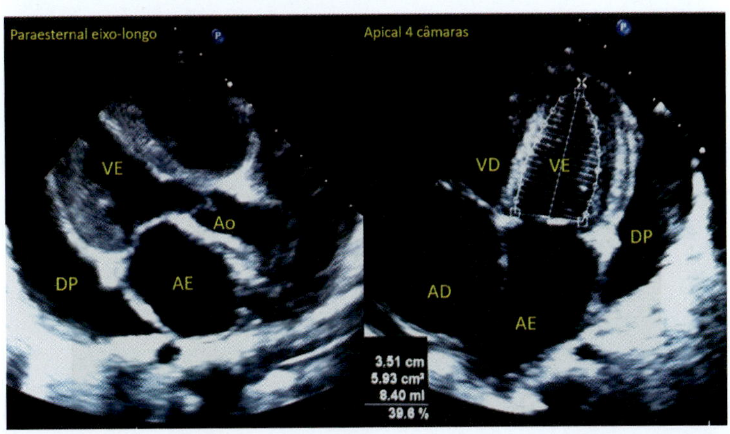

FIG 25.9 Ecocardiograma mostrando grande aumento biatrial e derrame pericárdico (DP) em paciente com cardiomiopatia restritiva. AE: átrio esquerdo; AD: átrio direito; Ao: aorta; VD: ventrículo direito; VE: ventrículo esquerdo.

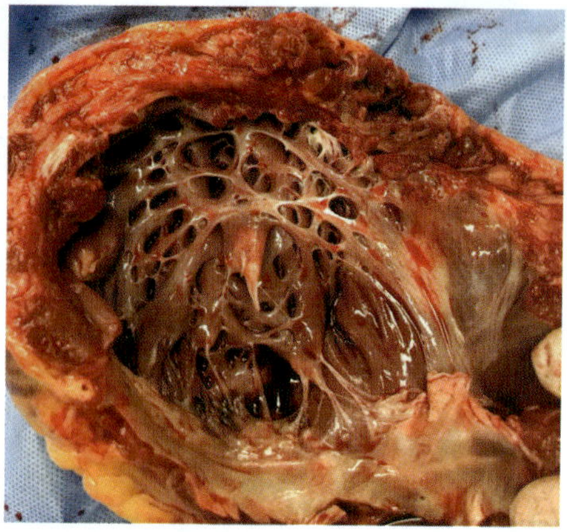

FIGURA 25.11 Espécime mostrando a hipertrabeculação de ventrículo esquerdo, em um paciente com miocárdio não compactado.

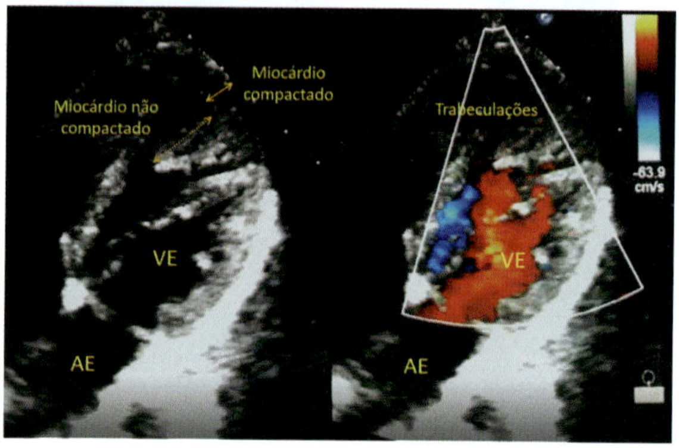

FIGURA 25.12 Corte apical ao ecocardiograma mostrando porção compactada e não compactada do miocárdio de ventrículo esquerdo.

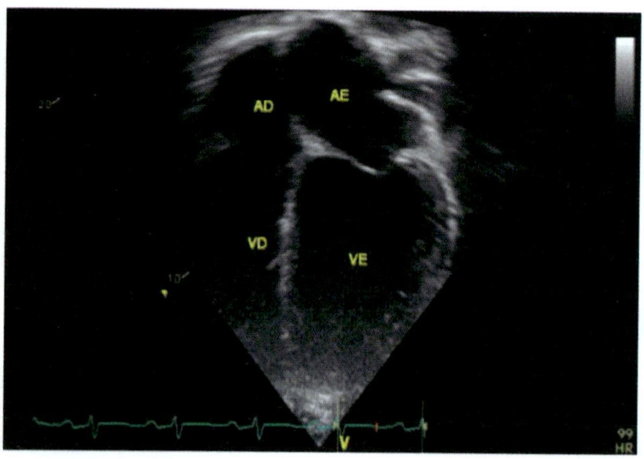

FIGURA 26.3 Ecocardiograma com Doppler colorido mostrando dilatação do ventrículo esquerdo em criança portadora de cardiomiopatia dilatada.